R. Schweitzer

Verdauungssystem

Die Heilpraktiker-Akademie Band 6

Rudolf Schweitzer

Verdauungssystem

Die Heilpraktiker-Akademie Band 6

3. Auflage

ELSEVIER

ELSEVIER
Hackerbrücke 6, 80335 München, Deutschland
Wir freuen uns über Ihr Feedback und Ihre Anregungen an books.cs.muc@elsevier.com

ISBN 978-3-437-58062-8
eISBN 978-3-437-18230-3

3. Auflage 2018

Wichtiger Hinweis für den Benutzer
Ärzte/Praktiker und Forscher müssen sich bei der Bewertung und Anwendung aller hier beschriebenen Informationen, Methoden, Wirkstoffe oder Experimente stets auf ihre eigenen Erfahrungen und Kenntnisse verlassen. Bedingt durch den schnellen Wissenszuwachs insbesondere in den medizinischen Wissenschaften sollte eine unabhängige Überprüfung von Diagnosen und Arzneimitteldosierungen erfolgen. Im größtmöglichen Umfang des Gesetzes wird von Elsevier, den Autoren, Redakteuren oder Beitragenden keinerlei Haftung in Bezug auf jegliche Verletzung und/oder Schäden an Personen oder Eigentum, im Rahmen von Produkthaftung, Fahrlässigkeit oder anderweitig, übernommen. Dies gilt gleichermaßen für jegliche Anwendung oder Bedienung der in diesem Werk aufgeführten Methoden, Produkte, Anweisungen oder Konzepte.
Obwohl alle Werbemittel mit ethischen (medizinischen) Standards übereinstimmen, stellt die Erwähnung in dieser Publikation keine Garantie oder Anerkennung der Qualität oder des Wertes dieses Produkts oder der Aussagen der Herstellerfirmen dar.]

Für die Vollständigkeit und Auswahl der aufgeführten Medikamente übernimmt der Verlag keine Gewähr.
Geschützte Warennamen (Warenzeichen) werden in der Regel besonders kenntlich gemacht (®). Aus dem Fehlen eines solchen Hinweises kann jedoch nicht automatisch geschlossen werden, dass es sich um einen freien Warennamen handelt.

Bibliografische Information der Deutschen Nationalbibliothek
Die Deutsche Nationalbibliothek verzeichnet diese Publikation in der Deutschen Nationalbibliografie; detaillierte bibliografische Daten sind im Internet über http://www.d-nb.de/ abrufbar.

18 19 20 21 22 5 4 3 2 1

Um den Textfluss nicht zu stören, wurde bei Patienten und Berufsbezeichnungen die grammatikalisch maskuline Form gewählt. Selbstverständlich sind in diesen Fällen immer Frauen und Männer gemeint.

Planung: Ingrid Puchner, München
Projektmanagement: Ulrike Kriegel, Dagmar Wiederhold, München
Redaktion: Dr. Nikola Schmidt, Berlin
Bildredaktion: Adriane Andreas, München
Herstellung: Ute Landwehr-Heldt, Bremen
Satz: abavo GmbH, Buchloe
Druck und Bindung: Printer Trento, Trento/Italien
Umschlaggestaltung: SpieszDesign, Neu-Ulm
Titelfotografie: © fotolia

Aktuelle Informationen finden Sie im Internet unter **www.elsevier.de**

Vorwort zur 1. Auflage

Das wichtigste Ziel der vorliegenden Lehrbuchreihe besteht darin, den Heilpraktiker-Studenten auf eine Weise zur Prüfung zu begleiten, dass der Weg dorthin trotz aller Anstrengungen Spaß macht. Die Heilpraktikerprüfung hat sich in den zurückliegenden Jahren verändert. Sie wurde um zahlreiche Krankheitsbilder erweitert und hinsichtlich abgefragten Detailwissens erheblich erschwert. Während zuvor vergleichsweise einfache medizinische Grundkenntnisse zum Bestehen der Prüfung ausreichten, geht es nun darum, Erkrankungen unterschiedlichster Fachbereiche nicht nur hinsichtlich ihrer Symptome zu kennen, sondern sie tatsächlich auch in all ihren Aspekten verstanden zu haben. Überprüft wird zunehmend medizinisches Verständnis. Dies muss man nicht bedauern. Der berufliche Alltag des Heilpraktikers kann nur gewinnen, wenn eher vage medizinische Vorstellungen durch Sachverstand ersetzt werden.

Die Heilpraktikerprüfung setzt sich aus einem schriftlichen und einem mündlichen Teil zusammen, wobei in beiden Teilen nahezu ausschließlich schulmedizinische Inhalte abgefragt werden. Es kann demzufolge in der üblichen zwei- bis dreijährigen Ausbildung nicht darum gehen, Teilbereiche der komplementären oder Ganzheitsmedizin zu erlernen. Vielmehr reicht diese Zeitspanne gerade dazu aus, sich die Prüfungsinhalte anzueignen – als Fundament für angestrebte Spezialisierungen im Anschluss an die Prüfung.

Die Lehrbuchreihe ist aus Skripten hervorgegangen, die unterrichtsbegleitend beständig und über viele Jahre an die sich verändernde Prüfungssituation und damit an die jeweils neu zu optimierende Ausbildung angepasst worden sind. Ihr Zweck besteht darin, dem angehenden Heilpraktiker medizinische Lehrbücher an die Hand zu geben, die es ihm ermöglichen, sich den vollständigen Prüfungsstoff aus einem einzigen Werk zu erarbeiten. Die Lehrbuchreihe erhebt den Anspruch, auf jede Frage, die jemals in den Prüfungen gestellt worden ist, eine vollkommen ausreichende Antwort zur Verfügung zu stellen. Sie geht zusätzlich immer dann über dieses Ziel hinaus, wenn ein vollständiges Verständnis medizinischer Inhalte andernfalls nicht hätte erreicht werden können. Von daher werden Sachverhalte so manches Mal eingehender als unbedingt notwendig erörtert, denn Medizin wird genau dann interessant bzw. geradezu spannend, wenn man die Zusammenhänge ganz versteht. Und sie wird mühsam und unbefriedigend, wenn verlangt wird, endlose Auflistungen von Fakten auswendig zu lernen – ganz abgesehen davon, dass auswendig Gelerntes, Unverstandenes sehr schnell in Vergessenheit gerät. Zusätzlich soll das angestrebte Verständnis Reserven für die Heilpraktikerprüfung wie für den nachfolgenden medizinischen Alltag schaffen.

Die Vollständigkeit der Lerninhalte ermöglicht es dem ausgebildeten Therapeuten gleichzeitig, das Lehrbuch in den Folgejahren zum schnellen Nachschlagen zu benutzen, um verloren gegangenes Wissen wieder aufzufrischen. Diesem Ziel dienen zusätzlich einzelne Kapitel, die sich mit wichtigen medizinischen Themen befassen, die (noch) nicht prüfungsrelevant, jedoch auf besondere Weise praxisorientiert sind. Um den Lernenden im Hinblick auf die Prüfung nicht zu überfordern, sind solche Themenbereiche gesondert gekennzeichnet.

Einzelne medizinische Fächer kann man als Puzzlesteinchen betrachten. Sie müssen, um ein Bild zu ergeben, zusammengesetzt werden. Dies beinhaltet auch, dass die Einzelteile zunächst noch kein vollständiges Verständnis erzeugen können, weil dieses Verständnis im Ganzen liegt und nicht in seinen Teilen. Fächer wie Herz/Kreislauf, Atmung, Endokrinologie oder Hämatologie müssen getrennt voneinander erarbeitet werden, doch greifen sie ineinander, sind abhängig voneinander, können im wachsenden Verständnis nicht isoliert bleiben. Von daher benötigt der Studierende zunächst nicht nur Fleiß, sondern auch sehr viel Geduld. Nicht alles wird auf Anhieb verstanden werden. Erst wenn das Bild beginnt, Gestalt anzunehmen, wenn in nachfolgenden Fächern bereits gelernte Inhalte aus neuer Perspektive betrachtet werden, beginnt der eigentliche medizinische Denk- und Lernprozess. Und so besteht ein weiteres Ziel dieser Lehrbuchreihe darin, den Lernenden bis zum Ende seiner Ausbildung dorthin zu führen, wo er begreift, dass Medizin nicht nur spannend ist, sondern letztendlich auch äußerst logisch und in weiten Teilen fast naiv in dem Sinne, dass alles aufeinander aufbaut, das eine aus dem anderen folgt und der Studierende die Symptome einer Krankheit selbst formulieren kann, sobald er ihr Wesen ganz verstanden hat.

Aus dem Erreichen dieses Ziels resultiert gleichzeitig die Befähigung zu medizinisch verantwortlichem Handeln. Ich wünsche den Studenten auf dem Weg dorthin Fleiß und Ausdauer, aber auch sehr viel Freude beim Betrachten des entstehenden Bildes.

Es ist mir ein Bedürfnis, an dieser Stelle denjenigen Dank zu sagen, die auf besondere Weise zum Gelingen der Lehrbuchreihe beigetragen haben. Treffender formuliert wäre sie ohne die Mitwirkung dieser Personen nicht zustande gekommen. Auf Seiten des Verlags ist dies Frau Ingrid Puchner, die das anspruchsvolle Werk von Anfang an in verantwortlicher Position begleitet und mit großem Sachverstand und menschlicher Kompetenz an allen Hindernissen vorbei zum Ziel geführt hat. In besonderer Dankbarkeit blicke ich auch auf die Redaktionsarbeit, für die in Gestalt der geschätzten Kollegin Dr. Gräfin v. Pfeil eine dem Anspruch der Reihe höchst angemessene, ungewöhnlich kompetente Redakteurin gefunden wurde. Die menschliche und fachliche Kompetenz beider Persönlichkeiten finden sich schließlich auch in meiner geliebten Frau Florentine wieder. Sie hat dieses Werk viele Jahre lang mitgetragen, fachliche und sprachliche Unsauberkeiten aufgedeckt, Unverständliches angeprangert und nicht zuletzt klaglos auf zahllose Stunden gemeinsamer Zeit verzichtet.

Bad Wurzach, im Oktober 2011
Rudolf Schweitzer

Vorwort zur 2. Auflage

Die Heilpraktiker-Akademie hat sich in erstaunlich kurzer Zeit zu einem neuen Standard in der Heilpraktiker-Ausbildung entwickelt. Das neuartige Konzept mit der Aufteilung in handliche Einheiten, den zahlreichen Info-Kästen und Zusammenfassungen wurde neben der hochwertigen Ausstattung besonders lobend herausgestellt. Eine geradezu begeisterte Resonanz erfuhr die Tatsache, dass neben der Vollständigkeit der Lerninhalte nun erstmals ein Lehrwerk zur Verfügung steht, welches das Verständnis der Medizin in den Vordergrund rückt, als Alternative zum eher mühsamen Auswendiglernen.

Der Erfolg der Lehrbuchreihe führte dazu, dass früher als geplant eine Neuauflage notwendig wurde. Diese Gelegenheit wurde dazu genutzt, weitere Verbesserungen vorzunehmen, ohne das Konzept des Werkes zu verändern. Besonderes Augenmerk wurde darauf gelegt, die Verständlichkeit der Erklärungsmodelle und medizinischen Zusammenhänge nochmals besser herauszuarbeiten. Die Berücksichtigung der neu hinzugekommenen Prüfungsfragen machte einzelne zusätzlich eingefügte Kapitel und Themenbereiche notwendig. Daneben wurden kleinere Fehler, die scheinbar unumgänglich zu einer 1. Auflage gehören, berichtigt. Zusätzliche Abbildungen dienen dem Verständnis, einzelne fehlerhafte bzw. schwer durchschaubare Abbildungen wurden ausgetauscht. Ergänzt wird die Lehrbuchreihe nun durch einen Gesamtindex, sodass sich die Themen schneller auffinden lassen.

Mein besonderer Dank gilt auf Seiten des Verlags Frau Ingrid Puchner, die auch die 2. Auflage begleitet hat und für die unverändert vertrauensvolle und fruchtbare Zusammenarbeit zwischen Verlag und Autor verantwortlich zeichnet. Für die redaktionelle Bearbeitung der 2. Auflage konnte Frau Dr. Nikola Schmidt gewonnen werden. Ihre fachliche Kompetenz und menschlich angenehme Art erwiesen sich als Bereicherung und Garant harmonischer Zusammenarbeit.

Bad Wurzach, im Mai 2014
Rudolf Schweitzer

Vorwort zur 3. Auflage

Auch für die dritte Auflage wurde die Heilpraktiker-Akademie umfassend überarbeitet und ergänzt, um den aktuellen und zu erwartenden Veränderungen der Heilpraktiker-Prüfung Rechnung zu tragen. Außerdem galt es, die sich in rasantem Tempo entwickelnde Medizin mit ihren faszinierenden Möglichkeiten abzubilden – mit einem Schwerpunkt auf Themen, die für den angehenden Heilpraktiker von Bedeutung sind oder werden könnten.

Das bewährte Konzept der Lehrbuchreihe blieb unangetastet. Ganz im Vordergrund stand deshalb wiederum die ausführliche Darstellung der medizinischen Zusammenhänge, damit dieselben in all ihren Aspekten verstanden werden können. Das dient bekanntermaßen der Freude am Lernen und schafft gleichzeitig Reserven im Hinblick auf kommende Heilpraktiker-Prüfungen.

Zur großen Freude des Autors blieb das bisherige Team beieinander. Mein besonderer Dank gilt deshalb Frau Ingrid Puchner auf Seiten des Verlags und Frau Dr. Nikola Schmidt, die für die redaktionelle Arbeit verantwortlich war. Abgerundet wurde die wiederum ungewöhnlich harmonische und kompetente Zusammenarbeit durch Frau Adriane Andreas, die der umfangreichen Bebilderung des Werks einen bewundernswerten Feinschliff verpasste.

Bad Wurzach, im April 2018
Rudolf Schweitzer

Optimale Nutzung des Buches

Aufbau des Buches

Das Buch gliedert sich in 4 Teile:

- Anatomie: vermittelt Aufbau von den Organen des Verdauungssystems
- Physiologie: erläutert die Verdauungsvorgänge
- Untersuchung: liefert eine Anleitung zu den Untersuchungsmethoden des Organsystems
- Krankheitsbilder: behandelt ausführlich Krankheitsentstehung, Symptomatik, Komplikationen, Diagnostik und Therapie der einzelnen Erkrankungen

Fachbegriffe

Der Einstieg in die medizinische Terminologie ist für den Anfänger schwierig. Dennoch wird von ihm erwartet, dass er sich die Begriffe aneignet. In diesem Buch werden die fachspezifischen Begriffe erklärt und sowohl die deutsche als auch fremdsprachige Bezeichnung angegeben.

Im Text wird dann zwischen den Begriffen gewechselt, wenn beide gebräuchlich sind. Aus didaktischen Gründen werden in diesem Buch außerdem unterschiedliche Schreibweisen bzw. Abkürzungen verwendet (z.B. „s“ oder „Sek.“ oder „Sekunden“).

Im Unterkapitel Terminologie des ➤ Bandes Basiswissen sind die wichtigsten Bezeichnungen mit Erklärungen erläutert. In diesem Band finden sich:

- auf der Innenseite des Rückumschlags die allgemeinen Lagebezeichnungen und wichtige gastroenterologische Laborwerte
- auf S. IX: alle wichtigen Bezeichnungen für das Verdauungssystem

Abbildungen und Tabellen

Die Abbildungen und Tabellen sind getrennt voneinander innerhalb jedes Kapitels fortlaufend nummeriert.

Die große Menge an Abbildungen zeichnet dieses Buch aus. Nutzen Sie diese zusätzlichen Informationsquellen – ein Bild sagt häufig mehr als viele Worte, ist einprägsam und macht schwierige Zusammenhänge anschaulicher.

Bei den Abbildungen zusätzlich enthaltene Informationen oder auch Diskrepanzen, die im seltenen Einzelfall gegenüber dem Text entstehen, sollten nicht beachtet werden. Von Bedeutung im Hinblick auf die Heilpraktiker-Prüfung wie auch im Sinn des angestrebten Verständnisses sind allein die Ausführungen des Textes.

Querverweise

Der menschliche Körper ist ein überaus fein abgestimmter Organismus, bei dem unzählige Rädchen ineinander greifen, damit er funktioniert. Verweise finden sich daher auch auf andere Bände dieser Reihe und sind z.B. mit ➤ Fach Dermatologie gekennzeichnet.

Abkürzungen

Die verwendeten Abkürzungen finden sich auf S. VIII.

Kurzlehrbuch

Das Studium der Kästen „Merke“ und „Zusammenfassung“ ermöglicht stichpunktartig ein rasches Wiederholen des Stoffes kurz vor der Prüfung. Damit können Sie überprüfen, ob Sie die wichtigsten Fakten parat haben.

Kästen

Ein System aus farbigen Kästen erleichtert das Lernen.

Einführung

Hinführung zum Thema

ACHTUNG

Hinweise auf unverzichtbare Notfall- oder Vorsichtsmaßnahmen

PATHOLOGIE

direkter Bezug zu Krankheitsbildern

HINWEIS PRÜFUNG

wichtige Anmerkungen zur Prüfung

MERKE

Informationen zum Einprägen, hilfreiche, interessante Tipps, Hinweise oder Merksätze

Zusammenfassung

fasst die einzelnen Abschnitte kurz zusammen und bildet mit den Merke-Kästen ein optimales stichpunktartiges „Kurzlehrbuch“ zur schnellen Wiederholung aller wichtigen Fakten.

EXKURS

interessante Informationen, die über das Thema hinausgehen, um Zusammenhänge aufzuzeigen oder herzustellen

HINWEIS DES AUTORS

Erfahrungen des Autors, die über das allgemeine schulmedizinische und prüfungsrelevante Wissen hinausgehen

Abkürzungsverzeichnis

A. (Aa.)	Arteria (Arteriae)
ASS	Acetylsalicylsäure
BKS	Blutkörperchensenkung
BSG	Blutkörperchensenkungsgeschwindigkeit
BWS	Brustwirbelsäule
CCK	Cholezytokinin
CK	Kreatinkinase
CRP	C-reaktives Protein
CT	Computertomographie/Computertomogramm (geschichtete Röntgenaufnahmen werden im Computer zu einem Bild hoher Auflösung zusammengesetzt)
h, Std.	Stunde(n)
Hb	Hämoglobin
HK	Hämatokrit
HMV	Herzminutenvolumen
HWS	Halswirbelsäule
IfSG	Infektionsschutzgesetz
KHK	koronare Herzkrankheit
LDH	Laktatdehydrogenase
Lig.	Ligamentum
LWK	Lendenwirbelkörper
LWS	Lendenwirbelsäule
M. (Mm.)	Musculus (Musculi)
MCL	Medioklavikularlinie
min, Min.	Minute(n)
MRT	Magnetresonanztomographie (Kernspintomographie)
N. (Nn.)	Nervus (Nervi)
NSAR	nicht-steroidale Antirheumatika
R.	Ramus (Ast, Zweig, z.B. Gefäßast einer Arterie)
s, Sek.	Sekunden
Tbl.	Tablette(n)
V. (Vv.)	Vena (Venae)
ZNS	Zentralnervensystem

Abbildungsnachweis

Der Verweis auf die jeweilige Abbildungsquelle befindet sich bei allen Abbildungen im Werk am Ende des Legendentextes in eckigen Klammern.

[E273]	Mir M.A.: Atlas of Clinical Diagnosis. Elsevier/Saunders, 2. Aufl. 2003
[E288]	Forbes C.D., Jackson W.F.: Colour Atlas and Text Book of Clinical Medicine. Elsevier/Mosby, 3. Aufl. 2003
[E386]	Seidel H.M. et al.: Mosby's Guide to Physical Examination, Elsevier/Mosby, 6. Aufl. 2006
[E402]	Drake R. L. et al.: Gray's Anatomy for Students. Elsevier/ Churchill-Livingstone, 1. Aufl. 2005
[E666]	Rosai J.: Rosai and Ackerman's Surgical Pathology. Elsevier/Mosby, 9. Aufl. 2004
[G159]	Forbes A. et al.: Atlas of Clinical Gastroenterology. Elsevier/Mosby, 3. Aufl. 2004
[G174]	Pelley J.W.: Elsevier's Integrated Biochemistry. Elsevier/ Mosby, 1. Aufl. 2006
[G175]	Hacker N.F. et al.: Hacker and Moore's Essentials of Obstetrics and Gynecology. Elsevier/Saunders, 5. Aufl. 2009
[L106]	Henriette Rintelen, Velbert
[L141]	Stefan Elsberger, Planegg
[L157]	Susanne Adler, Lübeck
[L190]	Gerda Raichle, Ulm
[L231]	Stefan Dangl, München
[L253]	Dr. Wolfgang Zettlmeier, Barbing
[M174]	Prof. Gernot Rassner, Tübingen
[M186]	Prof. Harald Goebell, Essen
[M375]	Prof. Ulrich Welsch, München
[M500]	Prof. Günter W. Kauffmann, Heidelberg
[M552]	Prof. Ertan Mayatepek, Düsseldorf
[M814]	Lukas Lehmeyer, München
[O571]	Dr. Marlies Michl, München
[R101]	Gruber G., Hansch A.: Die interaktive Blickdiagnostik in der Inneren Medizin. Urban & Fischer, CD-ROM, 1. Aufl. 1999
[R168]	Gruber G., Hansch A.: Interaktiver Atlas der Blickdiagnostik. CD-ROM, Elsevier/Urban & Fischer, 2. Aufl. 2005
[R235]	Böcker W. et al.: Pathologie. Elsevier/Urban & Fischer, 4. Aufl. 2008
[R246]	Gruber G., Hansch A.: Kompaktatlas Blickdiagnosen in der Inneren Medizin. Elsevier/Urban & Fischer, 2. Aufl. 2009
[R285]	Böcker W. et al.: Pathologie. Elsevier/Urban & Fischer, 5. Aufl. 2012
[S007-22]	Sobotta – Atlas der Anatomie des Menschen. Elsevier/ Urban & Fischer, 22. Aufl. 2007
[S149]	Roche Lexikon Medizin, Elsevier/Urban & Fischer, München, 5. Aufl. 2003
[T170]	Dr. Eduard M. Walthers, Marburg
[V214]	Cook Deutschland GmbH, Mönchengladbach
[X211]	Prof. Udo Sulkowski, Münster

Glossar zum Verdauungssystem

Abdomen Bauch (abdominelle Schmerzen = Bauchschmerzen)
Adipositas Fettleibigkeit (BMI > 30)
Ätiologie Ursache, Verursachung (Ätiologie einer Krankheit)
akut plötzlich einsetzend, kurz dauernd (Gegenteil: chronisch); chronische Krankheiten können primär chronisch, schleichend beginnen, aber auch akut oder „hochakut", um dann chronisch zu werden
Amylum pflanzliche Stärke = komplexes Kohlenhydrat (Amylase = Kohlenhydrat spaltendes Enzym)
Anamnese Krankengeschichte (eigentlich „Erinnerung")
Anastomose Verbindung zwischen zwei Gefäßen
Aorta Hauptschlagader
Appendix Anhängsel, Fortsatz (Appendix vermiformis = Wurmfortsatz)
Arteria (A.) Schlagader, Arterie (Plural: Aa. = Arterien)
ascendens aufsteigend (Colon ascendens = aufsteigender Teil des Dickdarms)
-ase bezeichnet ein spaltendes Enzym (Lipase = Fett spaltendes Enzym; Proteinase, Amylase, Kollagenase, Elastase, DNase usw.)
Atrophie Rückbildung eines Organs oder Gewebes
Azidose Verschiebung des Serum-pH-Wertes in Richtung sauer (< 7,36); wird auch in zusammengesetzten Wörtern verwendet: Laktatazidose ist die Übersäuerung des Blutes durch Milchsäure (= Laktat).
Caecum (Coecum) Blinddarm (von caecus = blind), Anfangsteil des Dickdarms
Cholä Galle (Ductus choledochus = galleführender Gang)
coeliacus zur Bauchhöhle gehörend (Truncus coeliacus = Gefäßstamm im Oberbauch)
Colon, Kolon Grimmdarm, Teil des Dickdarms (Kolitis = Dickdarmentzündung)
Corpus Körper, Rumpf (Corpus ventriculi = Magenkörper)
Dens Zahn
descendens absteigend (Colon descendens = absteigender Teil des Dickdarms)
Diaphragma Zwerchfell (muskuläre Platte zwischen Thorax und Abdomen)
Ductus Gang, Kanal (Ductus thoracicus = Milchbrustgang)
Duodenum Zwölffingerdarm, Anfangsteil des Dünndarms
dys- dys ist das Fehlerhafte, Missempfundene (Dyspnoe = erschwerte Atmung; Dysphagie = Missempfindung beim Schlucken)
-ektomie Entfernung (Cholezystektomie = Entfernung der Gallenblase)
Enteron Dünndarm, Darm
essenziell notwendig, lebenswichtig – u.a. sind Vitamine und zahlreiche Mineralien essenziell
fakultativ gelegentlich, möglicherweise – manche Mikroorganismen sind fakultativ pathogen; sie schaden meistens nicht, manchmal aber doch
Frenulum Bändchen, von Frenum = Band (Frenulum linguae = Zungenbändchen)
Gastär Magen (A. gastrica = Magenarterie; Gastritis = Magenentzündung, Magenschleimhautentzündung)
Gingiva Zahnfleisch
Glandula Drüse (Glandula parotidea = Ohrspeicheldrüse)
Hepar Leber (Hepatitis = Entzündung der Leber)
Hernia Hernie, Bruch der Bauchwand
Hiatus Lücke, Spalt (Hiatus aorticus = Zwerchfelllücke für die Aorta)
Hilum, Hilus Wurzel, Eintrittsstelle (Hilum pulmonis = Lungenwurzel)
Ikterus Gelbsucht (gelbliche Verfärbung der Haut durch eingelagertes Bilirubin aus dem Erythrozytenabbau)
Ileum Krummdarm, letzter Teil des Dünndarms
Ileus Darmverschluss
inguinal in der Leistengegend gelegen (inguinale Lymphknoten)
Inkontinenz Harn-, Stuhlinkontinenz = unwillkürlicher Harn- bzw. Stuhlabgang
Intestinum Eingeweide, Darm (im Gegensatz zu Enteron oder Kolon der gesamte Darm)
Jejunum Leerdarm, mittlerer Teil des Dünndarms
Kardia 1. Herz, 2. Mageneingang
Larynx Kehlkopf (Laryngitis = Kehlkopfentzündung)
Lien = Splen Milz
Lig. Band (Lig. inguinale = Leistenband)
Lingua Zunge (Frenulum linguae = Zungenbändchen)
Lipos Fett (Lipoproteine sind Moleküle aus Fett und Eiweiß)
Mesenterium Dünndarmgekröse (die A. mesenterica verläuft im Gekröse)
Morbus Krankheit, Erkrankung (Morbus Bechterew = Bechterew-Krankheit)
Mukosa Schleimhaut (Submukosa = Schicht unterhalb der Schleimhaut)
Ösophagus Speiseröhre (Hiatus oesophageus = Lücke für die Speiseröhre)
Omentum Netz (Omentum majus = großes Netz des Bauchraums)
Parasympathikus Teil des vegetativen Nervensystems, Gegenspieler des Sympathikus
parenteral am Dünndarm (Enteron) vorbei (para), also medikamentöse Substitution i.m., s.c. oder i.v.
-pathie von Pathos = Krankheit (Kardiomyopathie = Erkrankung des Herzmuskels; Enzephalopathie = Erkrankung des Gehirns; pathologisch = krankhaft; pathogen = krankmachend)
Peritoneum Bauchfell
Plexus Geflecht, Ansammlung (z.B. von Nerven oder Gefäßen); der Plural wird gleich geschrieben (mehrere Plexus), aber mit langem „u" gesprochen („Plexuuus")
Porta Türe, Pforte (V. portae = Pfortader)
Pylorus Magenausgang, Pförtner
retro dahinter (retroperitoneal = hinter dem Bauchfell gelegen)
rheo fließen, strömen (Diarrhö = das „Durchfließen" = Durchfall; Steatorrhö: „das Fett fließt" = Fettstuhl)
skopein hineinschauen, untersuchen (Koloskopie = Dickdarmspiegelung)
Splen = Lien Milz
Steatos Fett (Steatorrhö = Fettstuhl)
Sympathikus Teil des vegetativen Nervensystems, Gegenspieler des Parasympathikus
Tonsilla Mandel (Tonsillae palatinae = Gaumenmandeln)
Umbilicus Bauchnabel (V. umbilicalis = Nabelvene des Feten; periumbilical = der Bereich, die Region des Bauchnabels)
Ventriculus 1. Magen, 2. Herzkammer, Ventrikel
visceralis, -e zu den Eingeweiden gehörend (Peritoneum viscerale = der Teil des Bauchfells, der als dünne Haut die Bauchorgane überzieht)

Inhaltsverzeichnis

KAPITEL

1 Anatomie

Einführung

Man kann den Verdauungsapparat als **muskulären Schlauch** betrachten, der von der Mundhöhle bis zum Anus reicht. Er dient der **Aufnahme und Zerkleinerung der Nahrung**, ihrer **Resorption** sowie der Ausscheidung des Anteils, der aus irgendwelchen Gründen nicht verwertet werden kann. Die Zerkleinerung der Nahrung erfolgt zunächst in Mundhöhle und teilweise auch Magen überwiegend mechanisch, im Dünndarm dann enzymatisch, also durch weitere Spaltung der bereits aufbereiteten Nahrungsbestandteile durch die Sekrete des Pankreas. Weitere Drüsen, die für die Verdauung der Nahrung benötigt und deswegen in diesem Band besprochen werden, sind die Speicheldrüsen sowie die Leber als größte und schwerste Drüse des menschlichen Körpers.

1

Die **Nahrung** besteht nur aus wenigen Grundelementen. Dies ist zum einen die Gruppe der **Fette** mit ihren Untergruppen der Triglyceride, Phospholipide und Cholesterinabkömmlinge. Zum anderen sind es die **Kohlenhydrate** mit ihren Einzelbestandteilen, den Zuckern bzw. Monosacchariden, und schließlich die Gruppe der **Eiweiße**, deren kleinere Einheiten als Peptide und deren Einzelbestandteile als Aminosäuren bezeichnet werden. Nur wenige Nahrungsbestandteile lassen sich nicht in diese 3 großen Gruppen einordnen. Hierzu gehören ein Teil der **Vitamine**, die **Nukleinsäuren** oder auch anorganische **Mineralstoffe** wie Natrium, Kalium, Magnesium oder Calcium.

1.1 Mundhöhle

Die knöchernen Strukturen der Mundhöhle (z.B. Ober- und Unterkiefer) werden im ➤ Fach Bewegungsapparat besprochen. Der muskuläre Aufbau besitzt, abgesehen von der Zunge, für den Heilpraktiker keine Bedeutung. Es geht also in diesem Kapitel hauptsächlich um die Anteile der Mundhöhle, die im Dienst der Verdauung stehen (➤ Abb. 1.1).

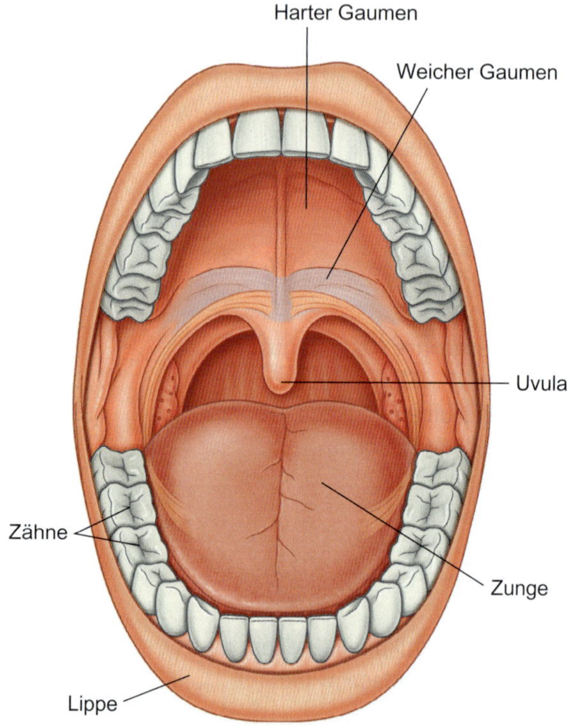

Abb. 1.1 Mundhöhle [E402]

ACHTUNG

Es ist zu beachten, dass der **Gesamtraum der Mundhöhle** – zwischen feuchter Innenseite der Lippen und dem vorderen Gaumenbogen – nach dem Zahnheilkundegesetz der Behandlung durch den Arzt bzw. Zahnarzt vorbehalten bleibt, für den Heilpraktiker also unter das **Behandlungsverbot** fällt.

1.1.1 Lippen

Die Lippen werden vom **M. orbicularis oris** (Ringmuskel des Mundes) aufgebaut. Überzogen sind sie von einem mehrschichtigen **Plattenepithel**, das an der Außenseite der Lippen schwach verhornt. In der Dermis sorgen Talgdrüsen für eine Anfettung der Oberfläche. Auf der feuchten Innenseite findet keine Verhornung mehr statt. Hier befinden sich kleine Speicheldrüsen. Die Lippen sind reichlich mit **sensiblen Nerven** und Mechanorezeptoren versorgt. Die rote Farbe entsteht durch die ungewöhnlich **gute Durchblutung** der Dermis, die durch die hier besonders dünne Epidermis hindurchscheint.

1.1.2 Zunge

Die Zunge (Lingua, Glossa) besteht aus verschiedenen, **quergestreiften Skelettmuskeln**, deren Fasern in unterschiedliche Richtungen laufen. Sie entspringen sehr breit von der Mandibula (Unterkiefer), vom Mundboden und in geringem Umfang vom Zungenbein (Os hyoideum) (➤ Abb. 1.2). Am Übergang vom Zungenkörper zur Zungenspitze ist sie über das **Zungenbändchen** (Frenulum linguae) am Mundboden befestigt.

An ihrer Oberfläche wird die Zunge von einem **mehrschichtigen Plattenepithel** überzogen. Dieses Epithel ist an der Zungenunterseite unverhornt, an der mechanisch stark beanspruchten Oberseite im Bereich der **vorderen zwei Drittel** dagegen **kräftig verhornt**, wodurch die weißlichen Verfärbungen der Zunge entstehen. An der **Oberseite** der Zunge kann man den Bereich der **vorderen zwei Drittel** vom **hinteren Drittel (= Zungengrund)** abgrenzen, die unterschiedliche Funktionen besitzen.

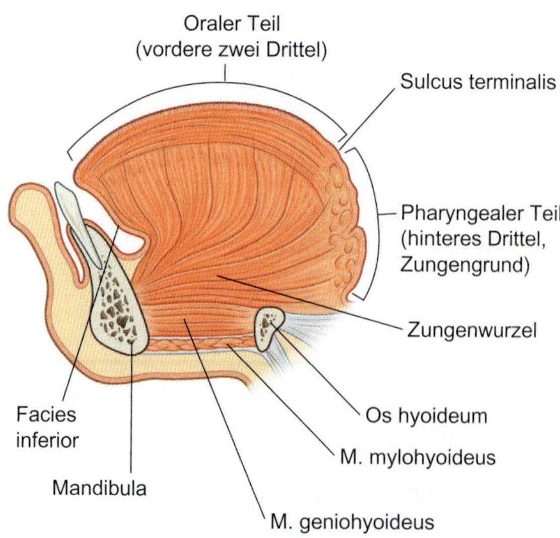

Abb. 1.2 Aufbau der Zunge [E402]

Das **Oberflächenepithel der Schleimhäute** wurde evolutionär exakt an die jeweiligen Anforderungen angepasst. Bei einer Schleimhaut, die wie z.B. in Magen, Dünn- und Dickdarm nur einer sehr geringen mechanischen Beanspruchung ausgesetzt ist, genügt ein einschichtiges Epithel. Zusätzlich wird die Form dieser Zellen ihren spezifischen Aufgaben angepasst, also z.B. zylindrisch. Dagegen kommt es in Mundhöhle und Speiseröhre teilweise zu beachtlichen mechanischen Druck- und Scherkräften, die ein einschichtiges Epithel überfordern würden. Es ist deswegen mehrschichtig aufgebaut. Die Zungenoberseite (vordere zwei Drittel) ist aufgrund etwaiger harter und/oder spitzer Nahrungsbestandteile sowie ihrer hervorgehobenen Position in der Verarbeitung aufgenommener Bissen besonderen Risiken bzw. Verletzungsgefahren ausgesetzt, die durchaus mit denjenigen der Oberhaut gleichzusetzen sind. Es handelt sich deshalb bei dieser umschriebenen Fläche um die **einzige Schleimhaut** des menschlichen Körpers, die auf ihrem mehrschichtigen Plattenepithel zusätzlich eine **Verhornung** trägt.

Zungenpapillen

Die vorderen zwei Drittel der Zunge enthalten zahlreiche Vorwölbungen, die Zungenpapillen (➤ Abb. 1.3). Man unterscheidet:

- **Papillae filiformes (Fadenpapillen):** Sie sind besonders zahlreich und dienen neben der **Mechanorezeption** dazu, die Zungenoberfläche **rau** zu gestalten, um eine bessere Mechanik für die Nahrung zu erhalten. Mechanorezeption bedeutet mechanisches Erkennen der Nahrungsbestandteile, sozusagen „der Tastsinn der Zunge".
- **Papillae fungiformes (Pilzpapillen):** Diese sind zwischen die Papillae filiformes eingestreut. Sie enthalten in ihrem Epithel **Geschmacksknospen**, mittels derer an der **Zungenspitze** die Geschmacksqualität **süß** erkannt wird, und **weiter hinten** sowie an den **Zungenseiten** die Qualität **salzig**.
- **Papillae vallatae (Wallpapillen):** Am Übergang von den vorderen zwei Dritteln der Zunge zum hinteren Drittel finden sich zentral einige wenige (etwa 10) größere Vorwölbungen. Jede einzelne Papilla vallata ist von einem tiefen Graben umgeben, in dem zahlreiche Geschmacksknospen für die Qualität **bitter** sitzen. In den Bereich der Papillae vallatae münden besonders große und zahlreiche **Speicheldrüsen** (Spüldrüsen) der Zunge, die hier als **Ebner-Zungengrunddrüsen** bezeichnet werden.
- **Papillae foliatae (Blattpapillen):** Sie befinden sich überwiegend am Rand der Zunge und sind für die Geschmacksempfindung **sauer** zuständig.

Weitere Geschmacksknospen in geringerer Anzahl finden sich daneben am weichen Gaumen, am Rachen und am Kehldeckel.

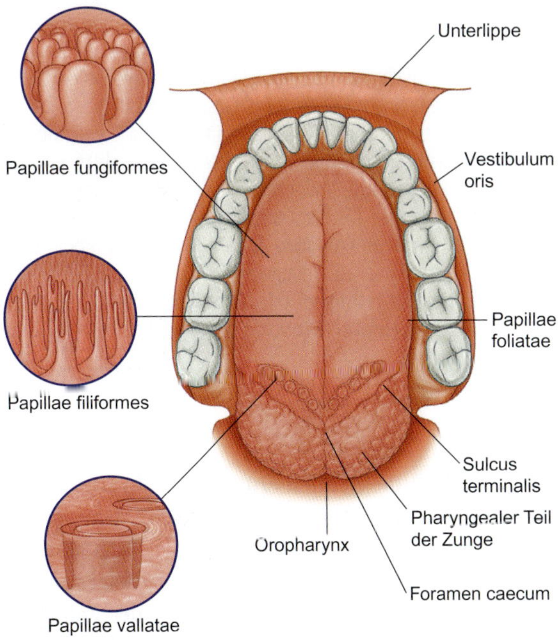

Abb. 1.3 Lage der Zungenpapillen [E402]

Geschmacksknospen

Geschmacksknospen sind kleine Gruppen aus 10–50 Sinneszellen, die in das normale **Oberflächenepithel der Papillen eingestreut** sind und die Empfindungen über direkt anliegende Nervenfaserendungen ins Gehirn weiterleiten (➤ Abb. 1.4). 3 Hirnnerven sind in unterschiedlichen Bereichen von Zunge, Gaumen und Rachen an dieser Weiterleitung beteiligt: **N. facialis** (VII), **N. glossopharyngeus** (IX) und **N. vagus** (X) (➤ Abb. 1.5). Nach Umschaltungen in Hirnstamm und Thalamus werden die Geschmacksempfindungen im **Gyrus postcentralis** der Hirnrinde wahrgenommen. Dadurch, dass sie auch mit dem limbischen System verschaltet sind, ist die Nahrungsaufnahme grundsätzlich mit **Emotionen** verbunden.

Man ordnet heute die unterschiedlichen Geschmackswahrnehmungen nicht mehr ganz so streng wie früher den einzelnen Zungenregionen mit den jeweils vorherrschenden Papillen zu. Überwiegend jedoch enthalten die

- **Papillae fungiformes** Geschmacksknospen für **süß** und **salzig**,

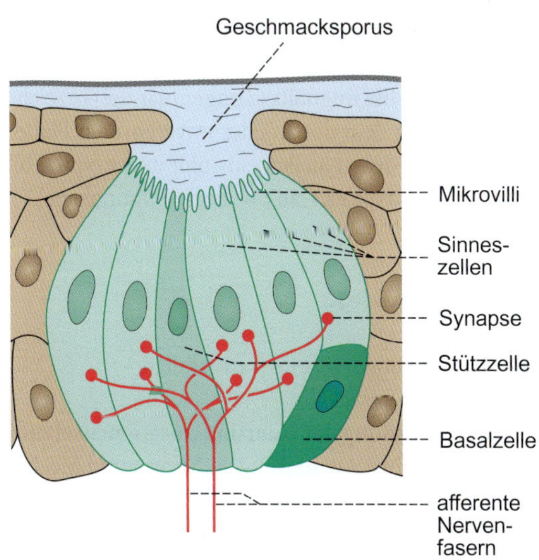

Abb. 1.4 Schema einer Geschmacksknospe [L106]

- **Papillae foliatae** Geschmacksknospen für **sauer**,
- **Papillae vallatae** Geschmacksknospen für **bitter**.

Nach der Jahrhundertwende wurden **zwei weitere Geschmacksqualitäten** definiert, die von der Zunge erkannt werden. Diese Aussage gilt für die westlichen Länder, während umami im asiatischen Raum bereits seit mehr als 100 Jahren bekannt ist:

- **Umami** steht für **würzig-fleischige** Bestandteile, repräsentiert durch den sog. (fälschlicherweise negativ belegten) „Geschmacksverstärker" **Glutamat** (➤ Fach Biochemie). Auch die Purine Adenin und Guanin sowie weitere Aminosäuren binden an Umami-Rezeptoren, wenn auch mit geringerer Affinität. Man geht davon aus, dass diese Nahrungsfaktoren die würzig-herzhafte Komponente der Glutaminsäure weiter verstärken und „abrunden" können. Umgekehrt scheint der Umami-Geschmack nur dann deutlich wahrnehmbar zu sein, wenn durch die zugeführte Nahrung gleichzeitig weitere Geschmacksknospen z.B. für salzig gereizt werden.
- **Fett** (v.a. langkettige Fettsäuren), wofür das sog. Glykoprotein CD 36 der Geschmackspapillen zuständig ist.

Zusätzlich gibt es **unspezifische Empfindungen** wie z.B. „scharf" oder „metallisch", die über den N. trigeminus (V) geleitet werden und das spezifische Geschmackserlebnis ergänzen, verändern oder auch überlagern können, zusätzlich variiert durch Faktoren wie die Temperatur der Nahrung oder ihre Erkennung mittels der Mechanorezeptoren.

MERKE
Für den Genuss eines guten Essens und die mögliche Vielfalt wahrnehmbarer Nuancen ist weitgehend nicht der eigentliche Geschmack, sondern der Geruchssinn der Nase zuständig (➤ Fach Atmung). Ein Schnupfen mit verstopfter Nase macht aus dem großartigsten Menü einen eher faden Einheitsbrei.

Zungengrund

Im **dorsalen Drittel** der Zunge (= Zungengrund), das bei der Racheninspektion wegen seiner Neigung zum Rachen hin **nicht eingesehen** werden kann, befindet sich lymphatisches Gewebe, dessen Gesamtheit als **Tonsilla lingualis (Zungenmandel)** bezeichnet wird. Es liegt direkt unter dem dort wieder unverhornten Plattenepithel, das sich an verschiedenen Stellen einstülpt und Krypten bildet, wie sie für alle Tonsillen typisch sind (➤ Fach Immunologie).

Aufgaben der Zunge

Die Zunge hat vielfältige Aufgaben zu erfüllen:

- **Artikulation** der Sprache
- feinfühlige **Erkennung der Nahrungszusammensetzung** mittels einer reichlichen Ausstattung an Nerven und Mechanorezeptoren
- **Zerkleinerung der aufgenommenen Nahrung** mittels Hin- und Herbewegen sowohl über die Zähne als auch durch Lösungsvermittlung im Sekret der Speicheldrüsen. Dabei ist die **Verhornung** als mechanischer Schutzfaktor der Schleimhaut vor potenziell verletzenden Nahrungsbestandteilen wie Knochensplittern oder Gräten zu verstehen.
- **Beförderung der Nahrung** in den Gastrointestinaltrakt, indem kleine Mengen jeweils portioniert nach hinten geschoben werden
- Organ des **Geschmackssinns** v.a. im Hinblick auf die Unterscheidung dessen, was gut für die Gesundheit ist (nicht nur Kohlenhydrate, auch Aminosäuren schmecken süß) und was eventuell gefährlich (bitter) werden könnte; ergänzt wird sie dabei durch den Geruchssinn der Nase.
- enthält einen Teil des **Immunsystems** und bildet gemeinsam mit den Gaumenmandeln einen ersten Verteidigungswall vor Fremdorganismen

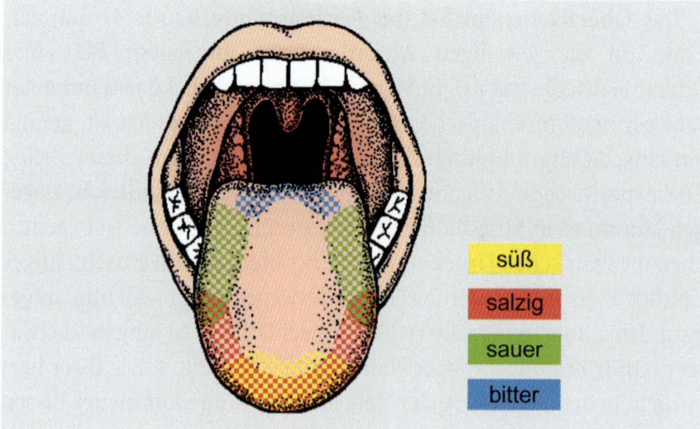

Abb. 1.5 Anordnung der Geschmacksqualitäten in grober Annäherung [L190]

PATHOLOGIE
Eine **übermäßige Verhornung** (Hyperkeratose) der Zungenoberseite führt zu kräftigeren weißlichen Verfärbungen. Dies ist häufig anlagebedingt, kann aber auch das Resultat einer u.a. entzündlichen Stimulation der Zellteilungsrate darstellen (z.B. weißer Zungenbelag beim Scharlach). Bei **Verhornungsstörungen** (Hypokeratose) mit verminderter Zellteilungsrate der Basalzellschicht des Epithels ist die Zunge dagegen **rot** verfärbt. Von der unzureichenden Zellneubildung ist in aller Regel auch das Epithel der Papillen einschließlich ihrer Geschmacksknospen betroffen, sodass deren Struktur nicht erhalten bleiben kann. Die Zungenoberfläche wird deswegen nicht nur rot, sondern gleichzeitig auch **glatt**. Eine glatte, rote Zunge (sog. **Lackzunge**) findet man bevorzugt bei Mangelzuständen an Nahrungsfaktoren, die für die Zellneubildung essenziell sind, besonders also einen **Mangel** an **Folsäure**, **Vitamin B_{12}**, **Eisen** oder **Eiweiß**. Der dabei entstehende Reiz auf die nervale Versorgung der Zunge (v.a. N. trigeminus) kann zu **Parästhesien** oder **Brennen** führen. Die Lackzunge wird deshalb meist als **Hunter-Glossitis** bezeichnet (Glossa = Zunge).

1.1.3 Zähne

Den Zähnen obliegt die **Zerkleinerung der Nahrung**. Sie sind in Lücken **(Alveolen)** des Ober- und Unterkiefers eingelassen. Die Schneidezähne und Eckzähne tragen schmale Flächen, die seitlichen Backenzähne dagegen breite Flächen zum Zermahlen der Nahrungsbestandteile. Anordnung und Form der Zähne weisen eindeutig darauf hin, dass der Mensch als **Mischköstler** auf den Verzehr von pflanzlicher **und** tierischer Nahrung ausgerichtet ist.

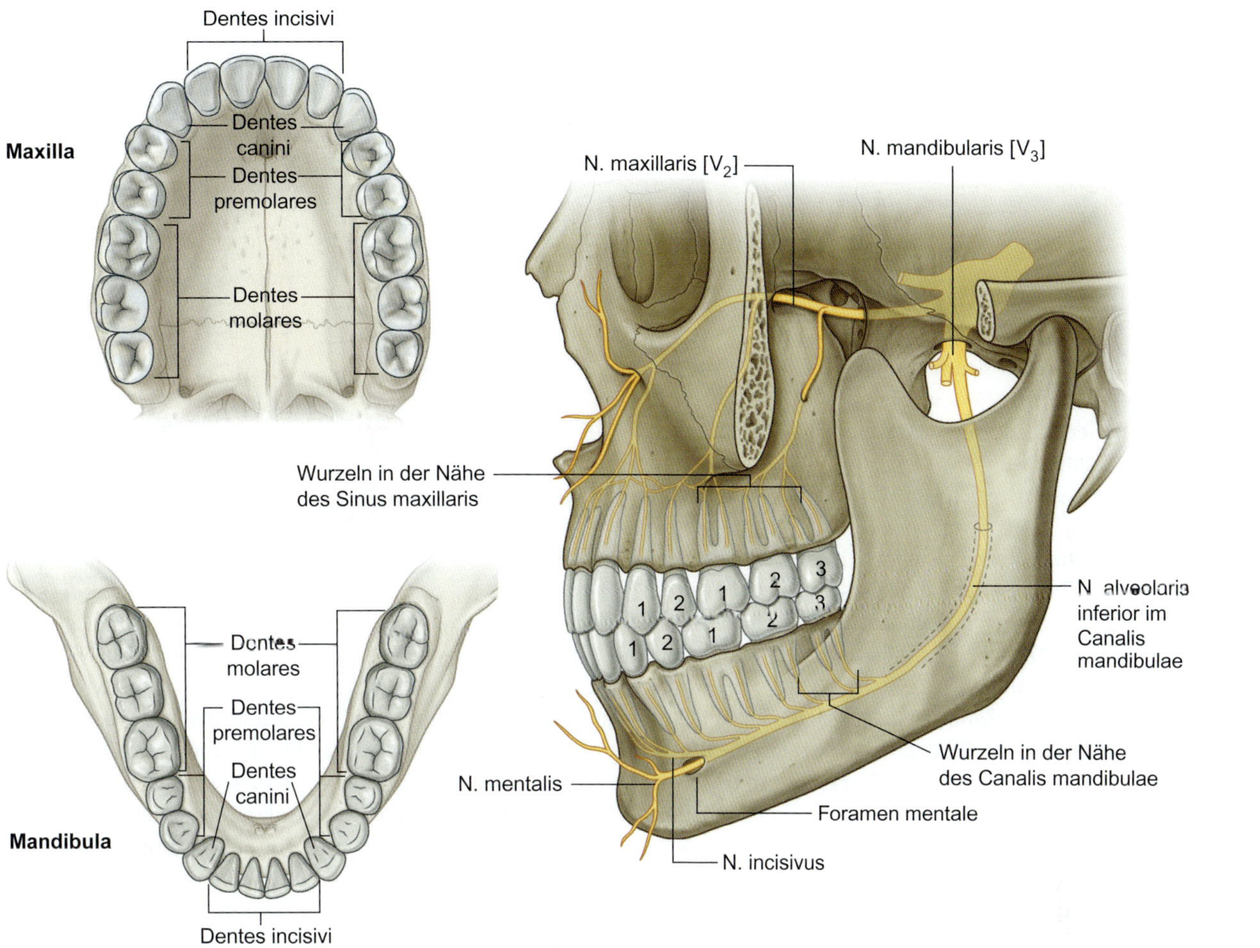

Abb. 1.6 Gebiss des Erwachsenen [E402]

Das Gebiss des Erwachsenen besteht aus **32 Zähnen**, von denen sich jeweils 16 in Ober- und Unterkiefer gegenüberstehen (➤ Abb. 1.6). Den vorderen **4 Schneidezähnen (Dentes incisivi)** folgen nach jeder Seite **1 Eckzahn (Dens caninus)** und diesem jeweils **2 Prämolaren (Dentes praemolares)**. Den Abschluss bilden beiderseits **3** Mahlzähne bzw. **Molaren (Dentes molares)**. Die dritten (hintersten) Molaren brechen erst sehr spät (zwischen dem 16. und 40. Lebensjahr) durch und werden deshalb etwas optimistisch als **Weisheitszähne** bezeichnet. Sie zeigen hinsichtlich ihrer Form und Lage von allen Zähnen die meisten Unregelmäßigkeiten.

Milchzähne

Das Milchzahngebiss des Kleinkindes besteht aus lediglich **20 Zähnen**, weil es anstatt der 5 Molaren und Prämolaren pro Seite nur jeweils 2 (Prä-)Molaren besitzt. Als erste durchbrechende Zähne erscheinen im **6.–8. Lebensmonat** die **unteren Schneidezähne** (➤ Abb. 1.7). Im Alter von 2–2,5 Jahren ist das Milchzahngebiss komplett. Im 6.–8. Lebensjahr werden die Milchzähne von den bleibenden Zähnen abgelöst – prinzipiell wiederum mit Beginn an den unteren Schneidezähnen. Allerdings erscheint sehr häufig zunächst

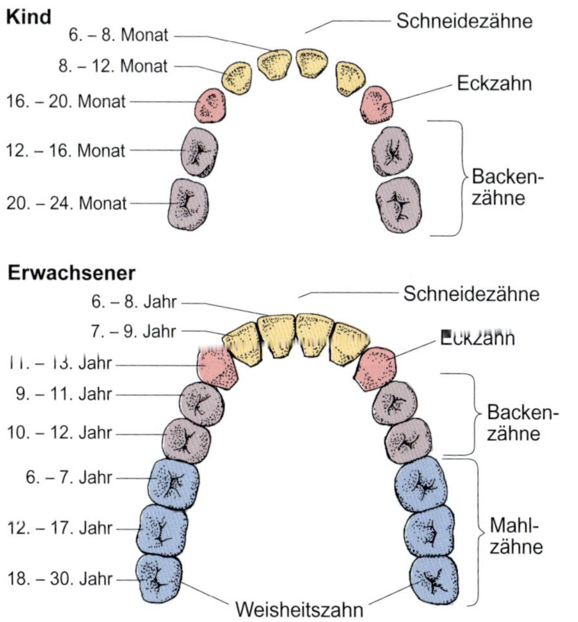

Abb. 1.7 Reihenfolge des Durchbrechens der Zähne beim Kind (Milchzähne) und Erwachsenen (bleibende Zähne) [L190]

hinter dem hintersten Molaren des Milchzahngebisses der 1. bleibende Molar.

MERKE

Erste Milchzähne: untere Schneidezähne, 6.–8. Lebensmonat
Erste bleibende Zähne: untere Schneidezähne, 6.–8. Lebensjahr, kurz davor meist noch (evtl. unbemerkt) der 1. Molar

Aufbau

Am einzelnen Zahn lassen sich makroskopisch **3 Bereiche** unterscheiden (➤ Abb. 1.8):

- Die **Krone** ist der Teil, der aus dem Zahnfleisch (Gingiva) herausragt, also sichtbar ist.
- Die **Wurzel** ist in die Alveolen von Maxilla bzw. Mandibula eingepflanzt.
- Zwischen Krone und Wurzel befindet sich der **Zahnhals**, der erst beim Zurückweichen des Zahnfleisches erkennbar wird.

Insgesamt besteht ein einzelner Zahn aus 5 unterschiedlichen **Geweben:** Pulpa, Dentin (Zahnbein), Schmelz, Zement und Periodontium (Wurzelhaut) (➤ Abb. 1.8).

Zentral in der Mitte des Zahns befindet sich die Pulpahöhle. Sie enthält die **weiche Pulpa**, ein Bindegewebe, das auch die **Blutgefäße** führt, die den Zahn ernähren, sowie **Nervenfasern** des N. trigeminus (V. Hirnnerv), die für die Sensibilität zuständig sind. Eintritt und Weiterleitung von Gefäßen und Nerven erfolgt im Bereich der Wurzelspitze durch den engen **Wurzelkanal**, der ein Stück durch die Wurzel führt und sich dann zur Pulpahöhle erweitert.

Die Pulpahöhle wird allseits durch eine Schicht von Zellen ausgekleidet, welche die Hauptmasse des Zahns, das Zahnbein oder **Dentin** bilden. Entsprechend der knochenbildenden Osteoblasten heißen diese Zellen **Odontoblasten**. Sie werden aus den Gefäßen der Pulpahöhle ernährt und **produzieren lebenslang** Dentin, das nach außen abgeschoben wird. Die Pulpahöhle wird durch diese Neubildung ständig etwas kleiner. Dentin ähnelt sehr stark dem Knochengewebe. Es besteht zu ca. 30 % aus organischer Matrix und zu etwa 70 % aus anorganischer Substanz – letztere entsprechend dem Knochen überwiegend aus Apatitkristallen (Calciumphosphat).

Im Bereich der **Zahnkrone** ist dem Dentin eine weitere, sehr dünne Schicht aufgelagert, der **Zahnschmelz**. Der Schmelz stellt die **härteste Struktur** des menschlichen Körpers dar. Er besteht nahezu vollständig aus hexagonalen (sechseckigen) Apatitkristallen, die dicht an dicht gepackt sind. Er stellt also im Gegensatz zu Knochen oder Dentin keine lebende Struktur dar. **Gebildet** wird er **vor dem Durchbruch** des Zahns durch spezielle Zellen dieses Bereichs, die Ameloblasten. Diese Zellen sterben mit dem Zahndurchbruch ab. Der Zahnschmelz kann sich deswegen nach seiner Zerstörung **nicht regenerieren**.

So, wie im Bereich der Krone der Schmelz dem Zahn aufgelagert ist, wird das Dentin der **Zahnwurzel** von einer dünnen Schicht überzogen, dem **Zement**. Zement ist ein knochen- bzw. dentinähnliches, lebendes Gewebe, das im Bereich der **Wurzelspitze** noch Zellen enthält, von denen aus jederzeit eine **Regeneration** des Zements erfolgen kann.

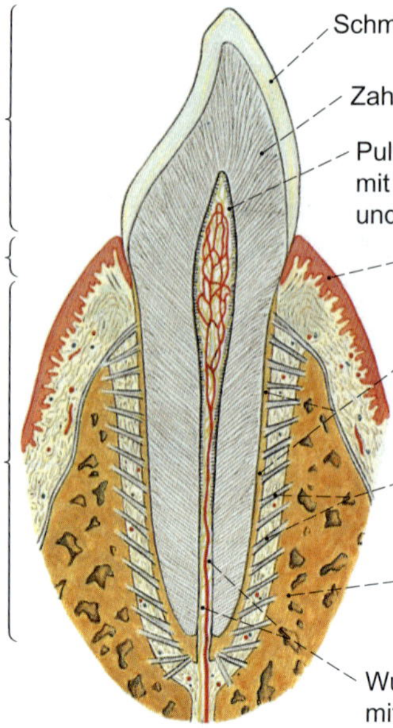

Abb. 1.8 Aufbau eines Zahns am Beispiel eines Schneidezahns [L106]

Zwischen dem Zement der Zahnwurzel und dem Alveolarknochen von Maxilla bzw. Mandibula befindet sich eine Schicht derben, kollagenfaserreichen Bindegewebes, die **Wurzelhaut (Periodontium)**. Sie ist über Kollagenfasern sowohl im Zement als auch im Knochen verankert, stellt also die eigentliche **Befestigung** des Zahns in seinem Lager dar. Durch den (geringen) Wassergehalt ihrer Grundsubstanz kann der Zahn entsprechende Belastungen in geringem Umfang ausfedern. Am Übergang der Zahnwurzel zur Krone geht die Wurzelhaut in das Bindegewebe (Submukosa) des Zahnfleischs über. Das **Zahnfleisch (Gingiva)** ist also derjenige Teil der Mundschleimhaut, der den knöchernen Bereich der Kieferalveolen überkleidet und den **Zahnhals** bedeckt. Es enthält besonders straffes Bindegewebe und setzt sich allmählich in die normale Mundschleimhaut fort.

PATHOLOGIE

Die wichtigste Erkrankung des **Zahns** ist die **Karies**, diejenige des **Zahnhalteapparats** die **Parodontose**.

Karies

Karies entsteht, wenn die in den **Zahnbelägen (Plaques)** vorhandenen, physiologischen **Bakterien** der Mundschleimhaut (Streptococcus mutans, Streptococcus sanguis u.a.) die in der Nahrung enthaltenen Zucker abbauen und hierbei **Säuren** (v.a. **Milchsäure**) bilden. Daneben können aber S. mutans und S. sanguis (v.a. bei unzureichend gepflegten Zähnen) auch ohne deutliche Plaquebildung an der Zahnoberfläche haften und dort Polysaccharide (Dextrane) bilden, die weitere Bakterien als Matrix für ihre eigene Ansiedelung benutzen. Aus den Dextranen gebildete Monosaccharide dienen diesen Bakterien dann zur Ernährung unter Säurebildung. Die im Bereich des Zahnschmelzes entstehenden Säuren führen zur **Auflösung der Apatitkristalle** (aus Calciumphosphat entsteht Phosphorsäure, die sich im Speichel löst), also zur umschriebenen Entkalkung. Es entstehen regelrechte **Löcher** bis tief in die Dentinschicht bzw. schließlich sogar Pulpahöhle hinein.

Eine **Prophylaxe** ist demnach auf zweierlei Arten möglich: Hält man die Zähne so sauber, dass **keine Plaques oder Dextrane** entstehen, kann sich am Schmelz auch keine Säure festsetzen. Verzichtet man weitgehend auf die Zufuhr von Mono- und Disacchariden, entsteht zumindest deutlich weniger Säure.

Parodontose

Parodontose (Parodontopathie, Parodontitis) bezeichnet die zunächst entzündliche, später **degenerative Erkrankung des Zahnfleischs bzw. Zahnhalteapparats**.
In den Zahnfleischtaschen verbleibende Nahrungsreste führen gemeinsam mit den Plaques über die Vermehrung der reichlich vorhandenen Bakterien zur Zahnfleischentzündung (Gingivitis). Die **chronische Gingivitis** bedingt eine **Rückbildung der Gingiva**, sodass tiefere Zahnfleischtaschen entstehen, die zur Verstärkung der Gingivitis führen. Schließlich führt die in die Tiefe fortschreitende Gingivitis zur **Entzündung der Wurzelhaut (Periodontitis)** und zur Rückbildung des Kieferknochens, wodurch letztendlich eine **Lockerung des gesamten Zahns** in seiner Tasche eintreten kann.
Im Lauf des Lebens findet auch ohne rezidivierende Zahnfleischentzündungen eine allmähliche Rückbildung der Gingiva statt, unterstützt durch fehlerhafte Zahnreinigungstechniken

Fluoridierung

Fluor bzw. (genauer) sein Anion **Fluorid F^-** bildet bei Kontakt mit dem Hydroxylapatit von Dentin und Zahnschmelz (und Knochen) chemische Verbindungen wie Calciumfluorophosphat (= **Fluorapatit**) oder **Calciumfluorid**. Diese Verbindungen besitzen gegenüber dem physiologischen Hydroxylapatit den Vorteil einer gewissen **Resistenz gegenüber Säuren** wie z.B. der bakteriell erzeugten Milchsäure, sodass sie der Karies entgegenwirken. Dies ist der Grund dafür, dass das in Spuren auf der Erdoberfläche vorkommende Element Fluor von einem Teil der Ernährungswissenschaftler und Mediziner zum **essenziellen Spurenelement** erklärt wurde, obwohl es **keine einzige physiologische Funktion besitzt**, evolutionär also aus gutem Grund gerade nicht als sinnvoll erachtet worden war. Auch der Ersatz von Hydroxylapatit-Kristallen durch Fluorapatit in Zahnsubstanz und Knochen ist keinesfalls physiologisch, sondern verändert deren normale Struktur, weil diese Kristalle keine hochkomplexen, miteinander vernetzten Molekülverbände ausbilden, wie dies den Calciumphosphaten eigen ist. So nahm z.B. in den Jahren der medikamentösen Fluoridierung als „Schutz" vor der Osteoporose des alternden Menschen die Zahl an Oberschenkelhalsfrakturen eher zu, ungeachtet einer geringen Substanzzunahme des Knochens. Dies war zwar bekannt, doch gab es damals, abgesehen von Hormontherapien und der ohnehin obligaten Substitution von Calcium und Vitamin D, noch keinerlei Alternativen. Derlei Therapien sind am Knochen längst obsolet, werden nun aber trotzdem auf Dentin und Zahnschmelz übertragen, als ob das etwas anderes wäre.

Fluoride und weitere Fluorverbindungen sind zu einem außerordentlich geringen Prozentsatz Teil der Erdkruste. Nur in wenigen Gegenden sind sie mäßig angereichert, sodass im Grund- und damit auch Trinkwasser dieser Regionen entsprechende Mengen erscheinen können. Dies führte vor dem Bekanntwerden der Zusammenhänge bei den Bewohnern solcher Gegenden (u.a. in den USA) zu toxischen Wirkungen – beispielsweise zur Zahnfluorose v.a. im Kindesalter, zu Knochenerkrankungen **(Osteosklerose)** und weiteren Störungen. Unter **Zahnfluorose** versteht man **irreversible** weiße oder auch bräunliche **fleckige Verfärbungen** der Zahnoberfläche, teilweise auch deren kreideartige vollständige **Weißfärbung**. In diesen Fällen findet man manchmal auch toxische Auswirkungen z.B. in Form von Gewichtsabnahme und vermindertem Körperwachstum bei Kindern. Die **kritische Menge** im Trinkwasser liegt in der Größenordnung von **1–2 mg/l**. Da das Trinkwasser in Deutschland wie in den meisten Ländern nicht fluoridiert wird, und keine umschriebenen Anreicherungen des Bodens bestehen, liegen bei uns die Werte in aller Regel weit unterhalb dieser Grenze.

Zahnschmelz ist als anorganische, „tote" Substanz nicht durchblutet, sodass Fluoride lediglich durch Diffusion in geringem Umfang hineingelangen. Besonders effektiv erfolgt dies aus der Mundhöhle, also von außen, während eine Diffusion aus dem Dentin nach oraler Aufnahme erst bei Serumspiegeln zu erwarten wäre, die oberhalb der Toxizitätsgrenze liegen. Allerdings enthält nach oraler Zufuhr auch der Speichel geringe Mengen an Fluorid, wodurch infolge der langen Kontaktzeit mit einer gewissen Anreicherung der oberflächlichen Zahnschmelzschicht gerechnet werden kann. Weitaus am effektivsten wirken die heutzutage üblichen **Zahncremes** mit ihrem hohen Gehalt an Fluorid, z.B. als Aminfluorid. Dabei bildet sich an der Zahnoberfläche ein dünner Besatz aus Calciumfluorid, während im Zahnschmelz darunter Fluorapatitkristalle in die Struktur eingelagert werden. Beide Formen besitzen eine weit bessere Säureresistenz als die Hydroxylapatitkristalle, was v.a. der geringen Löslichkeit von Verbindungen aus Calcium und Fluorid zu verdanken ist. Gleichzeitig wird (nur) in diesem Fall die Gesamtstruktur des Schmelzes in derart geringem Umfang gestört, unter Schonung des restlichen Organismus, dass tatsächlich überwiegend der positive Aspekt einer wirksamen Kariesprophylaxe Erwähnung verdient.

MERKE

Zur Zahnreinigung sollten ausschließlich **fluoridierte Zahncremes** verwendet werden, für die Anwendung beim Kind mit vermindertem Fluorgehalt. Es ist lediglich darauf zu achten, dass sie nicht verschluckt werden, sodass die Zahnreinigung im Kleinkindalter durch die Eltern vorgenommen werden sollte. Kontraproduktiv sind aus diesem Zusammenhang heraus auch besonders wohlschmeckende Zahnpasten.

Nachdem Fluorid „wegen der Zahngesundheit" offiziell zum **essenziellen Spurenelement** erklärt wurde, musste ein **Tagesbedarf** für die orale Zufuhr definiert werden. Die DGE meisterte diese Aufgabe mit Bravour, indem sie für nicht weniger als 12 verschiedene Lebensabschnitte Referenzwerte entwarf und daneben auch die Schwangeren und Stillenden nicht vergaß. Lediglich für alte Menschen oberhalb 65 wurde zwar ein Tagesbedarf (3,8 mg) deklariert, jedoch nicht in Personen mit und ohne eigene Zähne, Teil- und Vollprothesen unterschieden, sodass die Betroffenen verunsichert werden könnten. Andererseits existieren auch noch keine Studien zum Fluorbedarf von Vollprothesen.

Die Empfehlung von 0,25 mg/Tag für Säuglinge bis zum 3. Lebensmonat sollte eher zurückhaltend betrachtet werden, denn in diesem Zeitraum des noch sehr fernen Zahndurchbruchs wird noch gar keine Zahnhartsubstanz aufgebaut, mithin also auch noch kein Fluorid eingelagert. Es kommt bis dahin lediglich dem sich entwickelnden Knochen „zugute". Dagegen kann man die empfohlenen **0,5 mg/Tag ab dem 4. Monat** durchaus akzeptieren, weil damit die Bildungsphase des Zahnschmelzes vor dem Zahndurchbruch abgedeckt wird.

Fluoride sind nicht beschriftet und wissen nichts von einer angestrebten Wirkung im Dienste der Zahngesundheit. Folglich werden sie nach ihrer Resorption auf die Gewebe verteilt, wobei lediglich ein minimaler Anteil auch tatsächlich zum Dentin der Zähne gelangt bzw. zu den Speicheldrüsen und damit zum Zahnschmelz. Die Relation ist in etwa so, als würde man einem Patienten mit einem winzigen Abszess von der Größe eines Pickels orale Antibiotika verordnen. Man überschwemmt dementsprechend den ganzen Organismus mit einem evolutionär nicht vorgesehenen Element, ohne zuvor umfassende Studien zu möglichen Wirkungen auf unterschiedliche Gewebe durchgeführt zu haben. Immerhin scheint klar, dass es außerhalb von kalzifizierten Geweben (Knochen, Zähne) wenigstens nicht auch noch zu Anreicherungen kommt. Für arteriosklerotische, verkalkte Plaques unter Fluoridtherapie und für diese Fragestellung hat sich allerdings noch niemand interessiert. Man könnte vorläufig durchaus mutmaßen, dass die Ausfällung des besonders schwerlöslichen Calciumfluorid ihren Beitrag dazu leistet, dass diese Plaques irreversibel werden.

Hinsichtlich **toxischer Wirkungen** des Fluorids ist bis heute wenig gesichert. Bekannt ist die **unphysiologische** Verdichtung der Knochenstruktur **(Osteosklerose)** bei höheren Dosierungen, die aus einer Stimulierung der Osteoblasten unter gleichzeitiger Hemmung der Osteoklasten resultiert. Im **Wachstumsalter** kommt es zur **Fluorose** der Zähne – fleckig bräunlich verfärbten Zähnen, evtl. in Verbindung mit einer kreideweißen Grundfarbe. Dies wird nach Abschluss des Wachstums selbst bei den hohen Dosen (25 mg Natriumfluorid/Tag), die zur Behandlung der Osteoporose üblich waren, nicht mehr beobachtet, woraus man ableiten kann, dass die laut DGE empfohlene lebenslange Fluoridierung mit **3,8 mg/Tag beim Erwachsenen** höchstwahrscheinlich keinerlei Wirkung erzielt – jedenfalls keine, die in Relation zur Prophylaxe mittels fluoridierter Zahncremes überhaupt erwähnenswert wäre. Selbstverständlich gibt es auch zu dieser Fragestellung bisher keinerlei fundierte Untersuchungen. Weitere deklarierte Nebenwirkungen der früher durchgeführten Therapien mit Natriumfluorid-Präparaten bestanden neben lokalen Wirkungen auf den Magen-Darm-Trakt in Arthralgien verschiedener Gelenke bis hin zu einer Einsteifung der Wirbelsäule unter chronischer Anwendung, weil es zu Verkalkungen von Bändern (und Sehnen) kommt. Bekannt sind unterschiedliche **Enzymhemmungen** durch Fluoride u.a. in Herz und Leber sowie zumindest eine gewisse Beeinträchtigung von Immunfunktionen, z.B. eine **Hemmung sämtlicher Makrophagen**, nicht nur der Osteoklasten des Knochens.

Handelsüblichem Kochsalz wird teilweise Fluorid zugesetzt, dementsprechend kann es auch u.a. im Brot enthalten sein. Bezüglich des Kindesalters wird davon ausgegangen, dass die Verwendung von Kochsalz insgesamt zu gering ist, als dass man das im Haushalt verwendete fluoridierte Kochsalz zusätzlich zur medikamentösen Prophylaxe berücksichtigen müsste. Bei älteren Kindern und im Erwachsenenalter sollte die Gesamtzufuhr selbst dann begrenzt werden, wenn man sich die Vorstellungen der Schulmedizin zu eigen machen möchte. Eine etwaige Prophylaxe nach den Vorgaben der DGE muss also mit sämtlichen Quellen wie dem ortsüblichen Leitungswasser (Werte erfragen!) bzw. Mineralwasser, fluoridierten Lebensmitteln (einschließlich Brot) oder dem verwendeten Kochsalz abgestimmt werden.

HINWEIS DES AUTORS

2016 wurde in der **fünften deutschen Zahngesundheitsstudie** der Bundeszahnärztekammer eine „neue Zahnkrankheit" vorgestellt, die viele Rätsel aufzugeben scheint und mit dem Namen **Molaren-Inzisiven-Hypomineralisation (MIH)** belegt wurde. Danach kommt es aktuell bei annähernd **30 % aller Zwölfjährigen in Deutschland** im besten Fall zu Zahnschmelzverfärbungen und im schlimmsten Fall zu einem regelrechten (irreversiblen) **Abbröckeln der Zähne**. Laut Zahnärztekammer sind „die genauen Ursachen der Krankheit bislang ungeklärt". „Geforscht" wird nun „in verschiedene Richtungen". Man denkt an „äußerst naheliegende" Zusammenhänge wie genetische Störungen (aufgetreten innerhalb einer halben Generation bei einem Bevölkerungsanteil von 30 %!) oder Infektionskrankheiten der frühen Kindheit. Dabei müsste es sich dann allerdings um einen ganz neuen Erreger handeln, der erstaunlicherweise nur die Zähne befällt und ansonsten inapparent siedelt bzw. sich nicht zu erkennen gibt. Einen Trost hat man trotzdem zur Hand: Nur noch 20 % der Zwölfjährigen weisen Karies auf, in der Summe also hinsichtlich der Zähne kommender Generationen ein Ergebnis, das fröhlich stimmt.

Angesichts bisheriger Erfahrungen geht der Autor davon aus, dass es höchstens 10 oder 20 Jahre dauern wird, bis man durch intensive Forschung und zahlreiche Studien erkannt haben könnte, dass isoliert in der Dentinmatrix befindliche Calciumfluorid- und Fluoroapatitkristalle zwar resistent gegenüber Säuren sind, aber nicht annähernd dieselbe Gewebefestigkeit erzielen wie die hochmolekularen, miteinander vernetzten Calciumapatit-Kristalle, die evolutionär genau deshalb entstanden sind. Warum sollte es also nicht bröckeln?

1.1.4 Speicheldrüsen

Zur notwendigen Befeuchtung der Mundhöhle gibt es 3 große sowie eine Vielzahl kleiner Speicheldrüsen.

Kleine Speicheldrüsen

Die kleinen Speicheldrüsen liegen auf der **Oberseite der Zunge** im Bereich der Wall- und Blattpapillen, an der Innenseite der Lippen, in der Submukosa von **hartem und weichem Gaumen**, im Bereich der **Tonsillen** sowie in der Submukosa der **Wangen** – zusammengefasst also nahezu in der gesamten Mundschleimhaut.

Sie produzieren einen seromukösen Speichel. Im Sekret der **Ebner-Zungengrunddrüsen** ist auch eine **fettspaltende Lipase** enthalten, deren enzymatische Wirkung im sauren Milieu des Magens erhalten bleibt. Die bereits in der Mundhöhle resultierende Vorverdauung ist wohl eher gering, weil die Bissen in der Regel zu schnell geschluckt werden. Abgesehen von der im Magen ablaufenden Fettspaltung dürften zwei Wirkungen im Vordergrund stehen. Dies ist zum einen die sog. **orale Hygiene**, also die Fettspaltung z.B. in den Zahntaschen oder Zahnzwischenräumen liegengebliebener Nahrungsreste. Zum anderen dürfte die beginnende Spaltung der aufgenommenen Triglyceride für den „6. Geschmackssinn" *Fett* Bedeutung besitzen, weil dafür freie (unveresterte) Fettsäuren benötigt werden.

Große Speicheldrüsen

Die 3 großen Speicheldrüsen (➤ Abb. 1.9) liegen **außerhalb der Mundhöhle** und führen ihr Sekret über lange Ausführungsgänge in den Mund.

Glandula submandibularis (Unterkieferspeicheldrüse)

Sie sitzt beiderseits im Bereich der **Kieferwinkel**. Ihr **Ausführungsgang** mündet vor dem Zungenbändchen in den **Mundboden**.

Die Drüse produziert ein gemischtes **seromuköses Sekret**, das von zwei unterschiedlichen Zellpopulationen gebildet wird. Zwischen den sekretproduzierenden Epithelzellen und dem Ausführungsgang befinden sich **Myoepithelzellen**, die den Speichel in Richtung Ausführungsgang pressen. Dieser Mechanismus wird durch **Zilien** im Ausführungsgang unterstützt.

Glandula sublingualis (Unterzungenspeicheldrüse)

Sie liegt beiderseits vom Zungenbändchen im **Mundboden** und produziert ein überwiegend **muköses** (= schleimiges) **Sekret**. Ihr kurzer Ausführungsgang mündet oft gemeinsam mit dem Ausführungsgang der Glandula submandibularis.

Glandula parotidea (Ohrspeicheldrüse, Parotis)

Die Parotis liegt **präaurikulär dem M. masseter** auf und reicht nach kaudal bis in den hinteren Anteil der Mandibula. Ihr **Ausführungsgang** verläuft fast horizontal nach vorne und mündet in der Wangenschleimhaut etwa **gegenüber dem 2. Molaren des Oberkiefers**.

Das Sekret der Parotis ist **rein serös**, also sehr **dünnflüssig**, und enthält das **kohlenhydratspaltende** Verdauungsenzym **α-Amylase** (alte Bezeichnung Ptyalin). Bei einer Entzündung der Drüse **(Parotitis)** wird es freigesetzt und kann aus dem Serum nachgewiesen werden. Dabei vermag das Labor zwischen den α-Amylasen von Parotis und Pankreas zu unterscheiden, weshalb eine **Pankreatitis** laborchemisch abgegrenzt werden kann.

Die Drüse ist von einer kräftigen Kapsel umgeben, die bei entzündungsbedingten Schwellungen nicht nachgeben kann, sodass dabei schnell Spannungsschmerzen entstehen. Wichtig ist, dass der **N. facialis** (VII. Hirnnerv) mitten durch die Drüse läuft.

Zusammensetzung des Speichels

Speichel ist **schwach alkalisch** und gegenüber dem Serum **hypoton**, enthält also deutlich weniger Natrium und Chlorid. Der erniedrigte Ionengehalt verbessert seine Lösungseigenschaften für die Nahrungsbestandteile und erleichtert den Geschmacksknospen deren Erkennung. Zusätzlich werden die physiologischerweise in

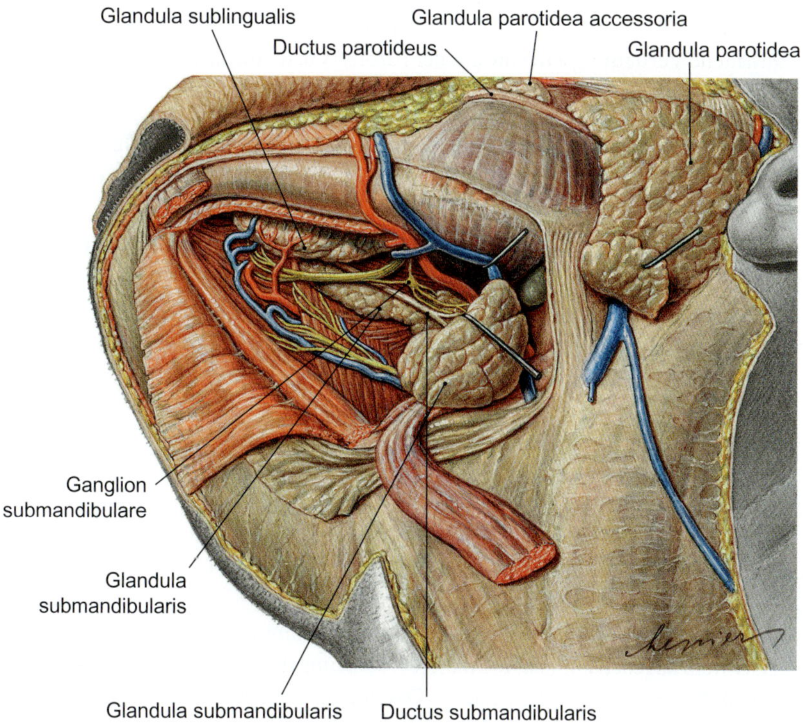

Abb. 1.9 Die großen Speicheldrüsen [S007-22]

mancher Nahrung enthaltenen Säuremengen, die den Zahnschmelz angreifen würden, neutralisiert. Insgesamt wird pro Tag etwa **1 Liter** gebildet (0,5–1,5 l). Die **Basalsekretion** ist sehr **gering**, sodass sich **im Schlaf nur wenig** Speichel bildet.

Die **Innervation** der großen Speicheldrüsen erfolgt sympathisch, im Zusammenhang mit der Nahrungsaufnahme aber v.a. **parasympathisch**. Eine Stimulation durch den Sympathikus bedingt die Bildung eines zähflüssigen Speichels geringer Menge. Dies bedeutet, dass bei „Kampf oder Flucht" die Schleimhäute zwar vor der Austrocknung geschützt bleiben, jedoch ohne Behinderung durch übermäßige Sekretbildung.

Funktionen des Speichels

- Speichel ist das **Lösungsmittel** zumindest für den Teil der Nahrungsstoffe, der von den Geschmacksrezeptoren erkannt werden soll. Nur gelöste Einzelmoleküle bzw. Ionen können mit den Rezeptoren reagieren.
- Speichel enthält spezifische (IgA) und unspezifische (Lysozym, Peroxidase) humorale **Immunfaktoren**, stellt also eine immunologische **Abwehrbarriere** dar.
- Die **Anfeuchtung der Mundhöhle** ist für das Sprechen von Bedeutung. Beim Säugling ist der Speichel für die Abdichtung der Lippen beim Saugen erforderlich.
- Der schwach alkalische pH-Wert schützt nicht nur die Zahnoberfläche vor der Säureeinwirkung anhaftender Bakterien oder entsprechender Nahrungsbestandteile, er dient auch dazu, die u.a. beim Aufstoßreflex aus dem Magen in die Speiseröhre zurückfließende Magensäure zu neutralisieren. Bei chronisch-rezidivierendem Erbrechen (z.B. bei der **Bulimie**) ist diese Schutzwirkung für Speiseröhre und v.a. Zähne nicht mehr ausreichend. Zahnschmelz und Teile des Dentins werden zerstört.
- Enthaltene **Verdauungsenzyme** aus der Parotis (v.a. α-Amylase) und den Ebner-Drüsen (Lipase) sowie einzelne Proteasen bewirken in geringem Umfang eine **Vorverdauung**. Allerdings werden die Bissen normalerweise so schnell geschluckt, dass dieser Effekt überwiegend nur bei der Lipase zum Tragen kommt, weil deren Aktivität im sauren Magensaft erhalten bleibt (die Amylase wird durch die Magensäure inaktiviert). Wichtiger sind sicherlich die bereits angesprochene **orale Hygiene**, indem die in den Zahnzwischenräumen hängen gebliebenen Nahrungsreste von diesen Enzymen abgebaut werden, sowie eine gewisse Aufbereitung für die Funktion des Geschmackssinns.
- Die im Speichel enthaltenen **Schleimstoffe (Muzine)** dienen dazu, die Nahrung für die Ösophaguspassage **gleitfähig** zu machen. Muzine sind Glykoproteine, bestehen also aus großen Molekülen, die sowohl Eiweiß als auch Kohlenhydrate enthalten. Der Zuckeranteil ist mit ca. 75 % ungewöhnlich hoch und bedingt eine besonders gute Wasserbindung, wodurch die schleimige Beschaffenheit entsteht.
- Bei Tieren, die wegen ihres Fells keine Wärme über ihren Körperschweiß abgeben können, dient die Verdunstung des Speichels als Ersatz (Hecheln des Hundes). Das Prinzip der **Verdunstungskälte** wird im ➤ Fach Dermatologie besprochen.

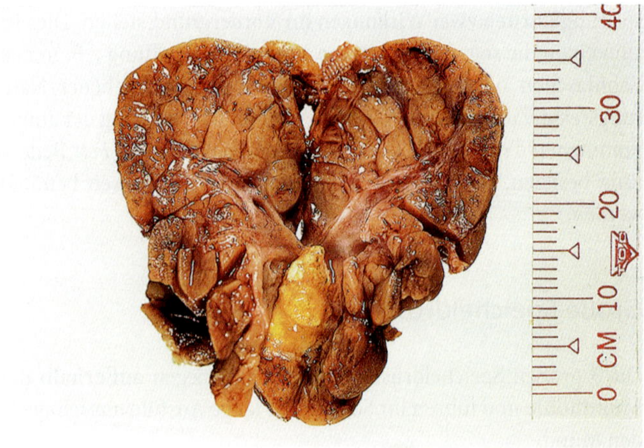

Abb. 1.10 Sialolith (Speichelstein) mit reaktiver Fibrosierung (Spitze) der Glandula submandibularis [E666]

PATHOLOGIE

Relativ selten, in Deutschland etwa 5.000-mal/Jahr, entstehen in den **großen Speicheldrüsen**, und hier v.a. in der **Glandula submandibularis**, Konkremente aus Calciumsalzen, die **Sialolithen (Speichelsteine)** genannt werden (➤ Abb. 1.10). Ursache ist eine pathologische Veränderung der Zusammensetzung und Menge des gebildeten Speichels. Unterstützend wirken zu geringe Trinkmengen. Wenn diese Speichelsteine einen der Ausführungsgänge verlegen, kommt es zum Rückstau und damit zu **Beschwerden** überwiegend zu dem Zeitpunkt, an dem eine größere Menge Speichel gebildet wird – also **während des Essens**. Der Rückstau führt zur Schwellung, sekundär auch zur Entzündung der betroffenen Drüse. Die Diagnose erhält man durch Palpation der Speicheldrüse, Ultraschall und Röntgen. Therapeutisch versucht man den Stein mittels Lithotripsie oder über eine Schlitzinzision zu entfernen, sofern er im distalen Anteil des Ausführungsgangs sitzt. Andernfalls muss die Drüse operativ entfernt werden.

Zusammenfassung

Mundhöhle

Reicht von der feuchten Innenseite der Lippen bis zum vorderen Gaumenbogen; es besteht ein Behandlungsverbot für Heilpraktiker (→ Zahnheilkundegesetz).

Lippen

- aufgebaut aus dem M. orbicularis oris
- gut durchblutet und nerval versorgt
- Talgdrüsen auf der Außen-, kleine Speicheldrüsen auf der Innenseite

Zunge

- aufgebaut aus quergestreifter Muskulatur, mehrschichtigem Plattenepithel (Oberseite verhornt), Papillen mit eingelagerten Geschmacksknospen, dorsales Drittel (Zungenwurzel) besteht aus lymphatischem Gewebe (Zungenmandel)
- Funktionen: Sprache, Mithilfe bei der mechanischen Zerkleinerung der Nahrung und beim Schluckvorgang, Geschmackssinn, Immunfunktion (Tonsilla lingualis)

- Papillen: Faden-, Pilz-, Blatt- und Wallpapillen
- Geschmackssinn (Geschmacksknospen): süß, salzig, sauer, bitter, umami, Fett; Weiterleitung durch N. facialis (VII), N. glossopharyngeus (IX) und N. vagus (X), sensorische Wahrnehmung im Gyrus postcentralis
- rote Zunge: Verhornungsstörung
- glatte Zunge: Atrophie der Papillen – meist in Verbindung mit Verhornungsstörung als Lackzunge bzw. Hunter-Glossitis
- weißliche Beläge: Mehrverhornung (Hyperkeratose) oder Soor (Candida albicans)

Zähne

- 32 Zähne: jeweils 16 in Ober- und Unterkiefer, eingelassen in Alveolen
- Ober- bzw. Unterkiefer: 4 Schneidezähne, 2 Eckzähne, 4 Prämolaren, 6 Molaren
- Milchzahngebiss: 20 Zähne – jeweils 10 Zähne in Ober- und Unterkiefer; 4 Schneidezähne, 2 Eckzähne, 4 (Prä-)Molaren; erster Zahndurchbruch im 6.–8. Lebensmonat (Schneidezähne), komplett im 3. Lebensjahr
- erste bleibende Zähne im 6.–8. Lebensjahr, komplett bis etwa zum 16. Lebensjahr (Weisheitszähne)
- makroskopischer Aufbau: Zahnkrone, Zahnhals, Zahnwurzel
- abgrenzbare Gewebeanteile: Pulpahöhle, Zahnbein, Zahnschmelz, Zement und Wurzelhaut
- Erkrankung der Zähne: Karies (durch Säurebildung)
- Erkrankung der Gingiva: Parodontose (Atrophie)

Speicheldrüsen

- zahlreiche kleine Speicheldrüsen im Bereich der Zungenpapillen und der gesamten Mundschleimhaut
- 3 große Speicheldrüsen außerhalb der Mundhöhle (mit Ausführungsgängen)
- Parotis (Sekret enthält α-Amylase)
- Glandula submandibularis
- Glandula sublingualis
- Funktionen: Vorverdauung bzw. orale Hygiene, Lösung von Nahrungsbestandteilen (→ Geschmackssinn), Gleitfähigkeit der Bissen, Immunfunktion (IgA, Lysozym)
- Speichelsteine v.a. in der Glandula submandibularis

1.2 Rachen (Pharynx)

1.2.1 Aufbau

Der Rachen besteht aus 3 Anteilen (➤ Abb. 1.11):

- **Epipharynx (= Nasopharynx):** liegt hinter der Nasenhöhle
- **Mesopharynx (= Oropharynx):** schließt sich an die Mundhöhle an
- **Hypopharynx (= Laryngopharynx):** kaudaler Abschluss, der bereits hinter dem Kehlkopf (= Larynx) liegt und in die Speiseröhre übergeht

Am Dach des Epipharynx befindet sich zentral die solitäre **Rachenmandel (Tonsilla pharyngea)** sowie auf beiden Seiten die Öffnungen der **Ohrtrompete** (= Tuba auditiva = Eustachische Röhre). Am Übergang von der Mundhöhle in den Mesopharynx, also zwischen den beiden Gaumenbögen, liegen beiderseits die **Gaumenmandeln (Tonsillae palatinae)**. Rachenmandel, Gaumenmandeln und Zungenmandel bilden gemeinsam mit den lymphatischen Seitensträngen den **Waldeyer-Rachenring** (➤ Fach Immunologie).

Die weiteren knöchernen und muskulären Strukturen von Mundhöhle, Nasen-Rachen-Raum und Kehlkopf werden im ➤ Fach Bewegungsapparat und ➤ Fach Atmung besprochen.

1.2.2 Schluckreflex

Der Schluckreflex wird dadurch ausgelöst, dass die Zunge einen Bissen nach hinten gegen den weichen Gaumen drückt, in dem Mechanorezeptoren über Fasern des N. glossopharyngeus eine Kontraktionswelle des Pharynx auslösen und die Speise in den Ösophagus leiten. Gleichzeitig wird sowohl der hintere Naseneingang muskulär (unter Mitwirkung der Uvula) verschlossen als auch der gesamte Kehlkopf um einige Zentimeter angehoben. Der Kehldeckel (Epiglottis) wird dabei gegen den Zungengrund gedrückt und nach unten geklappt, sodass die Atemwege abgedichtet werden und der Bissen dorsal davon in die Speiseröhre rutschen kann. Deren Anfangsteil ist im Ruhezustand durch eine muskuläre Kontraktion verschlossen (oberer Ösophagussphinkter). Dadurch, dass der Kehlkopf beim Schluckvorgang nicht nur nach oben, sondern gleichzeitig auch nach vorne gezogen wird, wird die hinter dem Kehlkopf mit ihrem Sphinkter beginnende Speiseröhre aufgedehnt. Die Weitung des Anfangsteils der Speiseröhre durch die hineinfallenden Bissen löst peristaltische Wellen aus, die in Richtung Magen laufen.

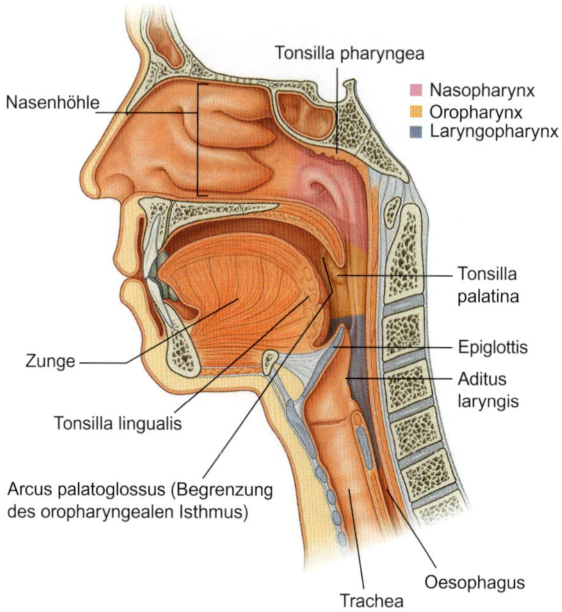

Abb. 1.11 Gliederung des Pharynx [E402]

1.3 Speiseröhre (Ösophagus)

1.3.1 Lage

Die Speiseröhre (Ösophagus) ist ein **25 cm** langer muskulärer Schlauch, der den Hypopharynx mit dem Magen verbindet. Sie beginnt etwa in Höhe des äußerlich gut tastbaren Ringknorpels und verläuft im hinteren Mediastinum direkt **vor der Wirbelsäule** (also **hinter der Luftröhre**), bis sie von der absteigenden **Aorta** auf Höhe des 7. BWK (Brustwirbelkörpers) von der Wirbelsäule **nach ventral verdrängt** wird (➤ Abb. 1.12). Dort läuft sie hinter dem Herzen nach kaudal und bekommt direkten **Kontakt zum linken Vorhof**, sodass Prozesse in einem der beiden Organe direkt auf das andere übergreifen können. Zum Beispiel verursacht eine Vergrößerung des linken Vorhofs eine Einbuchtung am Ösophagus, wodurch Schluckstörungen **(Dysphagie)** ausgelöst werden können. Am **Hiatus oesophageus** des Zwerchfells, in Atemruhelage etwa auf Höhe des 10. BWK, tritt die Speiseröhre in den Bauchraum über und mündet nach weiteren 2 cm in den Magen. Sie wird an ihren beiden Enden durch den **oberen und unteren Ösophagussphinkter**, eine Verstärkung der Ringmuskulatur verschlossen. Das innere **Lumen** der Speiseröhre misst beim Erwachsenen 1,5–2 cm und kann durch feste Nahrungsbestandteile bis auf etwa 3 cm aufgedehnt werden.

Von Bedeutung im medizinischen Alltag, besonders im Hinblick auf eine Magenspiegelung (Gastroskopie) ist, dass die Entfernung von der oberen Zahnreihe bis zum Mageneingang rund 40 cm beträgt.

Die **3 physiologischen Ösophagusengen** (➤ Abb. 1.13), an denen eine ausreichende Weitung des Muskelschlauchs, z.B. bei voluminösen Bissen, behindert ist, befinden sich

- ganz am Beginn, im Bereich des Ringknorpels des Larynx,
- an der Bifurcatio tracheae mit gleichzeitig anliegender Aorta,
- beim Durchtritt des Ösophagus durch das Zwerchfell (Hiatus oesophageus).

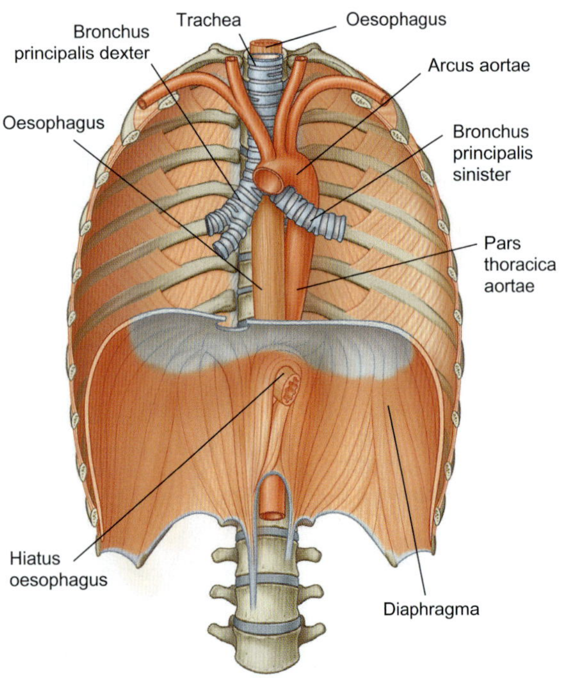

Abb. 1.12 Lage der Speiseröhre im Thoraxraum [E402]

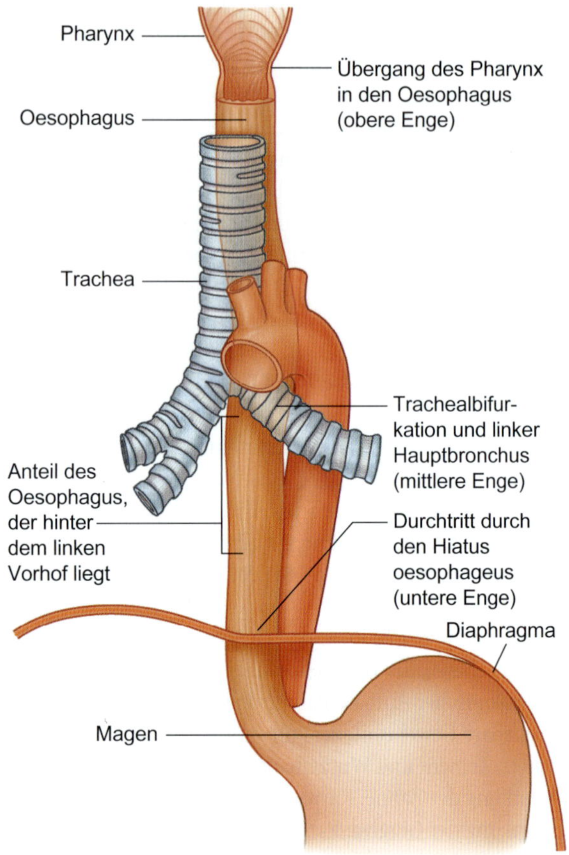

Abb. 1.13 Ösophagusengen [E402]

1.3.2 Wandaufbau

Der Aufbau von Schleimhaut und Wandung ist im gesamten Verlauf des Verdauungstrakts sehr ähnlich und besteht aus den 3 Schichten Mukosa, Submukosa und Muskularis. Der Muskularis der Speiseröhre außen aufgelagert findet sich die Adventitia, die an Magen und Darmschlingen des Bauchraums von der Serosa (= Peritoneum, Bauchfell) abgelöst wird (➤ Abb. 1.14).

Mukosa

Die Schleimhaut ähnelt der Oberhaut, ist aber **nicht verhornt** (einzige Ausnahme im gesamten Verdauungstrakt ist die Zunge). Ein **mehrschichtiges Plattenepithel** ist mit der darunter liegenden Bindegewebsschicht verzahnt entsprechend den Papillen von Epidermis und Korium der Oberhaut. Das **Bindegewebe** heißt hier aber nicht Korium, sondern **Lamina propria**. Direkt darunter befindet sich eine sehr dünne Schicht aus **Muskelfasern**, die **Lamina**

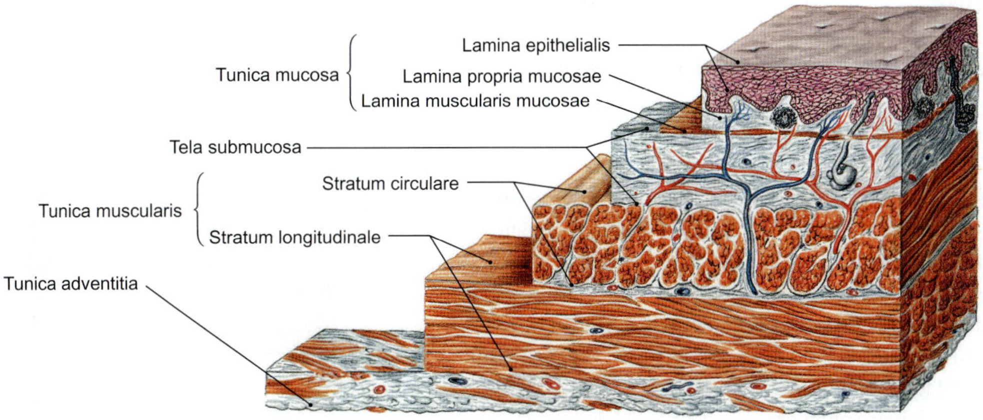

Abb. 1.14 Wandaufbau der Speiseröhre [S007-22]

muscularis mucosae. Die 3 Anteile werden zur Tunica mucosa bzw. einfach nur Mukosa (= Schleimhaut) zusammengefasst.

Das Epithel im Bereich der letzten 3–4 cm, also die Ösophagusendstrecke direkt vor und nach dem Übertritt ins Abdomen, besteht nicht aus mehrschichtigem Platten-, sondern aus einem einschichtigen zylindrischen Epithel, das bereits demjenigen des Magens ähnelt.

Submukosa

Auf die dem Lumen zugewandte Mukosa folgt nach außen als mittlere Schicht die Tela submucosa bzw. Submukosa, eine sehr dicke Schicht aus **lockerem Bindegewebe**, das wie üblich **Blutgefäße**, **Lymphgefäße** und **Nerven**, aber auch **Schleimdrüsen** enthält, deren Sekret über lange Ausführungsgänge an die Schleimhautoberfläche geleitet wird.

Muskularis

Die Muskelschicht der Speiseröhre besteht im **oberen Drittel** aus **quergestreifter** und im **unteren** aus **glatter Muskulatur**. In der Mitte findet sich ein allmählicher Übergang. Diese Tunica muscularis bzw. Muskularis nimmt den dicksten Anteil an der Wandung ein. Sie besteht aus einem **innen** liegenden Teil, dessen **Muskelfasern zirkulär** (ringförmig) verlaufen, und einer **äußeren** Schicht **längsverlaufender** Muskelfasern. Die Begriffe ringförmig bzw. längsverlaufend haben nichts mit der nur im Mikroskop erkennbaren Querstreifung zu tun, die sich ausschließlich auf die Anordnung der Aktin- bzw. Myosinfilamente bezieht. Es gibt beim Muskelgewebe also nach wie vor ausschließlich eine quergestreifte (Skelett-)Muskulatur, eine glatte Muskulatur sowie den Sonderfall der Herzmuskulatur.

Adventitia

Die außen der Speiseröhre aufliegende Adventitia besteht aus **Bindegewebe** und **verankert** das Organ locker im Bindegewebe des Mediastinum, so wie auch die Blutgefäße über ihre Adventitia in die Umgebung eingelassen sind. Sie führt Blutgefäße und Nerven.

1.3.3 Nervale Versorgung

Sowohl die quergestreifte Muskulatur des oberen Anteils der Speiseröhre als auch die glatte Muskulatur der unteren Anteile werden durch den **N. vagus (= Parasympathikus)** und durch den **Sympathikus** (aus dem Grenzstrang) innerviert. Zusätzlich existieren in die Wand integrierte **Nervengeflechte**, die zum **Plexus myentericus** und **Plexus submucosus** zusammengefasst werden. Die Funktionen des vegetativen Nervensystems und der beiden Plexus am Verdauungssystem werden später im Zusammenhang besprochen (➤ Kap. 1.6.7). Es soll lediglich an dieser Stelle angemerkt werden, dass der Parasympathikus (= N. vagus mit seinem Überträgerstoff Acetylcholin) den entscheidenden aktivierenden und **stimulierenden Faktor** für sämtliche Organe und Gewebe des Verdauungsapparats darstellt, während sein vegetativer Gegenspieler, der Sympathikus, diese Wirkungen antagonisiert bzw. begrenzt.

EXKURS

Schmerzen, die aufgrund mechanischer oder entzündlicher Schädigungen in inneren Organen von Thorax oder Bauchhöhle entstehen, werden weit überwiegend durch den **Sympathikus** übertragen und zerebral eher **unscharf** abgebildet (➤ Fach Neurologie). Die Folge der aus weitgehend identischen thorakalen Segmenten erfolgenden sympathischen Innervation von Herz **und** Speiseröhre besteht darin, dass Störungen der beiden Organe auch weitgehend **identische Schmerzmuster** in derselben Head-Zone erzeugen, die zerebral **nicht auseinandergehalten werden können**. Beispielsweise verursachen ischämische Krankheitsbilder der Herzmuskulatur (KHK, Herzinfarkt) dasselbe Bild einer **Angina pectoris** wie ausgeprägte entzündliche oder mechanische Alterationen der Speiseröhre. Nur durch die Anamnese und zusätzliche diagnostische Parameter können die beiden Erkrankungen auseinandergehalten werden. Daraus folgt, dass es nicht richtig sein kann, wenn das **vieldeutige Symptom** Angina pectoris in manchen Lehrbüchern, Pschyrembel und Prüfung ständig mit **einer** seiner möglichen **Ursachen** (z.B. koronare Herzkrankheit) **gleichgesetzt** wird. Eine KHK oder eine Ösophagitis stehen nicht synonym für das Schmerzsyndrom Angina pectoris, sondern sie führen dazu. Grundsätzlich kann das Symptom einer Krankheit nicht dasselbe sein wie die Krankheit. Husten und Lungenentzündung sind auch nicht dasselbe.

1

1.3.4 Peristaltik

Die **Beförderung des Nahrungsbreis** erfolgt im Verdauungsschlauch überwiegend durch peristaltische Kontraktionen der **Längsmuskulatur**. Die Ringmuskulatur beteiligt sich an den Kontraktionswellen, ist aber ab dem Magen in erster Linie für die Durchmischung der Nahrung zuständig. Die Wellen wandern **von proximal (oral) nach distal (aboral)**. Jede Kontraktion wird begleitet von einer Erschlaffung des nachfolgenden Abschnitts, sodass der Nahrungsbrei jeweils in einen geweiteten Anteil befördert wird (➤ Abb. 1.15). Im Fall der Speiseröhre hält diese Erschlaffung distaler Anteile über den unteren Sphinkter hinaus bis in den proximalen Bereich des Magens hinein an.

Die Dehnung des oberen Sphinkters mit dem Schluckreflex löst peristaltische Wellen der Ösophagusmuskulatur sowie gleichzeitig auch die Erschlaffung des unteren Sphinkters aus. Die peristaltischen Wellen dauern so lange an, bis der Bissen den Magen erreicht hat.

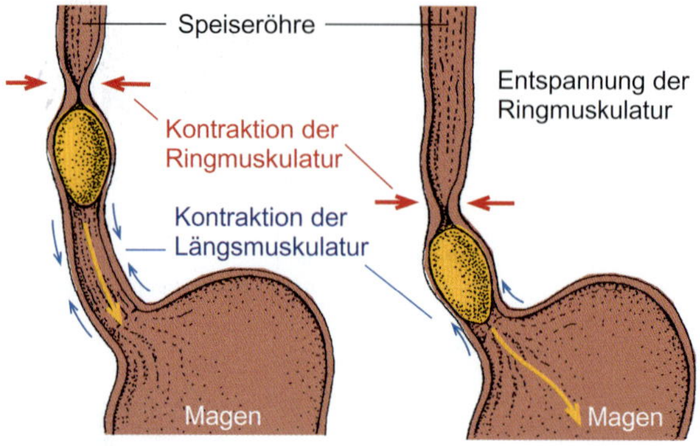

Abb. 1.15 Schema der Peristaltik im Verdauungsschlauch [L190]

1.3.5 Sphinkteren

Der **untere Ösophagussphinkter** (= Kardiasphinkter) stellt eine Barriere gegen den Rückfluss der Salzsäure des Magens in die Speiseröhre dar. **Aktivitäten des Magens** wie u.a. eine gesteigerte Gastrin-Produktion bewirken eine **Tonuserhöhung** der Sphinktermuskulatur, also einen **dichteren Verschluss**. Dasselbe gilt für eine Druckerhöhung im Abdomen durch die **Bauchpresse** oder einen Hustenstoß, weil ein Teil des 3–4 cm langen Sphinkters distal des Hiatus oesophageus, also intraabdominell liegt. Druckerhöhungen im Abdomen pressen also in diesen Fällen auch von außen auf den Sphinkter, wobei allerdings die hierzu erforderliche Anspannung des Zwerchfells durch **Kompression der Ösophaguswandung** im Hiatus einen sehr viel gewichtigeren Beitrag leistet.

EXKURS

Das Zwerchfell als Grenzfläche zwischen Thorax und Abdomen und gleichzeitig wichtigstem Muskel für die Atmung besitzt **3 Öffnungen** für diejenigen Strukturen, die von der einen Körperhöhle zur anderen gelangen müssen. Dies sind die untere Hohlvene (V. cava inferior), die Aorta (und in deren Begleitung der Ductus thoracicus) sowie der Ösophagus. Dabei sind in der medizinischen Nomenklatur unveränderliche „Löcher" tatsächlich **Löcher** und werden deshalb als **Foramina** bezeichnet (→ Foramen venae cavae). Dagegen ist die Öffnung für die Speiseröhre kein Loch, sondern ein **Durchgang (Hiatus)**, der von muskulären Schenkeln des Zwerchfells gebildet wird. Er ist dadurch in seiner Weite veränderbar, weitet sich bei Erschlaffung des Zwerchfells und presst bei seiner Kontraktion (Einatmung, Husten, Bauchpresse) von außen auf die durchziehende Struktur (Ösophagus). Da sich der untere Ösophagussphinkter mit seinen 3–4 cm Länge im Hiatus befindet, wird dessen Funktion durch Zwerchfellkontraktionen erheblich **verstärkt**. Der tiefere Sinn ist darin zu sehen, dass ein abdomineller Überdruck auf den Magen und seinen Inhalt einwirkt und letzteren in die Speiseröhre zurückschieben könnte, wenn der Sphinkter hierbei nicht gleichzeitig Unterstützung fände. Daraus kann man ableiten, dass ein abdomineller Überdruck durch Schwangerschaft oder Adipositas, also ohne begleitende Zwerchfellkontraktion, zum Reflux von Mageninhalt in die Speiseröhre führt bzw. diesen Mechanismus zumindest begünstigt.

Im Gegensatz zur Bauchpresse führen **hemmende Impulse** auf den Plexus myentericus, **fettreiche Kost**, manche **Hormone** (z.B. das Progesteron der Schwangerschaft) oder **β-Sympathomimetika** (Medikamente mit sympathischer Wirkung) zu einer **Erschlaffung des Sphinkters**, der einen **Reflux von Magensaft** in die Speiseröhre zur Folge haben kann (➤ Kap. 4.1.4). Der Reflux der Schwangeren wird also sowohl mechanisch als auch hormonell durch die hohen Progesteron-Serumspiegel verursacht.

Kurzfristige Öffnungen des unteren Sphinkters, z.B. beim Aufstoßreflex nach verschluckter Luft bzw. Bildung von CO_2, sind häufig und physiologisch. Sie führen nicht zu Schädigungen der Ösophagusschleimhaut, weil der laufend geschluckte, schwach alkalische Speichel zur Neutralisation vollauf genügt (s. oben). Eine Undichtigkeit des Sphinkters mit **chronischem Reflux** von Salzsäure und Enzymen führt jedoch zu Schäden am Plattenepithel der Speiseröhre. Es entsteht die **Refluxkrankheit** mit Sodbrennen bzw. sogar eine **Ösophagitis** mit Veränderungen an der Schleimhaut.

Der Reflux in die Speiseröhre mit möglichen Ursachen und Folgen soll an dieser Stelle lediglich erwähnt werden. Er wird später im Zusammenhang sehr viel genauer besprochen (➤ Kap. 4.1.4).

PATHOLOGIE

Achalasie

Eine chronische **Tonuserhöhung** im unteren Sphinkter bei der **Ösophagusachalasie** führt zu einer unzureichenden Entleerung der Speise in den Magen. Ursache ist ein meist im **mittleren Lebensabschnitt** erworbener Defekt der nervalen Versorgung (Plexus myentericus), wodurch der Sphinkter nicht mehr relaxieren kann und die Nahrung im Krankheitsverlauf zunehmend kaum noch in den Magen passieren lässt. Die eigentliche Ursache der sehr seltenen (1 Fall/100.000 Personen/Jahr) Nervenzelldegeneration ist unbekannt, könnte jedoch auf einer Autoimmunreaktion gegenüber Herpes-Viren beruhen – wie immer bei Autoimmunerkrankungen auf der Basis einer chromosomalen Prädisposition (➤ Fach Immunologie). Eine klare Zuordnung steht immer noch aus.

Das Passagehindernis verursacht zunächst eine **Hyperperistaltik**, die erhebliche **retrosternale Schmerzen** verursachen kann, teilweise mit Ausstrahlungen in Rücken, Schultern, Arme und Hals wie bei der Angina pectoris von KHK und Herzinfarkt – als Folge der übereinstimmenden Innervation von Herz und Speiseröhre aus dem thorakalen Grenzstrang des Sympathikus (s. oben und ➤ Fach Neurologie). In späteren Stadien erschlafft die Muskulatur (➤ Abb. 1.16). Der Rückstau des Nahrungsbreis

führt zu **Dysphagie**, **Regurgitation**, rezidivierenden (nächtlichen) **Aspirationen** und zur teilweise **extremen Erweiterung der Speiseröhre**. Die Patienten magern ab. Der Dauerreiz der sich zersetzenden Nahrung auf die Wandung des Ösophagus kann in späteren Jahren die Entstehung eines **Karzinoms** begünstigen.
Nachgewiesen wird die Achalasie durch einen Bariumbreischluck (mit begleitender Röntgenaufnahme) und durch Druckmessungen (Ösophagusmanometrie). Zum differenzialdiagnostischen Ausschluss weiterer Ursachen (z.B. Karzinom) muss eine Ösophagoskopie/Gastroskopie durchgeführt werden.
Therapeutisch versucht man Calciumantagonisten und Nitrate, eine Ballondilatation oder die Injektion von Botulinumtoxin in den Sphinkter (Wirkung über 6 Monate). Beim Grad 3 kommt nur noch die Spaltung der Sphinktermuskulatur in Frage. Alle Therapieoptionen bergen die Gefahr einer Refluxkrankheit. In weit fortgeschrittenen Stadien hängt die Speiseröhre als schlaffer Sack ohne jede Peristaltik im Mediastinum und muss dann z.B. durch ein Stück Dickdarm ersetzt werden.

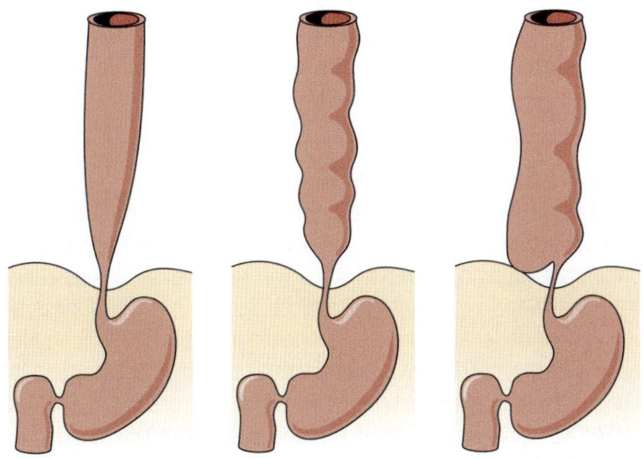

Abb. 1.16 Ösophagusachalasie [L106]

Zusammenfassung

Speiseröhre

- 25 cm langer, muskulärer Schlauch zwischen Hypopharynx und Magen
- liegt hinter der Trachea, vor der Wirbelsäule, rechts und schließlich vor der Aorta im hinteren Mediastinum
- 3 physiologische Engen
- oberer und unterer Sphinkter (Verstärkung und tonische Kontraktion der Ringmuskulatur)
- autonome Peristaltik
- **Wandaufbau:** Mukosa aus mehrschichtigem Plattenepithel, Lamina propria und Lamina muscularis mucosae, Submukosa, Muskularis, Adventitia
- zahlreiche physiologische Beeinflussungen des unteren (Kardia-)Sphinkters
- **Ösophagusachalasie:** tonische Dauerkontraktion des unteren Sphinkters mit Rückstau des Nahrungsbreis

1.4 Magen

Der Magen (**Gaster** oder **Ventriculus**) stellt die größte Ausweitung des Verdauungstraktsdar. Er liegt gemeinsam mit Leber, Gallenblase, Zwölffingerdarm, Bauchspeicheldrüse und Milz im **Oberbauch**. Seine **Aufgaben** bestehen in

- einer Speicherung der aufgenommenen Nahrung,
- ihrer weiteren Zerkleinerung und Homogenisierung,
- ihrer Andauung sowie
- portionsweisen Weiterleitung in den Dünndarm.
- Daneben ist er auch eine exokrine und endokrine Drüse.

Die **Form** des Magens kann sehr mannigfaltig sein. Zusätzlich schwanken Lage und Form mit der **Körperlage** und mit dem **Füllungsstand**. Zum Beispiel kann er bei guter Füllung und im Stehen soweit nach kaudal sacken, dass er das kleine Becken erreicht, entsprechend stark durchgebogen bzw. abgeknickt ist und dann eine Hakenform annimmt.

Bei leerem Magen liegen die Wände aneinander mit Ausnahme des Magenfundus, also seines kranialsten Anteils, in dem sich häufig Luft befindet. Bei der Füllung des Magens drängen die einzelnen Bissen die Wände auseinander, wodurch immer ein direkter Kontakt zwischen Magenwand und Nahrungsbrei gewahrt bleibt. Das **Füllungsvermögen** beträgt beim Erwachsenen mehr als **2 l**, doch passt er sich darin dem Umfang der gewohnten Nahrungsmengen an. Beim Neugeborenen passen lediglich 20–30 ml hinein, weshalb dieser auf häufige, kleine Mahlzeiten angewiesen ist.

1.4.1 Aufbau

Man unterscheidet am Magen makroskopisch verschiedene Anteile (➤ Abb. 1.17). Kranial, nach kaudal begrenzt vom seitlich eintretenden Ösophagus, befindet sich der **Fundus (Magenkuppel)**. Der Übergang der Speiseröhre in den Magen, im eigentlichen Sinn der-

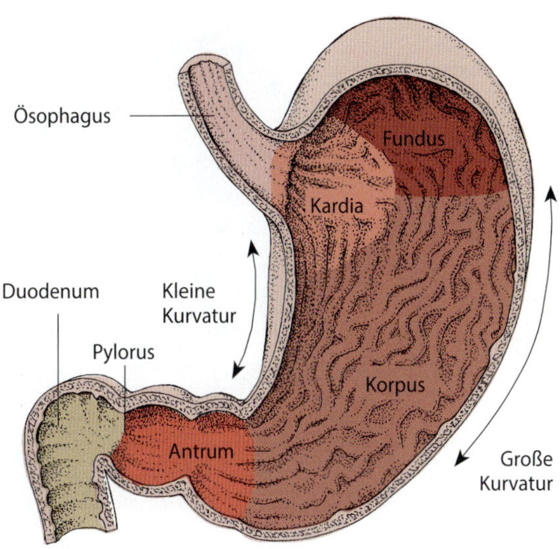

Abb. 1.17 Teile des Magens [L190]

jenige Magenanteil, in den die Speiseröhre mündet, wird als **Kardia (Mageneingang)** bezeichnet. Der untere Ösophagussphinkter als letzter Teil der Speiseröhre wird wegen seiner Einmündung in diesen Magenanteil auch als **Kardiasphinkter** bezeichnet.

Der Übergang des Magens zum Duodenum, der Magenausgangssphinkter, heißt **Pylorus (Pförtner)**, und der direkt davor befindliche Anteil, der sich vom übrigen Magen abgrenzen lässt, **Antrum** (Magenausgangsteil bzw. Pars pylorica). Zwischen Fundus und Antrum befindet sich der eigentliche **Körper** des Magens, das **Corpus ventriculi**.

Die gebogene Form des Magens bedingt die Ausbildung einer rechts gelegenen, inneren kleinen Kurve und diejenige einer äußeren, deutlich größeren Kurve. Entsprechend unterscheidet man eine **kleine Kurvatur** (Curvatura minor) von einer **großen Kurvatur** (Curvatura major).

1.4.2 Nachbarstrukturen (➤ Abb. 1.18)

Der Magen grenzt mit seiner rechten Seite, also Kardia, kleiner Kurvatur und Antrum, an die **Leber**. Genauer formuliert, bedeckt die Leber diesen Magenanteil. Der Fundus stößt am **Zwerchfell** an, ist aber im Gegensatz zu Leber und Milz nicht mit ihm verwachsen. Das Antrum grenzt an die **vordere Bauchwand** und die große Kurvatur an die **Milz**. Das **Pankreas** verläuft direkt unterhalb des Magens, teilweise – im Stehen oder bei guter Magenfüllung – auch hinter dem kaudalen Magenanteil (vorzugsweise also dem Antrum) und hat entsprechend auch direkten Kontakt. Das **Colon transversum** grenzt in Teilen an die Vorderseite des Magens. Alle diese Organe und Strukturen können von Erkrankungen des Magens mitbetroffen sein, so wie umgekehrt auch der Magen von denselben in Mitleidenschaft gezogen werden kann.

1.4.3 Aufbau der Magenwand

Das **Epithel** der Magenwand besteht im Gegensatz zur Speiseröhre (➤ Abb. 1.14) aus einer **einzigen Lage zylindrischer Zellen**, die wiederum wellenförmig mit der folgenden Schicht, der bindegewebigen **Lamina propria** verzahnt ist. Die Einstülpungen des Epithels reichen in der Magenmukosa besonders tief in die Lamina propria hinein. Nach dem üblichen Bauplan folgt als dritte Schicht der Mukosa noch eine sehr schmale **Lamina muscularis mucosae.**

Der folgenden Verschiebeschicht aus lockerem Bindegewebe (= **Submukosa)** sind nach außen **3 unterscheidbare Muskelschichten** (= **Muskularis)** aufgelagert. Zunächst finden sich **schräg** verlaufende Muskelfasern, die für eine noch bessere Durchmischung der Nahrung sorgen, als dies bei alleiniger Anordnung in Quer- und Längsrichtung möglich wäre. Anschließend lässt sich eine **zirkuläre** Anordnung der Muskulatur erkennen, der dann nach außen **längs** verlaufende Fasern aufgelagert sind. Ringförmige und längs verlaufende Muskulatur stellen eine direkte Fortsetzung der Ösophagusmuskulatur dar. Die 3 Schichten sind nicht in allen Teilen des Magens gleich stark ausgebildet.

HINWEIS PRÜFUNG

Die Muskulatur des gesamten Verdauungsschlauchs, vom Ösophagus bis zum Anus, besteht aus 2 Schichten – innen in ringförmiger Anordnung und außen längsverlaufend. Es versteht sich von selbst, dass die ausschließlich in die Magenwand eingefügte zusätzliche Schicht nicht prüfungsrelevant sein kann, weil derlei anatomische Feinheiten im Sinne der Prüfung niemals Bedeutung besitzen. Die Abweichung weist aber zum wiederholten Mal auf die außerordentlich ökonomische Konstruktion des gesamten Organismus hin. Alles, was gebraucht wird, ist vorhanden, auf alles Überflüssige wurde verzichtet: Im Magen schafft die schräg angeordnete 3. Muskelschicht zusätzliche Bewegungsmuster für die Homogenisierung der Nahrung. Davor und danach ergäbe dies keinen Sinn – also ist sie auch nicht da.

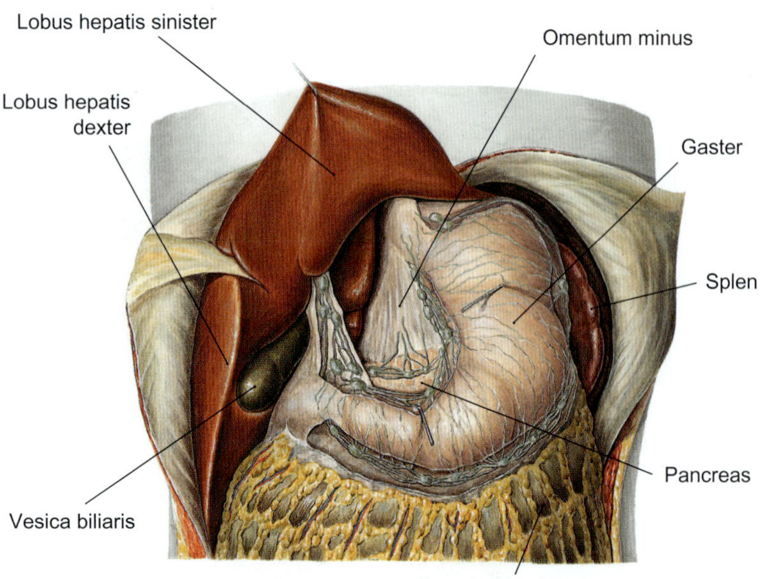

Abb. 1.18 Lage und Nachbarstrukturen des Magens [S007-22]

Außen ist der Magen vom Bauchfell (Peritoneum = Tunica serosa = **Serosa**) überzogen; er liegt dementsprechend **intraperitoneal**.

Die makroskopisch zu dicken **Falten** aufgeworfene Schleimhaut (➤ Abb. 1.17) entspricht dem Kontraktionszustand der Muskulatur in leerem oder teilgefülltem Zustand. Bei guter Magenfüllung und entsprechender Dehnung verstreichen diese Falten.

1.4.4 Magendrüsen

Die Magenschleimhaut ist von zahlreichen **Grübchen (Foveolae gastricae)** durchsetzt. Sie bilden den Anfangsteil der bereits angesprochenen Einsenkungen des Oberflächenepithels und damit gleichzeitig die Öffnungen der **Magendrüsen**. Mit dem Begriff *Magendrüse* benennt man die **Summe der Epithelzellen**, die sich von den Grübchen aus in die Tiefe erstrecken und Sekrete in den sich ausbildenden Hohlraum zwischen ab- und aufsteigendem Epithelschlauch sezernieren.

Das Sekret der Magendrüsen setzt sich aus den Produkten verschiedener Zellen zusammen, wobei v.a. **3 Zellarten** unterschieden werden (➤ Abb. 1.19):

- Belegzellen
- Hauptzellen
- Nebenzellen

Diese **Drüsen** befinden sich überwiegend in **Korpus** und **Fundus**, während in den Drüsen des **Antrum** nur (schleimproduzierende) **Nebenzellen** sowie **G-Zellen** enthalten sind, und in den Drüsen der Kardia fast nur Nebenzellen. Der **Magensaft**, als Produkt von Beleg- und Hauptzellen (s. unten) wird also nahezu **ausschließlich** in **Korpus und Fundus** gebildet.

Belegzellen

Die einzeln zwischen die übrigen Zellen eingestreuten Belegzellen produzieren die **Salzsäure** des Magens sowie den **Intrinsic-Faktor**, der für die Resorption des mit der Nahrung aufgenommenen Vitamin B_{12} (sog. Extrinsic-Faktor) notwendig ist. Es handelt sich um große, pyramidenförmige Zellen, deren Oberfläche durch Fältelung stark vergrößert ist.

Bildung der Magensäure (Salzsäure)

Salzsäure (HCl) wird in den Belegzellen durch Vermittlung des Enzyms **Carboanhydrase** gebildet (➤ Abb. 1.20). Das Enzym beschleunigt die Umwandlung des $\mathbf{CO_2}$ (Kohlendioxid) aus Eigenproduktion und Blutkapillaren in $\mathbf{H_2CO_3}$ (Kohlensäure). Die aus der Kohlensäure entstehenden Protonen $\mathbf{H^+}$ werden durch eine zellmembranständige **Protonenpumpe** (H^+/K^+-ATPase) aktiv und entgegen einem Konzentrationsgradienten nach außen **ins Magenlumen** sezerniert. Dieser Prozess ist wie bei allen Ionenpumpen energieabhängig (ATP). Auch das $\mathbf{Cl^-}$ der Salzsäure (HCl) wird von den Belegzellen **aktiv** aus den Kapillaren aufgenommen und **ins Magenlumen** sezerniert.

PATHOLOGIE

Die Medikamentengruppe der **Protonenpumpenhemmer** (z.B. Omeprazol, Pantoprazol) vermindert den Säuregehalt des Magensafts, indem sie entsprechend ihrer Namensgebung die Sekretion von H^+ hemmt.

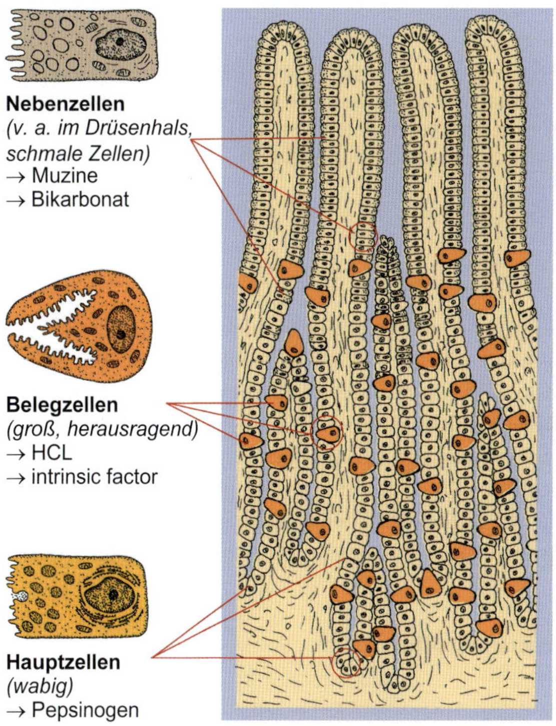

Abb. 1.19 Magendrüsen in Korpus und Fundus [L190]

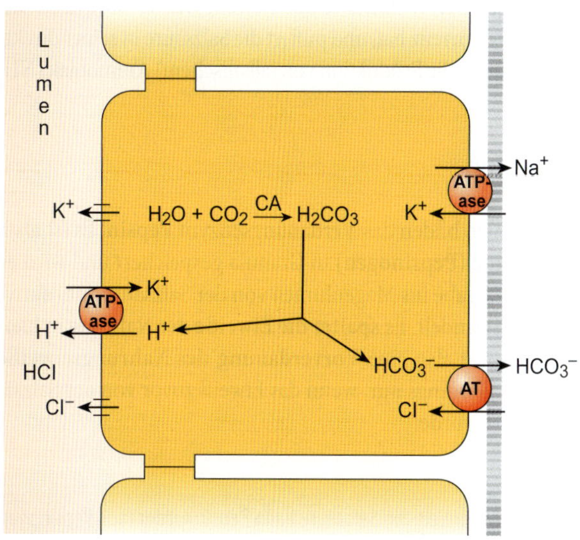

Abb. 1.20 Salzsäureproduktion (CA = Carboanhydrase) [L141]

1

Regulation der Säureproduktion

Die **Stimulierung** der Belegzellen zur Säureproduktion erfolgt durch **Vagusreize**, das Hormon **Gastrin** und das biogene Amin **Histamin**, wobei offensichtlich alle 3 Faktoren zusammenwirken müssen (➤ Abb. 1.21). Histamin wird durch weitere in die Magendrüsen eingestreute Zellen (sog. **argentaffine Zellen**) gebildet und auf Vagusreize hin sezerniert. Es erreicht die direkt benachbarten Beleg- und Hauptzellen, in denen es über deren Histaminrezeptoren (H_2-Rezeptoren) die Sekretion von Säure (Belegzellen) bzw. Pepsinogen (Hauptzellen) in Gang setzt.

PATHOLOGIE

Eine **Hemmung der Säureproduktion**, z.B. bei Magengeschwüren oder bei der Refluxkrankheit des Ösophagus, kann deshalb nicht nur mit Protonenpumpenhemmern, sondern (mit etwas geringerem Effekt) auch mit **Histaminblockern (H_2-Blockern)** erfolgen. Schließlich kann die produzierte Säure bei diesen Erkrankungen kurzfristig auch durch **Antazida** (basische Substanzen) abgepuffert werden. Antazida und niedrig dosierte H_2-Blocker und Protonenpumpenhemmer sind nicht verschreibungspflichtig, stehen also auch dem Heilpraktiker zur Verfügung.

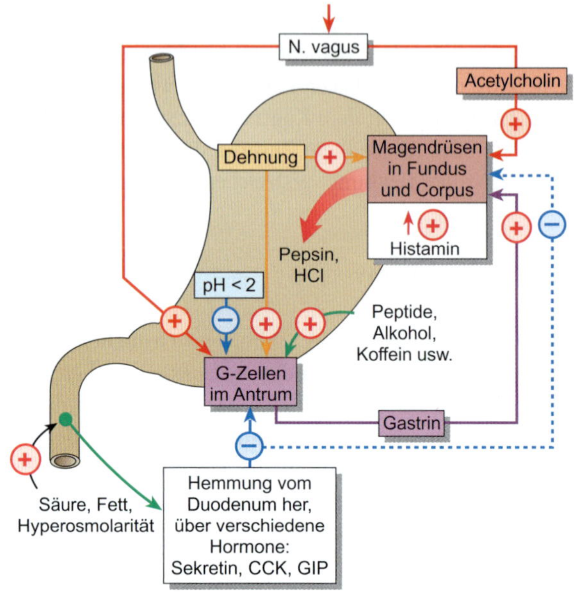

Abb. 1.21 Beeinflussung von G-Zellen und Nebenzellen [L106]

Die **Stimulierung** der Pepsinogenbildung und -ausschüttung erfolgt wie bei der Salzsäure durch **Vagusreize** und durch **Histamin**. **Gastrin** trägt ebenfalls dazu bei, jedoch überwiegend erst in höheren Konzentrationen.

Die **Protease** Pepsin kann nicht zwischen fremden und körpereigenen Eiweißmolekülen unterscheiden. Der Magen muss sich also sowohl vor der aggressiven Salzsäure als auch vor dem gebildeten Pepsin schützen. Dies geschieht durch die Nebenzellen sowie durch Schleim-produzierende Drüsen im Bereich von Kardia und Antrum.

EXKURS

Die Namensgebung der „-asen" steht pauschal für **spaltende Enzyme**. Das Substrat, das jeweils gespalten wird, entspricht dem 1. Teil des Begriffs: Proteasen spalten Proteine, Peptidasen Peptide, Lipasen Lipide (Fette) und Saccharidasen Saccharide (Zucker).

Funktionen der Salzsäure

Salzsäure wandelt inaktives **Pepsinogen**, das Produkt der Hauptzellen, in aktives **Pepsin** um und **denaturiert die Nahrungseiweiße**. Denaturierung bedeutet **nicht** *Spaltung*. Bei diesem Prozess wird lediglich die dreidimensionale Raumstruktur des Eiweißes aufgebrochen, wodurch es nun kettenförmig vorliegt und vom Pepsin leichter gespalten werden kann.

Salzsäure hat neben ihrer verdauungsfördernden Wirkung auch eine **immunologische Schutzfunktion**, indem sie oral aufgenommene **Mikroorganismen abtötet** oder zumindest in ihrer Zahl erheblich reduziert. Manche Erreger wie Mykobakterien oder auch Candida albicans können sich allerdings schützen und überstehen diese starke Säure (pH 0–1) weitgehend unbeschadet. Helicobacter pylori hat sich sogar den Magen zur Wohnstätte auserkoren, weil er dort keine nennenswerte Konkurrenz hat, und puffert die Salzsäure in seiner direkten Umgebung durch die Produktion von (alkalischem) Ammoniak (NH_3).

Hauptzellen

Die Hauptzellen bilden das Verdauungsenzym **Pepsin**. Es ist als inaktive Vorstufe **(Pepsinogen)** in Granula gespeichert und wird erst nach seiner Abgabe ins Magenlumen von der Salzsäure zum aktiven Enzym umgewandelt. Es **spaltet die Eiweiße** der Nahrung in kleine Peptide, bewirkt also eine **Vorverdauung des Nahrungseiweißes**. Dies gelingt allerdings nur, wenn das Eiweiß zuvor von der Salzsäure denaturiert wurde.

MERKE

Ohne die Anwesenheit von Salzsäure kann Pepsin weder (aus Pepsinogen) entstehen, noch enzymatisch wirksam werden.

Nebenzellen

In diesen Zellen wird ein **zäher Schleim** gebildet, der die gesamte Magenwand mit einem dicken Film überzieht. Das Oberflächenepithel des Magens produziert **alkalisches Bikarbonat** und gibt es in die Schleimschicht ab, wodurch dieselbe zur **Pufferzone** zwischen dem Epithel und der Salzsäure des Magenlumens wird. Die obersten Schichten dieses Schleimes werden zwar noch vom Pepsin angedaut, die epithelnahen Schleimschichten sind dagegen bereits so weitgehend alkalisiert, dass Pepsin nicht mehr wirken kann.

Endokrine Zellen

Neben Beleg-, Haupt- und Nebenzellen befinden sich im Epithel der Magenwand noch Zellen mit endokriner Funktion, die **Serotonin**, **Somatostatin**, **Gastrin** und eine Reihe weiterer Hormone produzieren (➤ Tab. 2.1). Somatostatin ist ein ubiquitär im Organismus produziertes Hormon mit **parakriner**, direkt auf die unmittelbare Umgebung gerichteter, **hemmender Funktion**. Es braucht nicht näher besprochen zu werden.

Gastrin

In den Drüsen im **Bereich des Pylorus** (Antrum und Duodenum) wird **Gastrin** gebildet. Man bezeichnet die Gastrin-produzierenden Zellen als **G-Zellen**. Die **Gastrinsekretion** wird durch Magendehnung (Vagusstimulierung), durch einen Mangel an Magensäure, z.B. Abpufferung durch die Nahrungsaufnahme, und durch „chemische" Faktoren wie Calcium oder einzelne Aminosäuren sowie Genussgifte (Alkohol, Nikotin, Kaffee) mit teilweise sympathikusartiger Wirkung (v.a. Nikotin) bzw. das Noradrenalin des Sympathikus angeregt (➤ Abb. 1.21). Nikotinabusus oder Disstress vermag also den Magen zur zusätzlichen Säurebildung anzuregen, obwohl eigentlich der Parasympathikus für sämtliche Verdauungsfunktionen zuständig ist.

Die **Hauptaufgabe** von Gastrin besteht in einer **Stimulierung der Belegzellen**, in geringerem Umfang auch der **Hauptzellen**. Daneben fördert es die **Magenperistaltik** und erhöht den Tonus des unteren Ösophagussphinkters, damit die verstärkten Magenkontraktionen den Nahrungsbrei nur in die vorgesehene Richtung schieben.

Calcium stimuliert die G-Zellen nicht nur als Nahrungsbestandteil von der Lumenseite aus, sondern zusätzlich „auf der Zellrückseite" als **Ion des Serums**. Bedeutung erhält dies bei einer Hyperkalzämie, bei der die Säureproduktion des Magens gesteigert ist.

An dieser Stelle sei an die Wirkungsweise der Hormone erinnert: **Hormone** werden, mit Ausnahme parakriner Hormone wie beispielsweise Somatostatin, grundsätzlich ohne Ausführungsgänge direkt **ins Blut sezerniert** und gelangen auf diesem Weg zu sämtlichen Geweben des Körpers. Auch Gastrin erreicht, obwohl es im Magen selbst (Antrum) gebildet wird, nicht direkt die in der Nachbarschaft befindlichen Magendrüsen, sondern es gelangt nach seiner Reise durch den Organismus – über das venöse Blut von Pfortader, Leber und Hohlvene – zur Lunge und über das linke Herz und die Aorta u.a. auch zur Magenwand.

PATHOLOGIE

Zollinger-Ellison-Syndrom

Bei dem seltenen, benignen oder malignen **gastrinproduzierenden Tumor der G-Zellen (Gastrinom)** – zumeist im Duodenum oder in maligne entarteten Inselzellen des Pankreas – werden auf Dauer und ohne Rückkopplung große Mengen an Gastrin produziert. Es entsteht das Zollinger-Ellison-Syndrom, das sich durch eine **übermäßig gesteigerte Magensäureproduktion** auszeichnet, die zu **multiplen Geschwüren** in Magen und Duodenum führt (sog. **peptisches Ulkus**). Daneben kommt es im oberen Dünndarm durch den übersäuerten Chymus (Nahrungsbrei) zu einer unzureichenden Neutralisation durch das alkalische Sekret des Pankreas, woraufhin dessen Enzyme nicht ausreichend wirksam werden können (s. später). Im Ergebnis entstehen dadurch neben **Bauchschmerzen** und **Übelkeit** auch **Durchfälle** und **Fettstühle** (Steatorrhö). Bei etlichen Patienten kommt es zusätzlich zum Reflux von Magensaft in die Speiseröhre, sodass **Sodbrennen** ein weiteres häufiges Symptom darstellt – bis hin zu den Symptomen einer schweren Ösophagitis (➤ Kap. 4.1.4). Der Reflux verwundert zunächst, weil Gastrin die abdichtende Funktion des Kardiasphinkters verstärkt. Andererseits sind die großen Säuremengen, die ins Duodenum gelangen, für hohe Sekretin-Serumspiegel verantwortlich. Das Hormon Sekretin (➤ Kap. 1.4.6, ➤ Kap. 1.7.4, ➤ Kap. 2.1.3) antagonisiert die Gastrinwirkung am Kardiasphinkter.

Das Zollinger-Ellison-Syndrom wird überwiegend im **mittleren Lebensabschnitt** beobachtet. Der Verdacht auf die Erkrankung sollte bei Patienten mit rezidivierenden peptischen Ulzera entstehen, bei denen weder Helicobacter pylori noch die Einnahme von NSAR (z.B. ASS, Ibuprofen) als übliche Ulkusursachen nachzuweisen sind. Der erste diagnostische Schritt besteht in der Bestimmung des Gastrin-Serumspiegels beim nüchternen Patienten.

Achlorhydrie

Das „Gegenteil" des Zollinger-Ellison-Syndroms, die **fehlende Bildung der Magensäure** als Folge zugrunde gehender Belegzellen, wird als Achlorhydrie (Mangel an HCl) bzw. als Achylie (Mangel an HCl **und** Enzymen) bezeichnet. Der **Gastrinspiegel** ist reaktiv **erhöht**, doch reagieren die atrophierten Belegzellen nicht auf die Dauerstimulation. Obwohl im Magen normalerweise durch die Denaturierung (Salzsäure) und Spaltung (Pepsin) der Eiweiße eine erhebliche Vorverdauung stattfindet, besitzen die Proteasen des Pankreas derart reichliche Reserven, dass es hierbei kaum zu Verdauungsstörungen kommt – wohl aber durch den Mangel an HCl zur **bakteriellen Besiedlung** des üblicherweise sterilen proximalen Dünndarms.

Die wesentliche Ursache der Achlorhydrie besteht in einer chronischen Gastritis von Korpus und Fundus. Diese sog. **Gastritis vom Typ A** wird als Autoimmunkrankheit verstanden, erkennbar an Autoantikörpern sowie der häufigen Konstellation HLA-B8 oder HLA-DR3 (➤ Kap. 4.2.1).

GIP

Ein Hormon des oberen Dünndarms (Duodenum und Jejunum), sezerniert aus sog. **K-Zellen**, ist das **g**astrale **i**nhibitorische **P**olypeptid (**GIP**; alte Bezeichnung: Enterogastron). Gemeinsam mit Somatostatin **hemm**t es die **Magenperistaltik** und die **Produktion von Salzsäure** und **Pepsin**, wirkt also als **Gastrin-Antagonist**. Diese Wirkungen findet man allerdings bevorzugt erst bei hohen Serumspiegeln. Im Vordergrund steht deshalb aus heutiger Sicht eine weitere Wirkung. Das Hormon **steigert** die durch Glukose angeregte **Insulinproduktion** der Langerhans-Inseln des Pankreas (➤ Fach Stoffwechsel), sodass das Kürzel *GIP* inzwischen mehr für die folgende Namensgebung steht: Glucose-dependent Insulin-releasing Peptide (Glukose-abhängiges Insulin-freisetzendes Peptid). Aus den K-Zellen sezerniert wird es allerdings nicht nur durch Glukose-Stimulation, sondern auch durch Aminosäuren und Fette der Nahrung.

GIP scheint sich vorteilhaft auf eine Gewichtsreduktion beim Adipösen auszuwirken, doch besitzt GLP-1 hierbei eine wesentlich stärkere Wirksamkeit.

GLP-1

Dieselbe **Hemmung** von **Magenperistaltik** (+ Darm) und **Säureproduktion** wird durch das **G**lucagon-**l**ike **P**eptide 1 (**GLP-1**; alte Bezeichnung: Enteroglukagon) bewirkt. Allerdings ist dies nur ein Teilaspekt seiner Wirkungen. Die in pharmakologischer Hinsicht

1

gewichtigere Wirkung besteht in einer **Stimulierung der B-Zellen** des Pankreas, in Bezug auf das jeweilige Ausmaß abhängig vom Glukose-Serumspiegel. Aufgrund dieser Wirkung werden synthetisch produzierte Abkömmlinge des Hormons sehr erfolgreich in der Therapie des **Diabetes mellitus** eingesetzt. Dabei ist die Hemmung der Magenperistaltik ein willkommener Nebenaspekt, weil er die Magenfüllung verlängert und dadurch das Hungergefühl der meist übergewichtigen Patienten reduziert. Dieser Effekt wird durch eine direkt am **Hypothalamus** ansetzende **Hemmung des Appetits** weiter verstärkt.

Sezerniert wird GLP-1 aus den sog. **L-Zellen** des Dünndarms (terminales Ileum), als Reaktion auf ankommende Nahrungsbestandteile wie Glukose oder Fette. Allerdings besitzen die L-Zellen auch Rezeptoren für den **Parasympathikus**, sodass sie bei **jeder Nahrungsaufnahme** stimuliert werden. Seinen Namen erhielt das Hormon aufgrund seiner Strukturähnlichkeit (Glucagon-like) zu Glukagon, einem Hormon der A-Zellen des endokrinen Pankreas (➤ Fach Endokrinologie).

GLP-1 scheint evolutionär eine Art **Reservefunktion** zu besitzen. Den entscheidenden Hinweis liefert sein Produktionsort im letzten Dünndarmabschnitt (terminales Ileum), bei dessen Erreichen die verwertbaren Nahrungsbestandteile üblicherweise längst resorbiert sind, sodass **keine Stimulationsfaktoren** für die L-Zellen **übrig bleiben** – jenseits üblicher parasympathischer Stimulation. Es sorgt also mit seinen Wirkungen für die **Beendigung einer exzessiven Nahrungsaufnahme** und stellt für diesen Fall gleichzeitig, abhängig von der Menge zugeführter Kohlenhydrate, zusätzliche Mengen an Insulin zur Verfügung. Unterstützt wird es in seiner Appetithemmung durch **PYY**.

PYY

PYY (= **P**eptid **YY**) ist ein Peptidhormon, das gemeinsam mit GLP-1 in den **L-Zellen** des Ileums (und Dickdarms) produziert wird. Es **hemmt** am hypothalamischen Zentrum das **Hungergefühl**, wirkt also ergänzend zu Leptin, GLP-1 und dem abfallenden Ghrelin-Serumspiegel. Es wird entsprechend GLP-1 durch den Parasympathikus, zusätzlich bei übermäßiger Nahrungsaufnahme und direktem Kontakt zu den L-Zellen sezerniert und signalisiert daraufhin im Hypothalamus sozusagen, dass es nun endlich genug sei. Die Studienlage ist nach wie vor etwas uneinheitlich. Jedenfalls scheint GLP-1 eher effektiver zu wirken.

Ghrelin

Das Peptidhormon Ghrelin wird überwiegend bei **leerem Magen** aus den Belegzellen des Magenfundus ins Blut sezerniert. Es stimuliert neben den STH-produzierenden Zellen der Hypophyse v.a. das **Appetitzentrum** im Hypothalamus, **erzeugt** also **Hungergefühl**. Es ist wahrscheinlich der wichtigste Gegenspieler der appetithemmenden Hormone Leptin (aus dem Fettgewebe, ➤ Fach Stoffwechsel) und GLP-1. Mit zunehmender Magenfüllung versiegt seine Produktion, und damit eben auch der Appetit. Ergänzt wird dieser Effekt durch den Parasympathikus, der die Magenfüllung direkt ans Appetitzentrum meldet.

EXKURS

Die **Steuerung des Appetits** am hypothalamischen Zentrum wird außerordentlich komplex durch eine Vielzahl von Faktoren reguliert. Mehr als ein Dutzend sind inzwischen bekannt – einschließlich etlicher Hormone wie z.B. Insulin oder Cortisol, deren Wirkungen schwerpunktmäßig vollkommen anders gelagert sind. Gedankliche und emotionale Aspekte können hormonelle Stimuli überlagern. Wenn man die Steuerung zum Zweck einer gewissen Übersichtlichkeit und für den Alltag ausreichend zusammenfassen möchte, stehen die folgenden Faktoren im Vordergrund.

Faktoren mit appetitanregender Wirkung

- Ghrelin
- Adiponektin (➤ Fach Stoffwechsel)
- Hypoglykämie
- genetische Konstellationen
- leerer Magen (Parasympathikus)

Hemmung des Hungergefühls

- Leptin (➤ Fach Stoffwechsel)
- GIP
- GLP-1
- PYY
- Magenfüllung (Parasympathikus)

1.4.5 Steuerung der Magenfunktion

Die nervale Versorgung des Magens erfolgt sympathisch sowie durch den **N. vagus**, der hauptsächlich **aktivierende Einflüsse** auf Peristaltik und Magensaftproduktion ausübt. Insgesamt jedoch handelt es sich bei Steuerung und Ablauf der Magenmotilität sowie der Magensaftproduktion um sehr komplexe Vorgänge.

Magenmotilität

Der **obere Magenanteil**, also Fundus und proximaler Anteil des Korpus, weist selbst bei Nahrungsaufnahme vorzugsweise einen nur geringen Grundtonus auf, der einen entsprechend geringen Druck auf die enthaltene Nahrung ausübt. Dieser Teil dient demnach überwiegend der **Speicherung** (feste Nahrung verbleibt etwa **2–4 Stunden** im Magen). Die Höhe der Grundspannung wird durch fördernde und hemmende **Vagusefferenzen** sowie durch den **Gastrinspiegel** im Serum modifiziert.

Dem **distalen Magenanteil**, also Hauptteil von Korpus sowie Antrum, obliegt die **Durchmischung, Homogenisierung** und **Andauung der Nahrung**. Dafür gehen von einem Schrittmacherzentrum im oberen Bereich der großen Kurvatur etwa 3-mal/min Impulse aus, die zu ebenso vielen **peristaltischen Kontraktionen** vom Korpus über das Antrum in Richtung Pylorus führen. Entsprechend dem gesamten Verdauungstrakt geht der Kontraktionswelle eine Entspannungswelle voraus. Derselbe Magenabschnitt wird in seiner Aktivität zusätzlich durch **Gastrin** oder durch eine **Dehnung** des Magens stimuliert, sodass diese Kontraktionswellen nach Nahrungsaufnahme **verstärkt** ablaufen. Die Dehnungsimpulse werden ebenfalls über den N. vagus vermittelt.

Daneben gibt es auch **hemmende** Einflüsse auf den distalen Magen, die durch den **Sympathikus** übertragen werden: Eine massive

Dehnung des Duodenums, die eine vermehrte und verstärkte Magenentleerung anzeigt, aktiviert Nervenfasern des thorakalen Sympathikus. Diese üben dann im distalen Bereich des Magens einen hemmenden Einfluss auf den Plexus myentericus aus, schwächen die Peristaltik also ab, während der **Pylorusverschluss dichter** wird. Gleichzeitig wird, um einer Überlastung des Magens vorzubeugen, der **untere Ösophagussphinkter geöffnet**, wodurch es zum **Reflux** in die Speiseröhre kommen kann.

Der Pylorustonus wird reflektorisch erhöht, wenn Nahrung **retrograd** aus dem Duodenum in den Magen zurückgelangt. Dieser lokale Effekt hat keine Auswirkung auf den Kardiasphinkter.

Neben seiner Überdehnung kann das **Duodenum** auch eine **Übersäuerung** seines Inhalts und sogar einen übermäßigen Gehalt an freien **Fettsäuren** in der ankommenden Nahrung registrieren. Es wird dann das Hormon **Sekretin** sezerniert, das auf dem Blutweg zur Magenwand gelangt und dort ebenfalls eine Hemmung des muskulären Tonus bewirkt, am **Pylorus** aber eine Tonussteigerung und dadurch einen dichteren **Verschluss**. Auch dabei wird zusätzlich der **Kardiasphinkter dilatiert**. Dabei sollte im Zusammenhang beachtet werden, dass freie Fettsäuren als Bestandteile der Triglyceride den **Hauptfaktor jeder fettreichen Nahrung** darstellen.

MERKE

Sowohl fettreiches Essen als auch Stress (Sympathikus) begünstigen einen Reflux von Magensaft in die Speiseröhre. Damit verbunden ist eine verzögerte Magenentleerung („Käse verschließt den Magen").

Das Duodenum meldet also gewissermaßen dem Magen, wenn es ihm zu viel wird, und bremst ihn ein. Andererseits registriert es auch eine Unterversorgung bei gleichzeitiger Magenfüllung und kann über das Hormon **Motilin** eine **Anregung der Magenperistaltik** unter **Weitung des Pförtners** auslösen.

Motilin

Motilin wird aus sog. **M-Zellen** des oberen Dünndarms (überwiegend des Duodenums) ins Blut freigesetzt, stimuliert nicht nur von einer relativen „Unterversorgung", sondern auch durch freie **Gallensäuren** als Bestandteil der Galleflüssigkeit. Die Funktion der Gallensäuren besteht in der Lösungsvermittlung des Nahrungsfetts im wässrigen Umfeld des Darmlumens, erforderlich für dessen Resorption. Motilin soll also offensichtlich bewirken, dass dieses Fett beschleunigt aus dem Magen zu den bereits im Duodenum „wartenden Zielmolekülen" gelangen kann. Allerdings ist dies keine Einbahnstraße, denn die M-Zellen reagieren auch auf ankommendes Nahrungsfett (Fettsäuren) und das Hormon Motilin besitzt demgemäß als weitere Wirkung eine **Kontraktion der Gallenblase**. Fazit dem Verständnis zuliebe: Befindet sich die Gallenflüssigkeit vorzeitig im oberen Dünndarm, wird das noch im Magen verweilende Fett zügig nachgereicht; kommt das Nahrungsfett jedoch der Gallenflüssigkeit sozusagen zuvor, wird der Gallefluss beschleunigt. Selbstverständlich lassen sich hormonelle Wirkungen nicht trennen, weil Hormone über den Blutweg stets zu sämtlichen Strukturen gelangen. Die Motilinwirkung auf Magen und Gallenblase bildet dementsprechend eine Einheit.

Magensaftproduktion

Auch die Magensaftsekretion wird sehr komplex gesteuert: **Hungergefühl**, **Hypoglykämie** oder auch der **Geruch** oder **Geschmack** eines Essens reichen aus, um über den **N. vagus** eine Stimulierung von Magenperistaltik und Magensaftproduktion zu bewirken – und gleichzeitig durch die Verschaltung des Vagus mit dem Hypothalamus ein Hungergefühl zu erzeugen. Letztendlich reichen für beide Auswirkungen bereits die **Gedanken** an ein (gutes) Essen, was auch für die Aktivitäten der Speicheldrüsen gilt (> Abb. 1.22). Diese „vom Kopf ausgehende" Steuerung der Magentätigkeit wird als **kephale Phase** bezeichnet (Cephalon = Kopf).

Die **Dehnung des Magens** durch die aufgenommene Speise bewirkt anschließend nicht nur eine Verstärkung der Kontraktionswellen, sondern auch eine erneute Ankurbelung der Magensaftsekretion. Des Weiteren fördert die Pufferung der Salzsäure durch die aufgenommene Nahrung auf Werte oberhalb pH 2–3 (zumeist werden hierbei pH-Werte um 4–5 erreicht) die **Gastrinsekretion**, während dieselbe durch den wieder stärkeren Säuregehalt nach der Magenentleerung gebremst wird und damit auch die Aktivität der Belegzellen. Dieser negative Rückkoppelungsmechanismus ist beim Gastrinom außer Kraft gesetzt.

PATHOLOGIE

An die pufferbedingte Mehrproduktion der Salzsäure ist bei der Medikation von Magengeschwüren oder einem Reflux in die Speiseröhre zu denken, bei der der Pufferungsvorgang durch Antazida einen Circulus vitiosus in Gang setzt: Jeder Pufferung folgt eine verstärkte Säurebildung. Sinnvoller sind also H_2-Blocker oder die wirksameren Protonenpumpenhemmer, weil eine Mehrproduktion der Magensäure hierdurch verhindert wird.

Daneben hat auch die **Zusammensetzung der Nahrung** einen Einfluss, indem v.a. Peptide oder einzelne **Aminosäuren** wie Tryptophan oder Phenylalanin, aber auch z.B. **Calciumionen** über eine vermehrte **Gastrinproduktion** eine Stimulierung bewirken. Auch **Genussgifte** wie Alkohol, Kaffee oder Nikotin stimulieren über Gastrin die Produktion des Magensafts. Die dadurch ausgelöste Mehrproduktion von Säure ohne adäquate Nahrungsmengen kann

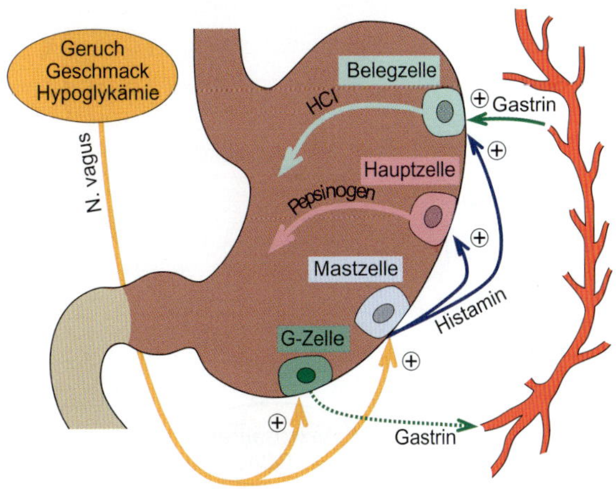

Abb. 1.22 Kephale Phase der Magentätigkeit [L157]

(selten!) zu Erkrankungen wie einer Gastritis oder einem Ulkus beitragen. Die gängige Belegung einer solchen Mehrproduktion von Magensäure mit dem Begriff der „Übersäuerung" ist allerdings nicht ganz korrekt, denn saurer als es die ohnehin vorhandene Salzsäure vorgibt, kann es im Magenlumen nicht werden. Vielmehr entsteht nun ein Missverhältnis zwischen der Menge an Magensaft und den schützenden Faktoren, die physiologischerweise eine Andauung der Magenwand verhindern.

Die vom Magen ausgehenden Mechanismen der Magensaftproduktion werden zur gastrischen bzw. **gastralen Phase** zusammengefasst (➤ Abb. 1.23). Schließlich gibt es noch die als **intestinale Phase** bezeichnete Zeitspanne der Magentätigkeit, bei welcher der proximale Dünndarm über den Parasympathikus und verschiedene Hormone auf den Magen einwirkt (➤ Abb. 1.24).

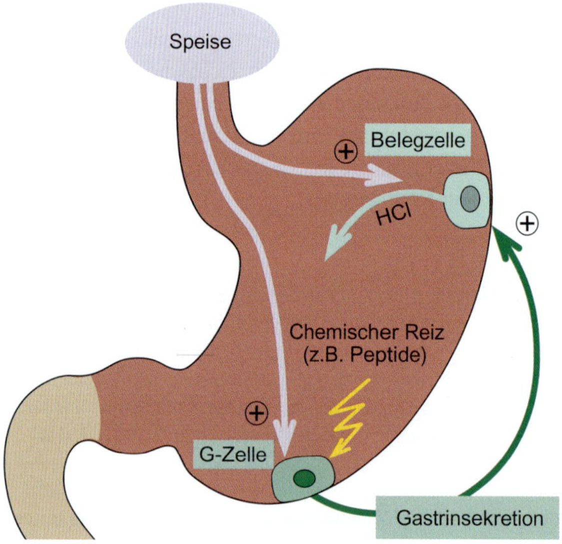

Abb. 1.23 Gastrale Phase der Magentätigkeit [L157]

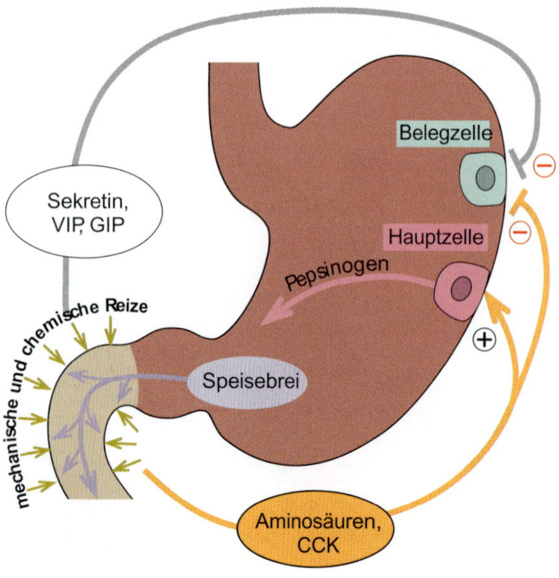

Abb. 1.24 Intestinale Phase der Magentätigkeit [L253]

1.4.6 Schutzfaktoren der Magenwand

Der Schutz der Magenschleimhaut erfolgt durch den Überzug mit einem zähen **Schleim** sowie durch die Abpufferung dieser Schleimschichten mittels **Bikarbonat**. Diese Schutzschicht ist so dick und effektiv, dass der pH-Wert, der an der luminalen Oberfläche mit pH 1 oder darunter noch demjenigen der Magensäure entspricht, bis zur Oberfläche des Magenepithels nahezu neutral geworden ist (pH 6–7). Bei einem Missverhältnis zwischen der Produktion der Magensäure und den schützenden Schleimschichten kommt es zur Schädigung des Epithels mit Gastritis und schließlich zur Ulkusbildung. Ein solches Geschwür nennt man wegen der epithelschädigenden Wirkung des säureaktivierten Pepsins **peptisches Ulkus**.

Die Schleim- und Bikarbonatproduktion wird zwar ununterbrochen aufrechterhalten, kann aber sowohl weiter stimuliert als auch gehemmt werden. Das **Sekretin** des oberen Dünndarms sowie einzelne **Prostaglandine** (Gewebehormone) üben einen stimulierenden und damit **schützenden Effekt** aus. Prostaglandine (z.B. PgE_2) finden sich üblicherweise in hoher Konzentration in der Magenmukosa.

Nichtsteroidale Antirheumatika bzw. Antiphlogistika **(NSAR** bzw. **NSAID)** vom Typ des Aspirin® (ASS), Ibuprofen oder Diclofenac **verringern** durch Hemmung der Prostaglandinsynthese die Schleim- und v.a. Bikarbonatproduktion und damit den **Schutz** der Magenwand. Auch eine Besiedelung der Magenwand mit **Helicobacter pylori** mindert den physiologischen Schutz. Damit sind bereits die beiden mit großem Abstand **häufigsten Ursachen** für Entzündungen und Geschwüre der Magenwand definiert. Als vergleichsweise seltene Ursachen seien das Zollinger-Ellison-Syndrom und ein Reflux von Gallensäuren oder Lysolecithin aus dem Duodenum erwähnt.

1.4.7 Brechreflex

Der Brechreflex wird durch verschiedene **lokale Noxen** (mechanisch oder entzündlich) im Magen-Darm-Trakt, die nerval ans ZNS gemeldet werden, oder auch durch (bakterielle) **Toxine im Blut**, die das Brechzentrum in der Medulla oblongata erreichen, ausgelöst. Eine starke **Überdehnung von Magen oder Dünndarm** oder auch ein **gesteigerter Hirndruck** (z.B. durch Hirnödem, Einblutungen oder Tumor) bzw. eine **zerebrale Entzündung** (Meningitis, Enzephalitis) können zum Erbrechen führen. Daneben wirken sowohl **Reize aus dem Gleichgewichtsorgan** im Innenohr als auch **hormonelle Reize** (z.B. in der Schwangerschaft) Brechreiz erregend. Schließlich kann der Reflex sogar **emotional** ausgelöst werden, z.B. beim Empfinden großen Ekels. Grundsätzlich stellt er einen Schutzmechanismus dar, um vom Körper als schädlich beurteilte Substanzen auf dem schnellsten Wege zu entfernen. Die vielfältigen Ursachen von Übelkeit und Erbrechen werden im ➤ Fach Leitsymptome genauer besprochen.

Der Brechreflex stellt einen äußerst komplizierten Mechanismus dar (ohne Prüfungsrelevanz), an dem Zwerchfell, Magenmuskulatur, Bauchmuskulatur, Stimmritze (Glottis), Speiseröhre und Dünndarm beteiligt sind. Zunächst wird durch Anspannung des Zwerchfells bei geschlossener Glottis ein **Unterdruck im Thorax** erzeugt, der unter anderem auch die Speiseröhre aufdehnt. Direkt anschließend kommt es zur Erschlaffung der Muskulatur von Zwerchfell, Magen und unterer Speiseröhre und zur **gleichzeitigen Kontraktion der Bauchmuskulatur** (M. rectus abdominis, Mm. obliquii abdominis), wodurch der Mageninhalt in den (geweiteten) Ösophagus getrieben wird. Der Pylorus ist dabei in der Regel verschlossen. Danach **kontrahieren** sich die Muskulatur des **Antrum** sowie die **Längsmuskulatur der Speiseröhre**, was zu deren Verkürzung führt und damit auch den Weg für das Erbrochene abkürzt.

Zusätzlich faszinierend wird dieser ungemein komplexe Vorgang dadurch, dass sich noch vor dem Beginn des Erbrechens sogar der **Dünndarm beteiligen** kann, indem sich die üblichen peristaltischen Wellen **umkehren** und nun den **Darminhalt** bei erschlafftem Pylorus **oralwärts**, also in den Magen zurückbefördern. Dadurch kann dann auch **Galle** oder im Extremfall, bei einem Darmverschluss (Ileus), sogar Stuhl erbrochen werden **(Miserere = Koterbrechen)**.

Zusammenfassung

Magen

- größte Aufweitung des Verdauungstrakts, fasst > 2 l bzw. kg
- gebogene Form mit großer und kleiner Kurvatur
- liegt im mittleren und linken Oberbauch
- **Nachbarorgane:** Leber, Pankreas, Milz, Querkolon
- besteht aus Fundus, Kardia, Korpus und Antrum; Sphinkter (Pylorus) am Übergang zum Duodenum des Dünndarms

Aufbau der Magenwand

- Mukosa mit Magendrüsen (Eingang: Foveolae gastricae), Submukosa, Muskularis, von Bauchfell (Serosa) überzogen → intraperitoneale Lage

Funktionen

- Speicherung (Fundus), Homogenisierung, Andauung und portionsweise Weiterleitung des Nahrungsbreis, exokrine und endokrine Drüse, immunologische Funktion (Salzsäure)

Magendrüsen (Fundus und Korpus)

Hauptzellen

- produzieren **Pepsinogen** (→ Pepsin, spaltet Eiweiß)
- Stimulation durch Parasympathikus und Histamin, geringer auch durch Gastrin

Nebenzellen

- produzieren **Schleim**, **alkalisiert** durch das Oberflächenepithel (Schutz der Magenwand)
- Stimulation durch Sekretin und Prostaglandine
- Schmälerung des Schutzes durch Prostaglandinsynthesehemmer (z.B. ASS)

Belegzellen

- Stimulation durch Parasympathikus, Histamin und Gastrin
- produzieren **Salzsäure** und **Intrinsic-Faktor** (notwendig für die Resorption von Vitamin B_{12})

Salzsäure

- vernichtet die Mehrzahl aufgenommener Erreger
- bildet Pepsin aus Pepsinogen und aktiviert dessen Eiweiß spaltende Wirkung
- denaturiert Eiweiß (macht es angreifbar für die Pepsinwirkung)

G-Zellen in Antrumdrüsen und Duodenum

- Produzieren **Gastrin,** das Hormon gelangt auf dem Blutweg u.a. zu den Magendrüsen in Fundus und Korpus.
- **Stimuli der G-Zellen:** Pufferung der Magensäure, Magendehnung, Parasympathikus, einzelne Nahrungsfaktoren wie Calcium und Aminosäuren sowie Genussgifte (Alkohol, Kaffee, Nikotin)
- **Gastrinwirkungen:** Erhöhung der Magenperistaltik mit Verschluss des unteren Ösophagussphinkters, Stimulierung der Belegzellen (Bildung von Magensäure und Intrinsic-Faktor) und Hauptzellen (Pepsinogen), Stimulierung des Pankreas (s. dort)

K-Zellen des Dünndarms (Duodenum, Jejunum)

Produzieren GIP; Wirkungen:

- Gastrin-Antagonismus (Minderung von Magenperistaltik und Magensaftproduktion)
- Stimulierung der Langerhans-Inseln des Pankreas zur Insulinausschüttung (Hauptwirkung)

L-Zellen des Dünndarms (terminales Ileum)

Produzieren GLP-1 (und PYY); Wirkungen:

- Gastrin-Antagonismus (Hemmung von Magenperistaltik und Säureproduktion)
- Hemmung des Appetits (Magen und Hypothalamus)
- Stimulierung der B-Zellen des Pankreas (Insulin ↑)

M-Zellen des Dünndarms (Duodenum)

Produzieren Motilin; Wirkungen:

- Stimulierung der Magenentleerung
- Stimulierung der Gallesekretion

Steuerung der Magenmotilität

- Magendehnung
- Parasympathikus
- Gastrin
- Hemmung durch den Sympathikus, GIP, GLP-1 und Sekretin

Steuerung der Magensaftproduktion

- Parasympathikus
- Gastrin
- Histamin

Zollinger-Ellison-Syndrom

- Ursache: benignes oder malignes Gastrinom, meist in Duodenum oder Pankreas
- Bildung großer Mengen an Salzsäure (fehlende Rückkopplung) →
  - multiple Ulzera in Magen und Duodenum
  - Verdauungsinsuffizienz mit Diarrhö und Steatorrhö wegen fehlender Neutralisation des Magensafts im Dünndarm

1.5 Peritoneum (Bauchfell)

1.5.1 Makroskopischer Aufbau und Lage des Bauchfells

Das Peritoneum kleidet mit seinem **äußeren Blatt (Peritoneum parietale)** die gesamte Bauchhöhle aus. Es liegt also überall der **Bauchwand innen** an – abgesehen vom hinteren Bereich der Bauchhöhle, wo Organe bzw. -anteile wie Pankreas, Duodenum, Nieren sowie aufsteigender und absteigender Teil des Dickdarms mit der **hinteren Bauchwand verwachsen** sind und daher an ihrer **Vorderseite vom Peritoneum parietale** überzogen werden (➤ Abb. 1.25). Diese Organe liegen damit definitionsgemäß hinter dem Peritoneum (= **retroperitoneal**). Das Peritoneum besitzt ein zweites Blatt, das diejenigen **Organe**, die nicht an der hinteren Bauchwand befestigt sind, sondern **inmitten der Bauchhöhle** liegen, wie eine Kapsel einscheidet **(Peritoneum viscerale)**.

Man kann sich die **Entstehung** des Peritoneum folgendermaßen vorstellen: Wenn man an der Innenseite der **vorderen** Bauchwand, mit Beginn hinter dem Bauchnabel, 2 Rollen mit einseitig klebender Folie in Längsrichtung **(vertikal)** nebeneinander legt und beide Rollen dann der inneren Bauchwand entlang nach beiden Seiten unter gleichzeitigem Aufkleben der Folie an die Bauchwand abrollt, treffen sich beide Rollen dorsal vor der Wirbelsäule wieder. Die Bauchwand sowie die dorsal anliegenden Organe Pankreas, Duodenum usw. haben damit einen Folienüberzug erhalten. Dieser Teil der Folie entspricht dem **Peritoneum parietale**. Die der hinteren Bauchwand anliegenden, lediglich an ihrer Vorderseite vom Peritoneum überzogenen Organe liegen **retroperitoneal**.

Nun werden die beiden Rollen mit der restlichen Folie, von ihrem „Treffpunkt" direkt vor der Wirbelsäule aus, nebeneinander

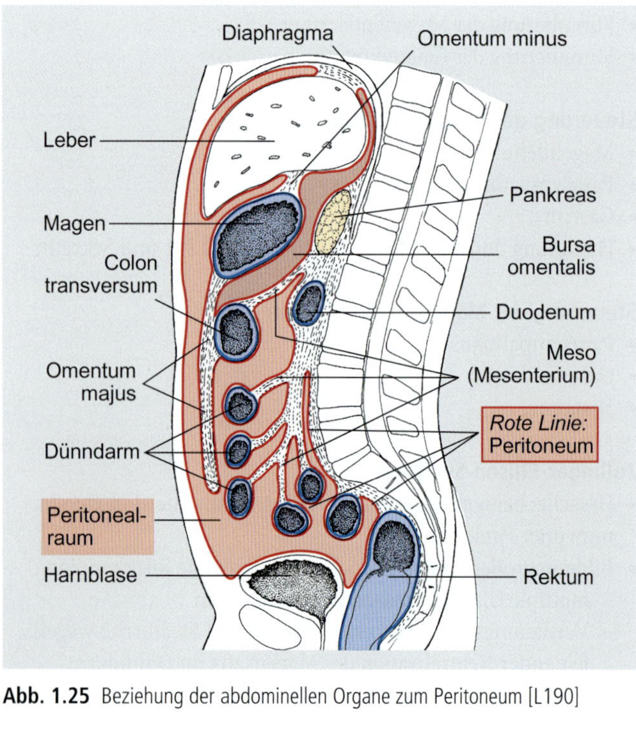

Abb. 1.25 Beziehung der abdominellen Organe zum Peritoneum [L190]

unter weiterem Abrollen der Folien mitten durch die Bauchhöhle nach ventral in Richtung vordere Bauchwand geführt. Während die Klebeseiten zunächst in Richtung Innenseite der Bauchwand gerichtet waren (Peritoneum parietale), liegen sie sich nun gegenüber, sodass ihr gegenseitiges Abrollen von ihrem Treffpunkt aus in die Bauchhöhle hinein eine Folienduplikatur erzeugt. Die auf ihrem Weg befindlichen Organe Magen, Jejunum, Ileum usw. werden von den beiden Folien umhüllt, weil die beiden Rollen in diesen Fällen auseinanderweichen und erst dahinter wieder zusammenfinden. Wo kein Organ zwischen die Folien eingeschoben wird, liegen sie also mit ihrer Klebeseite direkt aufeinander und bilden damit eine Duplikatur.

Diese **Duplikatur** stellt das **Meso (Gekröse)** dar. Das Meso zieht demnach von der Wirbelsäule zu sämtlichen **abdominellen Organen**, die **nicht an der hinteren Bauchwand befestigt** sind, weicht hier in seine beiden Anteile auseinander, um die Organe einzuscheiden, und bildet dahinter wieder seine Duplikatur (➤ Abb. 1.25). Die beiden Folienblätter bilden ab ihrem Treffpunkt vor der Wirbelsäule, von dem aus entweder das **Meso** oder eine **Umhüllung abdomineller Organe** entsteht, das innere (viszerale) Blatt des Bauchfells, das **Peritoneum viscerale**. Organe, die von diesem umhüllt werden, liegen damit **intraperitoneal**.

Im kranialen Anteil der Folien werden Leber, Milz und Magen eingewickelt. Kaudal dieser Organe entsteht zunächst eine Duplikatur, die man sich durch einen wellenförmigen Verlauf langstreckiger als nötig vorstellen kann, bis weiter ventral der Dünndarm von den wieder auseinander weichenden Anteilen der beiden Folienblätter eingescheidet wird. Der Dünndarm ist also von den Folien (= Peritoneum viscerale) umhüllt – er liegt intraperitoneal – und hängt gleichzeitig gut beweglich an einer langen Folienduplikatur (= Gekröse = Mesenterium = Meso des Enteron), die von der hinteren Bauchwand zu ihm nach vorne zieht. Auch der Magen bleibt an der hinter ihm liegenden Duplikatur beweglich. Die Leber wird größtenteils vom Bauchfell eingeschlossen und bleibt nur zu einem geringen Anteil dort unbedeckt, wo sie dem Zwerchfell direkt anliegt und mit ihm verwachsen ist. Entsprechendes gilt im linken Oberbauch für die Milz. Zwischen den Umhüllungen von Leber und Magen findet sich eine kurze Strecke, in der die beiden Blätter direkt aufeinanderliegen, also eine Duplikatur bilden. Diese „Bauchfellverbindung" der beiden Organe nennt man **kleines Netz** (s. unten).

Die **Duplikatur des Bauchfells**, die von der hinteren Bauchwand zum **Dünndarm** nach ventral zieht und ihn einhüllt, heißt also **Mesenterium** (Gekröse des Dünndarms). Jejunum und Ileum liegen intraperitoneal und sind am langen Gekröse gleichzeitig sehr beweglich aufgehängt. Zwischen den beiden aufeinander liegenden Peritonealblättern des Mesenterium befindet sich neben dem bindegewebigen Anteil zusätzlich eine Schicht aus Fett. Dadurch wird das Meso deutlich voluminöser, als man es von einer Struktur aus zwei „aufeinanderklebenden Folien" erwarten würde. Ursächlich hierfür ist die große Zahl an enthaltenen Blut- und Lymphgefäßen sowie Nerven, da **alles Blut**, **alle Lymphe** sowie die **nervale Versorgung** zur und von der **Darmwand** durch das Meso laufen muss. Außerdem befinden sich ins Meso eingebettet eine große Zahl an

Lymphknoten (ca. 200), die der immunologischen Filterung der Lymphflüssigkeit der Darmwand dienen.

Die **Duplikatur des Meso** bietet zwei eminent wichtige **Funktionen**:

- Die Dünndarmschlingen füllen die gesamte Bauchhöhle bis hinunter ins kleine Becken und verschieben sich aufgrund ihrer großen Beweglichkeit und der Schwerkraft entsprechend in Abhängigkeit von der jeweiligen Körperlage. In der Schwangerschaft wird ein Großteil der Bauchhöhle von der wachsenden Gebärmutter beansprucht, wodurch die Darmschlingen verdrängt werden und gewissermaßen schauen müssen, wo sie noch ein freies Plätzchen finden. Dies ist gerade wegen ihrer freien Beweglichkeit unproblematisch.
- Arterien, Venen, Nerven und Lymphgefäße, die in großer Zahl den Darm versorgen, würden bei freiem Verlauf durch die Bauchhöhle ständig geknickt, gequetscht und damit geschädigt werden. Durch ihren Eintritt direkt vor der Wirbelsäule ins Meso und kontinuierlichem Verlauf durch diese Struktur bis zum Eintritt in die Darmwand sind sie nicht nur mechanisch perfekt geschützt, sondern auch in der Lage, die ausgedehnten Bewegungen der Darmschlingen mitzuvollziehen – eine der ungezählten faszinierenden evolutionären Konstruktionen!

1.5.2 Großes und kleines Netz

Der „Folienrest", der nach der Umhüllung der intraperitonealen Organe einschließlich des kranial liegenden Magens gewissermaßen auf den Rollen verblieb, hängt als Duplikatur **von Querkolon und Magen** zwischen den Bauchorganen und der vorderen Bauchwand nach kaudal bis ins kleine Becken. Man braucht sich hierzu nur vorzustellen, dass die beiden dünn gewordenen Rollen zu diesem Zeitpunkt um 90° in die Horizontale gedreht und die Folien als Duplikatur von Magen und Querkolon aus nach unten in Richtung Becken abgewickelt werden, sodass sie lose direkt hinter der vorderen Bauchwand nach unten hängen. Der Folienrest bildet das **große Netz (Omentum majus)**, dessen Aufbau einschließlich des lymphatischen Anteils dem Mesenterium entspricht (➤ Abb. 1.25, ➤ Abb. 1.18). Bei abdominellen Operationen muss nach Durchtrennung der Bauchwand das große Netz gewissermaßen nach oben geschlagen werden, um an die Organe zu gelangen.

Zwischen Leber und kleiner Kurvatur des Magens befindet sich eine weitere Bauchfellduplikatur, die als **kleines Netz (Omentum minus)** bezeichnet wird (➤ Abb. 1.25, ➤ Abb. 1.18). Das kleine Netz wird erkennbar, wenn die Leber vom rechten Teil des Magens, dem sie aufliegt, abgehoben wird.

HINWEIS PRÜFUNG

Diese **Darstellung** ist selbstverständlich entwicklungsgeschichtlich **nicht ansatzweise korrekt**, denn die Natur benutzt keine einseitig klebenden Folien. Sie ist auch **nicht ganz vollständig**, dient aber einem vollkommen ausreichenden anatomischen Verständnis der peritonealen Gegebenheiten. Fragen zur Lage abdomineller Organe sind vergleichsweise häufig, sodass ein solches Grundverständnis von Bedeutung ist.

1.5.3 Mikroskopischer Aufbau des Peritoneum

Die beiden Blätter des Peritoneum bestehen aus einer **einschichtigen Lage von Epithelzellen**, die in diesem Fall als **Mesothel** bezeichnet wird (Epithel des Meso). Unter dem Mesothel befindet sich noch eine dünne Schicht **Bindegewebe**, die gewissermaßen die Klebeseite der Folie bildet, also denjenigen Anteil des Bauchfells, der entweder der inneren Bauchwand anliegt (Peritoneum parietale) oder im Meso aufeinanderliegt oder den intraperitoneal liegenden Strukturen aufliegt. Der Aufbau entspricht damit demjenigen von Pleura oder Perikard, abgesehen von den zusätzlich ins Meso eingelagerten Strukturen (Fett, Gefäße, Nerven, Lymphknoten). Die der Bauchhöhle zugewandte Seite des Peritoneum (= Mesothel) ist durch einen dünnen **Flüssigkeitsfilm**, der vom Epithel produziert wird, glatt und spiegelnd, wodurch die intraperitoneal liegenden Organe und Strukturen ohne Reibung aneinander entlang gleiten können.

PATHOLOGIE

Wichtig für das Verständnis der Entzündung des Bauchfells **(Peritonitis)** ist, dass der Bauchfellüberzug der intraabdominellen Organe automatisch auch den direkten Kontakt dieser Organe mit dem festgewachsenen Bauchfell bedingt. **Jede Entzündung eines Organs**, z.B. eine Enteritis des Dünndarms, eine Appendizitis oder Cholezystitis, kann unmittelbar auf das **Peritoneum übergreifen** und dort zur Peritonitis führen.

Zusammenfassung

Peritoneum (Bauchfell)

Besteht aus 2 Blättern:

- **Peritoneum parietale:** überzieht die innere Bauchwand und die Organe der hinteren Bauchwand (→ retroperitoneale Lage)
- **Peritoneum viscerale:** zieht als Duplikatur (Meso) von der Wirbelsäule in die Bauchhöhle hinein, scheidet die intraperitoneal liegenden Organe ein und verleiht ihnen über das Meso eine große Beweglichkeit (→ intraperitoneale Lage)

Intraperitoneal liegende Organe

Liegen **innerhalb** des Peritoneum:

- Magen
- Leber und Gallenblase
- Milz
- Jejunum und Ileum
- Blinddarm mit Appendix vermiformis
- Colon transversum
- Colon sigmoideum
- Eierstöcke, Eileiter

Retroperitoneal liegende Organe

Liegen **hinter** dem Peritoneum parietale, in mehr oder weniger engem Kontakt zu diesem:

- Nieren mit Nebennieren und Harnleitern
- Duodenum

- Pankreas
- Colon ascendens (aufsteigender Teil des Kolon)
- Colon descendens (absteigender Teil des Kolon)

Extraperitoneal liegende Organe

Befinden sich **außerhalb** des Bauchfells; sie liegen im untersten Anteil des kleinen Beckens, mit direktem Kontakt zur Außenwelt:

- Rektum (unterer Anteil)
- Harnblase (unterer Anteil) mit Harnröhre sowie (beim Mann) Prostata und Samenblase
- Uterus (unterer Anteil) und Vagina
- Der **obere Anteil** von Rektum, Harnblase und Uterus wird von Bauchfell überzogen und befindet sich damit **retroperitoneal**.

1.6 Dünndarm

1.6.1 Aufbau

Der Dünndarm **(Enteron)** beginnt am **Pylorus** des Magens und endet im rechten Unterbauch an der **Ileozäkalklappe (Bauhin-Klappe)**, dem Übergang zum Dickdarm. Er lässt sich in **3 Abschnitte** untergliedern, die ohne scharfe Grenzen ineinander übergehen:

- **Duodenum (Zwölffingerdarm):** 25 cm lang (12 Fingerbreiten); reicht in der Form eines „C" bzw. eines Hufeisens vom Pylorus bis zum bogigen Übergang in das Jejunum (an der Flexura duodenojejunalis); enthält die Mündungsstelle (Papilla duodeni major = Vater-Papille) der gemeinsamen Endstrecke der Ausführungsgänge von Pankreas und Leber (➤ Abb. 1.26); ist retroperitoneal an der hinteren Bauchwand befestigt
- **Jejunum** (Leerdarm): 1,5–2 m lang
- **Ileum** (Krummdarm, Hüftdarm): 2–2,5 m lang

Die Begriffe Leerdarm, Krummdarm und Hüftdarm sind recht ungebräuchlich. Üblich sind v.a. die Bezeichnungen Jejunum und Ileum.

EXKURS

Vor Bezeichnungen wie *Flexura duodenojejunalis* sollte man die übliche Scheu ablegen, weil die Herleitung extrem simpel ist: *Flexura* heißt einfach *Biegung*, *Bogen* oder *Kurve* und benennt damit exakt das, was man sieht (➤ Abb. 1.26). Diese Biegung könnte überall sein, muss also genauer zugeordnet werden. Da sie den Übergang vom Duodenum („duodeno") zum Jejunum („jejunalis") markiert, wird sie eben auch als „Biegung zwischen Duodenum und Jejunum" bezeichnet und lediglich noch ins „Lateinisch-Medizinische" übersetzt. Auch die Endungen sind dabei die immer gleichen: Ans erste Wort (von wo?) wird ein „o" gesetzt, ans zweite Wort (nach wohin?) z.B. die Endung „alis". Wenn man also dieses immer gleiche Grundprinzip einmal ganz akzeptiert hat, kann man sich selbst an zunächst schwierig bis unmöglich erscheinende Begrifflichkeiten wagen (und die Prüfer damit beeindrucken!).

Die Gesamtlänge des Dünndarms (➤ Abb. 1.27) beträgt beim Erwachsenen etwa **4–4,5 m** (teilweise > **5 m**). Der **innere Durchmesser** (= Lumen) liegt bei **4 cm**.

Abgesehen vom Anfangsteil, dem Duodenum, ist der Dünndarm am **Mesenterium** locker und **gut beweglich aufgehängt**, sodass sich die einzelnen Dünndarmschlingen sehr ausgeprägt im Bauchraum verschieben können. Sehr praktisch ist dies bei abdominellen Operationen, bei denen der Dünndarm meterweise aus dem Bauchraum herausgezogen und „abgelegt" werden kann, um einen besseren Überblick zu erhalten. Die 4 m des Jejunum und Ileum sind also **schlingenförmig im ganzen Bauchraum verteilt**, füllen auch das kleine Becken und liegen dort den Beckenorganen (Harnblase, Gebärmutter usw.) direkt an.

MERKE

Nur das Duodenum ist an der hinteren Bauchwand befestigt, liegt damit retroperitoneal und verändert seine Lage nicht.

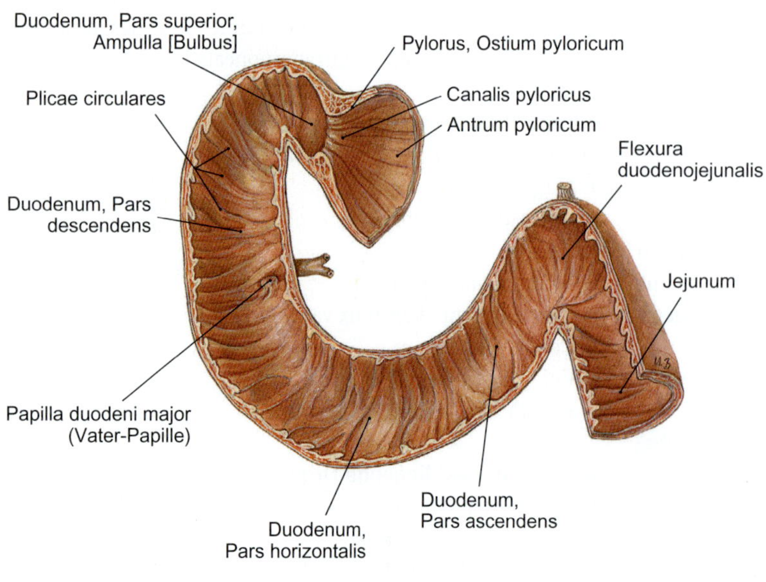

Abb. 1.26 Duodenum (Zwölffingerdarm) [S007-22]

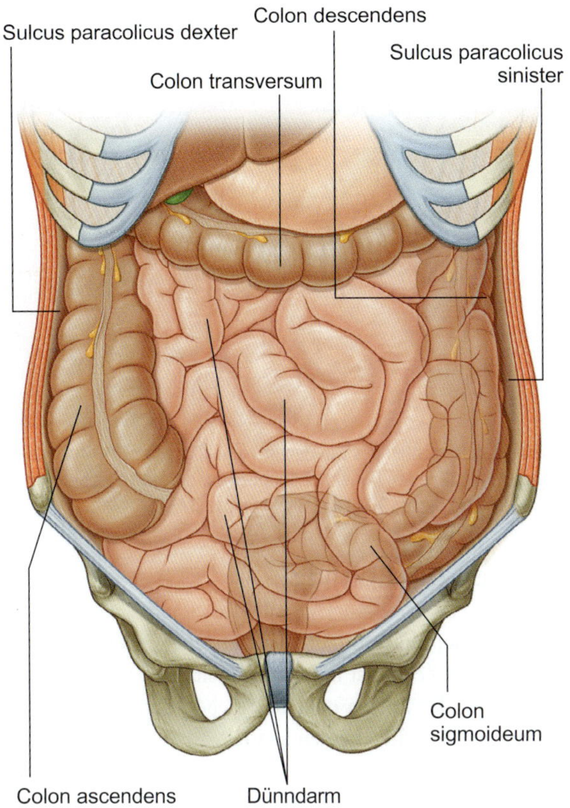

Abb. 1.27 Jejunum und Ileum im Bauchraum [E402]

PATHOLOGIE

Bei **1–3 %** aller Menschen findet sich im Ileum, etwa **70 cm vor der Ileozäkalklappe**, eine fingerförmige, bis zu 10 cm lange Aussackung, das **Meckel-Divertikel** (➤ Abb. 1.28). Es stellt ein Überbleibsel des ehemaligen **Ductus omphaloentericus (Dottergang)** dar, über den in der Embryonalzeit bei der Entstehung des Darmes ein Verbindungsgang des kindlichen Ileum innerhalb der Nabelschnur zum Nabel bestanden hatte. Dieser Gang bildet sich normalerweise mit dem Abnabeln des geborenen Kindes vollständig zurück.
Das Meckel-Divertikel kann sich im Lauf des Lebens entzünden oder durch Invagination, Volvulus oder Strangulation lebensgefährliche Komplikationen bzw. eine Verwechslung mit einer Appendizitis verursachen. Zumeist besitzt es allerdings **keinerlei Krankheitswert**.

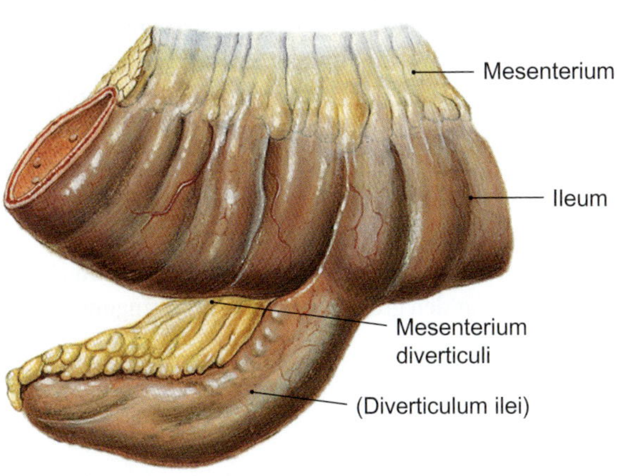

Abb. 1.28 Meckel-Divertikel [S007-22]

1.6.2 Wandaufbau

Der Wandaufbau folgt dem allgemeinen Bauplan des Verdauungstraktes, wobei in einer groben Vergleichsbetrachtung des gesamten Muskelschlauches v.a. zwei Besonderheiten auffallen:

- Ausschließlich im Ösophagus besteht das Oberflächenepithel aus mehreren Schichten, das ab den letzten 3–4 Speiseröhren-Zentimetern in Magen, Dünn- und Dickdarm lediglich noch eine **einzige Schicht zylindrischer Zellen** aufweist, die (wie immer) durch eine Basalmembran von der darunter liegenden Lamina propria getrennt ist.
- Die zweite Besonderheit besteht aus der zusätzlichen dritten Schicht schräg verlaufender Muskelfasern im Magen, während die **Muskularis** davor (Speiseröhre) und danach (Darm) nur aus einer inneren zirkulären und einer äußeren längsverlaufenden Muskelschicht, mithin also lediglich aus **2 Schichten** besteht.

Kerckring-Falten

Im Magen befinden sich, abhängig vom Füllungszustand, schräg und längs verlaufende Schleimhautfalten. Im Dünndarm finden sich nun derartige **Falten** – weitgehend unabhängig vom Füllungszustand – in **querer**, teilweise auch spiraliger Anordnung. Sie ragen etwa **1 cm** hoch ins Darmlumen hinein und bewirken eine erste **Vergrößerung der resorbierenden Schleimhautoberfläche** etwa auf das **3-Fache** (➤ Abb. 1.29). Ihr Name ist Plicae circulares (Plica

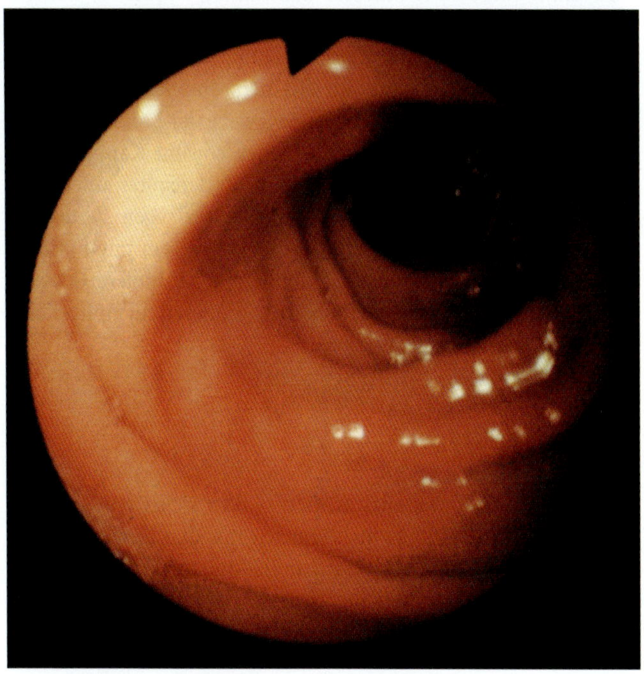

Abb. 1.29 Kerckring-Falten im Duodenum (endoskopisches Bild) [G159]

= Falte). Gebräuchlicher ist allerdings ihre Bezeichnung als Kerckring-Falten.

Die Kerckring-Falten bestehen im aufsteigenden und absteigenden Teil oberflächlich aus den 3 Schichten der Mukosa (Epithel, Lamina propria und Lamina muscularis mucosae), zwischen die sich zentral das Bindegewebe der Submukosa hineinschiebt (➤ Abb. 1.30). Die Muskularis stülpt sich nicht in die Falten hinein, sondern verläuft im darunter liegenden Teil der Darmwand. Es haben sich also lediglich **Mukosa** und **Submukosa** zu einer **Falte** aufgeworfen. Man könnte sich (rein theoretisch!) vorstellen, dass sich die Längsmuskulatur der Darmwand kontrahiert und verkürzt, woraufhin sich alles darunter befindliche Gewebe zu queren (Kerckring-)Falten aufwirft.

Die Kerckring-Falten des Dünndarms werden im Verlauf des Ileum allmählich seltener und verschwinden schließlich vor dem Übergang zum Dickdarm.

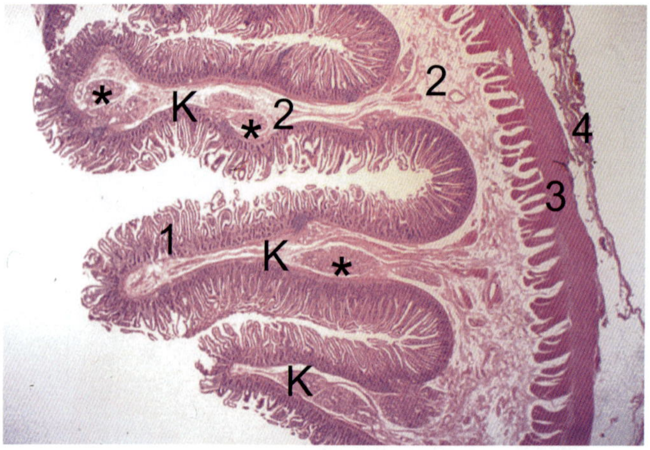

Abb. 1.30 Wandschichten des Duodenums im Längsschnitt. **1** Mukosa mit Zotten (außen) und Krypten (innen), **2** Submukosa, die auch den Kern der Kerckring-Falten (K) bildet, **3** Muskularis, **4** Serosa [M375]

Dünndarmzotten

Auf der gesamten inneren Oberfläche des Dünndarms einschließlich der Kerckring-Falten befindet sich eine Schleimhaut, deren **oberste Schichten** (Lamina propria und Oberflächenepithel) sich wiederum faltenartig etwa **1 mm** ins Darmlumen hineinstülpen und damit die **Oberfläche** des Darmepithels erneut etwa um den **Faktor 10** vergrößern. Aus den großen Kerckring-Falten sowie den Darmanteilen dazwischen stülpt sich also eine Unzahl weiterer, **kleiner Falten** ins Darmlumen hinein (➤ Abb. 1.30). Diese Schleimhautfalten heißen **Dünndarmzotten**. Lediglich im Bereich der Peyer-Plaques des Ileum fehlen sie.

Auch die Dünndarmzotten kann man sich hinsichtlich ihrer Entstehung und dem enthaltenen Gewebe so vorstellen, dass sich die Lamina muscularis mucosae kontrahiert, woraufhin sich das lumenwärts darüber befindliche Gewebe zu Falten aufwirft. Die dünne Lamina muscularis mucosae stülpt sich also nicht in die Zotten hinein, sodass diese nur aus dem einschichtigen **Mukosaepithel** und eingeschobenem Bindegewebe der **Lamina propria** bestehen. In diesem Bindegewebe ziehen sowohl **Kapillaren** als auch ein (bis zwei) **Lymphgefäß(e)** in die Zottenspitze hinein, wobei man hinsichtlich der Formulierung besser sagen sollte, dass das Lymphgefäß (wie überall im Körper) in diesem interstitiellen Bindegewebe **entsteht**, um die Lymphe dann in tiefere Gewebeschichten zu leiten, in denen sie von größeren Lymphgefäßen übernommen wird.

Lieberkühn-Krypten

Zwischen jeweils 2 Dünndarmzotten senken sich Krypten in die Darmwand, die allerdings im Vergleich mit den Zotten deutlich kürzer sind und maximal bis zur Lamina muscularis mucosae reichen. Sie werden als Lieberkühn-Drüsen bzw. Lieberkühn-Krypten bezeichnet (➤ Abb. 1.30, ➤ Abb. 1.31).

1.6.3 Zellen des Epithels

Das Dünndarmepithel enthält verschiedene Zellen. Die relative Häufigkeit dieser Zellen ist unterschiedlich, je nachdem, ob es sich um das Epithel der Zotten oder der Lieberkühn-Drüsen oder der Übergangszone zwischen beiden handelt.

Enterozyten (Saumzellen)

Die eigentlichen **Epithelzellen** (Enterozyten bzw. Saumzellen) sind für die **Nahrungsresorption** zuständig und befinden sich überwiegend **in den Zotten**. Sie tragen lumenwärts einen feinen Besatz von wenige µm langen, fingerartigen Fortsätzen (**Mikrovilli**, etwa 2.000–3.000/Zelle!), womit die innere Oberfläche des Dünndarms ein weiteres Mal gewaltig vergrößert wird **(Faktor 30–40)** (➤ Abb. 1.31). Diese Fortsätze bzw. Mikrovilli werden nach dem resultierenden Aussehen und in ihrer Gesamtheit als **Bürstensaum** bezeichnet. An seiner Oberfläche befindet sich ein Überzug aus Glykoproteinen, die **Glykokalyx**, in die verschiedene Enzyme zur Spaltung der Nahrungsbestandteile und zur Aktivierung der Pankreas-Proenzyme eingelagert sind. Sie ist auch aus diesem Grund etwas voluminöser als die übliche Glykokalyx an der Zellaußenseite weiterer Körperzellen.

Kerckring-Falten, Zotten und Mikrovilli vergrößern in der Summe die innere Oberfläche des Dünndarms um den **Faktor 1.000** (3 × 10 × 35). Wenn man von einer lumenseitigen Dünndarmfläche von etwa 0,4 m^2 ausgeht, entsteht dadurch eine **resorbierende Oberfläche** von rund **400 m^2**. Diese Fläche birgt so **gewaltige Reserven**, dass die Absorption (Resorption) der Nahrungsbestandteile in der Regel bereits im Jejunum vollzogen ist, das Ileum also lediglich als Reserve „für den großen Hunger" zur Verfügung steht.

Becherzellen

Überwiegend im Bereich der oberen zwei Drittel der **Krypten** befinden sich die Becherzellen, deren **schleimiges Sekret** (Muzine) die

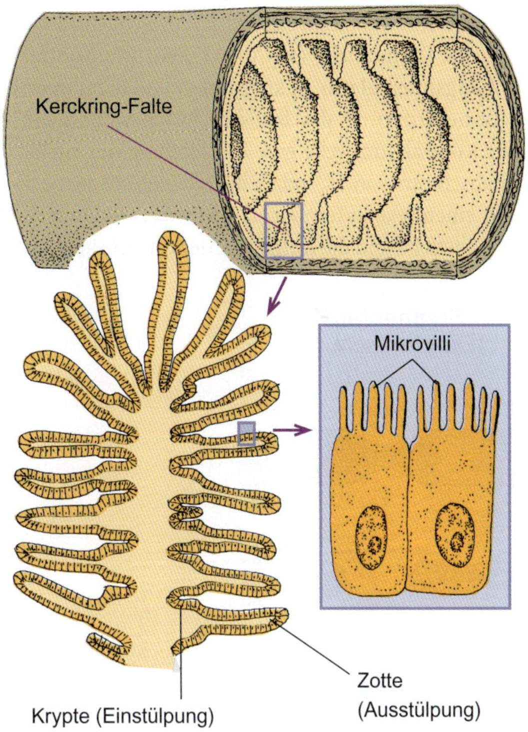

Abb. 1.31 Faktoren der Oberflächenvergrößerung des Dünndarms: Kerckring-Falten, Zotten und Mikrovilli [L190]

Darmwand überzieht. Besonders zahlreich sind sie im **terminalen Ileum**, also am Übergang zum Dickdarm.

Paneth-Körnerzellen

Vor allem im unteren Drittel der **Krypten** finden sich die Paneth-Körnerzellen, die ihren Namen von den großen, eosinophilen Granula erhalten haben, die im Zytoplasma liegen. Sie besitzen **Immunfunktionen**, produzieren z.B. Lysozym (➤ Fach Immunologie).

Endokrine Zellen

Die endokrinen Zellen des Dünndarms sitzen ebenfalls überwiegend im **unteren Kryptendrittel**, in geringer Zahl aber auch in den Zotten. Sie produzieren die verschiedensten Peptidhormone wie **Somatostatin**, **GIP**, **GLP-1**, **Sekretin**, **Gastrin**, **Cholecystokinin** und **Motilin**. Etwa 10 weitere Hormone geringerer Bedeutung sind zusätzlich definiert.

Regeneration des Epithels

Die Zellen des Dünndarms besitzen keine lange Lebensdauer, was v.a. für die Saumzellen der Zotten gilt. Sie werden nach spätestens **2–4 Tagen** abgestoßen und müssen daher ständig nachgebildet werden. Diese Regeneration erfolgt aus **Stammzellen** aus dem tiefen Kryptenbereich, die noch eine **Pluripotenz** aufweisen, also nicht nur die resorbierenden Epithelien, sondern auch Becherzellen, Paneth-Zellen und sogar die endokrinen Zellen nachzubilden vermögen. Man kann sich die Zellmauserung der resorbierenden Epithelien als 3-tägige Wanderung der neu gebildeten Zellen aus den Krypten in Richtung Zottenspitze vorstellen, wo sie dann abgestoßen werden. Die bildliche Vorstellung dieses Prozesses fällt leichter, wenn man die Zotten und Lieberkühn-Krypten nicht als zweidimensionale Abbildungen, sondern als dreidimensionale Formationen betrachtet.

Brunner-Drüsen

Ausschließlich im Duodenum erkennt man als weitere, **Schleim** produzierende Gebilde die Brunner-Drüsen. Sie liegen in der **Submukosa** und leiten ihr Sekret über Ausführungsgänge in den basalen Bereich der Krypten. Da der produzierte Schleim **alkalisch** ist (pH 8–9,5), besteht ihre Hauptfunktion in der Mithilfe bei der **Neutralisation des sauren Speisebreis** aus dem Magen. Manchmal entstehen aus diesen Drüsen kleine (gutartige) Adenome (sog. *Brunneriome*), in aller Regel ohne pathologische Bedeutung.

1.6.4 Peyer-Plaques

Die Besonderheit des **terminalen Ileum** (des letzten Dünndarmabschnitts) besteht in der Betonung des Immunsystems in Gestalt von ca. 200 **Peyer-Plaques** (➤ Abb. 1.32). Es handelt sich dabei um einen Bestandteil des **diffusen Lymphsystems**. In der Lamina propria der Schleimhaut, teilweise bis in die Submukosa reichend, befinden sich **Ansammlungen von Lymphfollikeln** (überwiegend B-Lymphozyten) mit peripheren T-Lymphozyten und Makrophagen (➤ Fach Immunologie). Die **Darmzotten fehlen** im Bereich dieser Peyer-Plaques. Die Makrophagen der Peyer-Plaques können das phagozytierte Fremdmaterial zu den regionären Lymphknoten transportieren, jedoch auch an Ort und Stelle präsentieren und damit die spezifische Immunantwort in die Wege leiten, sofern unter den versammelten T- und B-Lymphozyten geeignete Rezeptorausstattungen vorhanden sind. Die Salmonellen der Salmonellen-Enteritis oder des Typhus abdominalis sowie einzelne weitere Bakterien haben dieses Prinzip sozusagen missverstanden. Sie lassen sich von den Makrophagen phagozytieren, werden jedoch aufgrund ihrer Wi-

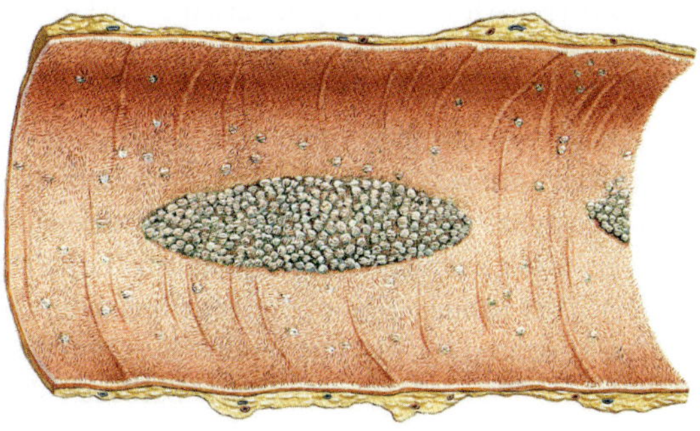

Abb. 1.32 Peyer-Plaque im terminalen Ileum [S007-22]

derstandsfähigkeit nicht abgetötet, wodurch die Peyer-Plaques in diesen Fällen zur **Eintrittspforte systemischer Infektionen** werden.

Lymphatisches Gewebe befindet sich ansonsten im Bindegewebe des gesamten Darms, nur eben diffus und nicht in solch auffälliger Konzentration wie in den Peyer-Plaques.

1.6.5 Lymphwege

Das Bindegewebe der Darmwand ist reichlich mit Blut- und Lymphgefäßen versorgt (➤ Fach Herz-Kreislauf-System). Die **Lymphe** aus dem Bereich der **Darmzotten** wird durch die dort entstehenden **Lymphgefäße** aufgenommen und nach „Inspektion" in den **Mesenteriallymphknoten** zur **Cisterna chyli** befördert. Sie hat im Bereich des Darms eine besondere Funktion, weil sie dort neben ihren üblichen interstitiellen Bestandteilen und Immunfaktoren auch eine **hohe Konzentration an Nahrungsfetten** (überwiegend Triglyceride, Phospholipide und Cholesterinester) enthält, was v.a. für die Zeitspanne nach Aufnahme einer fettreichen Nahrung gilt. Nach Zumischung einer solch fettreichen Lymphe über den linken Venenwinkel zum Blut kann dieses milchig-trübe werden, erkennbar bei der Blutentnahme.

Die 100–200 regionären **Lymphknoten** des Darms liegen im **Mesenterium**, teilweise entlang der großen Gefäße. Die Lymphe muss in der Regel drei hintereinander geschaltete Lymphknoten passieren, bevor sie über den **Truncus intestinalis** in die Cisterna chyli geleitet wird und von dort aus über den Milchbrustgang (Ductus thoracicus) in den linken Venenwinkel (➤ Fach Herz-Kreislauf-System). Diese Vorsichtsmaßnahme entspricht der besonderen Situation der Darmwand, weil dort eine mechanisch weit weniger stabile Barriere als an der Oberhaut dem ständigen Invasionsbestreben einer unvorstellbar großen Zahl an Bakterien und weiteren Mikroorganismen ausgesetzt ist.

1.6.6 Muskularis und Darmperistaltik

Die Muskulatur des Magen-Darm-Trakts besteht, abgesehen vom Anfangsteil der Speiseröhre, ausschließlich aus **glatten Muskelzellen**, die zumeist zu funktionellen Bündeln bzw. Einheiten zusammengefasst sind. Bei diesen Zellgruppen bestehen zwischen den einzelnen Muskelfasern „elektro"-chemische Verbindungen **(gap junctions)**, sodass das Aktionspotenzial einer Zelle auf die Nachbarzellen übertragen wird und eine **gemeinsame und koordinierte Kontraktion** stattfinden kann – entsprechend der Situation am Herzen.

Am Magen laufen in einem Rhythmus von etwa 3/min peristaltische Wellen vom Korpus in Richtung Pylorus. Am Dünndarm tritt dieser Grundrhythmus mit bis zu 15/min etwas verstärkt auf. Daneben besteht ein mäßiger Grundtonus der gesamten Muskulatur, der sich im Bereich der Sphinkteren am oberen und unteren Ösophagus, am Magenausgang (Pylorus) und am Übergang zum Dickdarm (Ileozäkalklappe = Bauhin-Klappe) zu einer weitgehend **vollständigen tonischen Kontraktion** verstärkt.

Die Kontraktion der **inneren Ringmuskulatur** erfolgt teilweise unkoordiniert. Ihre Funktion besteht hauptsächlich in der **Durchmischung** des Darminhalts (➤ Abb. 1.33a). Die Kontraktion der **äußeren Längsmuskulatur** ist koordiniert und dient in erster Linie der **Weiterbeförderung** des Speisebreis (➤ Abb. 1.33b). Dabei geht jeder Kontraktionswelle eine Erschlaffung des nachgeschalteten Darmabschnitts voraus, sodass der weitergeschobene Speisebrei jeweils auf einen relaxierten Darmanteil trifft, wodurch dessen Lumen weit gestellt ist und die Aufnahme des Chymus nicht behindert.

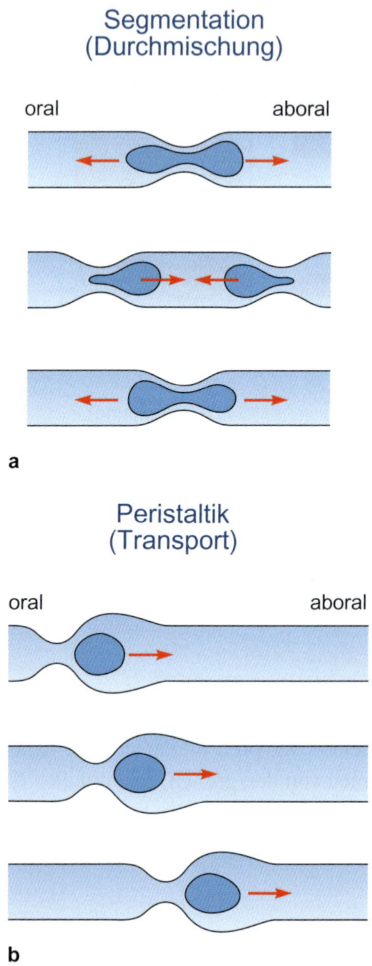

Abb. 1.33 a Durchmischung des Darminhalts durch Kontraktion der inneren Ringmuskulatur
b Weiterbeförderung des Speisebreis durch Kontraktion der äußeren Längsmuskulatur [L106]

Ausputzerwellen

Zusätzlich zum Grundrhythmus der Muskulatur finden sich im Darm auch stärker ausgeprägte peristaltische Wellen, die etwa **4–5 Stunden nach einer Mahlzeit**, also der üblichen Passagezeit aufgenommener Nahrung durch Magen und Dünndarm beginnen und nur alle 90 Minuten für eine Dauer von jeweils rund 4 Minuten, aber so lange durch den gesamten Dünndarm bis zur Bauhin-Klappe wandern, bis neue Nahrung aufgenommen wird. Diese Wellen werden wahrscheinlich durch das Hormon **Motilin** gesteuert. Sie stellen eine Art „Ausputzerfunktion“ dar, um liegen gebliebene Reste zuverlässig zu entfernen. Es sei daran erinnert, dass Motilin auch der **Aktivierung der Magenperistaltik** unter **Weitung des Pförtners** dient. Daneben wirkt es **kontrahierend** auf die Wand der **Gallenblase**.

1.6.7 Nervale Versorgung des Verdauungstrakts

Plexus submucosus und Plexus myentericus

In der Wand des Magen-Darm-Kanals befinden sich **zwei Nervengeflechte** (➤ Abb. 1.34):

- Der oberflächliche Plexus heißt **Plexus submucosus (Meissner-Plexus)** und verläuft seinem Namen entsprechend im Bindegewebe der Submukosa.
- Der tiefer liegende Plexus heißt **Plexus myentericus (Auerbach-Plexus)** und befindet sich in der Muskulatur der Wandung, und zwar zwischen der inneren Ring- und der äußeren Längsmuskelschicht.

Eine Besonderheit dieser **vegetativ innervierten** Nervengeflechte besteht darin, dass sie nicht einfach die Nervenfortsätze (Axone) spinaler bzw. vegetativer Nerven darstellen, sondern dass es sich um ein Geflecht aus **Nervenzellen** mit ihren Fortsätzen handelt, das auch **selbstständig** und ohne jede Innervation von außen aktiv ist, wodurch das Vegetativum einen lediglich modulierenden Charakter (ähnlich der Situation am Herzen) bekommt. Auch die glatte Muskulatur der Gefäße der Darmwand wird aus den Plexus versorgt. Die beiden Nervengeflechte haben zwar Verbindung untereinander, doch ist der **Plexus submucosus** in erster Linie für die nervale Versorgung des **Epithels**, dessen **endokrine Zellen** und die **Absorption** der Nahrungsbestandteile zuständig, und der **Plexus myentericus** für die Peristaltik der **Muskulatur**.

„Darmhirn“

Die Anzahl der Neurone der beiden Plexus entspricht mit rund 10^8 derjenigen des Rückenmarks. Die ungeheuer **große Zahl** und hinsichtlich der Grundfunktion weitgehende **Selbstständigkeit der Nervenzellen** veranlasste die Bezeichnung ihrer Gesamtheit als „Darmhirn“. Dies führt allerdings in die Irre, denn die gewichtigsten Grundeigenschaften, die man gemeinhin mit dem Gehirn verbindet, sind Denkvermögen und Bewusstsein, und dies sind nun wahrlich keine Eigenschaften, die man dem Darm zuordnen könnte. Konsequenterweise müsste man ansonsten auch noch der Harnblase und weiteren Strukturen das Attribut eines Gehirns zuordnen, weil dort vergleichbare Situationen bestehen. Selbst das Herz steuert seine Funktionen in den Grundzügen vollkommen autonom. Man sollte also als Therapeut von derlei laienhaften, effektheischenden Begrifflichkeiten eher Abstand nehmen.

PATHOLOGIE

Die grundsätzliche Bedeutung der autonomen Darminnervation erkennt man an der angeborenen Erkrankung **Morbus Hirschsprung (= Megacolon congenitum)**, bei der in einem kurzen Dickdarmabschnitt am Übergang des Sigma zum Rektum **beide Plexus fehlen**. Der entsprechende Abschnitt ist dadurch kontrahiert und ohne Peristaltik, sodass der Stuhl nicht weiterbefördert werden kann. Dies führt bereits in den ersten Lebenstagen zum Stuhlverhalt (Ileus) und proximal der Engstelle zu einem massiv dilatierten Kolonabschnitt (➤ Abb. 1.35).

Im Allgemeinen ist die **operative Entfernung** des unversorgten Darmabschnitts notwendig.

Überträgerstoffe der Nervengeflechte

Die **nervale Versorgung** der Darmwand aus den Plexus erfolgt über 3 unterschiedliche Gruppen von Neuronen:

- Die **cholinergen Neurone**, also Nervenzellen mit dem Überträgerstoff **Acetylcholin**, gehören dem **Parasympathikus** an. Sie

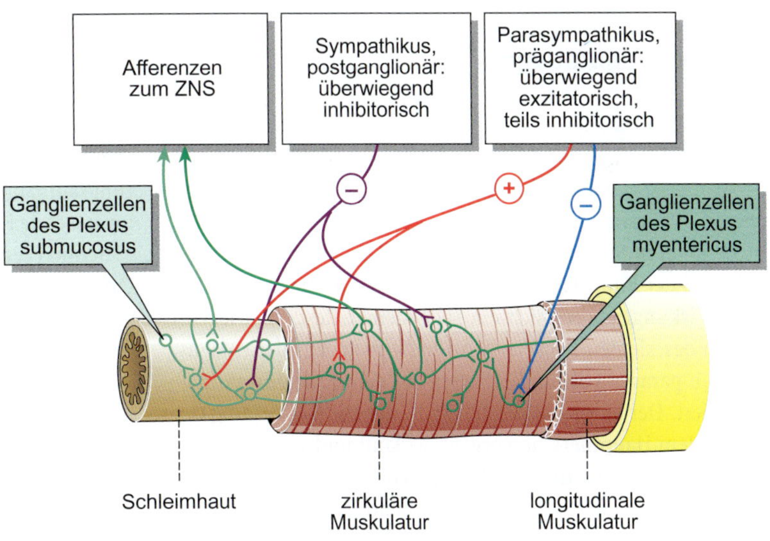

Abb. 1.34 Schema der nervalen Versorgung der Darmwand [L106]

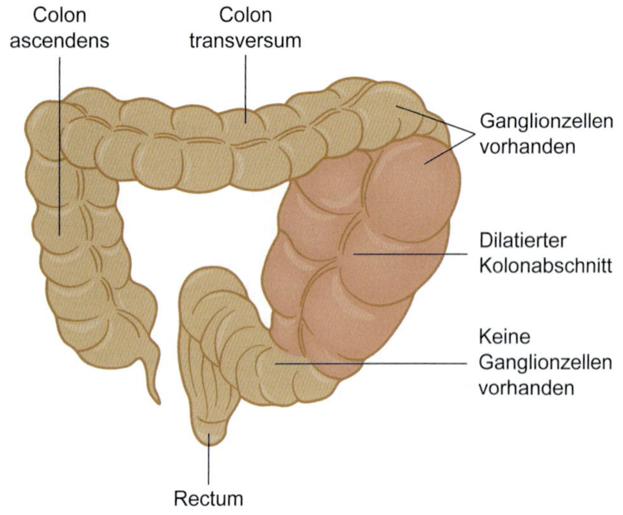

Abb. 1.35 Morbus Hirschsprung im Kontrasteinlauf [L231]

stellen den überwiegenden Teil der beiden Plexus, doch gelangen zusätzlich auch parasympathische Nervenfasern von außen zur Darmmuskulatur, ohne im Plexus umgeschaltet zu werden.

- Die sympathischen, **adrenergen Nervenfasern** (Überträgerstoff: Noradrenalin) kommen überwiegend nicht aus den Plexus, sondern aus Zuflüssen des nervalen Sympathikus.
- Die 3. Gruppe von Neuronen benutzt als Überträgerstoff weder Acetylcholin noch Noradrenalin, sondern z.B. **NO**, **Substanz P**, das Peptid **VIP** oder morphinähnliche Substanzen. Diese **NCNA-Neurone** (**n**icht-**c**holinerg-**n**icht-**a**drenerg) gehören zu beiden Plexus. Sie haben teilweise erregende und teilweise hemmende Funktion.

HINWEIS PRÜFUNG

Überträgerstoffe, Verschaltungen und weitere Details der Darmwand-Plexus besitzen für die Prüfung keine Bedeutung. Die kurze Beschreibung soll lediglich ein gewisses Grundverständnis für die komplexen Vorgänge erzeugen.

Einfluss des Vegetativums

Parasympathikus

Der X. Hirnnerv, **N. vagus (X)**, repräsentiert nahezu den gesamten peripheren Parasympathikus. Seine Verzweigungen erreichen sämtliche inneren Strukturen und Organe (Ausnahmen: Milz und die Mehrzahl der Blutgefäße) und übermitteln dort die parasympathischen Wirkungen. Lediglich ein sehr kleiner Rest, vorwiegend im Bereich des kleinen Beckens, wird nicht mehr aus dem Vagus, sondern von parasympathischen Fasern aus dem **Sakralmark** (S2–S4) innerviert. Derjenige Ast des N. vagus, der zur Versorgung des Darms aus dem Hauptnerv hervorgeht, verläuft und verzweigt sich **gemeinsam** mit der **A. mesenterica superior**, tritt also bei L1 ins Meso des Darms ein und gelangt anschließend in sämtliche Dünndarmabschnitte und den Anfangsteil des Dickdarms bis hin zur **linken Flexur** (➤ Kap. 1.9.1). Erst dort wird er von Fasern abgelöst, die aus dem Sakralmark entspringen und den abschließenden Teil von Dickdarm und Mastdarm versorgen.

Die Funktionen des parasympathischen Teils des Vegetativums erstrecken sich grundsätzlich auf sämtliche Lebensphasen, in denen keine muskulären Aktivitäten hinsichtlich Kampf, Flucht oder Nahrungsbeschaffung benötigt werden, also z.B. auf die Zeiten des Schlafs, sexuelle Aspekte oder eben auch auf die Verdauung. Insofern können seine Funktionen am Verdauungstrakt sehr einfach zugeordnet werden. In Bezug auf die Wand des Verdauungstrakts sind dies u.a. Förderung der **Nahrungsresorption**, Aktivierung der **Peristaltik** und die **Ausscheidungsfunktion**. Dabei überstimmen die efferenten Zuflüsse von Sympathikus und Parasympathikus grundsätzlich die autonomen Funktionen der beiden Plexus.

Sympathikus

Die Fasern des Sympathikus entspringen seinem neben der Wirbelsäule verlaufenden Grenzstrang (HWS bis LWS) sowie einzelnen prävertebralen Ganglien. Auch seine Aufzweigungen begleiten am Darm diejenigen der arteriellen Versorgung, laufen also gemeinsam mit den Ästen von Aa. mesentericae superior und inferior durch das stabile und gleichzeitig gut bewegliche Meso zu sämtlichen Darmanteilen.

Der Sympathikus als Antagonist des Parasympathikus ist zuständig für körperliche Aktivitäten wie Kampf, Flucht oder Nahrungssuche. Alles, was dafür nicht benötigt wird, wird im Sinne einer bestmöglichen Beschränkung auf das Wesentliche unter Ausschöpfung sämtlicher Ressourcen abgeschaltet. Seine Wirkung auf den Darm besteht damit grundsätzlich in einer **Dämpfung der gesamten Peristaltik**, unter gleichzeitiger **Aktivierung der Sphinkteren**. Anhaltender körperlicher oder psychischer **Stress** ist somit u.a. mit einer **Obstipation** verbunden.

Vernetzung der Plexus

Wichtig für ein allgemeines Verständnis der Darmmotorik und ihrer Störungen ist, dass durch die vernetzten Plexus sowie durch efferente und afferente (vegetative) Verschaltungen mit dem **ZNS** sowohl **Störungen** der Darmperistaltik **ins Bewusstsein** gelangen, als auch gewissermaßen **jeder Darmabschnitt mit jedem anderen kommuniziert**. Der Dünndarm reagiert bereits auf eine orale Nahrungsaufnahme. Der Brechreflex ist ein weiteres Beispiel für diese umfassende Koordinierung.

Schmerzen, die durch Irritationen oder Schädigungen innerer Organe einschließlich des Verdauungstrakts entstehen, werden grundsätzlich über die **sympathischen Nerven** ans ZNS gemeldet und ins Bewusstsein übernommen.

PATHOLOGIE

Die gegenseitige Kommunikation und Abhängigkeit verschiedener Darmabschnitte voneinander kann zu erheblichen Störungen führen. Zum Beispiel löst die Dehnung eines beliebigen Anteils des Magen-Darm-Trakts peristaltische Wellen aus, die den Darminhalt, der zur Dehnung geführt hat, weiterbefördern sollen. Dieser Reflex wird über den parasympathi-

schen Anteil des Plexus myentericus gesteuert. Ist nun eine **massive Überdehnung** z.B. durch ein mechanisches Hindernis eingetreten, wird ein gegenteiliger Reflex ausgelöst: Es kommt zur **Stilllegung (Lähmung)** des gesamten Darms. Dies wird als **mechanischer Ileus** („Darmverschluss") bezeichnet (➤ Kap. 4.7.1).
Die nervale Steuerung beim Ileus erfolgt über den **Sympathikus**, der in diesem Fall die parasympathischen Kontraktionswellen überstimmt. Der physiologische Sinn ist darin zu sehen, dass sich andernfalls eine zunehmende Menge an Speisebrei vor dem Hindernis ansammeln würde. Weniger sinnvoll ist wohl die Tatsache, dass auch intraabdominelle Reizzustände, z.B. eine **Peritonitis**, über den Sympathikus einen in diesem Fall **paralytischen Ileus** auslösen können.

1.6.8 Funktionen

Die eigentliche Aufgabe des Dünndarms besteht in der **Resorption der Nahrungsbestandteile.** Diese wurden im Bereich des Mundes und des Magens zunehmend zerkleinert, angedaut und im Speichel bzw. Magensaft gelöst oder zumindest suspendiert. Die Fette, Kohlenhydrate und Peptide bestehen aber immer noch aus recht großen Einzelmolekülen, die in dieser Form nicht resorbiert werden können. Es ist von daher die Hauptaufgabe des oberen Dünndarms, diese komplexen Moleküle weiter aufzuschließen und in die Einzelbestandteile **Monoglyceride** bzw. **Fettsäuren**, **Monosaccharide** und **Aminosäuren** zu zerlegen.

Dies erfolgt durch die **Enzyme** im Bereich der **Zotten** sowie durch diejenigen des **Pankreas**, die durch einen Ausführungsgang aus dieser großen Drüse ins Duodenum geleitet werden und sich dort mit dem Speisebrei vermischen. Das Sekret der Leber, die **Gallenflüssigkeit**, wird ebenfalls ins Duodenum geführt und sorgt überwiegend für das, was normalerweise nicht möglich ist: Die Lösung der fettigen Nahrungsbestandteile im Umfeld einer wässrigen Flüssigkeit, wodurch dieselben resorptionsfähig werden. Wird das Nahrungsfett bei einem Mangel an Pankreas-Lipase nicht gespalten oder bei einem Mangel an Gallensäuren nicht gelöst, ist es nicht resorptionsfähig und wird ausgeschieden (→ Fettstühle = Steatorrhö).

Der letzte Abschnitt des Dünndarms, das **Ileum**, dient überwiegend als **Resorptionsreserve** für eine besonders reichhaltige Nahrungsaufnahme, besitzt aber auch einzelne **Sonderfunktionen.** Zum Beispiel wird ausschließlich hier **Vitamin B_{12}** resorbiert, wobei die Kapazität dieses aktiven Resorptionssystems bei maximal 6 µg/Tag liegt. Vitaminpräparate, die teilweise 100 µg oder mehr Vitamin B_{12} enthalten, sind weitgehend sinnlos. Auch **Vitamin C** wird u.a. aktiv im terminalen Ileum resorbiert. Hier liegt die maximale Resorptionskapazität/Tag bei 5 g. Daneben werden auch die **Gallensäuren** im letzten Dünndarmabschnitt zurückgewonnen.

Zusammenfassung

Dünndarm

- durchschnittlich 4–4,5 m lang und 4 cm dick (innerer Durchmesser = Lumen)
- beginnt am Pylorus und endet an der Bauhin-Klappe
- besteht aus 3 Anteilen: Duodenum, Jejunum und Ileum

Duodenum

- ca. 25 cm lang (12 Fingerbreiten)
- reicht in der Form eines C bzw. eines Hufeisens vom Pylorus bis zum Übergang in das Jejunum an der Flexura duodenojejunalis
- **retroperitoneal** an der hinteren Bauchwand befestigt
- **Brunner-Drüsen** mit **alkalischem Schleim** zur Pufferung der Magensäure
- **Gastrinproduktion** gemeinsam mit dem Antrum des Magens, außerdem Motilin und GIP
- sympathischer Reflex bei Überdehnung mit Hemmung der Motilität des Magens und Verstärkung des Pylorus-Verschlusses
  - bei Registrierung erhöhter Säurewerte im ankommenden Speisebrei Bildung von **Sekretin**, das die Motilität gleichsinnig wie der Sympathikus regelt und die Schleim- und Bikarbonatbildung in Magen, Pankreas und Gallengängen anregt
  - Beginn der Nahrungsresorption (aus dem Magen werden überwiegend nur Flüssigkeiten wie v.a. Wasser oder Alkohol resorbiert)
- Kerckring-Falten wie im gesamten Dünndarm (weniger dicht stehend als im Jejunum)
- Mündungsstelle (Vater-Papille) für den **Ausführungsgang** von **Leber** und **Pankreas**
- In der Schlinge des Duodenum befindet sich der Kopf des Pankreas.

Jejunum

- ca. 1,5–2 m lang
- gemeinsam mit dem Ileum beweglich am Mesenterium aufgehängt (**intraperitoneale** Lage)
- dicht stehende Kerckring-Falten
- Hauptort der intestinalen Resorption

Ileum

- 2–2,5 m lang
- seltener werdende Kerckring-Falten
- Peyer-Plaques
- geht an der Bauhin-Klappe in den Dickdarm über
- Im Ileum werden deutlich weniger Nahrungsbestandteile resorbiert als im Jejunum, diese aber sehr gezielt: Resorption von Vitamin B_{12}, Vitamin C und Gallensäuren.
- **Meckel-Divertikel:** Besonderheit als Anomalie bei 1–3 % aller Menschen

Wandaufbau des Dünndarms

- Mukosa, Submukosa, Muskularis

Vergrößerung der resorbierenden Oberfläche

um den Faktor 1.000 (→ Resorptionsfläche ca. 400 m^2)

- **Kerckring-Falten:** quere Falten aus Mukosa und Submukosa (Faktor 3)
- **Zotten:** Vorwölbungen aus Epithel und Lamina propria (Faktor 10)
- **Mikrovilli:** Ausstülpungen aus den Zellen des Epithels (Faktor 30–40)

1

Lieberkühn-Krypten
Einstülpungen zwischen den Zotten, enthalten
- **Paneth-Zellen:** Immunfunktion
- **Becherzellen:** Schleimproduktion
- **endokrine Zellen** u.a. für CCK, Sekretin, Motilin, GLP-1 und GIP
- **Stammzellen** für die Regeneration sämtlicher weiteren Dünndarmzellen

Lymphe in Lamina propria und Submukosa
- führt die Nahrungsfette über den Truncus intestinalis zur Cisterna chyli; gelangt über den Ductus thoracicus ins Blut; die regionären Lymphknoten des Darms liegen im Meso

Nervale Versorgung der Darmwand aus eigenen Plexus
- **Meissner-Plexus (Plexus submucosus):** innerviert v.a. die endokrinen und die resorbierenden Zellen
- **Auerbach-Plexus (Plexus myentericus):** regelt die Peristaltik
- **Morbus Hirschsprung:** angeborenes Fehlen beider Plexus in einem kurzen Dickdarmteil; Folge: Passagehemmung (→ Ileus); Therapie: Operation

1.7 Pankreas

1.7.1 Lage

Das (!) Pankreas (die **Bauchspeicheldrüse**) befindet sich **kaudal des Magens**, teilweise auch **hinter** den kaudalen Magenanteilen (Antrumbereich) im Oberbauch (➤ Abb. 1.36). Es liegt **retroperitoneal**, ist also auf der Rückseite mit der hinteren Bauchwand verwachsen und wird ventral vom Bauchfell überzogen. Das Gewicht der Drüse liegt bei **80 g**, die Gesamtlänge bei etwa **16 cm**.

Makroskopisch wird die Bauchspeicheldrüse in die 3 Regionen **Kopf**, **Körper** und **Schwanz** unterteilt. Teilweise wird noch ein Hals (Collum) abgegrenzt. Der **Kopf** liegt, eingebettet in die Duodenumschlinge, **rechts der Wirbelsäule** etwa in Höhe des **2. LWK**. Auf der Rückseite des Pankreaskopfes entsteht die **Pfortader** (V. portae) aus der Vereinigung der V. splenica (V. lienalis) mit der V. mesenterica superior (➤ Abb. 1.37). Auch die **V. cava inferior** (untere Hohlvene) läuft hier vorbei.

PATHOLOGIE

Ein **Karzinom des Pankreaskopfes** oder eine **Pankreatitis** kann durch Übergreifen auf die anliegenden Gefäße sowohl Stauungen im Bereich von V. splenica **(Milzvenenthrombose)** oder Pfortader **(Pfortaderthrombose)** als auch in der **V. cava inferior** verursachen.

Der **Pankreaskörper** verläuft vom Kopf etwa in Höhe L2 bzw. schließlich L1 nach schräg links oben und geht ohne scharfe Grenze in den **Pankreasschwanz** über. Derselbe liegt der linken **Niere** auf und reicht bis an die **Milz** heran (➤ Abb. 1.36, ➤ Abb. 1.37).

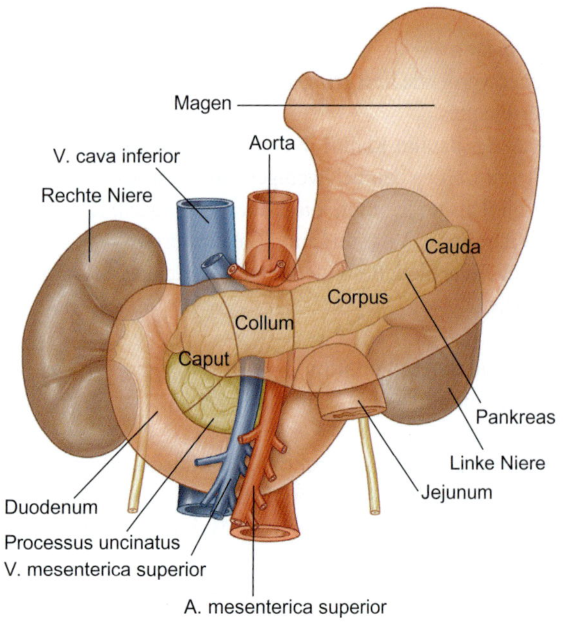

Abb. 1.36 Lage des Pankreas im Oberbauch [E402]

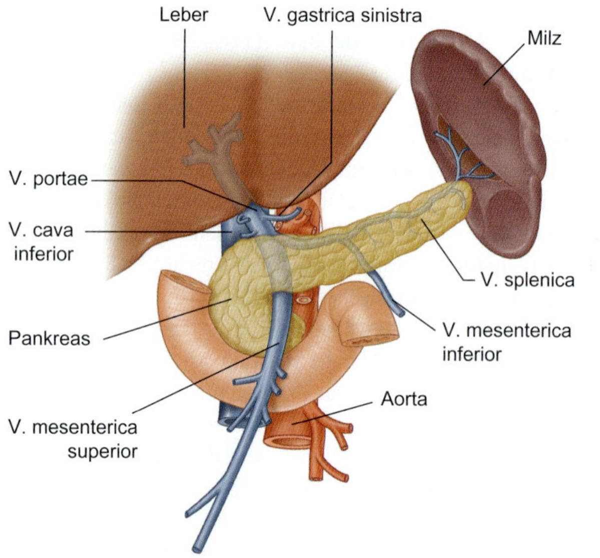

Abb. 1.37 Entstehung der V. portae (Pfortader) im Bereich des Pankreaskopfes [E402]

1.7.2 Aufbau

Das Pankreas besteht aus einem **endokrinen** (= inkretorischen) Anteil (= **Langerhans-Inseln**), der v.a. die Hormone **Insulin** und **Glukagon** produziert und ans Blut abgibt (➤ Fach Stoffwechsel), sowie einem **exokrinen** (exkretorischen) Drüsenanteil, der sein Sekret über ein Gangsystem ins Duodenum leitet (➤ Kap. 1.7.4). Dieser **exkretorische** Anteil macht **98 %** des Organs aus, der dazwischen liegende endokrine Organanteil nur 2 %.

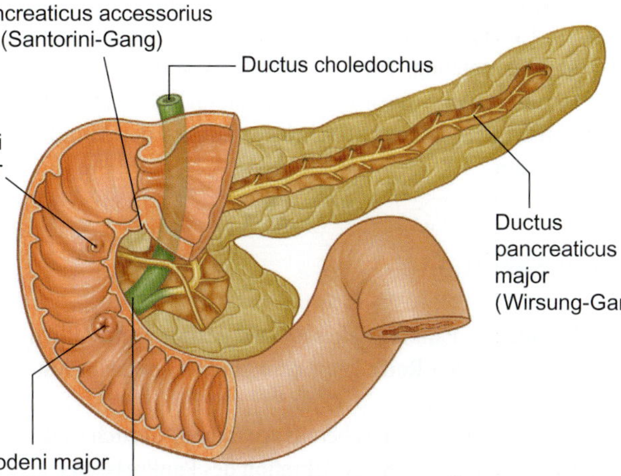

Abb. 1.38 Pankreaskopf im Duodenum-C, Vater-Papille (Papilla duodeni major) als gemeinsame Mündungsstelle von Gallen- und Pankreasgang, Papilla duodeni minor als weitere variable Öffnung für einen kleinen Teil des Pankreassekrets [E402]

Die Bauchspeicheldrüse wird von einer dünnen, bindegewebigen **Kapsel** umgeben, aus der Septen ins Organinnere ziehen und die gesamte Drüse in unzählige kleine **Läppchen** mit einem Durchmesser von etwa **2 mm** unterteilen. Jedes Läppchen besteht aus zahlreichen **Zellgruppen**, den **Azini**, in deren jeweils rund 70 Epithelzellen das Drüsensekret gebildet wird. Das Sekret fließt aus den Ausführungsgängen der einzelnen Azini in den **Sammelgang** des zugehörigen Läppchens. Diese in den Läppchen befindlichen Gänge werden auch als **Schaltstücke** bezeichnet. Ihre Wandung besteht aus einem einschichtigen Epithel.

Die Schaltstücke münden in **größere Gänge**, die das Sekret aus mehreren Läppchen sammeln und es schließlich in die wiederum nächstgrößeren Gänge weiterleiten. Von dort aus fließt das Sekret zuletzt in den großen Hauptausführungsgang der Bauchspeicheldrüse, den **Ductus pancreaticus** (= Ductus Wirsungianus) (➤ Abb. 1.38).

Der **Ductus pancreaticus** durchzieht der Länge nach das gesamte Organ und mündet im Bereich des **Pankreaskopfes** – nach Vereinigung mit dem **Ductus choledochus** der Leber zur **gemeinsamen Endstrecke** – in den mittleren Teil des **Duodenum-C**. Selten münden Ductus pancreaticus und Ductus choledochus auch direkt nebeneinander, also getrennt ins Duodenum. Die übliche, gemeinsame Mündungsstelle von Ductus pancreaticus und Ductus choledochus heißt **Vater-Papille** bzw. **Papilla duodeni major** (➤ Abb. 1.38).

Sporadisch zieht ein **zusätzlicher, kleinerer Ausführungsgang** vom Pankreaskopf zum Duodenum und mündet dort neben der gemeinsamen Mündungsstelle des Ductus pancreaticus und Ductus choledochus. Die Mündungsstelle dieses Ausführungsganges heißt **Papilla duodeni minor**.

1.7.3 Blut- und nervale Versorgung

Die arterielle Blutversorgung des Pankreas erfolgt überwiegend aus dem **Truncus coeliacus** über dessen **A. splenica** (Körper und Schwanz) und **A. hepatica communis** (Kopf). Das venöse Blut mündet hinter dem Pankreaskopf in die **Pfortader**, läuft also zunächst durch die Leber, bevor es in den allgemeinen Kreislauf gelangt (➤ Fach Herz-Kreislauf-System). Bedeutung hat dies mit Bezug auf den endokrinen Teil des Organs, weil dadurch die Hormone Insulin und Glukagon in hoher Konzentration zunächst zur Leber gelangen.

Innerviert wird die Drüse durch **Sympathikus** (BWS) und **Parasympathikus** (N. vagus), wobei der N. vagus, wie im Verdauungstrakt üblich, aktivierende Funktionen ausübt.

1.7.4 Exokrine Pankreasfunktionen

Die Aufgabe des exokrinen Pankreas besteht in der **Produktion von Enzymen**, welche die Nahrungsbestandteile aufspalten und in eine resorbierbare Größe überführen, sowie in der **Neutralisation des sauren Magensaftes**. Diese Neutralisation bzw. sogar leichte Alkalisierung dient einerseits dem Schutz des Dünndarmepithels, gleichzeitig aber auch der Funktion der Verdauungsenzyme, die im sauren Milieu nicht wirksam sind. Die **Verdauungsenzyme** werden von den **Zellen der Azini** gebildet und in das Gangsystem ausgeschieden; die Neutralisation der Magensäure erfolgt durch Bildung des alkalischen Bikarbonats als **Natriumbicarbonat** ($NaHCO_3$) in den einschichtigen **Epithelien der Ausführungsgänge**. Bikarbonat wird also erst im Gangsystem dem Verdauungssaft zugemischt.

Die Pankreasenzyme werden weit überwiegend als **inaktive Vorstufen** (sog. **Zymogene** = Proenzyme) sezerniert und erst im Duodenum von dessen Sekreten in ihre aktive Form umgewandelt, weil sie andernfalls eine Selbstverdauung der Bauchspeicheldrüse bewirken würden. Dies entspricht dem Pepsin des Magens, das als Pepsinogen in den Hauptzellen gespeichert und ins Magenlumen sezerniert wird. An der Aktivierung der Pankreasproenzyme ist das **Pankreas-Trypsin** beteiligt, das im Duodenum von Enzymen der Glykokalyx aus seiner inaktiven Vorstufe (Trypsinogen) gebildet wird und daraufhin weitere Zymogene umwandelt. Dies kann man verallgemeinern und schlussfolgern, dass für eine physiologische Funktion der Pankreasenzyme sowohl die Neutralisation des sauren Speisebreis als auch die ungestörte Funktion der Glykokalyx unentbehrlich ist.

Die Gesamtmenge des Pankreassekrets beträgt, ähnlich wie beim Magen, bis zu **2 l/Tag** – abhängig von der Nahrungsmenge und Nahrungszusammensetzung. Dies ist angesichts von Größe und Gewicht (80 g) des Organs doch höchst erstaunlich. Der „Bauchspeichel" ist im Gegensatz zum Speichel der Drüsen des Mundes mit dem Blut **isoton**.

Stimuli der Sekretion

Die **Basalsekretion** des Pankreassaftes ist **sehr gering**. Hinsichtlich der sekretionsauslösenden **Reize** kann man ähnlich wie beim Magen 3 Phasen unterscheiden:

- In der **kephalen Phase** genügen bereits **Aussehen**, **Geruch** und **Geschmack** der Nahrung, um die Sekretion des Pankreassafts auf etwa 25 % seines erreichbaren Maximalwerts anzukurbeln. Übertragen wird dieser Mechanismus durch den **Parasympathikus** (N. vagus).
- In der **gastrischen Phase** bewirken **Magendehnung** (Parasympathikus) und antrale **Gastrinproduktion** eine zusätzliche Enzymsekretion in den Pankreas-Azini. Gastrin stimuliert also nicht nur die Produktion des Magensafts, sondern in gewissem Umfang auch diejenige des Pankreassekrets.
- Schließlich wird in der **intestinalen Phase** über den **Säuregehalt** des Chymus (Salzsäure, Gallensäuren oder auch freie Fettsäuren im Nahrungsbrei) die Bikarbonatsekretion der Pankreasgänge erhöht sowie über **Nahrungsbestandteile** wie Aminosäuren und Peptide, Lipide, Calcium und Glukose auch die Enzymsekretion.

Bikarbonatsekretion

Die Stimulation der Bikarbonatsekretion erfolgt wie beim Magen über das Hormon **Sekretin**, das auf eine Ansäuerung des Duodenums hin (v.a. Salzsäure und freie Fettsäuren) aus den **S-Zellen** ins Blut sezerniert wird und auf dem Blutweg sowohl den Magen als auch das Gangsystem des Pankreas (als auch dasjenige der Galle) erreicht (➤ Abb. 1.39). Der **Parasympathikus** ist der zweite Faktor, der in geringem Umfang die Bikarbonatsekretion aus dem Gangsystem stimuliert.

Das alkalische Bikarbonat bringt den Pankreassaft auf einen **pH-Wert** von etwa **8**. Da Sekretin als wesentlicher Stimulus der Bikarbonatsekretion in Abhängigkeit von der Menge an Säuren, die im Duodenum ankommen, sezerniert wird, ist der pH-Wert des Pankreassafts an denjenigen des Speisebreis angepasst, wodurch eine vollständige Neutralisation gelingt. Eventuell bedingt durch die zusätzliche parasympathische Wirkung auf das Gangsystem, unter Mithilfe der **Brunner-Drüsen**, entsteht unter dem Strich ein insgesamt schwach alkalischer Speisebrei im oberen Dünndarm, erforderlich für eine uneingeschränkte Wirksamkeit der Pankreasenzyme. Nur unter pathologischen Umständen wie dem Zollinger-Ellison-Syndrom ist keine Neutralisation des sauren Chymus möglich.

Enzymsekretion

Die angeführten **Nahrungsbestandteile** (Peptide, Lipide usw.) veranlassen in endokrinen Zellen von Duodenum und oberem Jejunum, den **I-Zellen**, die Bildung des Hormons **Cholecystokinin (CCK)**, das daraufhin wiederum über den Blutweg die Enzymsekretion in den Azini des Pankreas anregt (➤ Abb. 1.39). Auch die **Dehnung des Duodenums** bewirkt analog zur Magendehnung über den **Parasympathikus** und dessen Überträgerstoff Acetylcholin eine Stimulation der Azini. CCK stellt neben GIP, GLP-1, Leptin und PYY einen weiteren Faktor der **Appetithemmung** am hypothalamischen Zentrum dar. Je mehr demnach gegessen und in der Folge CCK sezerniert wurde, desto ausgeprägter ist die Dämpfung des Hungergefühls.

Die Gesamtproduktion der Enzyme in den Zellen der Azini ist gewaltig. Bei maximaler Stimulation können pro Tag bis zu **15 g** dieser Proteine (Enzyme sind grundsätzlich Proteine; ➤ Fach Biochemie) ins Duodenum gelangen. Dies sind > 20 % des Gesamteiweißes, das von der DGE als empfohlene tägliche Zufuhr definiert ist. Da die Pankreasenzyme im Darmlumen weder gespalten noch erneut resorbiert werden – abgesehen von einem sehr geringen Anteil, der in der Form der Endozytose über die Enterozyten ins Blut aufgenommen wird –, geht dieser Eiweißanteil tatsächlich verloren und muss über die Nahrung ersetzt werden. Die wässrige Flüssigkeit, in der die Enzyme bei ihrer Sekretion aus den Azini gelöst sind, ist mit dem Serum isoton. Sie entsteht durch einen aktiven **Chloridtransport** (Cl^-) aus den Azinuszellen, an den Natrium und Wasser gekoppelt sind.

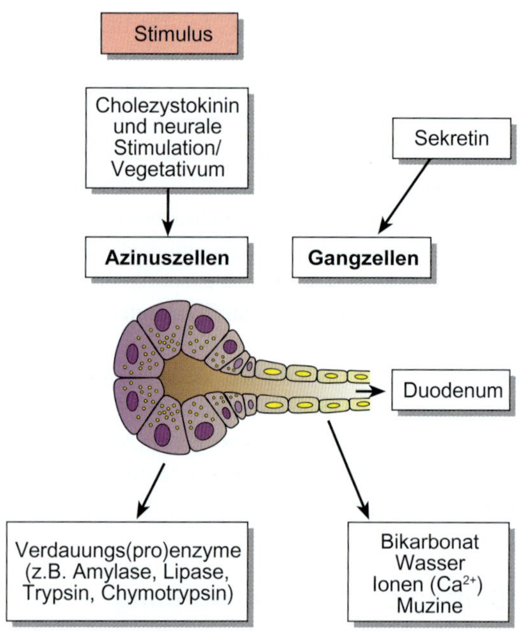

Abb. 1.39 Getrennte Stimulation von Azinuszellen und Ausführungsgängen des Pankreas [L106]

PATHOLOGIE

Der Chloridtransport ist bei der **zystischen Fibrose** (Mukoviszidose; ➤ Fach Stoffwechsel) gestört, wodurch die gesamte Flüssigkeit volumengemindert und so dickflüssig wird, dass sie die Ausführungsgänge verstopft. Der Rückstau bis zu den Azini führt zur **Zystenbildung** im Gangsystem und letztendlich zur **fibrotischen Umwandlung** der gesamten Bauchspeicheldrüse (→ Pankreasinsuffizienz).

Negative Rückkopplung

Die **endogene Funktion** des Pankreas wird von den **Langerhans-Inseln** repräsentiert. Neben Insulin (B-Zellen), Glukagon (A-Zellen) und Somatostatin (D-Zellen) entsteht dort mit dem **pankreatischen Polypeptid (PP)**, gebildet in sog. **F-Zellen**, ein Hormon, das im Sinne einer negativen Rückkopplung auf den **exokrinen** Pankreasanteil einwirkt und die Sekretion des Pankreassaftes begrenzt. Freigesetzt aus den F-Zellen wird es in geringem Umfang bereits im Verlauf des Verdauungsprozesses durch die dabei im Vordergrund stehenden Hormone Gastrin, CCK und Sekretin sowie durch den Parasympathikus. Den wichtigsten Stimulus stellt jedoch offensichtlich der nahrungsabhängig erreichte Aminosäuren-Serumspiegel dar. Neben der Hemmung der exokrinen Pankreasfunktion wird am Hypothalamus der Appetit unterdrückt.

Ein weiteres Hormon, das die Produktion des Pankreassafts hemmt, ist das **PYY** der **L-Zellen** des terminalen Ileums. Während das in denselben Zellen produzierte GLP-1 bereits am Beginn der Nahrungsaufnahme auf parasympathische Stimulation hin freigesetzt wird, bedarf es für die Sekretion des PYY offensichtlich eines direkten Kontaktes der L-Zellen mit dem Chymus. Diese negative Rückkopplung des Hormons mit dem Pankreas erscheint äußerst folgerichtig, weil der Übergang des Speisebreis vom letzten Dünndarmabschnitt in den Dickdarm signalisiert, dass keine Pankreasenzyme mehr benötigt werden. Es sei daran erinnert, dass GLP-1 und PYY am hypothalamischen Appetitzentrum ein Sättigungsgefühl induzieren.

Selbst das **Insulin** der Langerhans-Inseln besitzt neben seinen umfassenden Funktionen im gesamten Organismus eine geringe Wirkung auf den **exokrinen** Pankreasanteil: Es stimuliert in den Azinuszellen offensichtlich recht isoliert die Bildung des Verdauungsenzyms α-Amylase. α-Amylase dient im Dünndarm der Spaltung komplexer pflanzlicher Kohlenhydrate (Amylum = Stärke), dem wichtigsten Polysaccharid menschlicher Nahrung.

Pflanzliche Stärke entspricht mit ihrem Aufbau aus Glukose dem tierischen **Glykogen** und besitzt bei der Pflanze dieselbe Reservefunktion (Brennstoffvorrat). Lediglich die Bindung zwischen den einzelnen Glukosemolekülen ist unterschiedlich geknüpft, sodass auch unterschiedliche Enzyme für die Spaltung benötigt werden. Dies gilt auch für **Zellulose**, ein weiteres komplexes Kohlenhydrat aus Glukoseeinheiten. Zellulose ist Hauptbestandteil pflanzlicher **Zellwände**, während sich die Stärke im Zellinneren befindet. Da die gegenseitige Bindung der Glukosemoleküle ein weiteres Mal abweicht, und unter den Pankreasenzymen keine fiktive „Zellulase" existiert, bleibt das Molekül ungespalten und gelangt als **wichtigster Ballaststoff** menschlicher Nahrung in den Dickdarm.

MERKE

Stimuli der Enzymsekretion (Azini)

- Parasympathikus (N. vagus)
- Gastrin (G-Zellen)
- CCK (I-Zellen) → wichtigster Faktor

Stimuli der Bikarbonatsekretion (Gangsystem)

- Parasympathikus
- Sekretin (S-Zellen) → wichtigster Faktor

Hemmung der Pankreassekretion

- Abfall der Serumspiegel an Gastrin, CCK und Sekretin nach Beendigung der Nahrungspassage durch den oberen Dünndarm
- **P**ankreatisches **P**olypeptid **PP** (F-Zellen der Langerhans-Inseln) → wichtigster Faktor
- **PYY** (aus den L-Zellen des letzten Dünndarmabschnitts), gemeinsam mit PP → wichtigster Faktor

Pankreasenzyme

Das Sekret der Bauchspeicheldrüse enthält die Vorstufen sämtlicher Enzyme, die zur **Spaltung** der 3 großen **Nahrungsbestandteile** erforderlich sind:

- **α-Amylase** zur Spaltung von **Kohlenhydraten** in kleine Bruchstücke (Oligo- und Disaccharide)
- **Lipasen** zur Spaltung der **Fette** (Triglyceride, Phospholipide und Cholesterinester)
- **Proteasen** und **Peptidasen** zur Zerlegung der **Eiweiße** und **Peptide**. Zu den eiweißspaltenden Enzymen (Proteasen) gehören u.a. **Elastase**, **Trypsin** und **Chymotrypsin** bzw. deren inaktive Vorstufen (= Zymogene) wie Trypsinogen und Chymotrypsinogen, die dann im Duodenum in die aktiven Proteasen umgewandelt werden.
- Daneben enthält das Drüsensekret auch z.B. **DNAsen** und **RNAsen**, also Enzyme zur Spaltung von **Kernstrukturen**.

Allerdings werden die Nahrungsbestandteile von den Pankreasenzymen überwiegend **nicht vollständig** in einzelne Aminosäuren oder Zucker gespalten, sondern lediglich in kleine Bruchstücke, die noch aus 2 oder zumindest sehr wenigen Aminosäuren oder Zuckermolekülen bestehen. Erst die Enzyme des **Dünndarm-Bürstensaums**, eingelagert in die Glykokalyx, vervollständigen dann die Verdauung durch **Spaltung in die kleinsten Einheiten** (Monosaccharide, Aminosäuren), sodass schließlich überwiegend die Einzelmoleküle entstehen und resorbiert werden. Diese Resorption der Zucker und Aminosäuren in die Saumzellen wird durch **aktive Carrier-Systeme** in den Zellmembranen der Saumzellen durchgeführt. Dabei handelt es sich meist um **Symporter**, die gemeinsam bzw. gleichzeitig mit Glukose bzw. Aminosäuren ein Natriumion resorbieren.

MERKE

Größere Peptide können nur beim Säugling in nennenswerten Mengen unverändert die Darmwand passieren. Ein geringer Anteil gelangt allerdings auch noch beim Erwachsenen unverändert ins Blut, sodass eine orale Enzymtherapie (z.B. bei Entzündungen) durchaus einen Sinn ergibt; man muss dann eben nur ausreichend hoch dosieren.

Die Produktion des Pankreassekrets hält so lange an, bis die Nahrung das Duodenum und obere Jejunum vollständig passiert hat. Danach wird beim Versiegen der Hormonproduktion des oberen Dünndarms und unter Mithilfe von PP und PYY (s. oben) wieder auf die geringe Basalsekretion heruntergeregelt.

Ballaststoffe

Die **Zellulose** als wesentlicher Wandbestandteil **pflanzlicher Zellen** stellt ein komplex aufgebautes Kohlenhydrat aus etwa 10.000 Glukose-Einheiten dar. Es kann von der **Pankreas-Amylase nicht abgebaut** werden und landet daher unbeschadet und unter Bindung großer Flüssigkeitsmengen im Dickdarm. Es ist also **„unverdaulich"** und wird aus diesem Grunde zu den Ballaststoffen gerechnet, die die Menge des Nahrungsbreis vergrößern und dadurch auch die Peristaltik des gesamten Darms anregen.

Erst im **Dickdarm** wird die Zellulose von der dort befindlichen **physiologischen Darmflora** in einzelne Glukosemoleküle gespalten und verwertet. Aus dem **anaeroben** bakteriellen Abbau der Glukose entstehen **Milchsäure** und ein Teil der **Darmgase**.

MERKE

Ballaststoffe sind Nahrungsbestandteile (meist **Kohlenhydrate**), die mangels zuständiger Enzyme nicht gespalten und damit auch nicht resorbiert werden können. Sie ernähren die physiologische Darmflora, binden Wasser und sorgen dadurch für eine ungestörte Dickdarmfunktion.

Resorptionsstörungen

Wird vom Gangsystem des Pankreas (relativ) **zu wenig Bikarbonat** sezerniert oder weisen die Brunner-Drüsen eine Fehlfunktion auf und wird dadurch im Duodenum keine Neutralisation erreicht, **verlieren** die **Pankreasenzyme** ihre **Wirksamkeit**. Es kommt zur unzureichenden Aufspaltung der Nahrungsbestandteile (= **Maldigestion**) und dadurch zur mangelnden Resorption (= **Malabsorption**). Die Malabsorption führt bei längerem Bestand zur Mangelernährung (= **Malnutrition**). Maldigestion und Malabsorption können (theoretisch) zur Malassimilation zusammengefasst werden.

MERKE

- **Maldigestion:** unzureichende Aufspaltung der Nahrung im Darmlumen
- **Malabsorption:** mangelhafte Absorption (Resorption) in die Darmmukosa
- **Malassimilation:** Kombination aus Maldigestion und Malabsorption
- **Malnutrition:** Mangel des Organismus an wichtigen Nahrungsfaktoren

Auch die **unzureichende Bildung** und Sekretion der **Pankreasenzyme**, z.B. bei der chronischen Pankreatitis, führt über Maldigestion und Malabsorption zur **Malnutrition**. Bei jeder unzureichenden Aufspaltung oder Absorption der Nahrungsfette kommt es daneben auch zu **Fettstühlen** (Steatorrhö). Während eine isolierte Malabsorption der Fette – z.B. bei einem Mangel an Gallensäuren – eine isolierte Steatorrhö erzeugt, hat eine Malabsorption in Bezug auf die hydrophilen, wasserbindenden Nahrungsanteile (Kohlenhydrate und Eiweiße) gewissermaßen den Effekt, die Menge an Ballaststoffen zu vergrößern. Denn es spielt hinsichtlich des Ergebnisses keine Rolle, ob Zucker- und Eiweißstrukturen mangels physiologisch vorgesehener Enzymausstattung diesem Zweck dienen, oder ob sie infolge pathologischer Konstellationen unter reichlicher Wasserbindung im Dickdarm landen. Das bedeutet, dass eine jede **Malabsorption** dieser Strukturen in Abhängigkeit von der zugeführten Menge **Durchfälle** erzeugen muss. Man bezeichnet dies, der Ursache zugeordnet, als **osmotische Diarrhö**. Dagegen hat die Steatorrhö mit einem Durchfall nichts zu tun, weil Fett kein Wasser zu binden vermag. Fettstühle sind also aufgrund ihres zusätzlichen Fettanteils voluminös, glänzend und weich, jedoch gerade nicht flüssig.

PATHOLOGIE

Beim **Zollinger-Ellison-Syndrom** (gastrinproduzierender Tumor der G-Zellen = Gastrinom), führt eine übermäßig gesteigerte Magensäureproduktion zur Übersäuerung des Chymus und zu einer unzureichenden Neutralisation durch Pankreassekret und Brunner-Drüsen. Aus der verminderten Wirksamkeit der Pankreasenzyme resultieren **Malabsorption**, **Diarrhö** und **Steatorrhö**. Daneben entstehen **Ulzera** in Magen und Duodenum.

Zusammenfassung

Pankreas

- liegt retroperitoneal im Oberbauch hinter dem Magen
- 16 cm lang, 80 g schwer
- wird makroskopisch unterteilt in **Kopf** (Duodenumschlinge), **Körper** (überquert die Wirbelsäule auf Höhe L1/L2) und **Schwanz** (reicht bis zu Milz und linker Niere)
- ist aus Läppchen aufgebaut (2 mm Durchmesser)

Endokrine Funktion

- in den Langerhans-Inseln Bildung von Insulin, Glukagon, PP und Somatostatin (➤ Fach Stoffwechsel)

Exokrine Funktion

- in den Azini der Läppchen Produktion der **Verdauungsenzyme** (als inaktive Vorstufen) für sämtliche komplexen Nahrungsanteile (Ausnahme: Ballaststoffe); im Gangsystem Alkalisierung des Sekrets durch **Bikarbonat**; werden über den Ductus pancreaticus ins Duodenum geleitet; dieser mündet zumeist gemeinsam mit dem Ductus choledochus (aus der Leber) an der Vater-Papille (Papilla duodeni major)
  - Menge: ca. **1,5–2 l** alkalisches Sekret/Tag
  - **Enzyme** (unter anderem):
    - α-Amylase: Spaltung pflanzlicher Kohlenhydrate
    - Lipase: Spaltung der Fette (Triglyceride, Cholesterinester)
    - Trypsin, Chymotrypsin, Elastase: Eiweißverdauung
    - DNAse, RNAse: Spaltung der Nukleinsäuren
  - Stimulation der **Enzymproduktion**: Parasympathikus, CCK, Gastrin
  - Stimulation der **Bikarbonatsekretion** (aus den Gängen): Sekretin, Parasympathikus

1.8 Leber und Gallenblase

1.8.1 Lage

Die Leber **(Hepar)** ist mit einem Gewicht von (mindestens) **1,5 kg** die größte Drüse des menschlichen Körpers. Sie liegt im **rechten Oberbauch** gut geschützt hinter den Rippen und ist in ihrem kranialen Anteil mit dem **Zwerchfell verwachsen** (➤ Abb. 1.40). Dies bedeutet auch, dass sie sich mit den **Atembewegungen** nach kranial und kaudal **verschiebt**.

Das Organ besteht aus einem großen **rechten** und einem kleineren **linken Lappen**, die durch eine Bauchfellduplikatur weitgehend, aber nicht vollständig voneinander getrennt sind. An beiden Lappen bestehen **Impressionen** (Eindrücke) von den Nachbarorganen (➤ Abb. 1.41), weil das Lebergewebe sehr plastisch ist und sich in seiner Verformung den Nachbarorganen anpasst. Links sind es diejenigen von **Magen** und **Ösophagus**, rechts verursachen rechte **Niere**, Dickdarm (rechte **Kolonflexur**), **Duodenum** und **Rippen** Impressionen.

Kranial, nur durchs Zwerchfell getrennt, befindet sich die rechte Lunge. Kaudal, etwas medial der MCL und am Unterrand der Leber im Bereich des Rippenbogens, ist die **Gallenblase** der Leber angelagert.

Die **untere Hohlvene** verläuft in engem Kontakt mit dem rechten Leberlappen nach kranial und hinterlässt eine tiefe Impression. Die 2–4 Lebervenen münden an dieser Stelle direkt aus dem Lebergewebe heraus ohne eigentliche extrahepatische Wegstrecke.

1.8.2 Aufbau

Entsprechend den Verhältnissen in Lunge oder Niere lässt sich die Leber in **8** einzelne **Segmente** unterteilen, die aus größeren Gefäßästen aus Pfortader und Leberarterie versorgt werden (➤ Abb. 1.42). Dies hat u.a. auch chirurgische Bedeutung, weil die einzelnen Segmente getrennt voneinander reseziert werden können.

An der **Leberpforte** (Hilus bzw. Hilum; ➤ Abb. 1.41) treten neben **vegetativen Nerven V. portae** und **A. hepatica propria** in die Leber ein, während die beiden großen Gallengänge Ductus hepaticus dexter et sinister die Gallenflüssigkeit herausführen und sich noch im Bereich der Leberpforte zum gemeinsamen Gallengang **Ductus hepaticus communis** vereinen. Die **Lymphgefäße** der Leber münden im Bereich des Hilus in die **regionären Lymphknoten**. Die Leberpforte befindet sich auf der **Rück-** bzw. **Unterseite** der Leber **(Facies visceralis)**.

MERKE

Als Besonderheit gegenüber anderen Organen darf gelten, dass die **2–4 Lebervenen**, die das venöse Blut aus der Leber hinausführen, nicht am Hilus erscheinen (➤ Abb. 1.43). Sie münden vielmehr **direkt** unterhalb des Zwerchfells in die **untere Hohlvene**, vor deren Übertritt in den Thorax am Foramen venae cavae.

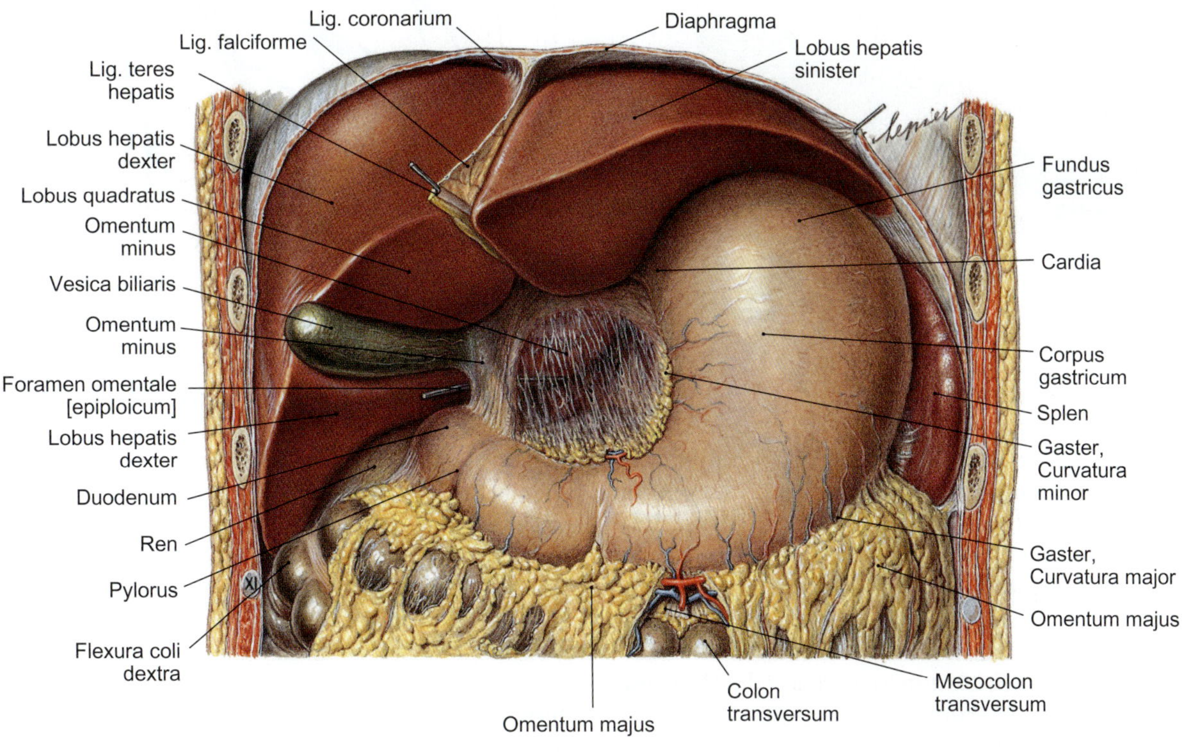

Abb. 1.40 Lage der Leber im rechten Oberbauch. Ansicht von ventral [S007-22]

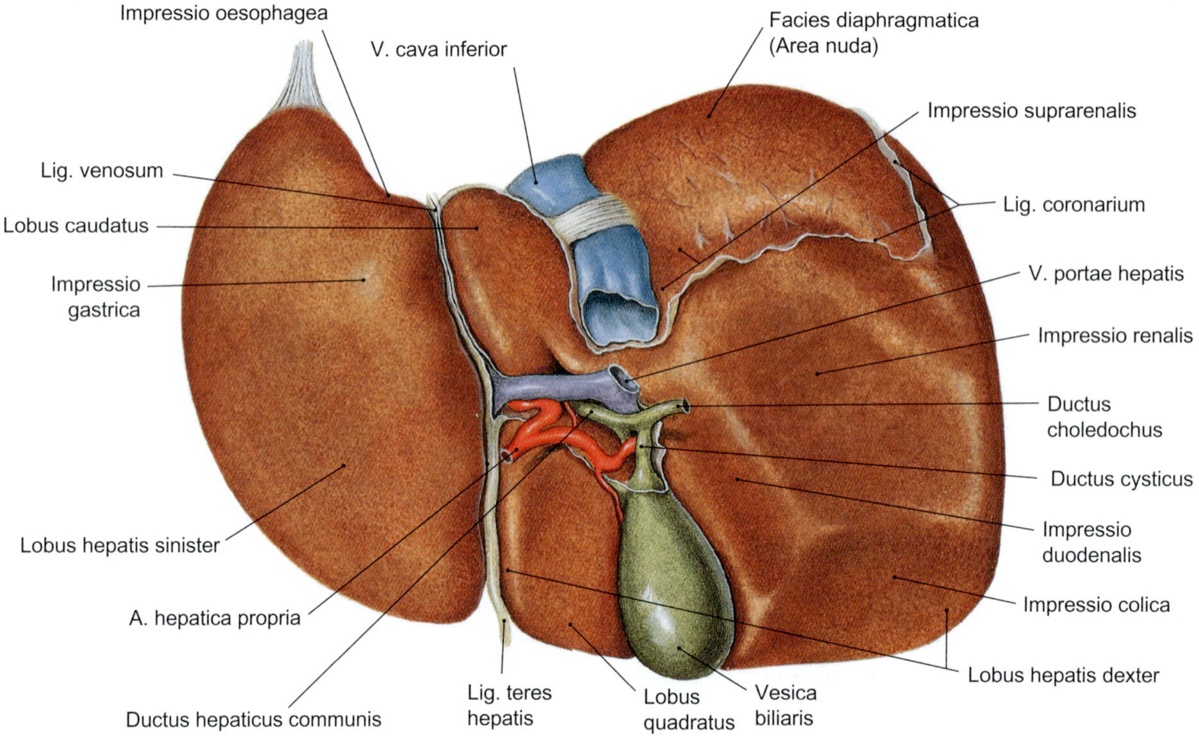

Abb. 1.41 Leber mit Leberhilum und Impressionen der Nachbarorgane. Ansicht von dorsal [S007-22]

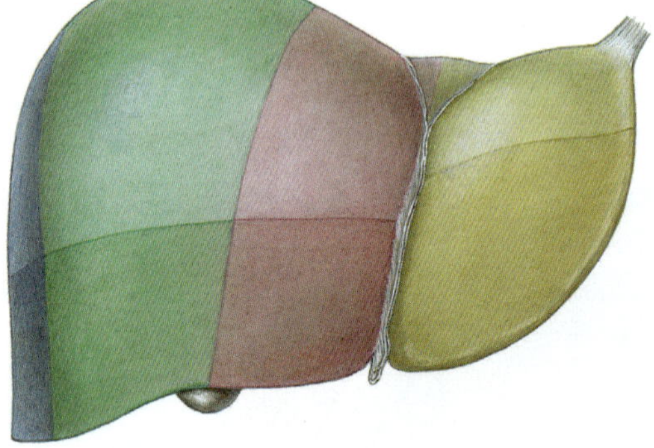

Abb. 1.42 Segmente der Leberlappen. Ansicht von ventral [S007-22]

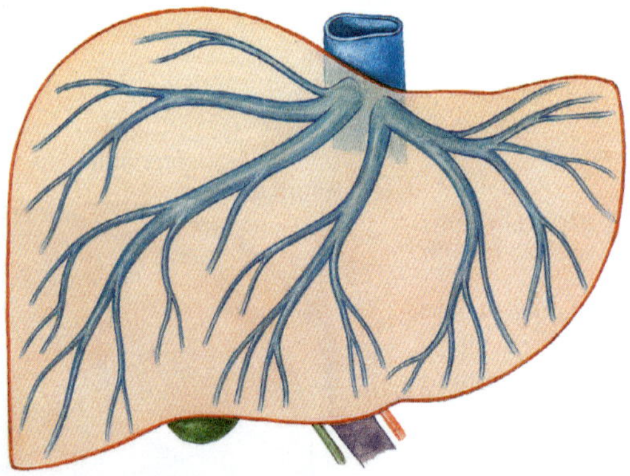

Abb. 1.43 Mündung der Lebervenen in die V. cava inferior. Ansicht von ventral [S007-22]

1.8.3 Blutversorgung

Das Organ erhält annähernd 10 % des arteriellen Herzzeitvolumens über die **A. hepatica propria** (Aorta → Truncus coeliacus → A. hepatica communis → A. hepatica propria; ➤ Fach Herz-Kreislauf-System).

Das venöse Blut der **Pfortader** stammt aus den **unpaaren Bauchorganen** Magen, Milz, Pankreas, Dünn- und Dickdarm. Es enthält den weit überwiegenden Teil der aus dem Darm resorbierten **Nährstoffe**, die **Hormone** des endokrinen Pankreas und die **Abbauprodukte** der überalterten Erythrozyten aus der Milz (überwiegend Bilirubin). Da Milz, Magen, Pankreas und Darm annähernd 25 % des Herzzeitvolumens erhalten, das danach venös zur Leber fließt, strömt also insgesamt (arteriell und venös) mit jedem Umlauf rund ein Drittel des peripheren Gesamtblutes durch die Leber. Bei einem Herzzeitvolumen von durchschnittlich 5–6 l sind dies bis zu 2 l Blut/min.

MERKE

Das venöse Blut der **Pfortader** dient der Erfüllung wesentlicher **Funktionen**, das arterielle Blut der **Leberarterie**, zumindest überwiegend, der **Sauerstoffversorgung** des Organs.

Pfortader und **Leberarterie** verzweigen sich im Lebergewebe in immer feinere **Äste**, wobei sie weitgehend **parallel** verlaufen. Auch die **Gallengänge** verlaufen in der gemeinsamen Bindegewebsscheide. Die **Endaufzweigungen** von V. portae und A. hepatica propria münden in die Kapillaren (= **Sinusoide**) der Leber, sodass sich hier das arterielle mit dem venösen Blut vermischt. Die **Lebersinusoide** sind voluminöser als übliche Kapillaren, besitzen keine Basalmembran und sind darüber hinaus mit besonders weiten Poren ausgestattet, sodass auch große Eiweißmoleküle zu bzw. aus den Hepatozyten ins Blut gelangen.

1.8.4 Feinbau

Abgesehen vom kranialen Anteil, der bindegewebig mit dem Zwerchfell verwachsen ist, wird die Leber vollständig vom Peritoneum eingehüllt; sie liegt also **überwiegend intraperitoneal**. Unter dem Peritoneum befindet sich die eigentliche **Leberkapsel**, aus der bindegewebige **Septen** ins Organinnere ziehen und die gesamte Drüse in **Läppchen** unterteilen – insgesamt rund **1 Million**. Man findet also einen ähnlichen Aufbau wie beim Pankreas oder auch beim Thymus.

Ein Leberläppchen weist eine Länge von ca. 2 mm und einen Querdurchmesser von rund 1 mm auf. Auf einem Querschnitt erkennt man den hexagonalen Aufbau der einzelnen Läppchen mit 6 Kanten und 6 Ecken, sodass sich 6 weitere Leberläppchen um jedes Läppchen herumlegen können, ohne dass wesentliche Zwischenräume entstehen würden. Die dreieckigen Bindegewebsfelder, die jeweils an den Kanten als Treffpunkt mehrerer Läppchen entstehen, heißen **Periportalfelder** bzw. **Glisson-Dreiecke**. In diesen bindegewebigen Septen parallel zum Längsverlauf der benachbarten Läppchen finden sich **Gallengänge** sowie die Endaufzweigungen von **V. portae** und **A. hepatica propria**, sprachlich zusammengefasst zur **Glisson-Trias** (➤ Abb. 1.44).

Die vielfältigen Aufgaben der Leber werden von einer einzigen Zellsorte übernommen, den **Hepatozyten** bzw. **Leber-Parenchymzellen**. Sie liegen in den Leberläppchen in radiärer Anordnung entlang den Sinusoiden (➤ Abb. 1.45). **Zwischen** den **Endothelien der Sinusoide** und den **Hepatozyten** befindet sich lediglich noch ein sehr schmaler, spaltförmiger Raum, der **Dissé-Raum**, durch den der Stoffaustausch stattfindet. Vereinzelt den Hepatozytenreihen aufgelagert, teilweise mehr im Disse-Raum, überwiegend jedoch mit Kontakt zum Blutstrom, finden sich die **Kupffer-Zellen** (= **stationäre Makrophagen** der Leber).

Außerdem befinden sich im Disse-Raum die sog. **Ito-Zellen**, die sich von Fibroblasten ableiten. Sie speichern neben Triglyceriden auch das fettlösliche **Vitamin A**. Dieses Vitamin wird aus der Nahrung resorbiert und über die Chylomikronen bzw. ihre Remnants (➤ Fach Stoffwechsel) zur Leber transportiert, im Anschluss daran jedoch weit überwiegend von den Hepatozyten an die Ito-Zellen weitergereicht und bis zu einem peripher entstehenden Bedarf gespeichert. Als weitere im Vordergrund stehende Funktion übernehmen Ito-Zellen auch bindegewebige „Ausbesserungsarbeiten" nach Verletzungen bzw. sonstigen Schäden (z.B. Entzündungen), die dann entweder wieder durch normales Leberparenchym ersetzt werden, sodass im Gegensatz zu anderen Organen **keine Narben** entstehen, oder sie sind bei umfassenderen Schädigungen an der bindegewebigen Vernarbung der Leber (Leberzirrhose) beteiligt.

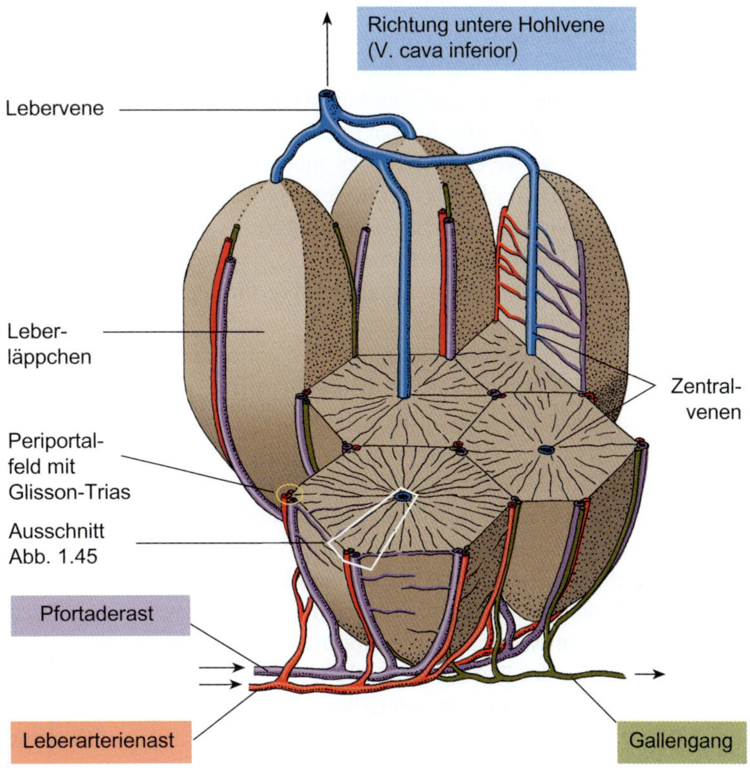

Abb. 1.44 Leberläppchen und Glisson-Trias [L190]

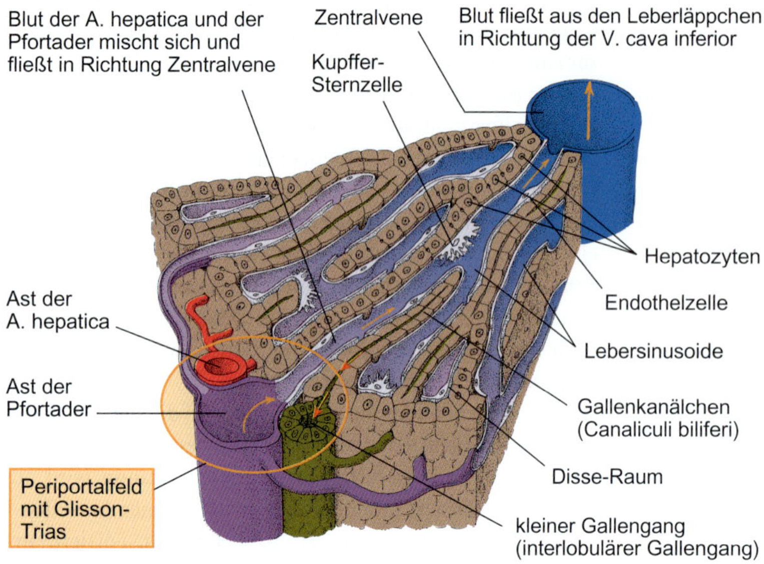

Abb. 1.45 Teil eines Leberläppchens [L190]

Auf der den Sinusoiden abgewandten Seite der Hepatozyten liegen zwischen jeweils 2 Hepatozytenreihen die **Gallenkanälchen** (Canaliculi biliferi). Diese haben hier noch **keine eigene Wandung**; sie entstehen vielmehr durch eine rinnenförmige Einstülpung in der Zellmembran der einander benachbarten Hepatozyten. Die **Gallenflüssigkeit** wird von den Leberzellen in diese Kanälchen sezerniert und fließt aus den Läppchen **zur Peripherie** der Periportalfelder. Das **Blut** der **Sinusoide** fließt von allen Seiten radiär **zur Mitte** des Läppchens, wo es in die **Zentralvene** übergeht (➤ Abb. 1.45).

In dem Bindegewebe, das jedes Leberläppchen v.a. im Bereich seiner Kanten umgibt (Glisson-Trias), verlaufen jeweils die Endaufzweigungen von **Pfortader** (V. interlobularis) und **Leberarterie** (A. interlobularis) sowie die nächstgrößeren **Gallengänge** (Ductus biliferi interlobulares), die ihr Sekret aus den Canaliculi biliferi erhalten und weiterleiten. Sie vereinigen sich zu immer größeren Gängen, bis schließlich im Bereich der Leberpforte die großen **Ductus hepaticus dexter et sinister** entstehen und aus deren Vereinigung zuletzt der **Ductus hepaticus communis**.

Das **Blut** der Sinusoide nimmt den umgekehrten Weg, fließt also **aus der Peripherie zur Mitte** des Läppchens und dort in die abführende **Zentralvene**. Die Folgegenerationen dieser Zentralvenen führen das venöse Leberblut schließlich in die **Vv. hepaticae**, die wiederum direkt unterhalb des Zwerchfells in die **V. cava inferior** einmünden.

Die ungewöhnliche Gefäßanordnung, bei der das Blut aus der in der Peripherie der Läppchen befindlichen **Vena** interlobularis in ein **Kapillarnetz (Sinusoide)** fließt, um danach erneut in eine **Vene** (Zentralvene) abzufließen, nennt man **Rete mirabile** (Wundernetz). Ein entsprechendes Wundernetz befindet sich in Hypothalamus bzw. Hypophyse, in Nebenniere und Hoden sowie arteriell auch in der Niere, in der das Blut der **Arteriola** afferens über ein Kapillarnetz (Glomerulus) ein weiteres **arterielles** Gefäß (efferente Arteriole) erreicht.

1.8.5 Aufgaben

Die Leber ist eine **„chemische Fabrik"** mit vielfältigsten Funktionen, von denen im Folgenden nur die wichtigsten erwähnt werden sollen:

- Produktion der **Gallenflüssigkeit** mit den enthaltenen **Gallensäuren**
- Produktion der Mehrzahl der **Proteine des Blutes** – u.a. **Albumin**, **Blutgerinnungsfaktoren**, **Hormonvorstufen** wie Angiotensinogen oder **Bindungsproteine** für eine Vielzahl von Hormonen oder Schwermetallen (z.B. Transferrin, Coeruloplasmin) und **Immunfaktoren** wie Komplement oder CRP und weitere Akute-Phase-Proteine. Die Immunglobuline werden nicht von der Leber, sondern von den Plasmazellen des Immunsystems produziert, nachdem ihre „Mütter", die B-Lymphozyten, irgendwo im Körper, üblicherweise in Lymphknoten, Milz oder weiteren Anteilen des lymphatischen Systems, Kontakt zu Fremdantigenen hatten. Die Faktoren des Komplementsystems werden nicht nur in der Leber, sondern auch von Zellen des Immunsystems gebildet, bevorzugt von Makrophagen. Neben Hormonvorstufen wie Calcidiol und Angiotensinogen wird mit Thrombopoetin (→ Thrombozytopoese) auch ein fertiges **Hormon** synthetisiert, wodurch die Leber neben ihrer exokrinen auch eine endokrine Funktion besitzt.
- **Kontrolle** der weit überwiegenden Menge der **resorbierten Nahrung**
- Verwendung von Aminosäuren zur **Synthese von Proteinen** oder zur **Glukoneogenese** (Umwandlung in Glukose) oder Abbau deren Aminogruppe (NH_2) im **Harnstoffzyklus** zu Harnstoff, der dann über die Niere ausgeschieden wird. Auch der aus dem Dickdarm über die Pfortader zur Leber gelangende, toxische **Ammoniak** (NH_3) wird von den Leberzellen **zu Harnstoff** aufgebaut und damit unschädlich gemacht.

- Speicherung überschüssiger Glukose in der Form des **Glykogen** als schnell verfügbare **Energiereserve** für den gesamten Stoffwechsel (➤ Abb. 1.46), während z.B. das Glykogen des Muskels nur zu dessen eigener Ernährung zur Verfügung steht
- **Inaktivierung** von im Blut von Pfortader oder Leberarterie enthaltenen, von der Leber als **toxisch bewerteten Stoffen** (u.a. auch Medikamente) durch Molekülveränderungen und (teilweise) Ausscheidung über die Galle
- **Kontrolle** des größeren Teils der **zirkulierenden Hormone** in ihrer Konzentration. Zum Beispiel werden bei einem einzigen Leberdurchlauf 75 % des Hormons Aldosteron aus dem Blut entfernt, was dessen Halbwertzeit und damit Wirksamkeit auf wenige Minuten begrenzt.
- **Speicherung** von **Triglyceriden**, einzelnen **Spurenelementen** (z.B. Eisen) und einigen **Vitaminen** (v.a. die Vitamine A, K, B_{12} und Folsäure)
- neben der Speicherung der **Fette** in Abhängigkeit von den Bedürfnissen des Organismus auch deren **Um-, Auf- oder Abbau**, **Abgabe** ins Blut oder **Entnahme** aus dem Blut. Zum Beispiel stammt der größte Teil des zirkulierenden Cholesterins nicht aus der Nahrung, sondern aus der Lebersynthese. Ein beachtlicher Teil der Triglyceride, die als Energiereserve im Fettgewebe gespeichert werden, wurde von der Leber aus einem Überschuss der Nahrung an Zuckern neu aufgebaut.
- Produktion eines Großteils der **Lipoproteine** wie z.B. VLDL (➤ Fach Stoffwechsel) zur Bindung der Fette in der wässrigen Phase des Blutes
- Überführung des aus dem Erythrozytenabbau in der Milz anfallenden **Bilirubin** in eine wasserlösliche Form (Bindung an Glukuronsäure) und Ausscheidung **in die Gallenflüssigkeit**
- **Verbrennung der Milchsäure** (Laktat) des Serums – u.a. aus den Erythrozyten oder dem arbeitenden Skelettmuskel – unter Energiegewinnung **oder** (alternativ) Verwendung zum **Aufbau neuer Glukose** (Glukoneogenese) (➤ Abb. 1.46). Neben **Aminosäuren** oder **Milchsäure** kann die Leber auch das im Rahmen der Lipolyse aus dem Fettgewebe freigesetzte **Glycerin** zur Glukoneogenese verwenden.

Die Leber erfüllt ihre Funktion auch dann noch, wenn 80 % ihres Gewebes entfernt wurden. Sie bietet, wie fast alle Organe des Körpers, reichliche Reserven. Als **Besonderheit** darf gelten, dass die Leber **nach einer Teilresektion** wieder zur **ursprünglichen Größe** auswächst.

HINWEIS PRÜFUNG

Die Leber stellt ein großes Organ mit ungewöhnlich umfangreicher Durchblutung dar. Aus diesem Grunde hat sie für die Prüfung auch als **Blutspeicher** zu gelten. Allerdings verfügt das Organ über keinerlei Mechanismen, die dieser angeblichen Funktion entsprechen würden. Natürlich können die abführenden Venen (wie alle größeren Venen) ihr Lumen in geringem Umfang verändern, z.B. infolge sympathischer Stimulation, doch ist dies keine Funktion des Organs Leber. Andernfalls müssten alle Organe als „Blutspeicher" gelten.

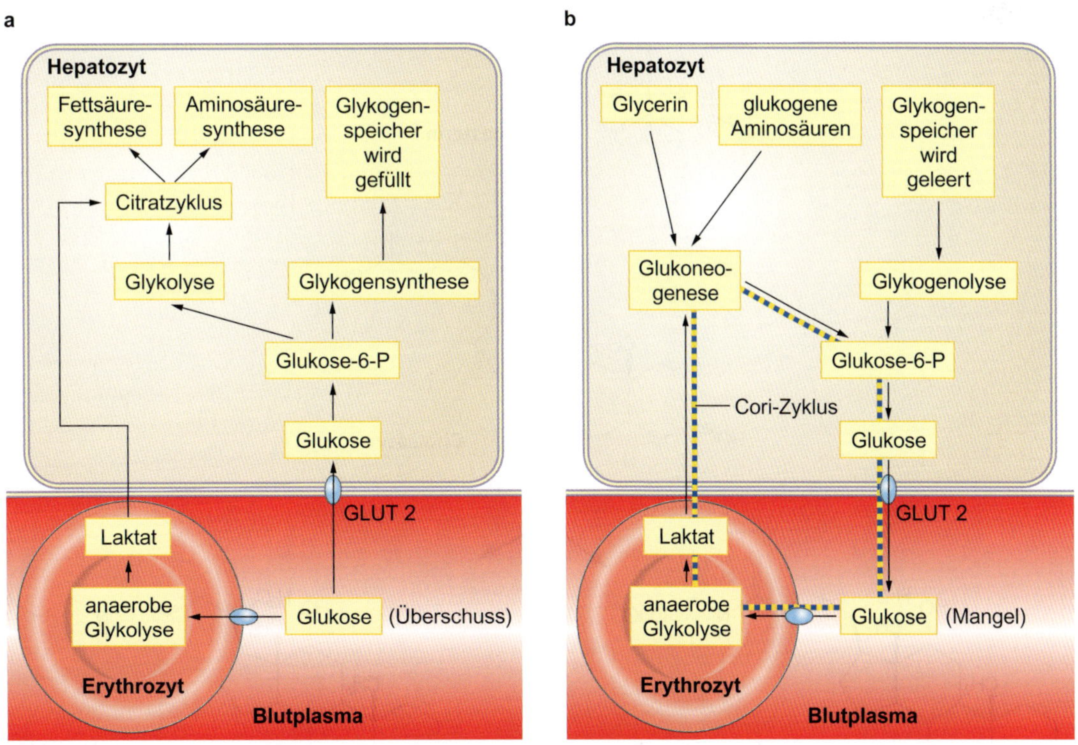

Abb. 1.46 **a** Aufbau von Glykogen, Fetten und Aminosäuren aus Nahrungsglukose und Laktat
b Abbau von Glykogen, Glukoneogenese aus Laktat und Aminosäuren bei Nahrungsmangel [L253]

1.8.6 Galle

Die Gallenflüssigkeit dient in erster Linie der Überführung der **Nahrungsfette in eine resorptionsfähige Form**. Nur ein sehr kleiner Anteil des Nahrungsfetts scheint auch ohne Anwesenheit von Gallensäuren zur Resorption zu gelangen. Wie das Pankreassekret ist die Galle mit dem Serum **isoton**. Ihr pH-Wert liegt bei 7; sie reagiert also **neutral** und trägt zur Neutralisation des sauren Chymus nur wenig bei. Im Gegensatz zu den Speicheldrüsen der Mundhöhle und des Bauches (Pankreas) besteht eine **Basalsekretion** in der Größenordnung von 0,35 ml/min, entsprechend **450 ml/Tag**. Nahrungsaufnahme führt über Sekretin und den Parasympathikus zur Mehrproduktion, sodass im Mittel etwa **600 ml/Tag** gebildet werden. Ohne die Konzentrierungsfunktion der Gallenblase (➤ Kap. 1.8.8) wären es allerdings deutlich mehr, bis zu etwa **1 l/Tag**.

Die Galle wird von den **Leberzellen produziert** und in die **Gallenkanälchen** ausgeschieden. Sie enthält die Elektrolyte in annähernd plasmaidentischer Konzentration. Angereichert ist sie mit **Cholesterin**, **Bilirubin**, Phospholipiden (überwiegend **Lecithin**), **Steroidhormonen** und den **Gallensalzen**. Daneben werden zahlreiche **toxische Stoffe** einschließlich zugeführter Medikamente von der Leberzelle in sie ausgeschieden.

Steroide

Die Ursache für die Sekretion des **Cholesterin** in die Galle ist nicht so klar, doch werden ganz offensichtlich über Gruppentransporter nahezu **alle Steroide**, also Moleküle, die das Sterangerüst tragen, in die Gallenflüssigkeit ausgeschieden. Neben Cholesterin und den Gallensäuren sind dies **Steroidhormone** wie die Östrogene oder das D-Hormon sowie Steroide wie **Digitalisglykoside** (Digitoxin). Möglicherweise wird ein **Überschuss** des produzierten Cholesterins auch sehr beabsichtigt in die Galle sezerniert, weil ein Teil hiervon der erneuten Resorption aus dem Darmlumen entgeht und damit den Serumspiegel senkt. Andererseits wäre dies mit einer sehr ungewöhnlichen Energieverschwendung gleichzusetzen, weil die Leber dieses Cholesterin zuvor mit großem energetischem Aufwand aus kleinsten Einheiten synthetisiert hat, sodass man eher davon ausgehen kann, dass die Leberzelle tatsächlich nicht in der Lage ist, die verschiedenen Steroide genau genug auseinanderzuhalten.

Gallensalze (Gallensäuren)

Die Gallensalze werden von der Leberzelle aus **Cholesterin** durch Oxidation an dessen Ringsystem und Seitenkette gebildet. Es entstehen die primären Gallensalze **Cholsäure** und Chenodesoxycholsäure

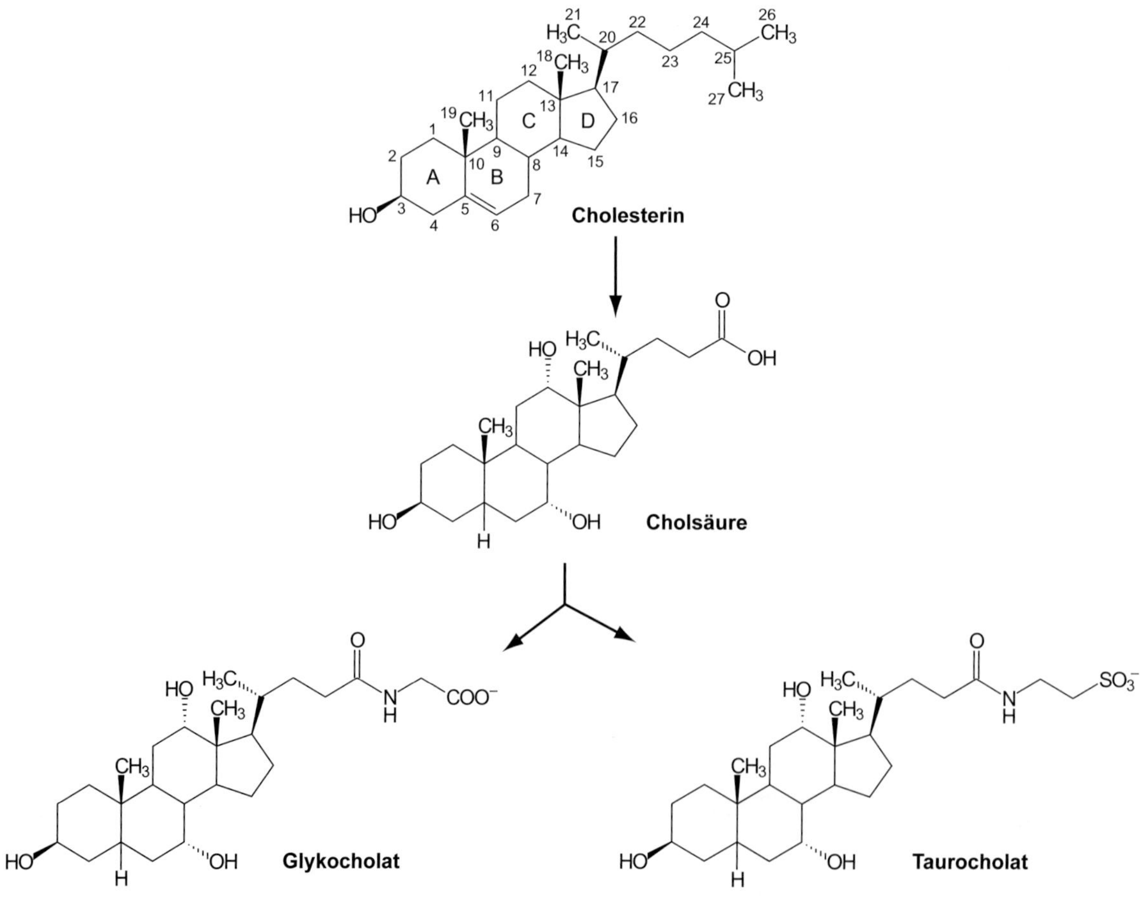

Abb. 1.47 Synthese der Gallensäuren aus Cholesterin [L253]

1

(➤ Abb. 1.47). Im nächsten Schritt werden entweder die Aminosäure **Glycin** oder das aus der Aminosäure Cystein entstandene **Taurin** an diese Moleküle gebunden, wodurch die Polarität der Seitenkette und damit die **Wasserlöslichkeit des Gesamtmoleküls gesteigert** wird. In dieser konjugierten Form werden die Moleküle in die Gallenkanälchen ausgeschieden. Während die **Seitenkette** also eine **starke Polarität** und damit **Wasserlöslichkeit** erhält, bleibt das **Gerüst** aus den 4 verknüpften Ringen (= Sterangerüst) trotz der daran hängenden Hydroxylgruppen weit überwiegend **lipophil**. Die beiden Teile des Gesamtmoleküls können dadurch zur **Lösungsvermittlung von Lipiden** in einer wässrigen Phase dienen – ähnlich wie dies Emulgatoren oder die Seifen bzw. Syndets beim Waschvorgang tun. Dasselbe gilt für das Phospholipid **Lecithin**, das sich ebenfalls in der Gallenflüssigkeit findet und die Funktion der Gallensäuren ergänzt.

MERKE

Stoffe, die eine Löslichkeit von Fetten in einem wässrigen Umfeld oder (alternativ) eine Löslichkeit von geladenen (wasserlöslichen, hydrophilen) Molekülen in einem fettigen (öligen) Umfeld vermitteln bzw. ermöglichen sollen, bestehen grundsätzlich und ausnahmslos aus Molekülen mit einer polaren (hydrophilen) **und** einer apolaren (ungeladenen, lipophilen) Seite. Weitere Alternativen gibt es nicht.

Mizellenbildung

Die Gallensalze (und Lecithin) bringen das **Fett** in Galle (Cholesterin) und Nahrungsbrei des oberen Dünndarms **in Lösung**, indem sich mehrere Moleküle mit ihrem **lipophilen** Anteil ringsum an die Fettteilchen anlagern und eine sog. **Mizelle** bilden („Fett löst sich in Fett"). Die polaren, wasserlöslichen Teile der Gallensalze liegen nach allen Seiten an der Oberfläche der Mizelle und halten die in der Mitte eingeschlossenen Fettmoleküle im wässrigen Umfeld in Lösung (➤ Abb. 1.48).

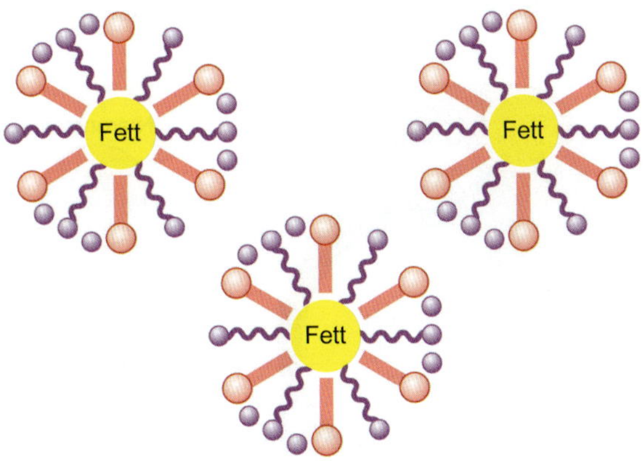

Abb. 1.48 Schema einer Mizelle [G174]

Enterohepatischer Kreislauf

Für die Lösung und Resorption von **150 g Nahrungsfett**, die bei etlichen Personen durchaus an einem Tag zusammenkommen können, werden etwa **30 g Gallensalze** benötigt. Die **Gesamtmenge** der Gallensalze beträgt jedoch nur **3–5 g** (ausreichend für maximal 25 g Fett) und die tägliche **Neusyntheserate** der Leber liegt sogar nur bei **0,5 g**. Die Ursache dafür, dass diese geringe Menge zur Resorption sämtlicher Nahrungsfette ausreicht, liegt im **enterohepatischen Kreislauf** der Gallensalze (➤ Abb. 1.49) und daran, dass die Fette über den Tag verteilt zugeführt werden. Die mit der Galle ins Duodenum gelangenden Gallensalze bilden gemeinsam mit den Nahrungsfetten **Mizellen**. Nach der Fettresorption gelangen sie unverändert ins **terminale Ileum** und werden nun in diesem letzten Dünndarmabschnitt fast vollständig (zu 98 %) **rückresorbiert**. Über das Blut von **V. mesenterica superior** und **V. portae** erreichen sie automatisch die **Leber**, werden von den Hepatozyten dem kapillären Blut entnommen und **erneut in die Gallenkanälchen** sezerniert. Die Leber erspart sich durch diesen Kreislauf die andauernde Neusynthese und muss lediglich die geringe Verlustrate von 2 % durch Neuproduktion ausgleichen.

MERKE

Der enterohepatische Kreislauf Galle → Duodenum → terminales Ileum → Pfortader → Leber → Galle wird in **24 Stunden** etwa **8-mal** durchlaufen. Die **Verlustrate** von ca. 0,5 g entspricht damit nur **2 %** der an einem Tag zirkulierenden Menge von rund 30 g Gallensalzen (→ 8-mal 4 g).

Sekundäre Gallensalze

Von einem Teil der primären Gallensalze werden durch die **bakterielle Flora** des terminalen Ileum der Taurin- bzw. Glycin-Rest abgespalten sowie weitere Veränderungen am Molekül vorgenommen (Abspaltung einzelner Hydroxylgruppen vom Sterangerüst). Es entstehen die sekundären Gallensalze, die aber genauso am Kreislauf teilnehmen wie die primären, in der Leber also lediglich wieder mit Taurin oder Glycin verknüpft und in die Galle ausgeschieden werden müssen.

Wirkung im Dickdarm

Die geringen Mengen an Gallensalzen (2 %), die physiologischerweise in den Dickdarm gelangen, besitzen dort ebenfalls noch eine Funktion. Sie binden an membranständige Lipide der Dickdarmzellen und **erhöhen** dadurch deren **Wasserdurchlässigkeit**. Dies dient der **Eindickung des Stuhls** im Kolon, der in noch recht flüssiger Form aus dem Ileum übertritt. Fehlen im Dickdarm die Gallensalze (z.B. bei einem Verschluss der Gallenwege), kann das Wasser nicht vollständig rückresorbiert werden und es kommt zu durchfälligen Stühlen (Diarrhö).

PATHOLOGIE

Chologene Diarrhö, Steatorrhö und Nierensteine

Die Gallensalze vermögen durch ihre (osmotische) Wasserbindung selbst eine Diarrhö zu erzeugen (chologene Diarrhö), wenn sie in **unphysiologisch großen Mengen in den Dickdarm** gelangen (➤ Abb. 1.50a). Wesentliche Ursache hierfür ist die mangelhafte Rückresorption im terminalen Ileum bei dessen Entzündung (Ileitis) oder operativen Entfernung – besonders häufig beim **Morbus Crohn** (➤ Kap. 4.6.2).
Die Leber ist durchaus in der Lage, eine gewisse Verlustrate von bis zu **5 g/Tag** durch Steigerung ihrer Produktion auszugleichen. Das ist immerhin

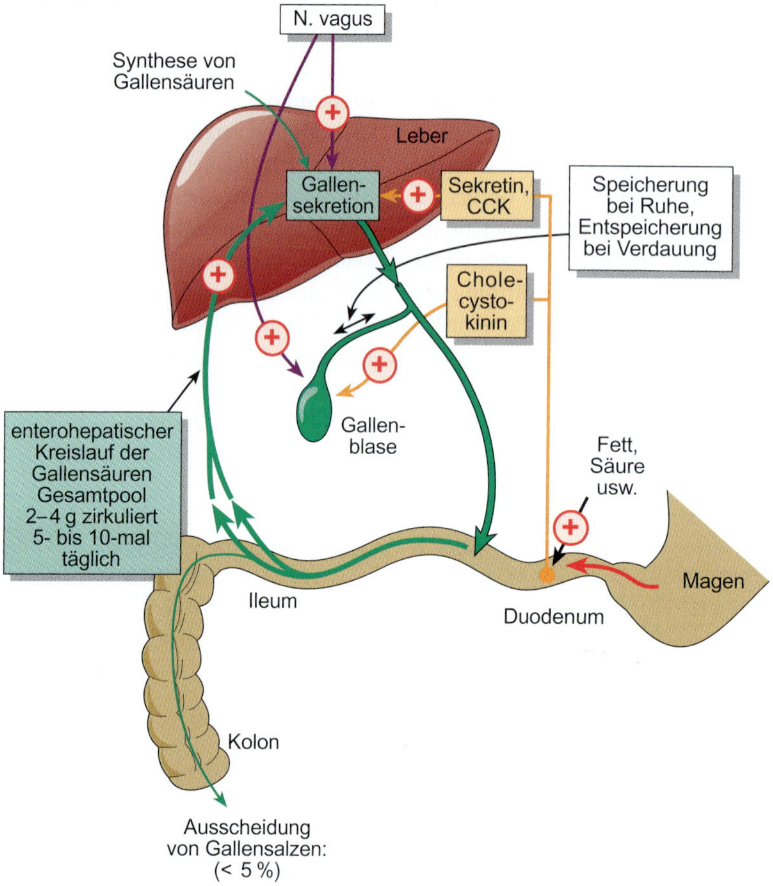

Abb. 1.49 Enterohepatischer Kreislauf [L106]

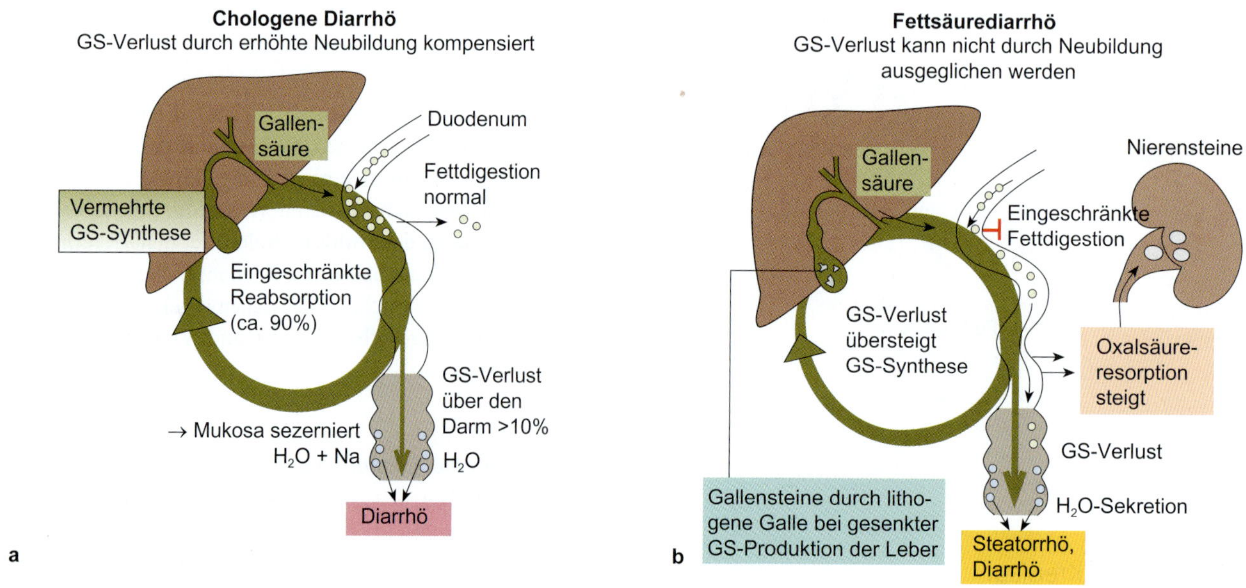

Abb. 1.50 **a** Chologene Diarrhö **b** Diarrhö und Steatorrhö (GS = Gallensäuren) [L157]

das 10-Fache ihrer physiologischen Produktionsrate von 0,5 g/Tag. Ist der Verlust jedoch so ausgeprägt, dass sie mit der Neusynthese keinen Ausgleich schafft, stehen bei den Betroffenen die Gallensalze auch zur Fettverdauung nicht mehr zur Verfügung. Die **zusätzlich** zur **Diarrhö** entstehenden Folgen bestehen dann in **Fettstühlen (Steatorrhö)** und einer **Malabsorption** hinsichtlich der Nahrungsfette einschließlich der fettlöslichen Vitamine. Außerdem wird in diesen Fällen mehr **Oxalsäure** als üblich aus dem oberen Dünndarm resorbiert, indem das **Calcium** der Nahrung, welches durch Bildung unlöslichen Calciumoxalats üblicherweise die Resorptionsrate mindert, nun durch vermehrte Bindung an die nicht mehr resorptionsfähigen **Fettsäuren** kaum noch zur Verfügung steht. Überschüssige Oxalsäure muss über die **Niere** ausgeschieden werden, sodass nun anstelle des Calciumoxalats im Stuhl vermehrt **Calciumoxalatsteine** in der Niere entstehen und dort zu Störungen führen (➤ Abb. 1.50b).

Gallensteine (➤ Kap. 4.5.1)

Wasserunlösliche Lipide wie **Cholesterin** werden in der **wässrigen Gallenflüssigkeit** sowohl von den Gallensalzen als auch vom enthaltenen Lecithin in mizellärer Lösung gehalten. Steigt ihre Konzentration oder sinkt die Konzentration an Gallensalzen und Lecithin, fällt es aus und bildet **Steine**, die zu Entzündungen der Gallenblase oder zu einem Verschluss der Gallenwege führen können (➤ Abb. 1.50b). Bis zu **90 % der Gallensteine** sind **Cholesterinsteine**, > 10 % sind sog. Pigmentsteine und bestehen überwiegend aus Bilirubin. Dies wird später sehr viel ausführlicher besprochen.

Bilirubin

Aus dem **Häm** des Hämoglobins abgebauter Erythrozyten entsteht über die Zwischenstufen des Porphyrins und Biliverdins das **Bilirubin** (➤ Abb. 1.51). Der Erythrozytenabbau erfolgt überwiegend durch die Makrophagen der **Milz**, in geringem Umfang aber auch in **Knochenmark** und **Leber**.

Bilirubin ist **nicht wasserlöslich**. Es wird daher im Blut an **Albumin** gebunden und in dieser Bindung über V. splenica und Pfortader zur **Leber** transportiert. Bei einer derartigen „Bindung" handelt es sich allerdings um keine chemische Bindung, sondern lediglich um eine reversible Anlagerung des Fettes Bilirubin an lipophile Molekülanteile des Albumin („Fett löst sich in Fett").

Die Leberzelle verknüpft das **Bilirubinmolekül** (chemisch) mit ein oder (meistens) **2 Molekülen Glukuronsäure** (eine oxidierte Glukose), wodurch das entstehende **Bilirubinmono-** bzw. **Bilirubindiglukuronid** nun **wasserlöslich** ist. In dieser Form wird es in einem aktiven, energieabhängigen Prozess (Verbrauch von ATP) in die **Gallenkanälchen** ausgeschieden. Auch bei der Aufnahme in die Leberzelle und Verknüpfung mit Glukuronsäure handelt es sich um energieabhängige Vorgänge, die bei einem Mangel an ATP, z.B. im Rahmen einer Hepatitis, gestört sein können.

HINWEIS PRÜFUNG

Das Enzym, das die Verknüpfung von Bilirubin mit Glukuronsäure steuert, heißt **Glukuronyltransferase** (ist prüfungsrelevant!).

MERKE

Das noch nicht an Glukuronsäure gebundene, **wasserunlösliche, freie Bilirubin** wird als **indirektes Bilirubin** bezeichnet, das gebundene, **wasserlösliche, glukuronidierte** als konjugiertes oder **direktes Bilirubin**, weil es beim laborchemischen Nachweis direkt reagiert, während das freie Bilirubin erst noch wasserlöslich gemacht werden muss. Die diversen, teilweise merkwürdigen Begrifflichkeiten wurden uns also von den Labormedizinern eingebrockt. Beide Bilirubinformen besitzen eine sehr intensive orange-gelb-bräunliche Farbe.

PATHOLOGIE

Der übliche Anfall an Bilirubin liegt bei 300 mg/Tag. Es ist im Serum nur **in Spuren** nachweisbar, weil die Leber bei einem physiologischen Anfall in der Milz dem Pfortaderblut alles entnimmt, sodass überwiegend nur die geringen, im Knochenmark entstehenden Mengen im peripheren Blut erscheinen und nachgewiesen werden können (Serumspiegel maximal 0,2–0,3 mg/dl). Die **Obergrenze** des **Referenzbereichs** beträgt allerdings **1,2 mg/dl**, weil, wie bei allen Referenzbereichen üblich, die „ein bisschen Kranken" zu den „vollkommen Gesunden" gepackt werden. Ist der Bilirubingehalt des Serums (direktes oder indirektes) **erhöht**, verfärbt sich dasselbe **gelblich**. Außerdem besitzt Bilirubin eine hohe Affinität zu den elastischen Fasern des Bindegewebes. Die Gelbfärbung ist frühzeitig (ab einem Serumspiegel von **1,5 mg/dl**) an den **Skleren des Auges** zu erkennen, in stärkerer Konzentration (ab etwa **2 mg/dl**) auch an der normalen **Oberhaut**. Dies wird als **Ikterus** (Gelbsucht) bezeichnet, die leichte, nur an den Augen sichtbare Ausprägung als **Sklerenikterus** (➤ Kap. 4.4.2). Es gibt zahlreiche **Ursachen** für die Entstehung eines Ikterus. Grundsätzlich kann die Ursache **vor** der Leber, **in** ihr oder auch erst **dahinter** in den Gallenwegen entstehen:

- **Prähepatischer Ikterus:** Wenn aufgrund einer akuten **Hämolyse** oder durch einen chronischen Mehranfall an Bilirubin wie u.a. bei Kugelzellenanämie oder Thalassämie das Serum-Bilirubin deutlich erhöht ist, ist die Leber nicht mehr in der Lage, dem Pfortaderblut alles Bilirubin zu entnehmen, sodass sich ein Teil hiervon auf die Peripherie verteilt. Es kommt zum **hämolytischen Ikterus**. Da die **Ursache** der Gelbsucht **vor** der Leber liegt, stellt der hämolytische Ikterus eine (die häufigste) Unterform des prähepatischen Ikterus dar.
- **Intrahepatischer Ikterus:** Sind **Aufnahme** in die Leberzelle und Funktion der **Glukuronyltransferase** durch einen ATP-Mangel bzw. ganz allgemein durch eine Insuffizienz der **Hepatozyten**, z.B. im Rahmen einer **Hepatitis**, beeinträchtigt, wird ein Teil des Bilirubin nicht mehr aufgenommen bzw. nicht mehr konjugiert und staut ins Serum zurück. Da es sich auch bei der Ausscheidung des glukuronidierten Bilirubin in die Galle um einen aktiven, energieabhängigen Prozess handelt, der nun gestört ist, tritt zusätzlich auch direktes Bilirubin ins Serum über. Der intrahepatische Ikterus führt also zur **Erhöhung beider Bilirubinformen** im Serum.
- **Posthepatischer Ikterus:** Ist durch einen Tumor oder Stein im **Ductus choledochus** der Galleabfluss behindert, staut sich die Galle in die Leber zurück. Hier kommt es dann auch zum Übertritt ins Blut. Man spricht vom posthepatischen bzw. **Verschlussikterus**.

Pigmentsteine

Ein sehr geringer Anteil des **Bilirubin** (1–2 %) gelangt sozusagen versehentlich in unkonjugierter, also wasserunlöslicher Form **in die Galle** und wird dort in den Mizellen in Lösung gehalten. Nimmt dieser Anteil stark zu, z.B. durch vermehrten Bilirubinantransport mit Überforderung der Kapazität der Glukuronyltransferase oder durch eine Erkrankung der Leber, kann es in Gallenblase und Gallenwegen ausfallen und **Steine** bilden. Diese werden aufgrund ihrer Farbe als **Pigmentsteine** bezeichnet.

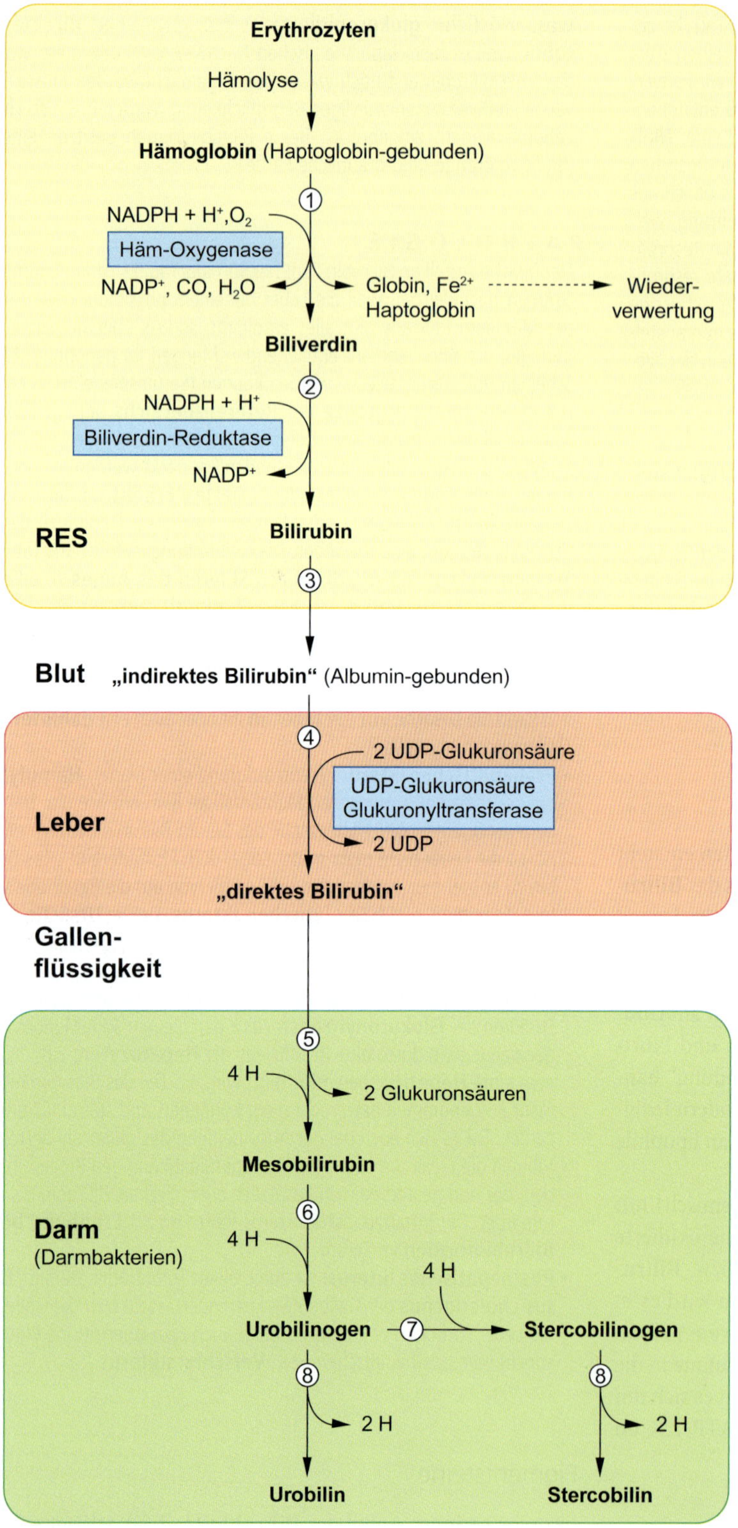

Abb. 1.51 Bildung und Verstoffwechselung des Bilirubin [L253]

Enterohepatischer Kreislauf des Bilirubins

Auch Bilirubin unterliegt aufgrund einer Rückresorption im **Dickdarm** einem enterohepatischen Kreislauf, wenn auch im Gegensatz zu den Gallensäuren **unvollständig** (und zufällig!) zu etwa **15–20 %**. Die Glukuronsäure wird zuvor von der bakteriellen Dickdarmflora abgespalten und verstoffwechselt (Glukuronsäure ist lediglich eine oxidierte Glukose, für die Bakterien sozusagen dieselbe Leibspeise). In der Leber wird das Bilirubin erneut glukuronidiert und in die Galle ausgeschieden. Der Kreislauf kann also beim Bilirubin folgendermaßen formuliert werden: Galle → Dünndarm → Dickdarm → V. mesenterica superior oder inferior → V. portae → Leber → Galle.

Dieser enterohepatische Kreislauf über eine Rückresorption im **Dickdarm** betrifft daneben auch eine Reihe weiterer Stoffe wie **Vitamin D**, die B-Vitamine **Folsäure** und **Pyridoxin**, Medikamente wie das Herzglykosid **Digitoxin**, **Östrogene** und weitere Stoffe.

EXKURS

Aktive, über Carrier gesteuerte Resorptionsvorgänge finden **ausschließlich im Dünndarm** statt, weil dies seiner ureigenen Funktion entspricht, während Magen und Dickdarm andersgeartete Aufgaben besitzen. Das gilt auch für das terminale Ileum mit seiner aktiven Resorption von z.B. Vitamin B_{12} oder den Gallensalzen. Resorptionen aus dem Dickdarm geschehen dagegen, abgesehen von Elektrolyten mit angebundenem Wasser, überwiegend ungesteuert bzw. zufällig. Hauptsächlich hiervon betroffen sind Fette wie Steroide (Östrogen, Vitamine D, Digitoxin) und Vitamin K oder eben auch Bilirubin nach Abspaltung seines Glukuronidanteils. Dabei werden diese Fette passiv im Fett der Zellmembranen gelöst und über zunächst intrazelluläre Transportproteine und schließlich Albumin im Blut transportiert.

Stuhl- und Urinfarbe

Stuhlfarbe

Bilirubin wird von der bakteriellen **Dickdarmflora** noch auf andere Weise umgewandelt: Durch kleine Veränderungen am Molekül entstehen Urobilin, Urobilinogen, Sterkobilin, Bilifuszin und weitere Metaboliten (➤ Abb. 1.51), wobei v.a. **Sterkobilin** und **Bilifuszin** dem eigentlich grauen Stuhl seine **typische braune Farbe** verleihen.

Urinfarbe

Ein geringer Anteil dieser Metabolite, v.a. **Urobilin** und **Urobilinogen**, wird wiederum entsprechend Bilirubin zufällig und auch nur teilweise rückresorbiert, gelangt ins Blut der Pfortader und wird in diesem Fall in geringem Umfang von der Leber weiterverarbeitet, größtenteils jedoch **über die Niere ausgeschieden** (➤ Abb. 1.51). Urobilin und Urobilinogen verleihen dem Urin dessen typische **gelbliche Farbe**. Diese Aussage gilt für das gelbe Urobilin, denn Urobilinogen ist eigentlich farblos, doch können die Umwandlungsprodukte der Einfachheit halber auch zusammengefasst werden, weil es überall so zu lesen ist.

MERKE

Die physiologischen **Färbungen von Stuhl und Urin** werden ausschließlich von den **Metaboliten des Bilirubin** verursacht.

Farbabweichungen

- Bei einer **sehr schnellen Darmpassage** kann das ausgeschiedene Bilirubin nicht ausreichend von den Darmbakterien verstoffwechselt werden. Hier nimmt der **Stuhl** dann die **gelbliche Farbe** des **Bilirubin** an. Weil dabei auch gleichzeitig weniger Urobilin bzw. Urobilinogen entsteht, erscheint der **Urin** in diesen Fällen **heller** als üblich.
- Sind bei einer **Cholestase** (Stau in den Gallenwegen) weder Bilirubin noch seine Metaboliten im **Stuhl** vorhanden, färbt sich dieser **grau**. Der Urin wäre hierbei gleichzeitig durch den Mangel an Urobilin wässrig-hell, doch führt in diesen Fällen das wasserlösliche, in der Leber glukuronidierte Bilirubin zur Hyperbilirubinämie mit nachfolgender Ausscheidung über die Niere. Der **Urin** ist beim posthepatischen Ikterus deswegen **dunkelbraun** verfärbt – mit **gelbem Schüttelschaum**, weil Bilirubinglukuronid durch seine lipophilen und hydrophilen Anteile ähnlich den Gallensäuren eine Art Seife darstellt, beim Schütteln in wässriger Lösung Schaum erzeugt, in geringem Umfang Bestandteil dieses Schaums wird und denselben deswegen gelb verfärbt.
- Bei einem **Mehranfall von Bilirubin**, z.B. bei einer hämolytischen Anämie, werden größere Mengen an Bilirubin über die Galle ausgeschieden und im Dickdarm verstoffwechselt. Die **Stuhlfarbe** wird dadurch **dunkler, intensiver**; durch vermehrt entstehendes und teilweise auch rückresorbiertes Urobilin(-ogen) nimmt auch der **Urin** eine **kräftigere gelbe** Farbe an.

1.8.7 Gallenwege

Die Galle fließt in den Gallenkanälchen **(Canaliculi biliferi)**, die durch die Wandungen benachbarter Hepatozyten gebildet werden, zu größeren Gallengängen mit eigenständiger epithelialer Wandung. Diese liegen im Bindegewebe, das die einzelnen Leberläppchen umgibt **(Glisson-Dreiecke)** (➤ Abb. 1.45). Entsprechend den Verhältnissen im Pankreas wird der Galle aus dem Epithel der **Gallengänge** eine **bikarbonatreiche Flüssigkeit** zugesetzt, die etwa 20 % der gesamten Gallenflüssigkeit ausmacht. **Sekretin** übernimmt wie in Magen und Pankreas auch hier die Stimulierung. Der pH-Wert der Galle kann dabei auch einmal auf Werte deutlich oberhalb 7,0 ansteigen.

Die Galle wird dann in zunehmend größere Gallengänge geleitet, bis sie kurz vor dem Leberhilum in die beiden großen Ausführungsgänge **Ductus hepaticus dexter et sinister** übertritt (➤ Abb. 1.52). Diese Ausführungsgänge vereinigen sich noch im Bereich des Leberhilum zum gemeinsamen **Ductus hepaticus communis**, der die Galle in Richtung Duodenum führt. Nach einer kurzen Wegstrecke von lediglich 3–4 cm mündet der Ausführungsgang der Gallenblase, der **Ductus cysticus**, in den Leberausführungsgang. Ab dieser **Einmündungsstelle** heißt der Ductus hepaticus communis nun **Ductus choledochus**, der die gesammelte Galle aus Leber und Gallenblase zum Duodenum führt und dort an der **Vater-Papille (Papilla duodeni major)** endet. Der Ductus choledochus ist etwa 6–7 cm lang; die gesamte Wegstrecke des Gallengangs von der Leberpforte bis zum Duodenum beträgt demnach **10 cm**.

In den allermeisten Fällen vereinigt sich der **Ductus choledochus direkt vor der Vater-Papille** mit dem **Ductus pancreaticus**, sodass die Sekrete von Leber und Pankreas über eine **gemeinsame Endstrecke** ins Duodenum laufen. Dies muss auch bedeuten, dass der Ductus choledochus in seinem letzten Anteil mitten durch das Gewebe des Pankreaskopfes läuft und dort z.B. durch ein Pankreaskopfkarzinom verschlossen werden kann.

1.8.8 Gallenblase

Die birnenförmige Gallenblase (**Vesica fellea** oder **Vesica biliaris**) liegt am Unterrand der Leber, knapp medial der MCL, **intraperitoneal** im rechten Oberbauch. Sie ist ein **Vorratsbehälter**, dient also überwiegend nur als **Überlaufbecken** für die in der Leber produzierte Galle und fasst etwa **50 ml**. Ihre muskuläre Wandung ist mäßig dehnbar und entspricht mit Mukosa, Submukosa und Muskularis

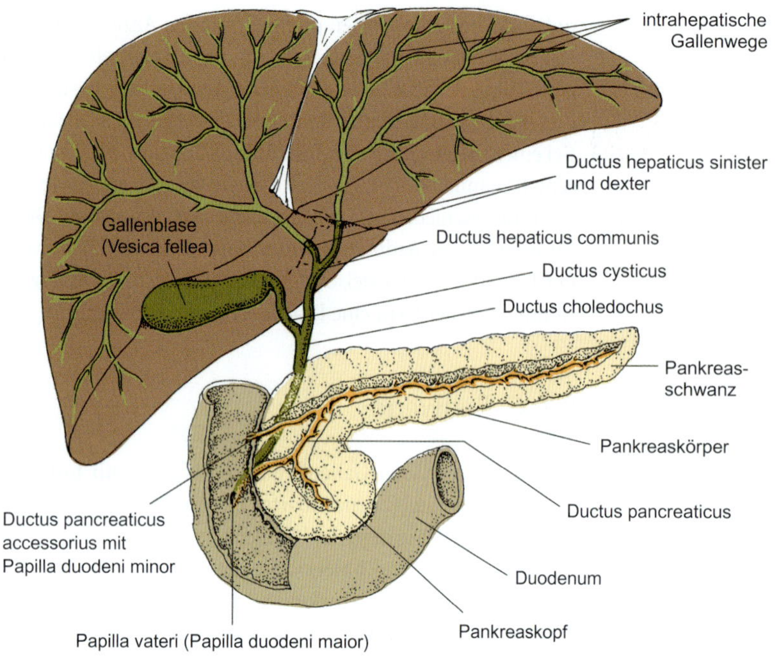

Abb. 1.52 Gallenblase, Gallenwege und Mündung des Ductus choledochus an der Vater-Papille (Papilla duodeni major) [L190]

dem allgemeinen Bauplan im Verdauungstrakt. Innen ist sie mit einer Schleimhaut ausgekleidet, die v.a. der Flüssigkeitsresorption und damit **Eindickung** und **Konzentrierung** der Galle dient. Das einschichtige, hochzylindrische Epithel resorbiert aktiv Natrium und Chlorid aus dem Lumen, wodurch der Galle gleichzeitig Wasser entzogen wird. Die Eindickung erfolgt **bis auf 10 %** des ursprünglichen Volumens, sodass Gallensalze, Bilirubin, Cholesterin, Lecithin und weitere Bestandteile entsprechend angereichert werden.

Zwischen den Mahlzeiten läuft die **Galleflüssigkeit** über den Ductus cysticus **in die Gallenblase**, weil in dieser Zeit der Übertritt der Galle in den Darm durch den Sphinkter der Vater-Papille **(Sphincter Oddi)** behindert ist. Es entsteht also durch die Basalsekretion der Leber von 0,35 ml/min ein Rückstau mit einem Druck von etwa 10 mmHg im Ductus choledochus, der die Flüssigkeit in den einzig zur Verfügung stehenden Abfluss treibt.

Während der Nahrungsaufnahme kontrahiert sich die Wand der Gallenblase, wodurch die **Blasengalle** nun über den Ductus cysticus **ausgetrieben** wird. Physiologische Stimuli hierfür sind wiederum, entsprechend dem gesamten Verdauungstrakt, der **Parasympathikus** sowie daneben auch **Cholecystokinin** (CCK) und **Motilin**, die aus dem Duodenum ins Blut sezerniert werden, sobald hier bestimmte Nahrungsbestandteile ankommen. Alle 3 Stimuli der Gallenblasenkontraktion bewirken gleichzeitig am Sphinkter Oddi eine Relaxation, weshalb die Galle nun ungehindert ins Duodenum abfließen und sich mit dem Nahrungsbrei vermischen kann.

Zusammenfassung

Leber

- mit (mindestens) 1,5 kg die größte Drüse bzw. das größte parenchymatöse Organ des menschlichen Körpers, „chemische Fabrik“ mit einer ungeheuren Anzahl unterschiedlichster Funktionen
- **intraperitoneale** Lage im rechten Oberbauch, mit dem Zwerchfell verwachsen
- **Nachbarstrukturen:** Magen und Speiseröhre, Duodenum, rechte Niere, rechte Kolonflexur, oberhalb des Zwerchfells rechter Lungenflügel
- kleinerer linker, größerer rechter Leberlappen; insgesamt 8 Segmente

Leberpforte (Hilus): an der Facies visceralis

- Eintrittsstelle für A. hepatica propria, V. portae und vegetative Nerven
- Austrittsstelle für Gallengänge und Lymphgefäße
- regionäre Lymphknoten der Leber

Aufbau

- aus sechseckigen Läppchen (1 × 2 mm)
- radiär angeordnete **Hepatozytenreihen** entlang der **Leberkapillaren (Sinusoide)** mit Blutfluss zur **Zentralvene** (→ Vv. hepaticae direkt unterhalb des Zwerchfells → untere Hohlvene); das Blut fließt aus der Läppchenperipherie **(von außen)** zur Zentralvene **(nach innen)**
- Zwischen 2 aneinander liegenden Hepatozytenreihen, auf der gegenüberliegenden Seite zu den Sinusoiden, läuft die Galle in **Canaliculi biliferi** zum **Glisson-Dreieck** in die **Ductus biliferi** (→ Ductus hepaticus communis → Gallenblase und Duodenum); die Galle fließt also **von innen nach außen.**
- An der Berührungsstelle mehrerer Läppchen findet sich die **Glisson-Trias** mit Endaufzweigungen der A. hepatica propria, V. portae und Gallengängen.
- Kupffer-Sternzellen (Makrophagen) wandständig in den Sinusoiden
- Vene (Pfortader) → Kapillaren (Sinusoide) → Vene (Zentralvene) = **Rete mirabile**

Aufgaben

- **Drüsenfunktion:** exogen durch Synthese der Gallenflüssigkeit (ca. 600 ml/Tag) samt wesentlicher Inhaltsstoffe (z.B. Gallensäuren und Lecithin), endogen durch die Synthese von Thrombopoetin und Hormonvorstufen wie Calcidiol und Angiotensinogen
- **Bilirubinkreislauf:** Überführung von indirektem Bilirubin in die wasserlösliche Form → direktes Bilirubin → Gallenflüssigkeit → Darm
- **Speicherfunktion:** Speicherung von Spurenelementen (z.B. Eisen), Vitaminen (Vitamin B_{12}, Folsäure, Vitamine A und K), Glykogen
- **Entgiftungsfunktion:**
  - Abbau der meisten Hormone zur Begrenzung ihrer Wirkdauer
  - Entsorgung der Aminogruppen im Harnstoffzyklus
  - Abbau bzw. chemische Veränderung von Medikamenten
- **Stoffwechselfunktion:**
  - Verstoffwechselung der Nahrung (mit Ausnahme der Nahrungsfette → Lymphe)
  - Proteine: Abbau, Umbau, Aufbau von Aminosäuren und Proteinen
  - Synthese der weit überwiegenden Mehrzahl der Plasmaproteine (> 100) – u.a. Albumin, Gerinnungsfaktoren, Akute-Phase-Proteine, Komplement, Eiweißhülle der Lipoproteine (z.B. VLDL)
  - Kohlenhydrate (Glukose): Abgabe ins Blut, Aufbau zu Glykogen (Glukosereserve des Organismus), Umwandlung (bei Überschuss) in Fette (VLDL), Glukoneogenese aus Aminosäuren, aus Glycerin oder Milchsäure (Laktat)
  - Fette: Abbau, Aufbau und Speicherung von Triglyceriden, bei Überangebot (z.B. Hunger, Alkoholabusus) Bildung von Ketosäuren (Ketonkörpern) → Ketoazidose des Serums
  - versorgt den Organismus über VLDL mit Triglyceriden (→ Fettgewebe), Cholesterin (→ Hormonsynthese, Zellneubildung) und Lecithin (→ Zellmembranen)
  - Bildung von Blutgerinnungsfaktoren (Vermittlung durch Vitamin K)
  - Verstoffwechselung in der Nahrung enthaltener Fremdstoffe (z.B. Medikamente), Abgabe ans Blut oder in die Galle
- kann nach einer Teilresektion wieder auf ihre ursprüngliche Größe auswachsen; 20 % des Lebergewebes reichen für eine uneingeschränkte Leberfunktion aus

Galle

- Basalsekretion durch die Leberzellen ca. 0,35 ml/min (= 450 ml/Tag), zusätzliche Sekretion nach Stimulation durch Parasympathikus und Sekretin (insgesamt ca. 1.000 ml/Tag bzw. 600 ml nach Konzentrierung in der Gallenblase)
- reagiert neutral bis schwach alkalisch
- Funktion: Mizellenbildung der **Gallensäuren** (98 % → **enterohepatischer Kreislauf**) mit den Nahrungsfetten einschließlich der fettlöslichen „EDEKA-Vitamine“ (E, D, K, A) für ihre Resorption
- enthält neben den Inhaltsstoffen zum Erfüllen der Funktion (Gallensäuren und Lecithin) auch **Cholesterin** und weitere Steroide sowie **Bilirubindiglukuronid**
- Bilirubindiglukuronid: Verstoffwechselung durch die Dickdarmbakterien mit Bildung der Farbstoffe für Stuhl und Urin, unvollständiger enterohepatischer Kreislauf (ca. 15 %)

Gallenwege

- Die Gallengänge der Leber vereinigen sich in den beiden Leberlappen zum **Ductus hepaticus dexter** bzw. **sinister** und an der Leberpforte abschließend zum **Ductus hepaticus communis**.
- Aus der Vereinigung mit dem **Ductus cysticus** der Gallenblase entsteht der **Ductus choledochus**.
- Dieser mündet nach weiteren 6–7 cm in der Mitte des **Duodenum-C** (meist gemeinsam mit dem Ductus pancreaticus) an der **Vater-Papille** (Verschluss durch Oddi-Sphinkter).

Gallenblase

- Wandaufbau entsprechend dem gesamten Verdauungstrakt, dehnbar
- liegt intraperitoneal am Unterrand der Leber
- **birnenförmig**, Fassungsvermögen etwa **50 ml**
- Vorratsbehälter für die Gallenflüssigkeit in Zeiten der Nahrungskarenz
- **Eindickung der Gallenflüssigkeit** bis auf 10 % des Ausgangsvolumens (500 ml → 50 ml), Konzentrierung u.a. auch des enthaltenen Cholesterins mit der Gefahr des Ausfallens unter Steinbildung
- **Stimuli** der Gallenblasenkontraktion (kephale, gastrische und intestinale Phase):
  - Parasympathikus
  - Cholecystokinin
  - Motilin
- Austreibung der Galle über den Ductus cysticus

1.9 Dickdarm

1.9.1 Gliederung

Der Dickdarm beginnt an der **Ileozäkalklappe (Bauhin-Klappe)** und endet mit dem Übergang zum **Mastdarm (Rektum)**. Er lässt sich in einen blind endenden Anfangsteil unterhalb der seitlichen Einmündungsstelle des Ileum, den **Blinddarm** (**Caecum** bzw. Coecum) und in den **Grimmdarm (Colon)** untergliedern (➤ Abb. 1.53). Aus dem Caecum stülpt sich noch der **Wurmfortsatz (Appendix vermiformis)** , im allgemeinen Sprachgebrauch fälschlicherweise als Blinddarm bezeichnet; an diesem ist er lediglich angehängt. Das Colon lässt sich wiederum in einzelne Abschnitte unterteilen: **Colon ascendens** (aufsteigender Teil), **Colon transversum** (Quer-Colon), **Colon descendens** (absteigender Teil) und **Colon sigmoideum** (Sigma).

Das Caecum ist 7 cm lang, auf- und absteigender Grimmdarm jeweils 25 cm, das Quercolon 50 cm und das Sigma etwa 30 cm. Insgesamt ergibt sich also eine **Länge** von **130–140 cm** für den gesamten Dickdarm. Der Wurmfortsatz misst im Durchmesser 6–8 mm und wird 5–10 cm lang. Das **Lumen** des Dickdarms ist mit **6–8 cm** fast doppelt so weit wie dasjenige des Dünndarms (4 cm). Insge-

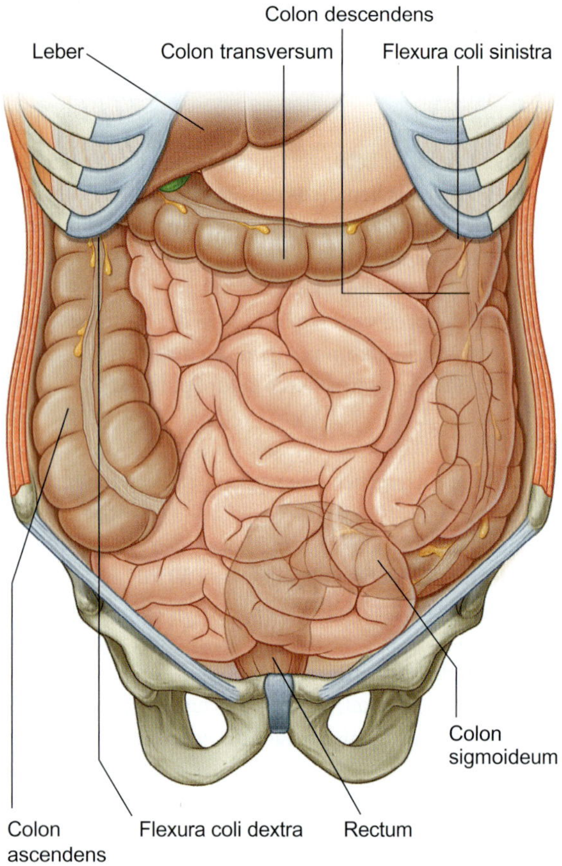

Abb. 1.53 Lage des Dickdarms [E402]

samt bildet der Dickdarm mit seinem aufsteigenden, quer verlaufenden und wieder absteigenden Teil einen Rahmen um die Dünndarmschlingen.

Das **Ileum** mündet im Bereich der rechten Beckenschaufel an der **Bauhin-Klappe seitlich** in den **Dickdarm** (➤ Abb. 1.54). Die Klappe verhindert einen Reflux von Nahrungsresten und bakterieller Dickdarmflora in den Dünndarm. Wie bei den Sphinkteren an Speiseröhre und Magen wird der Verschluss durch die Kontraktion der verstärkten Ringmuskulatur in diesem letzten Dünndarmabschnitt bewirkt. Außerdem schieben sich **zwei große Schleimhautfalten** ins Lumen vor, die durch ihr Aneinanderliegen einen **Reflux** besonders wirksam **verhindern**. Die Bezeichnung als Klappe (die einzige im Verdauungsschlauch) ist also nachvollziehbar.

Colon ascendens und **Colon descendens** sind an der hinteren Bauchwand unbeweglich befestigt, liegen also **retroperitoneal**. **Caecum** (mit Wurmfortsatz), **Querkolon** und **Sigma** hängen beweglich an einer Bauchfellduplikatur und liegen **intraperitoneal**. Das Colon transversum hängt individuell unterschiedlich weit nach unten durch.

Die Zuordnung der verschiedenen Dickdarmanteile zum Peritoneum ist evolutionär wie üblich perfekt gelöst: Die weit lateral auf beiden Seiten des Bauchraums an dessen Hinterwand fixierten auf- und absteigenden Anteile sind weit genug von einer schwangeren, beständig wachsenden Gebärmutter entfernt, um sie nicht zu behindern. Dagegen benötigen die nach medial verlagerten Anteile Querkolon und Sigma aus demselben Zusammenhang heraus eine große Beweglichkeit, weshalb sie am Meso hängen. Die Notwendigkeit eines Ausweichens besteht prinzipiell auch für Blinddarm und Wurmfortsatz, sodass sie ebenfalls intraperitoneal angelegt sind. Im Einzelfall kann die Gebärmutter Caecum und Appendix so weit nach oben und lateral abdrängen, dass eine **Appendizitis** in der Spätschwangerschaft ihren Hauptschmerz nicht auf den Unterbauch (McBurney), sondern auf den rechten Mittel- oder sogar **Oberbauch** projiziert.

MERKE

Das Mesenterium des Dünndarms wird beim Dickdarm sprachlich zum **Mesocolon**.

Der bogige Übergang vom Colon ascendens zum Colon transversum wird als **rechte Flexur** (Flexura coli dextra) bezeichnet, derjenige vom Querkolon zum absteigenden Teil als **linke Flexur** (Flexura coli sinistra). Die rechte Flexur hat Kontakt zur Leber, die linke zur Milz.

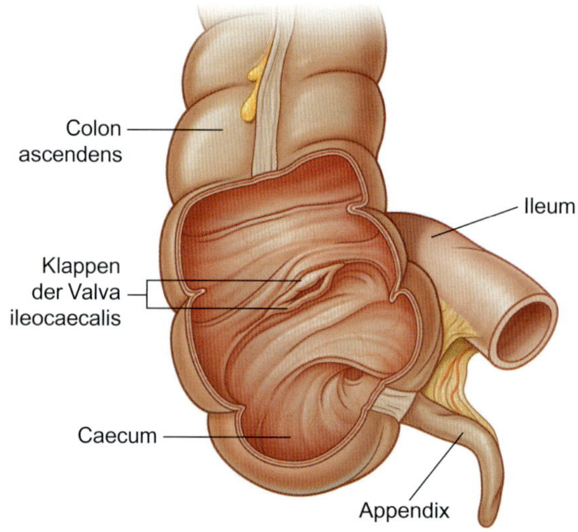

Abb. 1.54 Colon ascendens und Caecum mit Appendix vermiformis. Ansicht von ventral [E402]

1.9.2 Wandaufbau

Die Wand des Dickdarms gleicht der Dünndarmwand, trägt aber **keine Zotten** mehr. **Lieberkühn-Drüsen** mit **Saumzellen** und zahlreichen **Becherzellen**, deren Schleim den Stuhl gleitfähig hält, sind jedoch vorhanden. Die Saumzellen tragen lumenwärts zahlreiche **Mikrovilli**, entsprechend ihrer Funktion der Salz- und Wasserresorption. **Paneth-Zellen fehlen**, endokrine Zellen sind nur vereinzelt eingestreut. Während also die Mikrovilli aufgrund einer umfangreichen Absorption von Salzen und Wasser vorhanden sind, entfällt das Erfordernis der Vorwölbungen (Zotten), weil im Dickdarm keine Nahrungsanteile mehr resorbiert werden. Lediglich einzelne bakterielle Stoffwechselprodukte wie z.B. Milchsäure und Vitamin K oder auch ein Teil des Bilirubins werden in die Darmwand aufgenommen. Dagegen werden die Einstülpungen (Krypten) weiterhin benötigt, weil sie den Ort der zahlreichen Becherzellen und vereinzelter endokriner Zellen darstellen.

Neben den fehlenden Zotten und dem weiteren Lumen hat der Dickdarm gegenüber dem Dünndarm folgende **Besonderheiten:**

- Die **Muskularis** besteht wie üblich aus einer inneren Ring- und einer äußeren Längsmuskelschicht. Die **Längsmuskulatur** ist aber überwiegend auf **3 Stellen** der Darmwand konzentriert und hier **bandartig** zu den sog. **Taenien** zusammengerafft. Zwischen diesen Taenien besteht die Muskularis fast nur aus Ringmuskulatur. Die Längsmuskulatur bildet also überwiegend an 3 umschriebenen Stellen eine knapp 1 cm breite, streifige, längsverlaufende Verstärkung der Wand (➤ Abb. 1.55).
- Die innere **Ringmuskelschicht** zeigt in regelmäßigen Abständen ausgeprägte **Kontraktionen**, wodurch sich in diesen Bereichen die gesamte Wandung ins Lumen hinein stülpt. Die ins Lumen vorspringenden, halbmondförmigen Falten aus Mukosa und Submukosa heißen **Plicae semilunares**. Zwischen den kontrahierten Wandanteilen wölbt sich die **Darmwand nach außen**. Diese zwischen den Einschnürungen liegenden **Vorwölbungen** nennt man **Haustren**. Am entnommenen, fixierten Darm sind auch die Haustren mit den trennenden Einschnürungen fixiert. In Wahrheit handelt es sich aber um peristaltische Kontraktionen der Ringmuskulatur. Haustren, Einschnürungen und entsprechende Plicae semilunares wandern also andauernd über die Darmwand hinweg.

1.9.3 Funktionen

Die Aufgaben des Dickdarms bestehen in der **Eindickung** des bis dahin noch **flüssigen Darminhalts** und in seiner **Speicherung**.

Die wesentlichen **peristaltischen Wellen** entstehen im **Colon transversum**, während der Anfangsteil des Dickdarms, **Caecum und Colon ascendens**, mehr der **Speicherung** dient, wohin die Faeces (Stuhl) aufgrund der peristaltischen Wellen des Querkolons auch einmal zurückbefördert werden können. Allein in diesem ersten Dickdarmabschnitt kann der Stuhl **bis zu 24 Stunden** bzw., bei einer Obstipation, noch länger verweilen. Ausgeprägte und wirklich **effektive peristaltische Kontraktionen** entstehen im Dickdarm lediglich **1- bis 3-mal/Tag**. Nur hierbei erschlaffen die ansonsten tonisch kontrahierten Taenien, um dann gemeinsam mit der Ringmuskulatur und mit **Beginn am proximalen** Dickdarm bzw. dem **Caecum** den Stuhl in einer großen Welle in Richtung Mastdarm zu treiben. Man bezeichnet diese wenigen großen Wellen als **Massenbewegungen** des Dickdarms.

Die **Eindickung** der Faeces wird durch die Absorption von Salzen und Wasser überwiegend im **proximalen Dickdarm** erreicht.

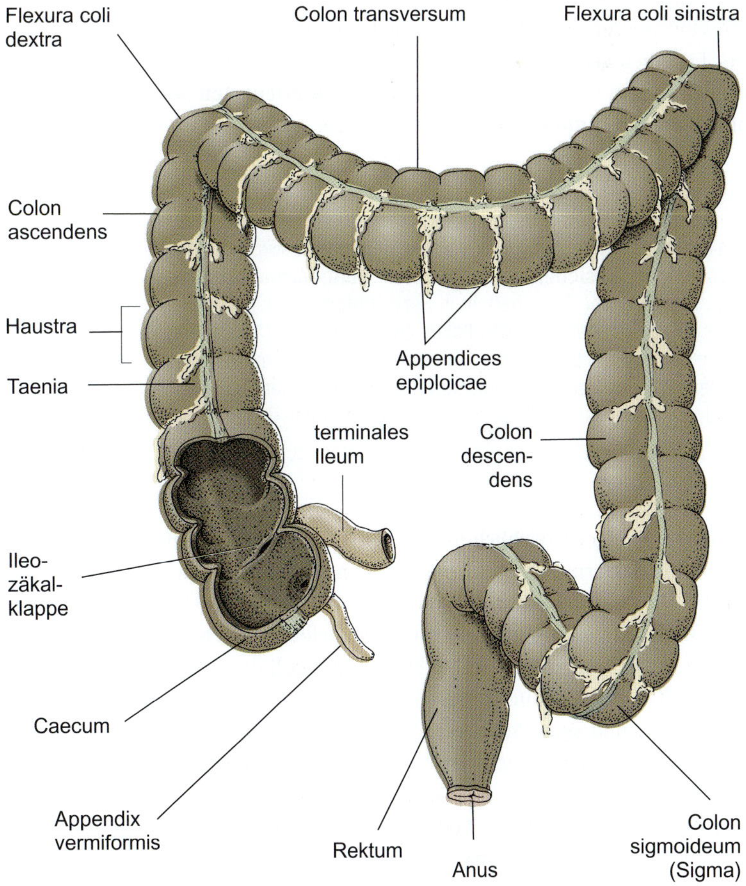

Abb. 1.55 Taenien und Haustren am Kolon [L190]

Hierbei werden von den gut 1.000 ml, die täglich über die Bauhin-Klappe den Dickdarm erreichen, etwa **90 % resorbiert**, sodass mit dem Stuhl lediglich 100 bis **maximal 150 ml/Tag ausgeschieden** werden. Der Natrium- und Chloridgehalt ist im ausgeschiedenen Stuhl besonders gering, während Kalium je nach der im Körper vorhandenen Konzentration nur in geringer Menge vorhanden ist oder auch angereichert werden kann, sodass der Dickdarm in gegenüber der Niere eingeschränktem Umfang auch der **Kalium-Homöostase** dient. Das NNR-Hormon **Aldosteron** bewirkt wie an der Niere oder den Schweißdrüsen auch am Dickdarm einen Austausch zwischen Natrium und Kalium.

PATHOLOGIE

Bakterielle Toxine, z.B. aus **Shigellen** oder **Salmonellen**, **behindern die Reabsorption** und bewirken an Dünn- oder Dickdarm eine zusätzliche Sekretion von Kalium, Chlorid und Wasser, sodass es in der Folge zur **Diarrhö** mit ausgeprägtem Flüssigkeitsverlust kommt. Besonders extrem wird der Flüssigkeitsverlust durch die Wirkung des **Cholera-Toxins**, bei dem bis zu 20 l Flüssigkeit/Tag in den Dünndarm verloren gehen, welche die Resorptionskapazität des Dickdarms bei Weitem überfordern. Dadurch kann gerade bei der Cholera in kürzester Zeit ein lebensbedrohender Verlust an Wasser und Mineralien entstehen.

1.9.4 Dickdarmflora

Die bakterizide Wirkung der Salzsäure des Magens und die recht kurze Passagezeit des Chymus durch den Dünndarm (1–2 h) verhindern eine wesentliche bakterielle Besiedelung dieses Darmabschnitts. Lediglich im **terminalen Ileum** finden sich nennenswerte Keimzahlen, wobei hier **milchsäurebildende Bakterienarten** wie **Laktobazillen** und **Bifidobakterien** vorherrschen.

PATHOLOGIE

Bei der **Achlorhydrie**, nach Magenresektion oder wenn die Salzsäureproduktion über längere Zeit medikamentös unterdrückt wird, kann es zur ausgeprägten **Besiedelung proximaler Dünndarmabschnitte** kommen. Eine mögliche Folge besteht in **Fettstühlen** (Steatorrhö), weil die Gallensäuren teilweise von den Bakterien dekonjugiert (Abspaltung von Glycin bzw. Taurin) und damit unwirksam gemacht werden. Dies entspricht dem Prozess, der physiologischerweise im terminalen Ileum abläuft und zur weitgehend vollständigen Reabsorption der Gallensäuren beiträgt.

Der Dickdarm ist derart reichlich mit Bakterien besiedelt – bis zu 10^{12} = 1 Billion Bakterien/1 g Stuhl, insgesamt mehr als 1 kg! – dass nahezu die **Hälfte der gesamten Stuhlmasse aus Bakterien** besteht. Die Besiedelung beginnt gleich nach bzw. teilweise noch unter der Geburt auf oralem Weg, wobei **Escherichia coli** den **ersten Keim** darstellt, der den nachfolgenden Bakterien durch seinen Sauerstoffverbrauch und seine Stoffwechselprodukte wie z.B. Milchsäure das Milieu für deren Wachstum bereitet. Es entsteht ein **ausgewogenes Ökosystem** mit ausbalancierten Keimverhältnissen, wobei beim Erwachsenen 500 bis 1.000 unterschiedliche Bakterienarten nachgewiesen werden können. Dabei handelt es sich überwiegend um **anaerob** oder **fakultativ anaerob** wachsende Arten.

EXKURS

Interessant sind die lang anhaltenden Unterschiede in der Zusammensetzung der Darmflora zwischen natürlich geborenen und per Kaiserschnitt zur Welt gebrachten Kindern. Ganz offensichtlich besitzt die erste Aufnahme von Keimen noch unter der Geburt (aus Scheide und Dammbereich der Mutter) größte Bedeutung hinsichtlich des sich anschließenden Aufbaus der Mikrobiota bis hin zu ihrer Optimierung innerhalb der ersten beiden Lebensjahre. Jedenfalls lassen sich bei entsprechenden Untersuchungen beachtliche Abweichungen feststellen, die u.a. dazu führen, dass bei den Kaiserschnitt-Kindern sowohl Allergien als auch Darminfektionen signifikant häufiger zu beobachten sind. Weiter gesteigert wird die Fehlbesiedelung des Darms bei Kindern, die nicht gestillt, sondern per Flaschennahrung ernährt wurden. Dies dürfte u.a. mit der Laktulose der Muttermilch zusammenhängen, die den so wichtigen Milchsäurebakterien (Laktobazillen, Bifidobakterien) den Weg bereitet.

Im Vordergrund der physiologischen Keimflora stehen **Bacteroides**, **Bifidobakterien** und **Laktobazillen**, **Eubakterien** und **Fusobakterien**. In geringerer Anzahl findet man **Enterokokken**, **Streptokokken** und **Enterobakterien**, zu denen auch Escherichia coli gehört. Selbst **Clostridien**, die unter diesen Bedingungen keine pathogene Bedeutung besitzen, können teilweise (bei 20 % der Erwachsenen) nachgewiesen werden. Als **Leitkeim** dient **Escherichia coli**, obwohl sein Anteil am Mikrobiom nur etwa 1 % beträgt.

Die Bakterien der physiologischen Darmflora leben in einer **Symbiose** mit dem Menschen. Sie

- synthetisieren Vitamine (**Vitamin K, Folsäure, Vitamin B_1** und andere),
- dekonjugieren Gallensäuren und Östrogene, woraufhin diese wieder rückresorbiert werden können,
- „entgiften" Abfallprodukte,
- aktivieren das Immunsystem (MALT),
- schützen allein durch ihre Anwesenheit vor der Besiedelung mit pathogenen Bakterien.

Andererseits **spalten** und **verdauen** sie zu ihrer eigenen Ernährung die **Zellulose** und **Pektine** der Zellwände pflanzlicher Nahrung (Ballaststoffe) und tragen so neben der **Säurebildung** auch zur **Gasbildung** (Methan, Wasserstoff, Schwefelwasserstoff – insgesamt etwa 500–1.000 ml/Tag) im Dickdarm bei. Einzelne Bakterien produzieren **Ammoniak** (NH_3), der nach seiner Resorption von der Leber entgiftet werden muss, sofern bei einer Dysbiose (bakterielle Fehlbesiedelung) keine ausreichende Milchsäurebildung stattfindet und damit keine Ansäuerung des Stuhls erreicht wird. Ist die Leber bei einer Insuffizienz (Leberzirrhose) dazu nicht mehr in der Lage, kann der Ammoniak der Pfortader über die Lebervenen in das Kreislaufsystem gelangen und zerebral bis zum Koma führen (Leberausfallkoma bzw. ammoniakalische Enzephalopathie).

Gerade die **Säurebildung** (Essigsäure, Milchsäure u.a.) einer physiologischen Darmbesiedlung (Eubiose) aus dem Abbau der Ballaststoffe besitzt eine herausragende Bedeutung für die Erhaltung des physiologischen Darmmilieus: Sie

- behindert die Ansiedelung pathogener Bakterien,
- dient den Dickdarmepithelien zur Ernährung,
- verbessert die Durchblutung der Mukosa und damit deren Funktion,

- neutralisiert den gebildeten Ammoniak ($NH_3 + H^+ \rightarrow NH_4^+$), wodurch die Leber entlastet wird.

EXKURS

In den letzten Jahren häufen sich tatsächliche oder scheinbare Erkenntnisse über die Einflussnahme der Dickdarmflora auf unterschiedliche Lebensbereiche. Allerdings gibt es dabei eine ganze Reihe von Widersprüchen, sodass es sinnvoller scheint, die Entwicklung aufmerksam, jedoch zunächst auch mit Vorsicht zu beobachten, bis Beweise und Gegenbeweise ins Lot gebracht sind. Beispielsweise soll die Zusammensetzung des Mikrobioms darüber entscheiden, ob die Diätversuche adipöser Menschen gelingen oder misslingen. Andererseits weisen einzelne Befunde lediglich darauf hin, dass sich die Zusammensetzung der Flora bei Reduktionsdiäten bzw. mit dem Körpergewicht verändern, sodass noch nicht klar scheint, was Ursache und was Wirkung ist. Das schließt sogar die Stuhltransplantation eines gesunden Spenders an Patienten ein, die unter rezidivierenden Infekten durch Clostridium difficile leiden. Tatsächlich scheint es dabei nicht so sehr darum zu gehen, ob der Spender gesund ist oder nicht, sondern ob sein Mikrobiom überhaupt zum Empfänger passt. Ist dies nicht der Fall, können zwar prinzipiell die Clostridien verschwinden, doch verändert sich die „neue" Flora so lange, bis sie in ihrer Zusammensetzung wieder dem entspricht, was zuvor gemessen worden war. Selbst Stuhltransplantationen – bzw. die Kapseln, die inzwischen aus verständlichen Gründen entwickelt werden – müssen demnach „personalisiert" werden, wenn sie wirksam sein sollen.

Bei einer **Fehlbesiedelung** des Dickdarms **(Dysbiose)** lassen sich vermehrt auch **aerob wachsende Bakterien** wie Staphylokokken und Pseudomonaden nachweisen. Regelmäßig findet man **Candida albicans**. Die Dysbiose des Darms ist unter den heutigen Lebensumständen derart häufig geworden, dass Candida albicans inzwischen bei 80–90 % der Menschen in den westlichen Ländern aus dem Stuhl isoliert werden kann. Candida zeigt also eine Fehlbesiedelung an. Weil diese Fehlbesiedelung aber heute nicht mehr die Ausnahme darstellt, sondern zur Regel geworden ist, gehören Candida albicans und andere Candida-Arten nach vorherrschender Meinung zur physiologischen Darmflora. Sein Nachweis gilt als normal, eine Therapie dementsprechend als nicht erforderlich. Allerdings sollte man eine Therapie weniger an so manchen Vorstellungen der Schulmedizin und mehr an den Bedürfnissen und Krankheiten der Patienten ausrichten (➤ Kap. 4.6.6).

Zusammenfassung

Dickdarm

- 130–140 cm lang, Lumen 6–8 cm
- besteht aus
  - **Caecum** (7 cm)
  - **Colon ascendens** (25 cm)
  - **Colon transversum** (50 cm)
  - **Colon descendens** (25 cm)
  - **Sigma** (30 cm)
- Caecum (mit Appendix), Quercolon und Sigma liegen **intraperitoneal**, auf- und absteigender Teil **retroperitoneal.**
- rechte Flexur mit Kontakt zur Leber, linke Flexur berührt die Milz

Wandaufbau

- Mukosa: Krypten, keine Zotten
- Submukosa wie im gesamten Verdauungstrakt
- Muskularis:
  - äußere Längsmuskulatur auf 3 Stellen konzentriert: **Taenien**
  - innere Ringmuskulatur mit periodischen Einschnürungen **(Plicae semilunares)** und Vorwölbungen zwischen diesen Einschnürungen: **Haustren**

Funktion

- Flüssigkeitsresorption (verbleibender Rest ca. 100 ml Wasser), Stuhlspeicherung, Defäkation (gemeinsam mit dem Mastdarm)

Dickdarmflora (Mikrobiota, Mikrobiom)

- bis zu 1.000 unterschiedliche Bakterienarten, mehrheitlich (fakultative) Anaerobier
- Leitkeim: Escherichia coli
- **Symbiotische Funktionen:**
  - Säurebildung (Immunfunktion, Neutralisation von NH_3)
  - Besetzung des Platzes (Immunfunktion)
  - Stimulierung des Immunsystems der Darmwand (GALT, ➤ Fach Immunologie)
  - Produktion einzelner Vitamine (v.a. Vitamin K und Folsäure)
  - mögliche Beeinflussung verschiedener Körperbereiche bzw. -funktionen

1.10 Rektum (Mastdarm)

1.10.1 Aufbau

Der Mastdarm (➤ Abb. 1.56) als letzter Anteil des gesamten Magen-Darm-Trakts wird überwiegend als getrennte Einheit betrachtet, teilweise aber auch noch dem Dickdarm zugerechnet. Seine Länge liegt bei **15–20 cm**, wovon die letzten **3 cm** auf den **Analkanal** entfallen. Der proximale, also obere Teil ist die **Ampulla recti**. Die Ampulle ist sehr dehnungsfähig und dient neben Caecum und Colon ascendens der **Speicherung** des Stuhls. Der letzte Zentimeter des **Analkanals** trägt entsprechend dem Anfang des Verdauungstrakts ein mehrschichtiges, unverhorntes Plattenepithel. Es geht an der **Linea anocutanea** in die **Oberhaut** über.

Der Mastdarm ist im **oberen Anteil** vom Bauchfell überzogen, liegt dort also **retroperitoneal**, während die Lage des **unteren Anteils**, ohne Kontakt zum Bauchfell, als **extraperitoneal** bezeichnet werden kann. Entsprechendes gilt auch für Harnblase und Gebärmutter.

Der **Wandaufbau** entspricht dem Colon; die beiden Schichten der Muskularis sind allerdings wieder gleichmäßig verteilt. Auch Einschnürungen und Haustren sind nicht mehr vorhanden.

1.10.2 Sphinkter

Den Verschluss des Rektums bildet ein Sphinkter, der aus **2 Anteilen** besteht (➤ Abb. 1.56): Die innen liegende Muskularis des Anus

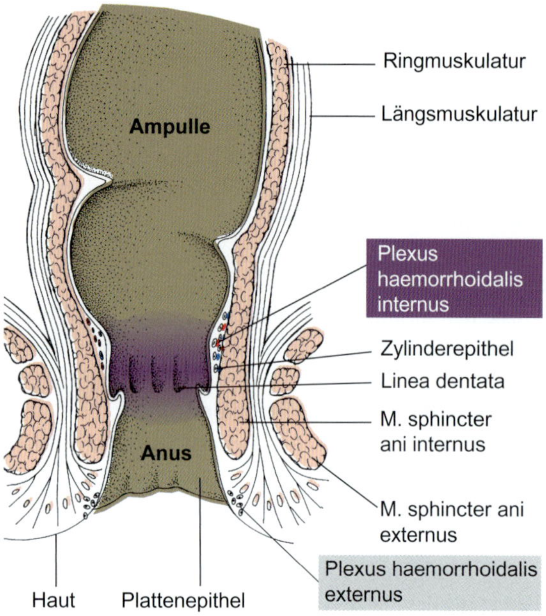

Abb. 1.56 Rektum (Mastdarm) [L190]

entspricht der Muskularis des gesamten Rektums. Sie ist entsprechend den übrigen Sphinkteren im Magen-Darm-Kanal verdickt und bewirkt einen dichten Verschluss **(M. sphincter ani internus)**. Da es sich dabei um glatte Muskulatur handelt, ist sie sympathisch und parasympathisch innerviert und **gehorcht dem Willen nicht**. Zur weiteren Abdichtung ist der Sphinkter noch von einem **Schwellkörper (Corpus cavernosum recti)**, einem besonders reichlich durchbluteten und teilweise aufgestauten Gefäßgeflecht unterlagert.

Von außen diesem inneren Sphinkter aufgelagert findet sich eine zusätzliche Schicht aus **quergestreifter** Skelettmuskulatur **(M. sphincter ani externus)**, deren nervale Versorgung **willentlich beeinflussbar** ist.

MERKE
Der Schließmuskel besteht aus 2 Teilen (M. sphincter ani internus und M. sphincter ani externus) und ist in seinem äußeren Anteil willentlich steuerbar.

1.10.3 Defäkation

Die Defäkation **(Stuhlentleerung)** stellt ein **Reflexgeschehen** dar. Wenn durch die Massenbewegungen des Kolons der Stuhl ins Rektum getrieben wird, löst die Dehnung der Ampulle bzw. des analen Bereichs eine Erschlaffung des inneren bei gleichzeitiger Kontraktion des äußeren Sphinkters aus. Dieser Vorgang wird dem Gehirn gemeldet, gelangt also ins Bewusstsein – es entsteht der **Stuhldrang**.

Wird der Stuhldrang **willentlich** durch weitere Anspannung des äußeren Sphinkters **unterdrückt**, weitet sich das Rektum und der innere **Sphinkter kontrahiert** sich wieder. Ein längeres Unterdrücken des Stuhldrangs hat darüber hinaus auch eine Hemmung der gesamten Kolonperistaltik zur Folge, woraus bei Personen, die „nie Zeit haben", eine chronische Obstipation resultieren kann.

Wird der Stuhldrang dagegen **nicht unterdrückt**, kommt es **ab dem Sigma** zu **peristaltischen Wellen**, die einen **Druckanstieg** im **Rektum** bewirken. Die zusätzliche Druckerhöhung im **Abdomen** durch Exspiration gegen die geschlossene Glottis (nach vorausgehender Inspiration mit Senkung des Zwerchfells) sowie **Kontraktion** der **Bauch- und Beckenbodenmuskulatur (Valsalva-Manöver)** erleichtern zusätzlich die Defäkation (➤ Abb. 1.57). Das Valsalva-Manöver wird daneben auch für die Austreibung des Kindes unter der Geburt, die Miktion sowie für effektive Hustenstöße benötigt.

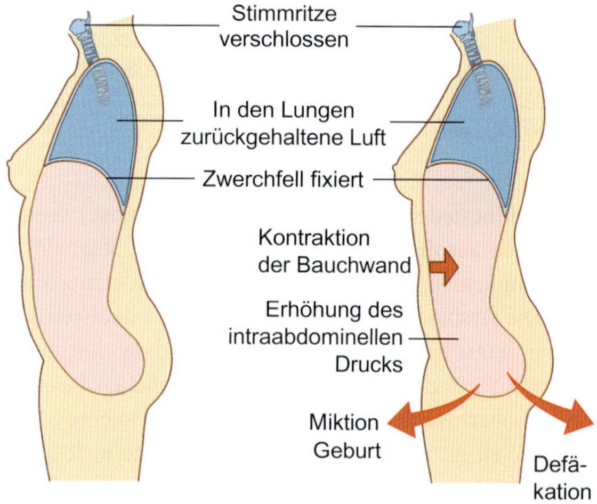

Abb. 1.57 Valsalva-Manöver für Defäkation, Miktion und Geburt [E402]

Zusammenfassung

Rektum

- letzter Darmabschnitt, Länge etwa 15–20 cm
- besteht aus der **Ampulle** (15 cm) und dem **Analkanal** (3 cm)
- Wandaufbau entspricht dem Dickdarm, aber **keine Taenien** und **keine Haustren**
- Verschluss des Anus durch 2 muskuläre Sphinkter und das Corpus cavernosum
  - **M. sphincter ani internus:** glatte Muskulatur, unwillkürlich
  - **M. sphincter ani externus:** quergestreift, willkürlich beeinflussbar
- **Defäkation:** willkürlich beeinflussbares Reflexgeschehen

KAPITEL

2 Physiologie

2.1 Phasen der Verdauung

2.1.1 Kephale Phase

Der Verdauungsprozess beginnt kephal („im Kopf") mit dem **Sehen**, **Riechen** oder **Schmecken** einer Speise (➤ Abb. 2.1, ➤ Abb. 1.22). Die Aktivierung des Parasympathikus bewirkt in dieser Phase eine Zunahme des Speichelflusses in der Mundhöhle, die Zunahme der Peristaltik in Magen und Darm, eine Sekretionssteigerung von Salzsäure und Pepsin im Magen, die entsprechende Stimulierung der Pankreassekrete auf bis zu 25 % des erreichbaren Maximums sowie eine zunächst noch mäßige Kontraktion der Gallenblase unter gleichzeitiger Erschlaffung des Sphinkter Oddi der Vater-Papille. Auch die Basalsekretion der Lebergalle wird nun bereits erhöht.

Mit der Nahrungsaufnahme beginnt neben der **mechanischen Zerkleinerung** durch Zähne und Zunge bereits die **Vorverdauung** komplexer **Kohlenhydrate** durch die **Amylase** der **Parotis** und der **Lipide** durch die **Lipase** der **Ebner-Zungengrunddrüsen**. Bedingt durch das übliche rasche Hinunterschlucken der Bissen bewirken allerdings beide Enzyme keine wirkliche Vorverdauung im Mund, sondern besorgen eher die **„orale Hygiene"**, also die Zersetzung liegen gebliebener Speisereste. Während die **Lipase** auch nach dem Verschlucken der Bissen noch **aktiv** bleibt, **verliert** die **Amylase** im sauren Magensaft ihre **Wirksamkeit**. Es kommt also im Magen zur Fett-, aber **nicht** mehr zur **Kohlenhydratverdauung**.

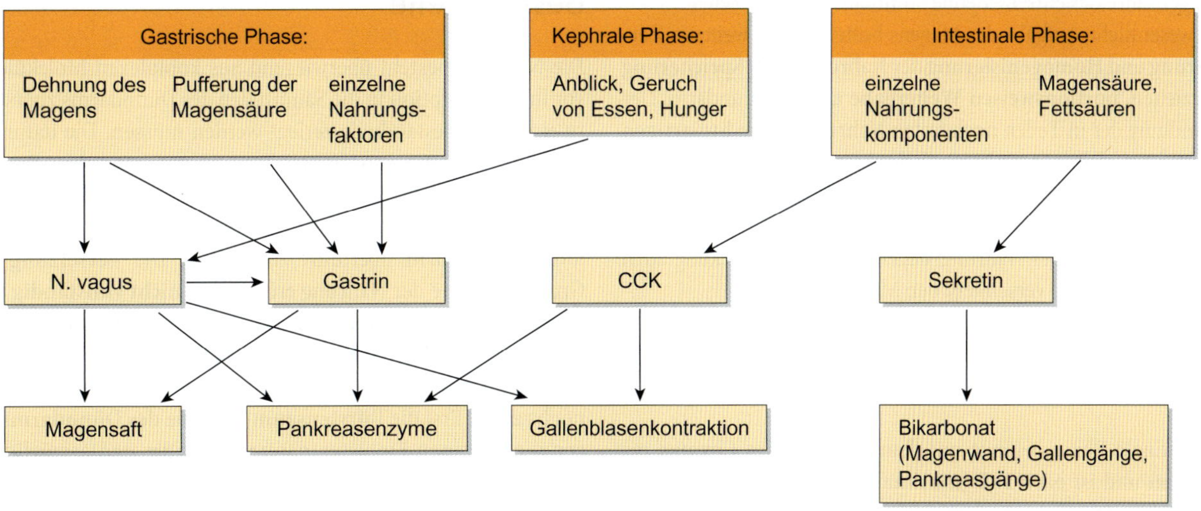

Abb. 2.1 Überblick über die Phasen der Verdauung [L106]

2.1.2 Gastrische Phase

In der gastrischen Phase, die das „Schicksal" der Speise nach dem Verschlucken in den Magen beschreibt, bewirkt die **Magendehnung** eine weitere Parasympathikusaktivierung mit entsprechender Zunahme von Peristaltik und Magensaftsekretion (Salzsäure, Pepsinogen) (➤ Abb. 2.1, ➤ Abb. 1.23). Magendehnung, **Erhöhung des pH-Werts** (auf Werte oberhalb etwa pH 3) durch den neutralisierenden Effekt der Nahrung sowie einzelne Nahrungsfaktoren bedingen zusätzlich die **Sekretion von Gastrin** aus den G-Zellen des Antrum (➤ Tab. 2.1).

Faktoren der gastrischen Phase:

- **Gastrin** erhöht durch Stimulation der Belegzellen die Produktion von Salzsäure und Intrinsic-Faktor, weniger ausgeprägt an den Hauptzellen auch die Sekretion von Pepsinogen, verstärkt die Magenperistaltik und stimuliert die Pankreas-Azini zur Enzymproduktion – gemeinsam mit dem Parasympathikus von den rund 25 % der kephalen Phase auf nunmehr ca. 40 % der erreichbaren Maximalproduktion.
- Die **Magensäure** führt zur Denaturierung des Nahrungseiweißes, zur Abtötung eines Großteils der in der Nahrung enthaltenen Mikroorganismen und zur Umwandlung von Pepsinogen in das aktive Pepsin.
- **Pepsin** spaltet die großen Nahrungseiweiße in mittelkettige und kleinere Peptide. Erforderlich für diese Pepsinwirkung ist das saure Milieu der Salzsäure.
- Der **Intrinsic-Faktor**, ein Glykoprotein, bindet erst im schwach alkalischen Milieu des Duodenums an das in der Nahrung vorhandene Vitamin B_{12}.

Eine nennenswerte Resorption findet im Magen, wenn man einmal von wässrigen oder alkoholischen Flüssigkeiten oder auch von kurzkettigen Fettsäuren absieht, genauso wenig statt wie eine umfassende Spaltung von Nahrungsbestandteilen. Immerhin aber werden große **Eiweißmoleküle** mittels **Pepsin** in Peptide **gespalten** und die **Nahrungsfette** durch die **Lipase** (Triacylglycerollipase) der Speicheldrüsen und eine im Magen selbst produzierte Lipase zu einem gewissen Prozentsatz (bis zu 20 %) in Monoglyceride und freie Fettsäuren zerlegt. Diese Fettsäuren bilden dann im Duodenum gemeinsam mit der Magensäure das entscheidende Stimulans für die S-Zellen.

Die wesentliche Aufgabe des Magens besteht in der weiteren **Zerkleinerung** und **Homogenisierung** der Nahrung, ihrer **Speicherung** und gezielten, **portionsweisen Weitergabe** an den Dünndarm. Der Umwandlung der in Teilen noch festen Nahrung in den **breiartigen Chymus** dient nicht nur die Motorik der Magenwand und die geringe Andauung, sondern auch ihre Suspendierung in etwa **1,5–2,5 l Magensaft/Tag**. Feste Nahrung verbleibt etwa **2–4 Stunden** im Magen, bei sehr fettreicher Nahrung wegen der Sekretinwirkung auch deutlich länger („Käse verschließt den Magen.").

2.1.3 Intestinale Phase

Die intestinale Phase beginnt mit dem Übertritt des Chymus ins Duodenum und ist nach **1–2 (maximal 3) Stunden**, der **Passagezeit des Dünndarms**, bereits abgeschlossen. Im oberen Dünndarm gibt es **Messfühler** für die **Nahrungsmenge** (Wanddehnung), für den **Säuregehalt** und für die **Zusammensetzung** der Nahrung (➤ Abb. 2.1, ➤ Abb. 1.24):

- Die **Wanddehnung** wird vom **Parasympathikus** und den **G-Zellen** des Duodenums erkannt und mit einer Erhöhung der Peristaltik sowie einer Ankurbelung des Sekretflusses aus Galle und Pankreas beantwortet. Eine **übermäßige** Wanddehnung ruft den **Sympathikus** auf den Plan, der über eine Kontraktionsverstärkung des Pylorus unter gleichzeitiger Hemmung der Magenperistaltik das Duodenum entlastet. Zusätzlich wird, um die nun mögliche Überlastung des Magens zu verhindern, die Muskulatur des unteren Ösophagussphinkters gehemmt, sodass ein **Reflux** in die Speiseröhre **möglich** wird.
- Dieselbe Wirkung auf Magenperistaltik und beide Sphinkter entfaltet **Sekretin**, das aber nicht aufgrund einer Wanddehnung, sondern infolge der **duodenalen Ansäuerung** (HCl + Fettsäuren) aus endokrinen Zellen des Duodenums (S-Zellen) ins Blut sezerniert wird (➤ Tab. 2.1). Die wesentliche physiologische Wirkung des Sekretin besteht allerdings in seiner Stimulation der **Bikarbonatsekretion** im Gangsystem des **Pankreas**, in den **Gallengängen** und im **Magen** zur Alkalisierung dessen Schleimschicht.
- Die **Zusammensetzung des Chymus** hinsichtlich seines Gehalts an Aminosäuren und Peptiden, Lipiden, Glukose, Calcium und weiteren Nahrungsbestandteilen stimuliert nun in endokrinen Zellen (I-Zellen) von Duodenum und oberem Jejunum die Bildung und Sekretion von **Cholecystokinin** (CCK). Die Hauptwirkungen dieses Hormons bestehen in einer **Kontraktionsverstärkung der Gallenblase** (Namensgebung!) mit Sekretion von Galle ins Duodenum sowie in einer **Stimulation der Pankreas-Azini** zur Enzymproduktion. Beide Effekte wurden bereits vom Parasympathikus in Gang gesetzt, am Pankreas auch durch Gastrin, und werden nun durch Cholecystokinin erheblich verstärkt.
- Die Wirkungen weiterer Hormone, von GIP über GLP-1 bis hin zu PYY, wurden bereits im Rahmen der Anatomie besprochen (➤ Kap. 1.4.4).

2.2 Resorption der Nahrungsbestandteile

Die Nahrung besteht überwiegend aus komplexen Molekülen, die vor ihrer Resorption in die Saumzellen des Dünndarms zuerst in ihre einzelnen Bestandteile zerlegt werden müssen. Die dafür erforderlichen **Enzyme** entstammen weit überwiegend dem **Pankreas**, in dem sie in **inaktiver Form** vorliegen, um dann mit ihrem Übertritt ins **Duodenum** von Enzymen der Glykokalyx und Trypsin in ihre **aktive Form** überführt zu werden. Die **Zersetzung** der 3 Grundbausteine der Nahrung erfolgt aber **nicht vollständig** in ihre kleinsten Einheiten Monosaccharide, Aminosäuren und Fettsäuren, sondern lediglich in **sehr kleine Einheiten** aus 2 oder zumindest sehr wenigen Bausteinen – also Disaccharide, Oligopeptide und Monoglyceride. Erst die **Bürstensaum-Enzyme des Dünndarms** zerlegen diese kleinen Einheiten dann **vollständig** und ermöglichen so ihre Resorption. Die Enzyme des Bürstensaums befinden sich überwiegend membranständig in den Enterozyten, wo sie in die Glykokalyx hineinragen, teilweise aber wohl auch frei in dieser Schicht.

Tab. 2.1 Wichtige Verdauungshormone

Name	Produktionsort	Stimulierende Faktoren	Wirkungen
Gastrin	G-Zellen in Antrum und Duodenum	• Parasympathikus (einschl. Magendehnung) • Pufferung der Magensäure • einzelne Nahrungsfaktoren (Ca^{2+}, Aminosäuren) • Genussgifte (Alkohol, Kaffee, Nikotin)	• Stimulierung der Belegzellen (HCl und Intrinsic-Faktor ↑), geringer ausgeprägt auch der Hauptzellen (Pepsinogen) • Zunahme der Magenperistaltik • Stimulierung der Pankreas-Azini
Cholecystokinin (CCK)	I-Zellen des oberen Dünndarms	• nahezu alle Nahrungsfaktoren	• Stimulierung der Pankreas-Azini • Kontraktion der Gallenblase
Sekretin	S-Zellen des Duodenums	• Säuren (HCl, Fettsäuren, Gallensäuren)	• Stimulierung der Bikarbonatproduktion in den Ausführungsgängen von Pankreas und Gallenwegen, in der Magenmukosa • Hemmung der Magenperistaltik
Motilin	M-Zellen des Duodenums	• v.a. Gallensäuren • zusätzlich auch Fette, die in der Form von Fettsäuren ins Duodenum gelangen	• Anregung der Magenperistaltik • Kontraktion der Gallenblase
GIP	K-Zellen des oberen Dünndarms	• zahlreiche Nahrungsfaktoren	• Gastrinantagonismus (Peristaltik und Belegzellen ↓) • Glukose-abhängige Stimulierung der B-Zellen des Pankreas (Insulin ↑)
GLP-1	L-Zellen des distalen Dünndarms (Ileum)	• Parasympathikus • zahlreiche Nahrungsfaktoren	• Hemmung der Peristaltik von Magen und Dünndarm • Glukose-abhängige Stimulierung der B-Zellen des Pankreas (Insulin ↑) • Appetithemmung am Hypothalamus
PYY	L-Zellen des distalen Dünndarms (Ileum)	• zahlreiche Nahrungsfaktoren	• Appetithemmung am Hypothalamus • Hemmung der Pankreassekretion
Ghrelin	Belegzellen des Magens (Fundus)	• leerer Magen	• erzeugt Hunger am Appetitzentrum des Hypothalamus

2.2.1 Kohlenhydrate

Kohlenhydrate machen den **Hauptbestandteil** menschlicher Nahrung aus. Mit der üblichen Nahrung werden täglich im Durchschnitt mehr als **300 g** aufgenommen. Von der **DGE** empfohlen wird ein Anteil von **55–60 %** an der Gesamtenergiezufuhr. Überwiegend (zu etwa 62 % = **knapp ⅔**) sind sie als (pflanzliche) **Stärke** enthalten, zu einem geringeren Prozentsatz in der Form von **Disacchariden** (35 %, also rund **ein Drittel**). **Monosaccharide,** v.a. Glukose (Traubenzucker) und Fruktose (Fruchtzucker), enthalten hauptsächlich in Früchten, machen im Durchschnitt lediglich einen Anteil von etwa 3 % aus.

Stärke ist ein großmolekulares Polysaccharid aus Glukoseeinheiten, vergleichbar in etwa mit tierischem Glykogen. Entsprechend erfüllt es in Pflanzen dieselbe Funktion eines Brennstoffvorrats wie das Glykogen im tierischen Stoffwechsel (v.a. in Leber und Muskulatur). Die **wesentlichen Disaccharide** menschlicher Nahrung sind **Rohrzucker** (27 % Anteil) und **Milchzucker** (8 %). Rohrzucker ist ein Disaccharid aus Glukose und Fruktose. Synonyme Bezeichnungen sind Rübenzucker, Haushaltszucker und Saccharose. Milchzucker heißt auch Laktose (von Lac, Lactis = Milch) und ist aus Glukose und Galaktose zusammengesetzt. Das aus 2 Glukosemolekülen bestehende Disaccharid **Malzzucker** ist in isolierter Form kein üblicher Nahrungsbestandteil. Es entsteht fast ausschließlich als Zwischenprodukt bei der Spaltung pflanzlicher Stärke. Das letzte Disaccharid schließlich, das aus den vorherrschenden Zuckern Glukose, Fruktose und Galaktose noch gebildet werden kann und in der Natur vorhanden ist, ist die **Laktulose** – zusammengesetzt aus Fruktose und Galaktose. Sie wird später im Zusammenhang besprochen.

MERKE

Zuckerstrukturen menschlicher Nahrung (➤ Abb. 2.2):
- **Stärke:** Polysaccharid aus Glukose (pflanzliche Nahrung); Anteil knapp ⅔
- **Haushaltszucker (= Rohrzucker, Rübenzucker, Saccharose):** Disaccharid aus Glukose und Fruktose; Anteil ca. 27 %
- **Milchzucker (Laktose)**: Disaccharid aus Glukose und Galaktose (Muttermilch, Kuhmilch); Anteil ca. 8 %
- **Malzzucker (Maltose)**: Disaccharid aus zwei Glukosemolekülen; kein Nahrungsbestandteil, sondern Zwischenprodukt bei der enzymatischen Spaltung (durch die Pankreas-Amylase) von Stärke im Dünndarmlumen, wird von der Maltase des Bürstensaums in einzelne Glukosemoleküle zerlegt.
- **Monosaccharide:** v.a. Glukose (Traubenzucker) und Fruktose (Fruchtzucker); Anteil ca. 3 %
- **Glykogen:** Polysaccharid aus Glukose (tierische Nahrung, Pilze); Anteil gering
- **Zellulose:** Polysaccharid aus Glukose (pflanzliche Zellwände); wird im Dünndarm nicht gespalten und deshalb auch nicht prozentual gewertet; wichtigster Ballaststoff menschlicher Nahrung

Glukose (Traubenzucker) ist also nicht nur als Monosaccharid in der Nahrung enthalten, sondern bildet auch den **wichtigsten** oder häufig sogar **einzigen Anteil aller komplexen Kohlenhydrate menschlicher Nahrung**. Gleichzeitig ist es seit Anbeginn der Evolution (vor 3½ Milliarden Jahren) der **wesentliche Brennstoff aller Lebensformen**.

Pflanzliche **Stärke** (= Amylum) wird von der **Amylase** des **Pankreas** in Disaccharide und Oligosaccharide gespalten, zu einem sehr geringen Prozentsatz bereits in der Mundhöhle von der Amylase der **Parotis**. Die **Disaccharidasen des Bürstensaums** (Maltase, Saccharidase, Laktase) stellen dann abschließend aus Stärke, weiteren Polysacchariden und den Disacchariden der Nahrung die einzelnen Zuckermoleküle (= Monosaccharide) Glukose, Fruktose und Galaktose her (➤ Abb. 2.2). **Ausschließlich** in der Form der **Monosaccharide** werden die Zucker von den Saumzellen aufgenommen, wobei sie **aktiv** und unter Energieverbrauch von spezifischen **Carrier-Proteinen** durch die Zellmembran transportiert werden – zum überwiegenden Teil gemeinsam (im Symport) mit Natrium (➤ Abb. 2.3). Die Aktivität dieser Carrier ist so hoch, dass die Resorption noch im Jejunum abgeschlossen ist. Für einen übermäßigen Verzehr steht das Ileum als Reserve zur Verfügung.

PATHOLOGIE

Die Spaltungskapazität für **Milchzucker (Laktose)**, das wesentliche Kohlenhydrat der **Mutter-** und **Kuhmilch**, ist bei etlichen Erwachsenen so gering, dass nennenswerte Mengen in den **Dickdarm** übertreten. Dort lockert er, entsprechend den eigentlichen Ballaststoffen, durch seine Wasserbindung den Stuhl und kann deshalb bei den Betroffenen als **Abführmittel** (Laxans) eingesetzt werden. Ist der **Mangel an Laktase**, dem Laktose spaltenden Enzym der Saumzellmembranen, aber besonders ausgeprägt, kommt es zur Intoleranz von Milch und Milchprodukten **(Laktoseintoleranz)**, also bei ihrem übermäßigen Verzehr zu **wässrigen Durchfällen** (➤ Abb. 2.4). In welchem Umfang und ob überhaupt eine abführende Wirkung durch Milchzucker entsteht, muss jeweils ausprobiert werden, falls nicht ohnehin bereits bekannt. Wenn er, wie bei der Mehrzahl aller Erwachsenen, nicht abführend wirkt, dient er lediglich der Gewichtszunahme.

Im medizinischen Alltag wird Milchzucker (leider auch von Kinderärzten) als **Abführmittel für Kinder** empfohlen, was wegen der in diesem Lebensabschnitt fast immer hohen Laktaseaktivität nicht sinnvoll sein kann. Wie bei der Mehrzahl der Erwachsenen kann er lediglich Übergewicht erzeugen. Dabei scheint sich die Laktaseaktivität, neben einer genetischen Komponente, vor allem am üblichen Milchverzehr auszurichten. Kinder und Erwachsene mit hoher Zufuhr verfügen über hohe Aktivitäten; wird bereits im Kindesalter auf Milchprodukte verzichtet, entwickelt sich die Intoleranz ausgeprägter und eventuell bereits im späten Kindesalter. Es scheint von daher möglich zu sein, eine bestehende Laktoseintoleranz durch die Zufuhr und allmähliche Steigerung zunächst geringer Mengen an Laktose auch wieder zu reduzieren, sofern dies für den Einzelnen von Bedeutung ist. Allerdings liegen zu dieser Annahme, soweit bekannt, bisher keine Untersuchungen vor.

Laktoseintoleranz ist gleichbedeutend mit der üblichen **Milchunverträglichkeit**. Die meisten Betroffenen halten dies für eine Krankheit in der Art einer Allergie und bestehen auch bei Medikamenten, z.B. Tabletten oder homöopathischen Globuli, auf „Laktosefreiheit". Dies entspringt allerdings einem Missverständnis: Allergische Reaktionen auf Mono- oder Disaccharide sind nicht möglich, weil die Lymphozyten darauf nicht reagieren können. Die überaus geringen, in Medikamenten enthaltenen Mengen reichen bei Weitem nicht dazu aus, abführend zu wirken (➤ Fach Pharmakologie). Laktose wirkt bei einer Milchunverträglichkeit lediglich als **Ballaststoff**. Ballaststoffe jedoch entfalten frühestens ab einer Zufuhr von mehreren Gramm zunächst sehr geringe Wirkungen, keinesfalls in den Milligramm-Bereichen von Tabletten. Die von der DGE empfohlene Zufuhr an Ballaststoffen beträgt mindestens 30 g/Tag. Dabei kommt es jedoch noch längst nicht zu Durchfällen, sondern lediglich zur erwünschten Anregung der Darmperistaltik.

Nochmals gesteigert wird das Missverständnis hinsichtlich der angenommenen Unverträglichkeit von Tabletten oder homöopathischen Kügelchen durch die Geschäftsidee der Lebensmittelindustrie, mit der sie ihre Produkte einschließlich derjenigen, die von vornherein gar keine Milch enthalten können, „veredelt". Auf allen erdenklichen Nahrungsmitteln findet man nun den Hinweis „Frei von Laktose" oder zusätzlich: „Ohne Gliadin". Der Verbraucher weiß damit, dass diese Lebensmittel besonders wertvoll sein müssen, sozusagen eine nochmalige gesundheitliche Steigerung von Bio-Produkten darstellen. Da kann es dann auch nicht mehr von Bedeutung sein, dass er weder eine Laktoseintoleranz noch eine Zöliakie sein Eigen nennt.

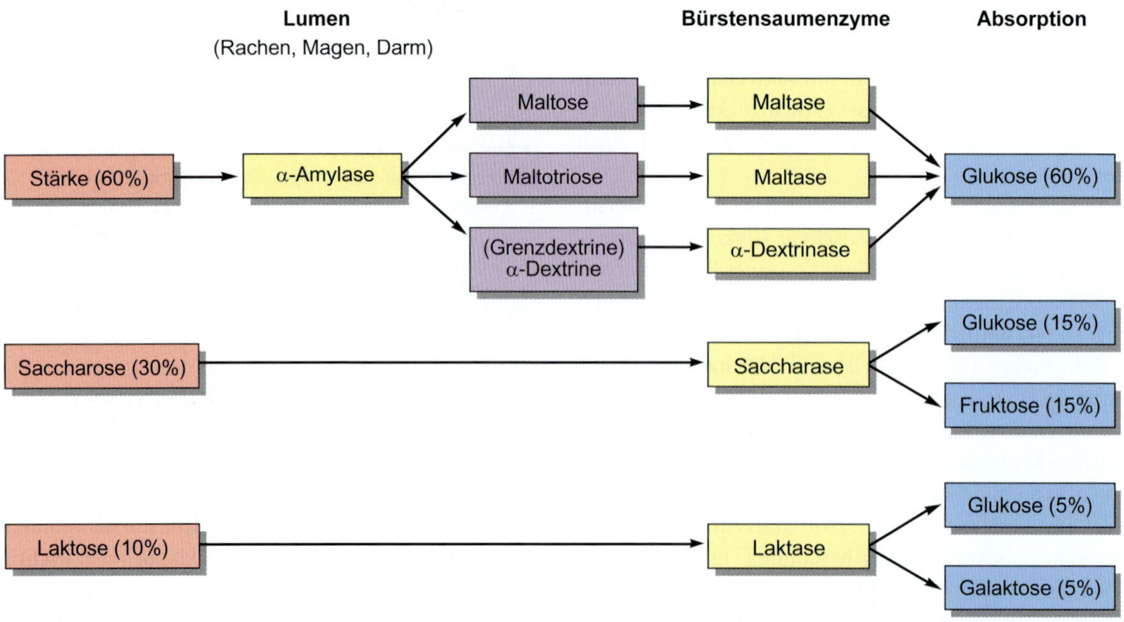

Abb. 2.2 Spaltung der Kohlenhydrate und Resorption als Monosaccharide [L106]

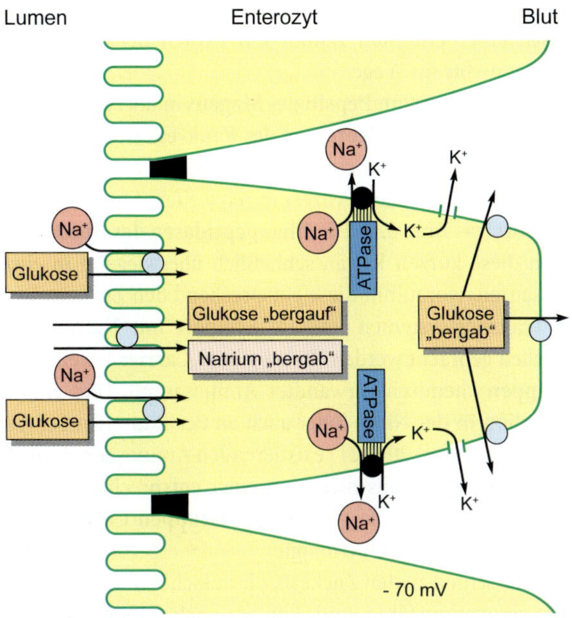

Abb. 2.3 Aufnahme von Glukose in die Saumzellen des oberen Dünndarms im Symport mit Natrium [L106]

2.2.2 Ballaststoffe

Der Mensch gehört auf den ersten Blick nicht zu den „Pflanzenfressern", weil er **kein Enzym** besitzt, das die Kohlenhydrate der pflanzlichen **Zellwände spalten** könnte. Die **Zellulose** geht also „verloren" und dient lediglich als Wasser bindender **Ballaststoff**. Wahrscheinlicher ist allerdings, dass sich dies im Laufe der Evolution nur deswegen herausgebildet hat, um zur Peristaltikanregung eine **ausreichende Füllung des Dickdarms** nebst der **Ernährung der physiologischen Dickdarmflora** zu ermöglichen.

Weitere Ballaststoffe, die regelmäßig mit der Nahrung zugeführt werden (sollten), sind **Pektine** (Galakturonsäuren) und teilweise auch **Lignine** (Holzbestandteile). Pektine dienen in pflanzlichen Zellwänden deren Stabilisierung, ergänzend zur Zellulose. Besonders reichlich vorhanden sind sie u.a. in Äpfeln und Zitrusfrüchten. Lignine findet man nicht nur als eigentlichen Hauptbestandteil von Holz, der in Verbindung mit Zellulose und Pektin die große Stabilität und Undurchlässigkeit erzeugt, sondern in geringeren Mengen in weiteren Pflanzenanteilen wie Stängeln oder den Randschichten von Getreidekörnern, sodass man für seine Aufnahme nicht unbedingt auf das Kauen von Holz angewiesen ist.

Ballaststoffe wie **Zellulose** oder (bei Laktasemangel) **Laktose** u.a. werden im **Dickdarm** von der physiologischen Darmflora, die über eine adäquate Enzymausstattung verfügt, in Monosacharide (v.a. Glukose) **gespalten** und für ihre eigene Ernährung verwendet. Dabei entstehen neben **Darmgasen Essigsäure** und **Milchsäure**, die den Stuhl ansäuern. Sehr viel zuverlässiger als Laktose wirkt das Disaccharid **Laktulose** (zusammengesetzt aus Galaktose und Fruktose), für das im Bürstensaum von vornherein keine Disaccharidase existiert. Laktulose ist also neben ihrer **abführenden Wirkung** (➤ Fach Pharmakologie) hervorragend dazu geeignet, im Rahmen einer **Darmsanierung** Verwendung zu finden, indem sie das Wachstum der **physiologischen** Bakterien **begünstigt** und die Vermehrung **pathogener** Bakterien durch **Säurebildung** (v.a. Milchsäure) **hemmt**. Laktulose wird aus diesem Zusammenhang heraus sogar schulmedizinisch bei Patienten eingesetzt, die z.B. Salmonellen nach einer durchgemachten Erkrankung auch weiterhin mit dem Stuhl ausscheiden (Dauerausscheider).

Man kann die Bedeutung der Ballaststoffe im Allgemeinen und der **Laktulose** im Besonderen daran erkennen, dass dieses Disaccharid in der **Muttermilch** enthalten ist, für den säuerlich riechenden, weichen Stuhl des Stillkindes sorgt und die **physiologische Besiedlung** des zunächst sterilen Darms **begünstigt**, letztendlich

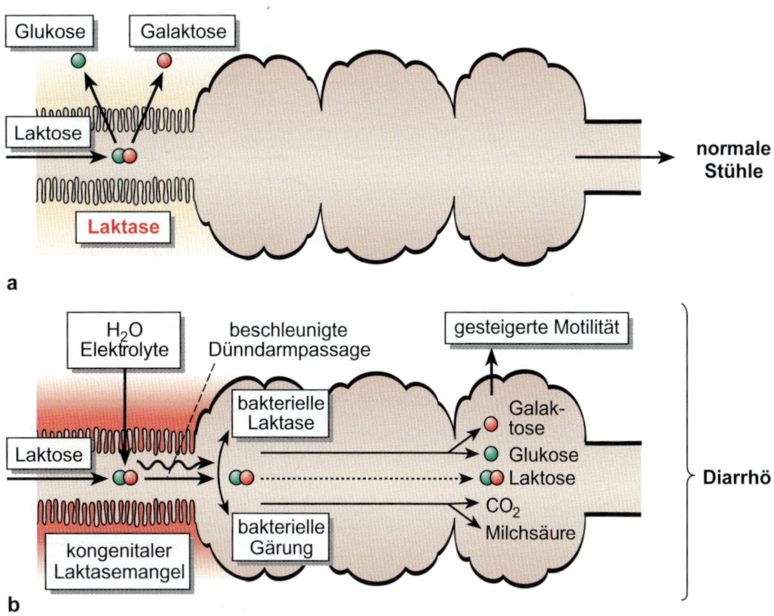

Abb. 2.4 a Physiologische Milchzuckerspaltung und Resorption der Monosaccharide im Dünndarm
b Milchunverträglichkeit bei Laktasemangel [L106]

2

sogar erst ermöglicht, weil sich die Bakterien andernfalls mangels Nahrung gar nicht vermehren könnten.

Ballaststoffe besitzen nicht nur positive Wirkungen auf Stuhlfrequenz und Zusammensetzung der Darmflora (Eubiose). Sie schützen darüber hinaus auch vor Erkrankungen wie u.a. Divertikulose und Dickdarmkarzinom, verzögern über Anlagerungseffekte eine zu rasche Glukoseresorption aus dem Dünndarm und vermindern über denselben Mechanismus sogar die Resorptionsrate von Cholesterin.

2.2.3 Eiweiß

Die Proteine sind mit einem Anteil von etwa **70–100 g** in der täglichen Nahrung enthalten. Ernährungsmedizinisch empfohlen werden **0,8–1,0 g/kg Körpergewicht und Tag**. Eine 70 kg schwere Person sollte demgemäß laut DGE im Durchschnitt knapp 70 g Eiweiß/Tag zu sich nehmen. „Nach der Prüfung" steht jedoch bei gesunden Personen einer erhöhten Zufuhr auf Kosten der Kohlenhydrate überhaupt nichts im Wege.

Proteine werden vom **Pepsin des Magens** in überwiegend mittelkettige Peptide zerlegt. **Proteasen des Pankreas** wie **Trypsin**, **Chymotrypsin**, **Elastase** und einzelne **Peptidasen** (z.B. Carboxypeptidase A und B) setzen den Prozess durch weitere Spaltung in Oligopeptide fort (➤ Abb. 2.5). Die **Oligopeptidasen des Bürstensaums** zerlegen diese kurzen Ketten schließlich überwiegend in einzelne Aminosäuren, woraufhin diese entsprechend den Zuckern von **aktiven** Transportsystemen und im Symport mit Natrium in die Saumzellen gebracht werden. Dabei gibt es **Carrier** jeweils für kleine **Gruppen** chemisch verwandter Aminosäuren. Dies entspricht der Situation in der Niere (oder auch an der Blut-Hirn-Schranke), in der die insgesamt 20 (–21) existierenden Aminosäuren im proximalen Tubulus ebenfalls nicht von einer entsprechenden Zahl an Carriern, sondern von einigen wenigen **Gruppen-Carriern** rückresorbiert werden (➤ Fach Urologie).

Im Unterschied zu den Zuckern, die ausschließlich als Monosaccharide resorptionsfähig sind, können auch **Dipeptide** und teilweise sogar **Tripeptide** in die Enterozyten aufgenommen und erst dort endgültig zerlegt werden (➤ Abb. 2.6). In sehr geringem Umfang gilt dies auch für **größere Peptide**, die nicht durch Carriersysteme, sondern mittels **Pinozytose unspezifisch** resorbiert werden. Nur beim **Säugling** geschieht dies etwa bis zum Ende des 6. Lebensmonats noch in größerem Umfang, wodurch es in diesem Zeitraum bei nicht gestillten Kindern leichter zu einer **Allergieentwicklung** gegenüber Nahrungseiweißen kommt (z.B. gegen **Kuhmilchprotein**). Interessant ist in diesem Zusammenhang, dass auch die in der Milch enthaltenen mütterlichen Antikörper (z.B. IgG) bis zum 6. Lebensmonat auf diesem Weg in den Organismus des Kindes gelangen, wodurch die in der Schwangerschaft aufgebaute „Leihimmunität" (passive Immunisierung) um weitere Monate verlängert wird.

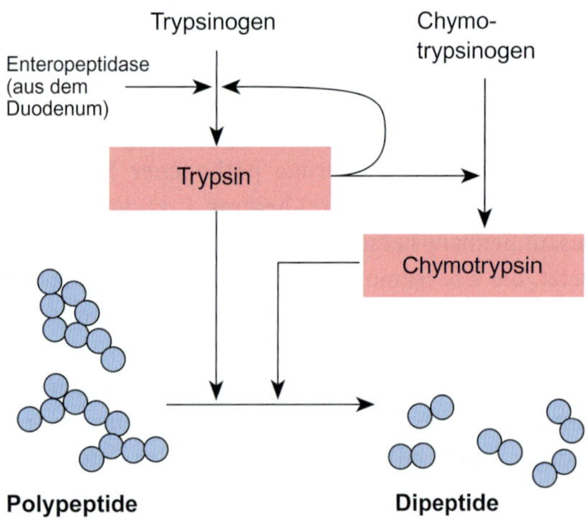

Abb. 2.5 Spaltung der Eiweiße [L190]

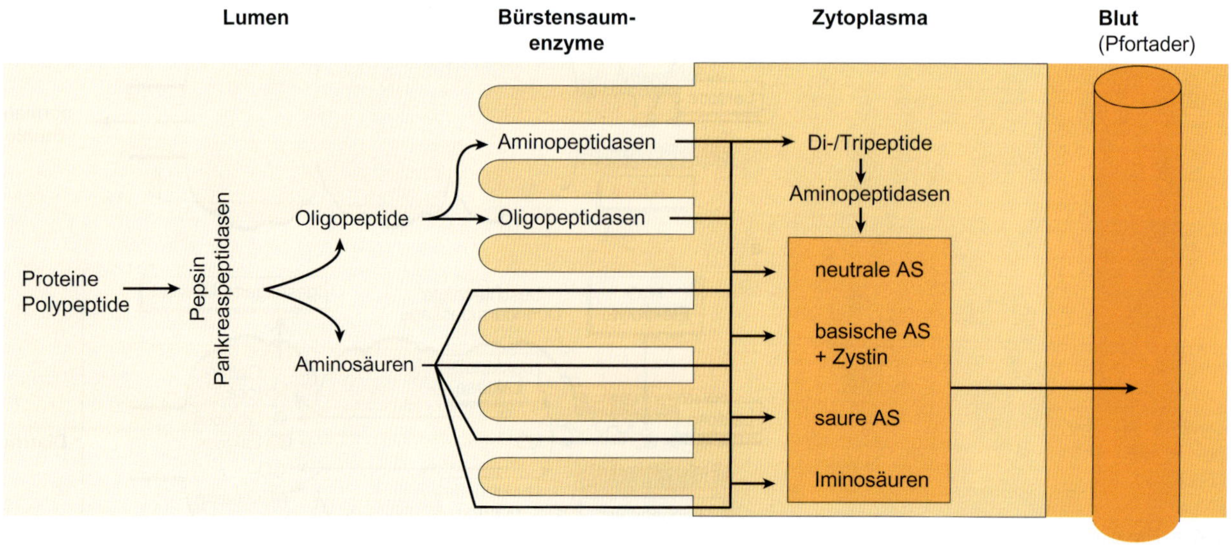

Abb. 2.6 Resorption der Eiweiße. AS = Aminosäuren [L106]

EXKURS

In den Enterozyten oberhalb der Peyer-Plaques des terminalen Ileum findet zeitlebens eine gewisse **Pinozytose von Eiweißen** statt. Die Proteine werden anschließend von den Makrophagen der Plaques aufgenommen, zerlegt (prozessiert) und den T-Lymphozyten präsentiert – ganz so, wie dies in diesem Abschnitt bei infektiösen Partikeln wie z.B. Bakterien üblich ist. Der Mechanismus ist wohl darauf ausgerichtet, gegenüber pathogenen Peptiden wie u.a. **bakteriellen Toxinen** eine Immunantwort aufzubauen. Dabei sind Immunisierungen gegenüber üblichen Nahrungsproteinen eher unwahrscheinlich, weil dieselben nicht bis zum terminalen Ileum gelangen. Beim Gliadin der Zöliakie (➤ Kap. 4.6.1) könnte man theoretisch an diesen Mechanismus denken. Lediglich bei **Hülsenfrüchten** wie z.B. Bohnen wäre ein Bezug zur relativ häufigen **Allergisierung** gegen diese Nahrungsbestandteile vorstellbar: Hülsenfrüchte enthalten Inhibitoren pankreatischer Proteinasen, sodass ein Teil der enthaltenen Eiweiße in den Dickdarm gelangt und dort (unter reichlicher Gasbildung: „Jedes Böhnchen macht ein Tönchen") als **Ballaststoff** wirkt. Dieser mögliche Zusammenhang mit einer Allergisierung ist allerdings spekulativ, weil es keine Untersuchungen dazu gibt. Außerdem resultierten keinerlei Konsequenzen.

Die **Pankreas-Proteasen** besitzen **reichliche Reserven**. Fällt die Vorverdauung im Magen bei der Achlorhydrie oder nach einer Magenresektion aus, führt dies nicht zu Mangelerscheinungen, weil die Spaltung im Dünndarm auch in diesen Fällen vollständig ist. Grundsätzlich entgehen nur geringe Anteile der aufgenommenen Aminosäuren der Resorption, abgesehen von Hülsenfrüchten.

2.2.4 Fette

Die Nahrungsfette bestehen zu rund 90 % aus **Triglyceriden** (= Triacyl-Glycerine bzw. -Glycerole) und nur zu 10 % aus **Cholesterin** und seinen Estern, aus **Phospho-** und **Sphingolipiden** und **fettlöslichen Vitaminen**. Der Anteil der in der Nahrung enthaltenen Fette schwankt in einem sehr weiten Bereich, liegt durchschnittlich bei etwa **60–160 g/Tag**. Von der DGE empfohlen werden lediglich **60–80 g/Tag**, entsprechend rund **25–30 %** der zugeführten Gesamtenergie. Das wesentliche Problem ihrer Verdauung und Resorption besteht in ihrer überwiegend vollständig **fehlenden Wasserlöslichkeit**.

Die Fettspaltung beginnt im **Magen**. Dort liegen durch die emulgierende Wirkung von Corpus und Antrum kleine Fetttröpfchen vor, die durch die verschluckte **Lipase der Ebner-Zungengrunddrüsen** in **freie Fettsäuren** und **Glycerol** (Glycerin) zerlegt werden. Auch aus den **Hauptzellen** der Magendrüsen wird eine **Lipase** (Triacylglycerollipase) sezerniert, die rund 20 % des aufgenommenen Fettes spaltet (➤ Abb. 2.7). Ihr Wirkoptimum liegt im sauren Milieu des Magens; im Dünndarm wird sie inaktiviert.

Besondere Bedeutung besitzt diese Lipase im Säuglingsalter, weil die **kurzkettigen Fettsäuren** des **Milchfetts** nach ihrer Abspaltung vom Glycerin bereits über die **Magenwand** resorbiert werden können, damit ins Blut der Pfortader gelangen und dem Säugling als schnell verfügbare Energie zur Verfügung stehen. Den langkettigen Fettsäuren üblicher Nahrungstriglyceride ist dies nicht möglich. Zusätzlich enthält die **Muttermilch** eine eigene Lipase, die im Dünndarm des Säuglings aktiviert wird und den in diesem Lebensabschnitt noch bestehenden Mangel an Pankreaslipasen ausgleicht. Eine weitere Bedeutung besitzt die Magenlipase im Hinblick darauf, dass die vom Triglycerid abgespaltenen Fettsäuren an den M-Zellen des Duodenums die Sekretion von Motilin bewirken und damit auch den Gallefluss anregen. Zumindest ist der Gallefluss damit besser an den Übertritt der Nahrung

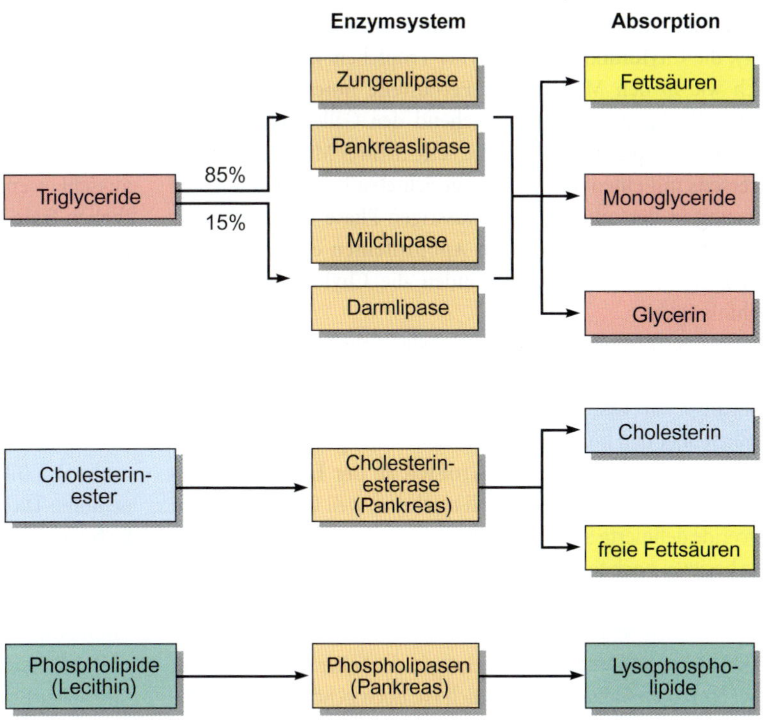

Abb. 2.7 Resorption der Fette [L106]

aus dem Magen ins Duodenum angepasst, als wenn dafür zunächst noch die Pankreassekrete mit ihrer Lipase „abgewartet" werden müsste.

Die wesentliche Fettverdauung findet in **Duodenum** und **Jejunum**, bei vermehrtem Anfall auch noch im Ileum durch verschiedene **Lipasen des Pankreas** statt. Die Gallensalze halten dabei die einzelnen Fettmoleküle in mizellärer Lösung und erleichtern den Lipasen ihre spaltende Tätigkeit. Aus Triglyceriden und Phospholipiden entstehen so Glycerin, Monoglyceride und freie Fettsäuren, aus den Cholesterinestern Cholesterin und die zugehörige Fettsäure. Während jedoch die **Fettspaltung** auch **ohne Gallensäuren möglich** ist, sind dieselben für die **Resorption** in die Enterozyten **unerlässlich**. Die Resorption erfolgt dabei nach Anlagerung der Mizellen an die Zotten. Mizellen sind im Gegensatz zu den Chylomikronen (s. unten) recht kleine Gebilde (50 nm), sodass sie problemlos in die Lücken aneinandergrenzender Mikrovilli der Zeloberfläche passen.

Carrier schienen bis vor einigen Jahren für die Fettresorption nicht erforderlich zu sein. Man ging davon aus, dass sich beim direkten Kontakt der Mizellen zu den Saumzellen die enthaltenen Monoglyceride, Fettsäuren, „EDEKA-Vitamine" und Cholesterine direkt in deren Zellmembranen lösen würden. Inzwischen wurden allerdings spezifische **Carrier** für Cholesterin und Fettsäuren identifiziert, sodass wohl zumindest der überwiegende Anteil der Nahrungsfette entsprechend nahezu aller weiteren Nahrungsbestandteile **spezifisch** in die Darmmukosa aufgenommen wird. Die **Gallensäuren verbleiben im Darmlumen** und können mit weiteren Nahrungsfetten erneut Mizellen bilden, bevor sie im Ileum ihren enterohepatischen Kreislauf fortsetzen.

Die im Darmlumen gespaltenen Fette werden in den **Saumzellen** wieder zu Triglyceriden, Phospholipiden und Cholesterinestern aufgebaut und anschließend an **Apoproteine** (= Apolipoproteine) angelagert. Es entstehen große Aggregate (bis zu 1 µm = Bakteriengröße!), die **Chylomikronen** („Chylus-Tröpfchen"), in denen ganz ähnlich wie in den Mizellen die **Fettanteile innen** schwimmen, während die Apoproteine entsprechend den Gallensäuren einerseits mit einem lipophilen Anteil die Fette in ihrer Mitte binden und andererseits mit einem nach außen gerichteten hydrophilen Anteil die Lösung in der umgebenden, wässrigen Phase vermitteln. Die **Gallensalze** wurden also von den **Apoproteinen** ersetzt; aus den **Mizellen** des Darmlumens entstanden die **Chylomikronen** der Lymphflüssigkeit.

Die **Chylomikronen** werden im nächsten Schritt an die **Lymphe** der Dünndarmzotten weitergegeben, von denen aus sie über die Lymphgänge zur Cisterna chyli, in den **Ductus thoracicus** und schließlich über den linken Venenwinkel ins Blut gelangen. Die Nahrungsfette werden also zu einem **Großteil an der Leber vorbeigeschleust**, was v.a. deswegen sinnvoll erscheint, weil Cholesterin und Triglyceride definierte Substanzen darstellen, die weder eine antigene Potenz besitzen noch toxisch sein können. Begutachtung und Umbau dieser Substanzen in der Leber sind also von vornherein nicht erforderlich. Lediglich bei toxischen Fetten wie einigen Pestiziden und Insektiziden wäre eine Verstoffwechselung in der Leber sinnvoll, soweit dies bei einzelnen Substanzen möglich ist, doch gehörten diese Giftstoffe der Neuzeit nicht zu den evolutionären Vorgaben.

Auf dem Blutweg gelangen die Triglyceride zum **Fettgewebe** und zur **Herz**- und **Skelettmuskulatur**, wo sie gespeichert (Fettgewebe) bzw. verbrannt werden. In geringem Umfang werden sie auch in der Leber gespeichert oder zur Energiegewinnung abgebaut. Cholesterin, Phospholipide und die fettlöslichen Vitamine der Nahrung werden nicht in der Peripherie verwertet, sondern zur Leber transportiert und dort weiterverarbeitet. Vitamin D wird zum Calcidiol oxidiert, Vitamin A an die Ito-Zellen weitergereicht und gespeichert, Vitamin E in die VLDL-Partikel eingebaut, Vitamin K gespeichert sowie zur Synthese der Gerinnungsfaktoren verwendet (➤ Fach Stoffwechsel, ➤ Fach Hämatologie).

Die **kurz- und mittelkettigen Fettsäuren** der Nahrung, also Fettsäuren bis zu einer Kettenlänge von maximal 12 C-Atomen anstelle der üblichen 16–18, werden unabhängig von den übrigen Nahrungsfetten und ohne Integration in die Mizellen resorbiert. Sie werden auch nicht wieder zu Triglyceriden aufgebaut und in die Lymphe ausgeschieden, sondern von den Saumzellen, teilweise bereits über die Magenwand (s. oben), **direkt ins Blut der Pfortader** abgegeben. Dieser Fettanteil der Nahrung gelangt also, gebunden an Albumin, **direkt** und ohne Umwege zur Leber, sodass auch im Blut der Pfortader **gewisse Mengen an Fett** enthalten sind (Prüfungsfrage!).

PATHOLOGIE

Die von den Gallensäuren bzw. einer Mizellenbildung weitgehend unabhängige Resorption kurz- und mittelkettiger Fettsäuren kann man zur Ernährung von Patienten mit **gestörter Fettresorption** nutzen. Darin eingeschlossen ist sogar die Malabsorption aufgrund einer Pankreasinsuffizienz, weil bereits die Magenlipase einen Teil der entsprechenden Triglyceride spaltet. Von speziellen Diätnahrungen abgesehen würde sich für diesen Einsatzzweck auch z.B. fettreiche Milch bzw. Milchprodukte anbieten.

Endogene Fette

Die Leber kann aus dem Blut aufgenommenes bzw. selbst synthetisiertes Fett nach Bindung an Apoproteine als sog. **VLDL** ins Blut ausschleusen. Daraus entstehen durch eine Lipase der Gefäßendothelien **freie Fettsäuren** (und Glycerin), die in die Fettgewebe aufgenommen oder an Albumin gebunden werden. Die VLDL-Lipoproteine werden dadurch **fettärmer** bzw. **relativ proteinreicher**, enthalten aber noch **viel Cholesterin**, das der Versorgung peripherer Gewebe dient. Aus VLDL ist **LDL** entstanden (LDL, VLDL = **l**ow **d**ensity und **v**ery **l**ow **d**ensity **l**ipoproteins = Lipoproteine geringer bzw. sehr geringer Dichte).

Besonders proteinreiche Aggregate wie das in Leber und Darmmukosa gebildete **HDL** (**h**igh **d**ensity **l**ipoproteins, also Lipoproteine hoher Dichte) transportieren in umgekehrter Richtung das **Cholesterin** aus der Peripherie **zur Leber**. Wenn dieses HDL **vermindert** ist, verbleibt Cholesterin verstärkt in den Geweben und Endothelien und begünstigt hier die Entstehung der **Arteriosklerose** mit ihren Folgekrankheiten wie Herzinfarkt und Schlaganfall.

Der Fettstoffwechsel wird im ➤ Fach Stoffwechsel sehr viel ausführlicher besprochen.

MERKE
Der Serumspiegel des **HDL** sollte möglichst **hoch** liegen, v.a. auch in Relation zu LDL.

2.2.5 Vitamine

Vitamine lassen sich in fett- und wasserlösliche unterteilen. Zu den **fettlöslichen** gehören die **Vitamine E, D, K** und **A** (Merkhilfe: „EDEKA"). Sie werden durch Einlagerung in Mizellen in Lösung gebracht und wie die übrigen Fette über die Saumzellen resorbiert. Gallensalze stehen im Rahmen einer Nahrungsaufnahme zur Verfügung. Diese Vitamine sollten deshalb anlässlich einer Vitaminsubstitution **zum oder nach dem Essen**, also nicht auf nüchternen Magen eingenommen werden.

Auch die **wasserlöslichen** Vitamine werden aus dem proximalen Dünndarm resorbiert. Die Einschleusung in die Enterozyten ist überwiegend an **membranständige Carrier** gebunden. Für eine ausreichende Resorption ist **keine zeitliche Zuordnung zu einer Mahlzeit** erforderlich. Die Resorption von **Vitamin B_{12}** und **Vitamin C** erfolgt im **terminalen Ileum** (C auch in proximalen Dünndarmabschnitten im Symport mit Natrium), diejenige der übrigen Vitamine überwiegend bereits im Duodenum und oberen Jejunum. Die **Aufnahme von Folsäure** wird durch **Alkohol**, einzelne **Medikamente** oder auch **Östrogene behindert**, sodass es bei der Alkoholkrankheit, unter der Einnahme der „Pille" und erst recht in der Schwangerschaft regelmäßig zu Mangelerscheinungen kommt, sofern nicht substituiert wird.

Vitamin B_{12} kann im terminalen Ileum nur resorbiert werden, wenn es an den Intrinsic-Faktor der Belegzellen gebunden wurde. Dabei gilt die Stimulation der Säureproduktion durch Parasympathikus, Gastrin und Histamin im selben Umfang auch für den Intrinsic-Faktor (IF). Dies bedeutet, dass eine Atrophie der Belegzellen bei der Gastritis vom Typ A zur Anazidität **und** zum Mangel an IF führen muss, mit der Folge eines Mangels an Vitamin **B_{12}**. Derselbe Zusammenhang gilt für eine Therapie mit H_2-Blockern. Dagegen sind die ohnehin wirksameren Protonenpumpenhemmer (z.B. Omeprazol und Pantoprazol) weniger kritisch, weil die Stimulation der Belegzellen davon nicht berührt wird und die Sekretion des Faktors ins Magenlumen getrennt von der H^+/K^+-ATPase erfolgt. Daraus kann abgeleitet werden, dass kurzfristige Säurehemmungen, z.B. wegen einer akuten Gastritis, problemlos auch mit H_2-Blockern durchgeführt werden können, während man für eine chronische Therapie Protonenpumpenhemmer (PPI) bevorzugen sollte. In geringerem Umfang hemmen allerdings auch die PPI über eine gering ausgeprägte Atrophie von Belegzellen die B_{12}-Resorption, sodass man eine sich entwickelnde Anämie nicht übersehen sollte.

Vitamin B_{12} und Intrinsic-Faktor binden erst im neutralen bzw. alkalischen Milieu des Duodenums aneinander und werden am Ende des Dünndarms aktiv als Komplex in die Saumzellen resorbiert und erst dort gespalten. Das Vitamin wird anschließend ans Blut abgegeben und in der **Bindung** an sein Transportprotein **(Transcobalamin)** zur Leber und weiteren Geweben transportiert. Bei regelmäßiger und ausreichender Zufuhr **(Tagesbedarf 3 µg)** reicht der Leberspeicher für **mehrere Jahre** – deutlich länger als bei jedem anderen Vitamin. Dies kann als evolutionäre Vorsichtsmaßnahme im Hinblick darauf angesehen werden, dass fehlendes Jagdglück den menschlichen Alltag begleitete: Vitamin B_{12} findet sich ausschließlich in tierischer Nahrung (geringste Mengen auch in vergorenen Lebensmitteln) und wird **bakteriell synthetisiert**. Die von der Darmflora hergestellten Mengen sind allerdings für den Menschen wertlos, weil es im Dickdarm weder den Intrinsic-Faktor noch spezifische Rezeptoren gibt.

2.2.6 Mineralien

Eisen wird überwiegend im proximalen Dünndarm resorbiert. Die Resorptionsquote liegt üblicherweise lediglich bei **10 %** des Nahrungseisens, kann aber bei Eisenmangel bis auf 30 % oder darüber hinaus gesteigert werden, soweit die Nahrung dies zulässt. Das organische **Eisen tierischer Nahrung** (Hämoglobin, Myoglobin) wird deutlich **besser resorbiert** als das anorganische Eisen aus Gemüsen, Salaten oder Getreide. Die Ursache besteht in unterschiedlichen Transportwegen, weil das **Häm-Molekül** mit dem enthaltenen Eisen über einen eigenen Transporter **vollständig** absorbiert wird, während das freie Ion pflanzlicher Nahrung häufig irreversibel an begleitende Moleküle wie z.B. Oxalsäure, Tannin oder Röststoffe des Kaffees gebunden ist oder durch weitere Schwermetalle wie Kupfer von seinem Carrier an der Mukosa verdrängt wird. Außerdem liegt das Eisen pflanzlicher Nahrung häufig in 3-wertiger Form vor, das ohnehin schlecht resorptionsfähig ist. Der **Eisentransport im Blut** erfolgt in Bindung an das spezifisch für diesen Zweck von der Leber produzierte Protein **Transferrin**.

Der Tagesbedarf an Eisen liegt beim **Mann** bei 1 mg bzw. einer Zufuhr von **10 mg** und bei der **Frau** bei 2 mg bzw. einer Zufuhr von **15 mg** laut DGE. In der **Schwangerschaft** ist er auf mindestens **4 mg/Tag** erhöht, was über die Ernährung nicht erreichbar ist. Eisen wird nicht mehr aus dem Körper ausgeschieden. Die Verlustrate entsteht lediglich durch Zellabschilferungen (Haut, Darm) oder durch Blutungen. Das Mineral wird im ➤ Fach Stoffwechsel ausführlich besprochen.

Calcium wird überwiegend im proximalen Dünndarm resorbiert, bei entsprechendem Anfall aber auch noch (passiv) aus dem Ileum, wobei das **D-Hormon** die proximale (aktive) Resorptionsrate steigert. Dies gilt zumindest teilweise auch für **Magnesium**, das im Ileum besser resorbiert wird als in proximalen Abschnitten. Durchschnittlich werden lediglich etwa 30 % an zugeführtem Calcium und Magnesium resorbiert, abhängig vom D-Hormon-Serumspiegel – u.a. auch deswegen, weil vor allem Calcium mit zahlreichen Nahrungsbestandteilen unlösliche Komplexe bildet. Dazu zählen z.B. Oxalate, die besonders zahlreich in Blattgemüsen enthalten sind. Bei einer **abendlichen Einnahme** von Calcium und Magnesium ist die Resorptionsrate wegen des niedrigeren Cortisol-Spiegels gesteigert. **Zink** wird dagegen morgens bzw. **nüchtern** am besten aufgenommen.

Bei Ionen wie **Natrium**, **Kalium**, **Chlorid** oder **Phosphat** brauchen keine Besonderheiten beachtet zu werden, weil ihre Resorption im proximalen Dünndarm weitgehend vollständig erfolgt – Natrium überwiegend im Cotransport mit Glukose und Aminosäuren.

Lediglich bei einer Niereninsuffizienz muss die Zufuhr an die unzureichende Ausscheidungsfunktion der Niere angepasst werden (➢ Fach Urologie). Natrium wird zusätzlich über weitere Mechanismen, z.B. mittels einer Na^+/H^+-Pumpe resorbiert. Diese Pumpen sind bei infektiösen Durchfallerkrankungen häufig in ihrer Funktion gestört – u.a. auch bei der Cholera, bei der bis zu 20 l Flüssigkeit/Tag verloren gehen. Dagegen bleibt der Symport über den Glukose-Carrier in aller Regel erhalten, sodass die bei Durchfallerkrankungen angewendeten Elektrolytlösungen (z.B. Oralpädon®, Elotrans®) neben Ionen wie Na^+, K^+, Cl^- und Bikarbonat auch Glukose enthalten: Der Symport-Carrier arbeitet nur, wenn sowohl Natrium als auch Glukose zur Verfügung steht.

Vitamin C und **anorganisches Selen** sollten **nicht gleichzeitig** in Tablettenform eingenommen werden, da das Selen ansonsten teilweise unwirksam gemacht wird. Für die früher üblichen Selenpräparate aus Hefe mit ihrem Selenomethionin bzw. Selenocystein galt dies nicht, doch befinden sich dieselben zumindest in den Drogerieketten nicht mehr im Handel. Wahrscheinlich besitzt Natriumselenit als Inhaltsstoff einen Kostenvorteil für die Hersteller.

Zahlreiche **Medikamente** (z.B. Schilddrüsenhormone oder Bisphosphonate) werden nur im Nüchternzustand ausreichend resorbiert, während andere, v.a. lipophile, auf eine gleichzeitige Nahrungsaufnahme angewiesen sind. Die korrekte Einnahme ist meist im Beipackzettel beschrieben.

Zusammenfassung

Magenfunktionen

- Speicherung, Homogenisierung, Andauung und portionsweise Abgabe der Nahrung an den Dünndarm, Abtötung von Mikroorganismen im sauren Magensaft (ca. 2 l/Tag)
- Vorverdauung der Eiweiße
- Vorverdauung der Fette
- kein Einfluss auf die Kohlenhydrate
- beginnende Resorption von Flüssigkeiten (Wasser, Alkohol) und kurzkettigen Fettsäuren

Dünndarmfunktionen

- Spaltung komplexer Nahrungsbestandteile durch die Pankreasenzyme, abschließend in kleinste Einheiten durch die Enzyme der Glykokalyx. Vitamine stellen bereits kleinste, funktionelle Einheiten dar und werden nicht gespalten, weil sie andernfalls ihre Funktion verlieren würden. Mineralien (Ionen) können nicht gespalten werden; sie werden unverändert resorbiert. Die Basen von DNA oder RNA als Nahrungsbestandteile werden ebenfalls nicht gespalten, sondern lediglich durch die DNAsen und RNAsen der Pankreasenzyme von etwaigen Begleitstrukturen (Ribose, Phosphat) befreit und damit auf ihre Resorption über eigene Transporter vorbereitet.
- spezifische Resorption der Monosaccharide, Aminosäuren, Mineralien und wasserlöslichen Vitamine über Carriersysteme, Abgabe ans Blut der Pfortader, Kontrolle bzw. Verarbeitung und teilweise Speicherung dieser Nahrungsbestandteile durch die Leber
- Mizellenbildung der Fette einschließlich der fettlöslichen Vitamine durch die Gallensäuren und überwiegend spezifische Resorption über Carrier in die Saumzellen, Weitergabe an die Lymphe der Darmwand mit Transport ins Blut unter Umgehung der Leber
- **Laktoseintoleranz:** Mangel an Laktase, wodurch der Milchzucker als Ballaststoff wirkt, unverändert in den Dickdarm gelangt und (ausschließlich) bei übermäßigem Verzehr Durchfälle verursacht

Kephale Phase

Hunger, Hypoglykämie, gedankliche oder sensorische (optisch, Geruchssinn) Wahrnehmung von Nahrung → Parasympathikus

- Sekretfluss Mundspeichel
- Produktion von Pankreassekret (Azini)
- Produktion von Magensaft (Stimulation von Belegzellen, Hauptzellen, G-Zellen und Histamin produzierenden Zellen → Säure, Intrinsic-Faktor und Pepsin)
- Stimulation der Leber (Galleproduktion)
- Peristaltikzunahme in Magen und Dünndarm („Magenknurren“)
- Kontraktion der Gallenblase

Gastrische Phase

- Magendehnung → v.a. Parasympathikus:
  - Peristaltikzunahme in Magen und Dünndarm
  - zusätzliche Stimulierung der Pankreas-Azini
  - Stimulation der Leber (Galleproduktion)
  - Kontraktion der Gallenblase
  - Stimulierung von G-Zellen und Histamin produzierenden Zellen
- Pufferung der Säure durch aufgenommene Nahrung, Stimulation durch einzelne Nahrungsbestandteile → G-Zellen:
  - Peristaltikzunahme des Magens
  - Stimulation der Magensaft-Produktion, geringer auch der Pepsinogen-Produktion
  - Stimulation der Pankreas-Azini

Intestinale Phase

- Wanddehnung → Parasympathikus und G-Zellen:
  - Peristaltikzunahme
  - Stimulation der Pankreas-Azini
  - Stimulation der Leber (Galleproduktion)
  - Kontraktion der Gallenblase
- ankommende Säuren (HCl oder Fettsäuren) → S-Zellen → Sekretin:
  - Stimulation der Bikarbonatproduktion in Magenwand, Pankreas- und Gallengängen
  - Hemmung der Magenperistaltik
- zahlreiche Nahrungsbestandteile → I-Zellen → CCK:
  - besonders ausgeprägte Stimulation der Pankreas-Azini
  - Kontraktion der Gallenblase
- Überdehnung des Dünndarms → Sympathikus:
  - Peristaltikabschwächung des Magen-Darm-Trakts, je nach Umfang bis hin zum mechanischen Ileus

2.2.7 Brennwert der Nahrungsmittel

Der kalorische Wert (Brennwert, ausgedrückt in Kalorien) der Grundnahrungsmittel ist unterschiedlich hoch. Während die Fette weit überwiegend nur aus Kohlenstoff (C) und Wasserstoff (H) bestehen, sind an Aminosäuren und Zuckermoleküle Sauerstoff- oder auch Stickstoffatome gebunden.

Jegliche Energie wird im tierischen Körper aus der **Oxidation**, also aus der Verbindung von C und H mit O zu CO_2 und H_2O gewonnen. Moleküle, deren Kohlenstoffatome wie bei den **Aminosäuren** oder **Kohlenhydraten** bereits teilweise an Sauerstoff gebunden sind, ergeben deswegen bei ihrer weiteren Oxidation **weniger Energie** als die Moleküle der **Fette**, bei denen die Oxidation und Energieerzeugung gewissermaßen ganz von vorne beginnt.

MERKE

Der **physikalische Brennwert** beträgt deshalb für je **1 g Eiweiß** oder **1 g Kohlenhydrate** etwa **4,2 kcal** (= 17,5 KJ), für **1 g Fett** aber mit **9,2 kcal** mehr als das Doppelte.

Kohlenhydrate und **Fette** werden im Organismus **vollständig** zu CO_2 und H_2O verbrannt; der **physiologische Brennwert** (= Energiegewinn im Körper) **entspricht** dem **physikalischen** (= Energiegewinn beim Verbrennen im Ofen), wobei außer Acht gelassen wird, dass für die aktive, über Carrier gesteuerte Absorption der Zuckermoleküle aus dem Dünndarm geringe Mengen an ATP (= Energie) verbraucht werden. Aus der Aminogruppe ($-NH_2$) der **Aminosäuren** entsteht dagegen unter **Energieverbrauch** (3 ATP) das Endprodukt **Harnstoff**, sodass bei ihnen der **physiologische Brennwert geringer** ist als der (theoretische) physikalische von 4,2 kcal/g. Damit besitzt **Eiweiß** den **geringsten** physiologisch verwertbaren **Energiegehalt** der 3 Grundnahrungsmittel.

Der Kaloriengehalt eines beliebigen Nahrungsmittels kann ganz grob abgeschätzt werden, wenn man seine Zusammensetzung in etwa kennt. Beispielsweise besitzen 100 g Schokolade einen Brennwert von annähernd 600 kcal: 100 g Fett liefern 100 × 9,2 kcal = 920 kcal, 100 g Zucker dagegen 100 × 4,2 kcal = 420 kcal. Da Schokolade überwiegend, in wechselnden Anteilen, aus Fett und v.a. Zucker besteht, muss der Kaloriengehalt zwischen diesen beiden Nahrungsfaktoren angesiedelt sein. Ein Extrem wie zum Beispiel „100 g Calcium" liefert selbstverständlich 0 kcal, weil Ionen nicht verbrannt werden können, mithin auch keine Energie liefern. Sie werden unverändert wieder aus dem Organismus ausgeschieden.

Nahrungsmittel wie **Obst** und v.a. **Salate**, die weit überwiegend aus Wasser bestehen, können nicht allzu viele Kalorien enthalten, wobei dies für süßes Obst (z.B. Trauben) wegen des hohen Zuckeranteils nur eingeschränkt gilt. **Rosinen** als wasserarme Trauben sind deswegen kalorienreich. Da sie neben Mineralien, Vitaminen, wenig Eiweiß und rund 10–20 % Wasser praktisch nur noch aus Glukose bestehen, könnte man ganz grob abschätzen, dass 100 g Rosinen rund 300 kcal enthalten sollten (gut 70 × 4,2 kcal). **Kartoffeln** bestehen analog zu Obst und Salaten zu einem sehr großen Anteil aus Wasser (nahezu 80 %), Mineralien (v.a. Kalium), Vitaminen und Ballaststoffen, sodass weniger als 20 % in Kalorien umgerechnet werden müssen (v.a. Stärke). Damit besitzen 100 g Kartoffeln gerade mal 80 kcal (ca. 20 × 4,2 kcal), sodass sie als Beilage für ein kalorienarmes Essen sehr gut geeignet sind. **Knäckebrot** besteht aus Getreide (häufig Vollkorn) und enthält aufgrund des Trocknungsprozesses kaum noch Wasser. Zusätzlich ist es lufthaltig und damit besonders leicht (10–15 g/Scheibe). Abgesehen von Ballaststoffen – bei einem Vollkorn-Knäckebrot > 10 % –, Mineralien und Vitaminen besteht Getreide nahezu ausschließlich aus Kohlenhydraten und Eiweiß. Damit könnte man die Kalorienzahl einer Scheibe ganz grob auf 10 × 4,2 kcal, also rund 40 kcal schätzen. Auf den ersten Blick ist Knäckebrot damit für eine kalorienreduzierte Diät hervorragend geeignet. Gegenüber Kartoffeln ergibt sich allerdings ein ungutes Verhältnis, weil in 2 Scheiben (25 g) dieselbe Kalorienzahl steckt wie in 100 g Kartoffeln. Ein weiteres Problem besteht darin, dass man gerade von Knäckebrot mehrere bis zahlreiche Scheiben bis zum Sättigungsgefühl benötigt, und dass man es kaum jemals trocken, sondern eher reichlich belegt zu sich nimmt. Daraus geht hervor, dass **Vollkornbrot** und erst recht **Kartoffeln** sehr viel besser für eine Gewichtskontrolle geeignet sind.

Nach den aktuellen ernährungsmedizinischen **Empfehlungen** sollte laut DGE die täglich aufgenommene Nahrungsenergie zu **55–60 % aus Kohlenhydraten**, zu **25–30 % aus Fett** (davon ⅔ ungesättigte = pflanzliche Fettsäuren) und zu **10–15 % aus Eiweiß** (0,8–1,0 g/kg Körpergewicht) gedeckt werden. An **Ballaststoffen** wird eine tägliche Aufnahme von mindestens **30 g** empfohlen. Dies entspricht überschlägig einem Minimum von 2 gehäuften Esslöffeln an z.B. Weizenkleie bzw. 2–3 Esslöffeln Lactulose Saft.

Im Gegensatz zu den offiziellen Empfehlungen werden von der deutschen Bevölkerung meist weniger als 50 % Kohlenhydrate zugeführt, und mit 40 % Fett deutlich zu viel. Dies wäre (nach der HP-Prüfung) vollkommen unkritisch, wenn der überwiegende Teil aus ungesättigten Fettsäuren, also pflanzlichen Ölen oder solchen aus fettem Seefisch bestünde. Dies ist allerdings gerade nicht der Fall. Genauer besprochen werden die Ernährungsvorgaben und mögliche Alternativen im ➤ Fach Stoffwechsel.

Zusammenfassung

Energiegehalt

- Eiweiß: 4,2 kcal/g
- Zucker: 4,2 kcal/g
- Fett: 9,2 kcal/g

Relative Nahrungszufuhr (laut DGE)

- Kohlenhydrate: 55–60 %
- Fette: 25–30 %, davon ⅔ ungesättigte Fette (Fisch, pflanzliche Öle)
- Eiweiß: 10–15 % bzw. (genauer) 0,8–1,0 g/kg Körpergewicht und Tag
- Ballaststoffe: mindestens 30 g/Tag

2.3 Flüssigkeitsumsatz im Verdauungstrakt

Der gesamte Flüssigkeitsumsatz des Magen-Darm-Trakts liegt bei **8–10 l/Tag**. Davon stammen nur ca. **1,5–2 l** aus der **Nahrung**, der Hauptanteil von **7–8 l** aber aus den **Sekreten** der Drüsen (➤ Abb. 2.8):

- Die **Speicheldrüsen** produzieren etwa **1 l/Tag**,
- die **Bauchspeicheldrüse** bis zu **2 l/Tag**.
- Das täglich sezernierte Volumen des **Magens** liegt bei **2 l**,
- dasjenige der **Galle** bei **600 ml**.
- Dazu addieren sich noch etwa **2 l** aus dem **Dünndarm** – v.a. deswegen, weil durch die Aufspaltung der Nahrungsbestandteile die Osmolarität ansteigt und zu deren Ausgleich Flüssigkeit ins Darmlumen sezerniert werden muss. Bei einem hypoosmolaren Dünndarminhalt, wenn also Flüssigkeit getrunken wurde, wird entsprechend Flüssigkeit absorbiert und nicht (zunächst) sezerniert.

Die Sekrete der Drüsen sowie der Dünndarmmukosa werden gemeinsam mit der Resorption der darin gelösten Nahrungsbestandteile wieder in den Organismus aufgenommen.

Von den insgesamt 9 l Flüssigkeit sind beim Übertritt des Darminhalts in den **Dickdarm** nur noch **1–1,5 l** vorhanden, die nun im Dickdarm bis auf eine kleine **Restmenge** von **100–150 ml** ebenfalls absorbiert werden. Der **Flüssigkeitsverlust** über den Darm ist also trotz der gewaltigen zugeführten und sezernierten Flüssigkeitsmengen **außerordentlich gering**.

2.4 Trennkost

Trennkost und Übersäuerung wurden vor rund **100 Jahren** von dem Arzt **Dr. Howard Hay** „erfunden" – zu einer Zeit, als von den Regularien der Verdauung, ihren Enzymen und Regelkreisen noch so gut wie überhaupt nichts bekannt war. Seine Thesen erschienen deshalb damals als geradezu revolutionär, was für diejenigen bis heute gelten mag, die sich niemals eingehend mit der Physiologie und Biochemie des Körpers auseinander gesetzt haben. Dr. Hay litt an einer schweren Nierenerkrankung und wurde gesund, weil er unter den falschen Voraussetzungen das Richtige tat: Er stellte seine Ernährung auf eine naturbelassene Kost um, die überwiegend aus Obst, Salat und Gemüse bestand.

Nach seinen „chemischen Verdauungsgesetzen" können **Kohlenhydrate und Eiweiß** im Verdauungstrakt **nicht gleichzeitig verdaut** werden. Des Weiteren sollen Nahrungsmittel wie Auszugsmehle, Zucker, Weißbrot oder polierter Reis usw. bei ihrer Verbrennung im Blut Kohlensäure anhäufen, was zur Übersäuerung des Organismus führt. Auch eine ballaststoffarme Kost trägt nach seiner Meinung zu einer solchen Übersäuerung bei, weil sie zu einer verzögerten Verdauung führen soll. Dieselbe Verzögerung mit resultierender Übersäuerung ergebe sich bei einer Vermischung kohlenhydrat- und eiweißreicher Nahrung. Er „wusste" auch schon, wann Eiweiß (mittags) und wann Kohlenhydrate (abends) am besten verdaut werden und welche Nahrungsmittel als sauer, basisch oder neutral anzusehen sind. Auf der Basis dieser „Erkenntnisse" stellte er bis ins Detail gehende Vorschläge zusammen, wann was mit wem und in welchem Anteil gegessen werden darf. Dies soll nicht weiter erörtert werden, weil es jeder wissenschaftlichen Grundlage entbehrt.

Die Hay'schen Thesen zur Verdauung und Übersäuerung sind **medizinhistorisch interessant** und würden zum Schmunzeln verführen, wenn die hundert Jahre neuer Erkenntnisse nicht an den Aposteln von Trennkost und Übersäuerung spurlos vorübergegangen wären. Immer noch existiert eine Flut von Büchern über die Trennkost, in der Regel unter der Prämisse, dass man damit nicht nur jegliches Übergewicht verlieren, sondern auch noch von allen körperlichen Gebrechen erlöst werden könne. Diese Thesen werden von Übergewichtigen und Kranken gerne vernommen – umso mehr, als sehr vereinzelt auch biochemisch unbedarfte Ärzte sich dafür stark machen und dem Laien seinen Glauben erleichtern. Noch beliebter und aktueller denn je ist bei „Therapeuten" die Übersäuerung des menschlichen Körpers – als entscheidende Ursache nahezu jeden Gebrechens, das den Menschen ereilen kann. Glücklicherweise sind die angemessenen, heilenden Therapien einfach, denn sie bedürfen hauptsächlich der Zufuhr von Basen. Damit wird glücklicherweise die Mehrzahl schulmedizinischer Therapien mit all ihrer Chemie entbehrlich.

2.4.1 Diskussion

Man weiß heute, dass **alle Pankreasenzyme gemeinsam**, umfassend und in **reichlichem Überschuss** ins Duodenum laufen, und dies weitgehend unabhängig von der Art der aufgenommenen Nahrung. Die Reserven dieser Enzyme, jegliche Nahrung aufzuspalten, sind so gewaltig, dass eine Verdauungsinsuffizienz erst entsteht, wenn 90 % der Bauchspeicheldrüse ausgefallen sind. Die Lipasen, Amylasen, Proteinasen bzw. Peptidasen und Nukleasen landen also gleichzeitig im Duodenum und beschäftigen sich nach ihrer Aktivierung durch die Bürstensaumenzyme und Trypsin mit genau den Nahrungsbestandteilen, die in ihre aktiven Zentren passen. Eine Proteinase kann ausschließlich Proteine binden, eine Lipase dagegen läuft an Proteinen sozusagen achtlos vorbei. Sämtliche Enzyme des Organismus binden höchst spezifisch nach dem Schlüssel-Schloss-Prinzip. Auch die **Carrier-Systeme der Zotten** sind außerordentlich **spezifisch, allzeit bereit** und transportieren unter ATP-Verbrauch immer genau die Moleküle in die Saumzellen, für die sie gebildet und in die Membranen eingebaut wurden. Es werden also grundsätzlich **alle Nahrungsbestandteile** von den verschiedensten Enzymen und Transportsystemen **gleichzeitig aufgearbeitet**. Die Hay'sche Theorie wäre überhaupt nur dann vorstellbar, wenn man davon ausginge, dass ein und dasselbe Enzym und ein und derselbe Carrier sowohl Zucker als auch Aminosäuren spalten bzw. in die Zelle schleusen würde und sich jeweils für eines von beiden entscheiden müsste. Die Aufspaltung (Digestion) und Absorption sämtlicher Nahrungsbestandteile ist bereits im Jejunum weitgehend abgeschlossen, vollkommen unabhängig von Art und (üblicher) Menge der zugeführten Nahrung. Auch dies zeigt die Überkapazitäten bzw. Reserven.

Das **Stuhlgewicht** beträgt pro Tag 150–200 g. Bei mehr als 200–250 g spricht man, im Verein mit dann meist dünnflüssigen Stühlen, bereits von Durchfall. Der Stuhl beinhaltet **Bakterien**, die an-

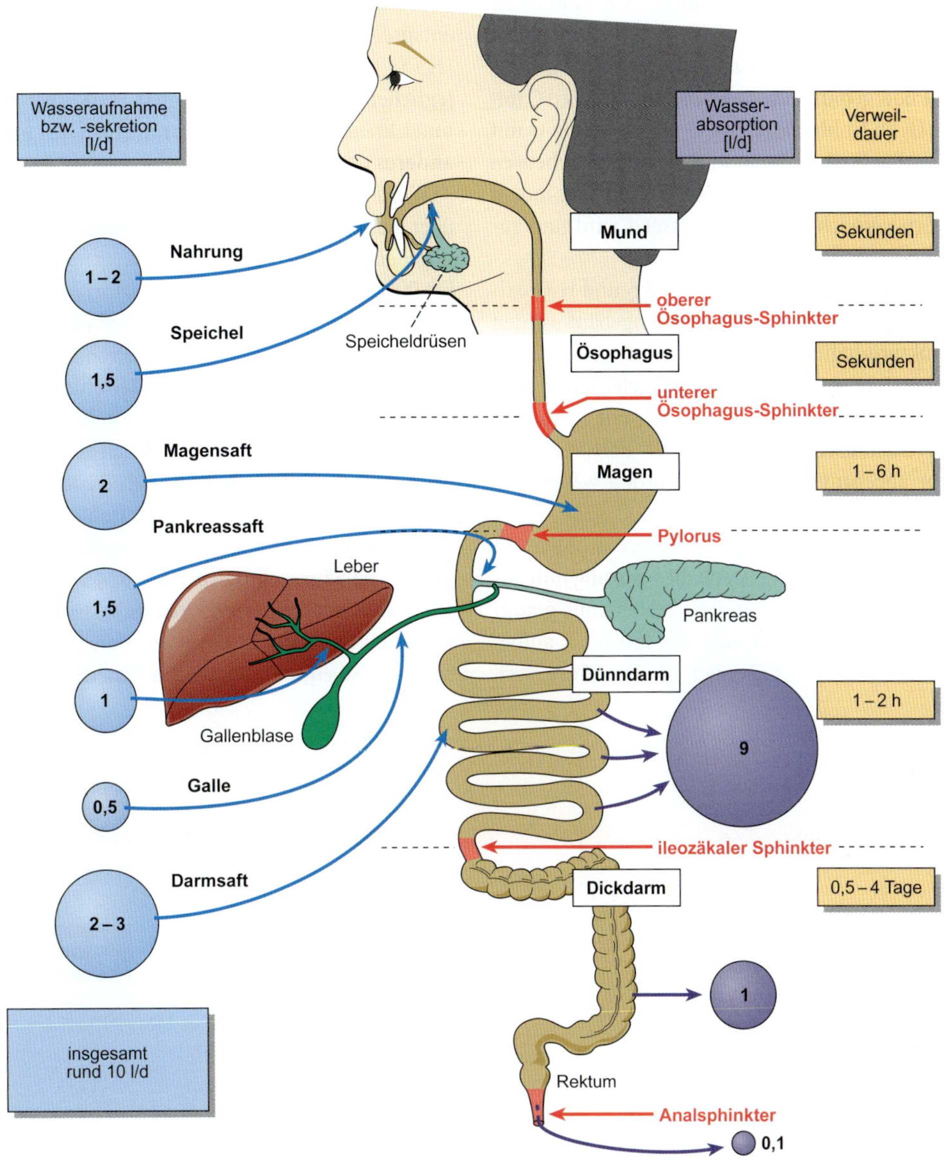

Abb. 2.8 Flüssigkeitsumsatz im Verdauungstrakt [L106]

nähernd ⅓ seiner Masse ausmachen. Des Weiteren sind 100–150 ml **Wasser** enthalten. Genau genommen bleibt für nicht verdaute Nahrung gar kein Raum. Selbst die Ballaststoffe sind bis dahin von der Dickdarmflora weitgehend verstoffwechselt worden.

Eine **Übersäuerung im Dünndarmlumen** ist beim besten Willen **nicht möglich**, weil hier **keine Oxidationen** stattfinden. Die Oxidation findet intrazellulär, überwiegend in der Atmungskette statt. Ein Teil der physiologischen **Dickdarmflora** vermag allerdings durch **anaeroben Abbau** der in den Ballaststoffen enthaltenen Kohlenhydrate Milchsäure und weitere kurzkettige Fettsäuren herzustellen. Dies führt zur physiologischen und **wünschenswerten Säuerung** des Stuhls, was gerade hilft, die Eubiose zu erhalten oder wiederherzustellen. Eine nennenswerte **Resorption** findet allerdings im Dickdarm **nicht mehr** statt, da er keine Zotten besitzt und weil dies eben auch nicht seiner Funktion entspricht.

Wie wenig der Organismus an einer Trennung der Nahrungsmittel interessiert ist, kann man auch gut an der (pathologischen) **Hypoglykämie** erkennen, die nach einer **eiweißreichen** und gleichzeitig **kohlenhydratarmen Mahlzeit**, auftritt (➤ Fach Stoffwechsel). Auch nach reichlicher Kaliumzufuhr und einem Mangel an Glukose in der Nahrung kann aufgrund der Insulinwirkung eine vorübergehende Hypoglykämie entstehen.

2.4.2 Oxidation und Säurebildung

Jegliche tatsächliche oder vorstellbare Nahrung besteht aus **Kohlenstoff** (C) und **Wasserstoff** (H), wenn man von den Mineralien absieht; es ist gerade das Wesen alles Organischen, auf diesen beiden Elementen aufzubauen. An dieses Gerüst sind in wechselnden

Anteilen einige wenige weitere Atome angeknüpft – v.a. **Sauerstoff** (O) und **Stickstoff** (N). Ob der Sauerstoff aus der eingeatmeten Luft stammt oder bereits in der Nahrung an ein Kohlenstoffatom gebunden ist, spielt für das Endergebnis keinerlei Rolle. Immer wird C mit O_2 oder C–OH mit ½ O_2 zu **Kohlendioxid** (CO_2) oxidiert und O mit H_2 zu **Wasser** (H_2O). Beide Oxidationen setzen die ungeheuren Energiemengen frei, die menschliches Leben ermöglichen, indem an jedem Tag das Körpergewicht in **ATP** umgesetzt wird und zusätzlich **Wärme** anfällt.

Natürlich wird nicht die gesamte Nahrung zu CO_2 und H_2O oxidiert, weil z.B. Phospholipide in Zellmembranen eingebaut werden und genauso zur Strukturerhaltung dienen wie Aminosäuren, aus denen Strukturproteine, Ionenkanäle, Pumpen, Carrier oder Enzyme entstehen. Doch bedeutet dies beim ausgewachsenen Organismus lediglich einen **Austausch** und **Ersatz** für entsprechende Strukturen, die zuvor abgebaut und oxidiert worden waren und dann entsprechend ersetzt werden müssen.

Letztendlich entsteht aus jedem aufgenommenen Kohlenstoff CO_2, wobei es vollkommen gleichgültig ist, ob die Nahrung nun aus Zuckern oder aus Gemüse oder poliertem Reis besteht, aus gesunder, naturbelassener, ballaststoffreicher oder aus künstlich aufbereiteter, eher ungesunder Nahrung. CO_2 aber ist eine **Säure**, weil sie, beschleunigt durch die Carboanhydrase, überall im Körper und entsprechend ihrem chemischen Gleichgewicht in **Kohlensäure** (H_2CO_3) umgewandelt wird (➤ Abb. 2.9). Daraus folgt, dass **aus jeglicher Nahrung** unabdingbar im Körper durch Oxidation und unter Energiegewinnung **Säuren** entstehen **müssen. Es gibt nichts anderes** (➤ Fach Biochemie).

Werden dem Körper **zusätzliche Säuren** zugeführt, werden sie über Lunge und Nieren eben **zusätzlich ausgeschieden**. Bei den ungeheuren, physiologischerweise tagtäglich anfallenden Mengen (24.000 mmol CO_2 = 1 kg Säure/24 h) kommt es darauf überhaupt nicht an. Werden dem Körper aber **alkalische Substanzen** zugeführt, bereitet dies sehr viel eher Probleme, indem nun das **Atemzentrum** durch vorübergehende Verschiebung des Blut-pH auf Werte oberhalb 7,40 **gehemmt** wird mit der Folge verminderter Sauerstoffaufnahme und die **Niere** durch die **fehlenden Säuren** einen neutralen oder **alkalischen Urin** produziert. Das jedoch, worüber die Anhänger der Hay'schen Theorien frohlocken, ist im höchsten Maße **unphysiologisch**, weil in den ableitenden Harnwegen nun der physiologische **Säureschutz** (pH 4,5–6,5) als Bestandteil des unspezifischen Immunsystems **verloren geht**, wodurch aufsteigende **Harnwegsinfekte begünstigt** werden. Daneben verliert der Organismus in diesen Fällen seine wertvollen Pufferbasen (➤ Fach Urologie).

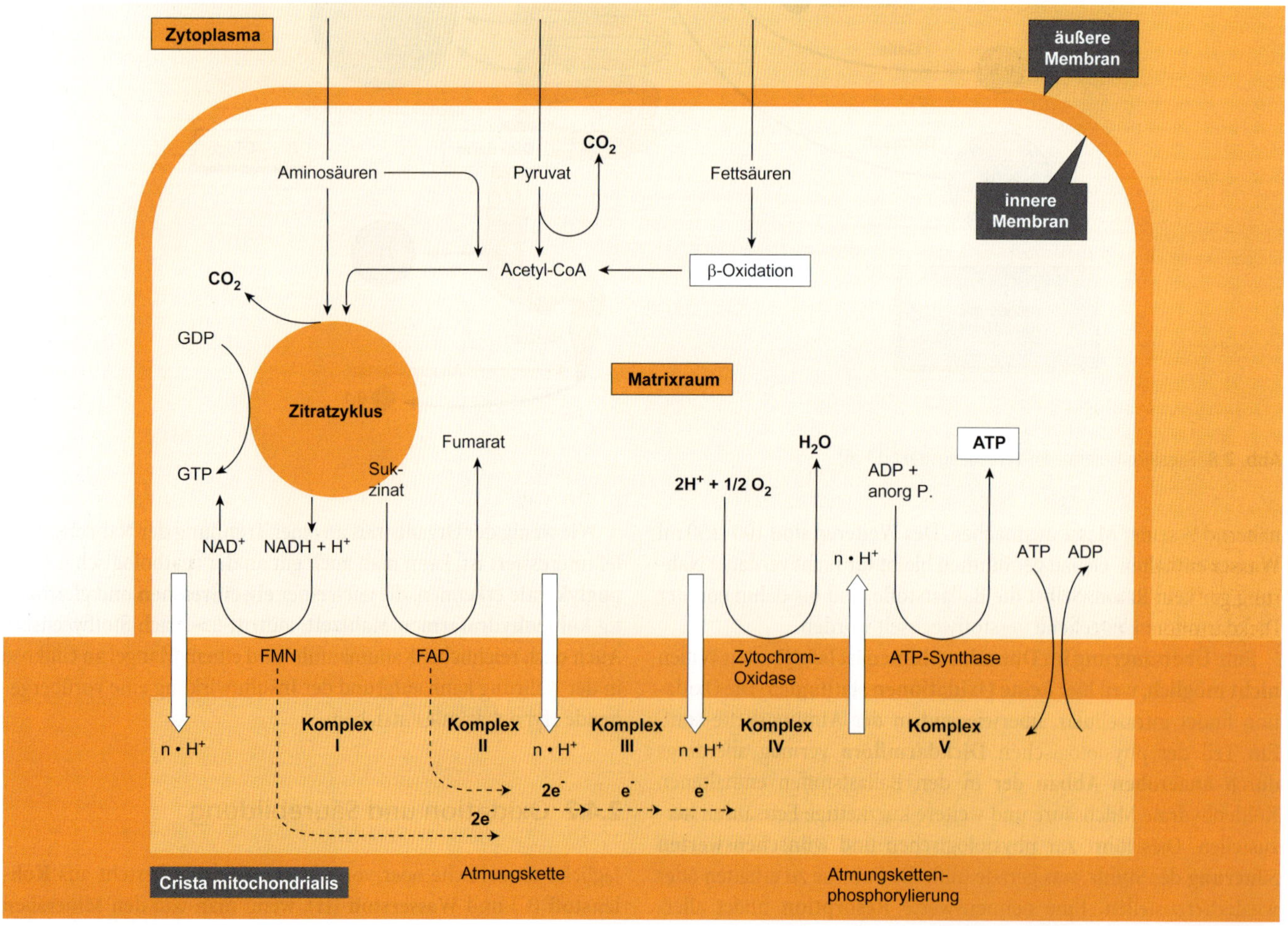

Abb. 2.9 Die einzigen Endprodukte der Nahrung bestehen in CO_2 und H_2O, wenn man vom Nahrungsstickstoff (überwiegend aus Proteinen bzw. Aminosäuren) absieht, aus dem die Leber Harnstoff herstellt. [L106]

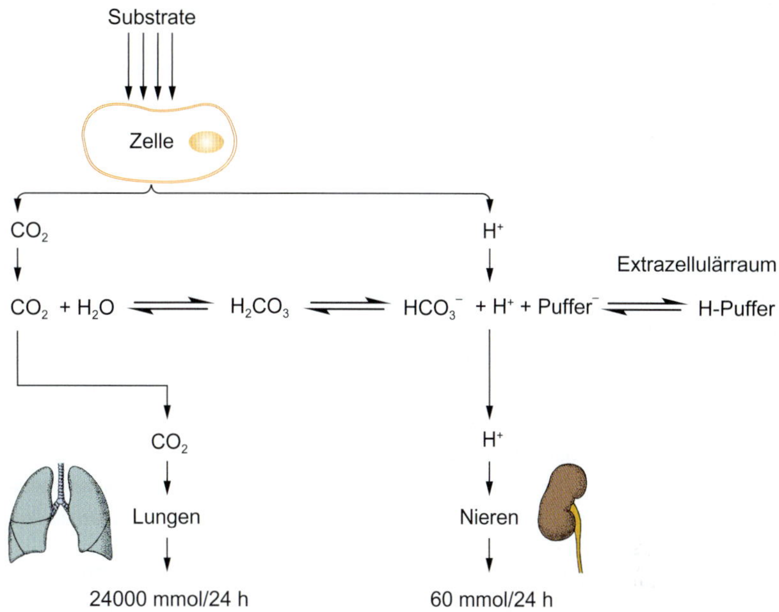

Abb. 2.10 Grundprinzip der Bildung und Ausscheidung von CO_2 und H^+ [L190]

Lunge und Niere scheiden die aus jeglicher Nahrung entstehenden Säuren aus dem Körper aus (➤ Abb. 2.10). Dies gehört zu ihren physiologischen Hauptfunktionen. Die in jeder Zelle entstehende und über das Blut zu diesen Organen transportierte Säure ändert am pH-Wert des Blutes so gut wie überhaupt nichts, weil sie durch **Puffersysteme** so lange abgefangen wird, bis sie zur Ausscheidung gelangt. Die wesentlichen Puffersysteme sind **Bikarbonat** (HCO_3^-), **Eiweiße** und das **Hämoglobin der Erythrozyten**. Die Systeme besitzen notwendigerweise **riesige Reserven**, weil eine deutliche Veränderung des Blut-pH mit dem Leben nicht vereinbar ist.

Bei einer Absenkung des pH-Werts im Blut von 7,40 auf < 7,36 spricht man in der Medizin bereits von einer **Azidose**. Weitere Absenkungen führen zum **Koma** und bereits unterhalb 7,20 besteht **Lebensgefahr**, der intensivmedizinisch begegnet werden muss. Erreichbar ist ein derartiger Wert ausschließlich unter medizinisch gut definierten **pathologischen Bedingungen** wie einem diabetischen Koma oder einem Schock. Man sollte daneben auch zur Kenntnis nehmen, dass selbst eine derart lebensgefährdende pH-Verschiebung auf < 7,30 gerade eine Kommastelle verändert hat und noch nicht einmal als neutral und schon gar nicht als sauer zu bezeichnen ist, sondern nach wie vor im schwach alkalischen Bereich liegt. Auch unter dieser Voraussetzung kann also kaum von einer Übersäuerung im eigentlichen Sinn des Wortes gesprochen werden.

Die Anhänger der Übersäuerungstheorie verweisen, sobald man sie auf den konstanten pH-Wert des Blutes anspricht, gerne darauf, dass diese Übersäuerung v.a. im Interstitium stattfindet. Abgesehen davon, dass niemand dessen pH-Wert misst, kann diese Aussage nicht richtig sein, weil Blut und Interstitium einen einheitlichen Raum darstellen, in dem vergleichbare Bedingungen herrschen, weil sich Ionen bzw. Protonen frei austauschen können. Ein „saures Interstitium" bei „alkalischem Blut" (pH 7,40) ist unmöglich. Genau aus diesem Grund brauchte in „evolutionärer Planung" lediglich das Blut von zahlreichen Hormonen und Systemen exakt eingestellt und überwacht zu werden, um dem Interstitium, das die Zellen umgibt, dieselben konstanten Bedingungen zu ermöglichen (➤ Fach Histologie). Es existieren keinerlei Mechanismen, die interstitielle pH-Werte oder Ionenkonzentrationen oder die Konzentrationen von z.B. Glukose und Aminosäuren als essenzielle Faktoren für die angrenzenden Gewebe kontrollieren oder beeinflussen könnten, denn dies wäre genau aus diesem Zusammenhang heraus jenseits jeglicher Sinnhaftigkeit.

2.4.3 Ergebnis und Folgen

Die **Misserfolge** der Trennkost in Bezug auf eine **Gewichtsabnahme** oder **Besserung von Krankheiten** werden von ihren Anhängern nicht gerade an die große Glocke gehängt. Auch scheint niemandem aufzufallen, dass gerade die von Hay unterstellte **gestörte** Spaltung und Resorption im Dünndarm zur **Gewichtsabnahme** führen müsste. Wie soll man also abnehmen, wenn die **Resorption** nun **ungestört** verläuft?

Es ist aber andererseits auch nicht von der Hand zu weisen, dass man mit der Trennkost oder einer Therapie, die der „Übersäuerung" des Menschen zu Leibe rückt, durchaus auch **Erfolge** haben kann. Dies kann eigentlich, ganz ungeachtet der zugrunde liegenden Theorie, nicht verwunderlich erscheinen, denn die **Umstellung der Ernährung** hin zu naturbelassenen, ballaststoffreichen Lebensmitteln mit reichlichem Anteil an Obst, Gemüse und Salat unter gleichzeitigem Verzicht auf Zucker, tierische Fette, große Mengen Alkohol oder ein Übermaß an Fleisch kann eigentlich nur gut tun. Daneben ist die Hay'sche Trennkost **energie-** und **fettarm** und durch ihren hohen Wassergehalt gleichzeitig **flüssigkeitsreich**. Klar ist auch, dass Menschen, die bis dahin alles mehr oder weniger wahllos in sich hineingestopft haben und nun dazu gezwungen sind, sich vom Einkauf über einzuhaltende Essenszeiten bis hin zum tellerfertigen Gericht sehr bewusst zu ernähren, hinsichtlich Körpergewicht und Gesundheit profitieren müssen.

Man darf auch nicht übersehen, dass der erhöhte Flüssigkeitsgehalt der Trennkost und die stets mit der Nahrungsumstellung verbundene Empfehlung, **viel zu trinken**, besonders bei Menschen, die sich damit schwer tun, einen außerordentlichen Zusatznutzen mit sich bringt. Gerade das Bindegewebe mit den dort abgelagerten Engrammen („Schlacken") stellt auf besondere Weise die Weichen in Richtung Gesundheit oder Krankheit. Der in diesem oftmals vorhandene Gel-Zustand, verbunden mit einer Starrheit des Systems, kann dadurch evtl. in einen Sol-Zustand überführt werden. Dies gilt ganz besonders für Patienten, deren Therapeuten begleitende **Ausleitungen** durchführen und auf **geopathische Belastungen** achten. Das System gelangt aus seiner Starre und beginnt „zu fließen". Auch Hilfsmittel wie Basica®, die hinsichtlich der angestrebten Alkalisierung eher schädlich sind, zeigen in mäßiger Dosierung durchaus positive Wirkungen durch die Vielzahl enthaltener **Spurenelemente**, an denen es in der heutigen Zeit häufig mangelt. Dagegen sind die Basenmischungen, die gerne von „besonders kompetenten Therapeuten" nach der Vorgabe einschlägiger Pseudoliteratur selbst zusammengestellt und von der Apotheke gemischt werden, ausschließlich schädlich.

Man könnte die Trennkost also durchaus empfehlen, soweit die biochemischen und physiologischen Missverständnisse beiseite gelassen und auf die Trennung der Nahrungsmittel sowie auf das Gerede von der Übersäuerung verzichtet wird. Dann ist es natürlich keine Trennkost mehr, sondern einfach eine **gesunde und naturbelassene Ernährung**.

Hält man sich aber eng an die Empfehlungen von Hay, birgt die Trennkost auch gewisse **Risiken:** Der Anteil an Fleisch, Fisch, Milch und Vollkornprodukten an der Ernährung ist mit insgesamt maximal 25 % deutlich zu niedrig bemessen und könnte zu Mangelerscheinungen an B-Vitaminen, Calcium, Magnesium, Eisen oder Selen führen. Heute stehen gerade Vollkornprodukte zentral in der Ernährung, um die sich die weiteren Lebensmittel wie Obst, Gemüse, Salate, Fleisch, Fisch, Kartoffeln, Eier, Milch und Milchprodukte herumgruppieren sollten. Auch die von Hay als schädlich beurteilten Hülsenfrüchte gehören aufgrund ihres Nährstoffgehalts unbedingt zu einer gesunden Ernährung dazu. Die häufig entstehenden **Blähungen** resultieren nicht aus ihrem Kohlenhydrat- *und* Eiweißgehalt, sondern aus dem besonders hohen Gehalt an **Ballaststoffen**, die von der Dickdarmflora unter Säure- und Gasbildung verstoffwechselt werden. Manche rohen Gemüse wie Bohnen, Erbsen und Rüben, aber auch Soja, enthalten darüber hinaus zahlreiche **Hemmstoffe** der pankreatischen **Proteasen**, sodass **zusätzliche Ballaststoffe** in den Dickdarm gelangen.

Zusammenfassung

Trennkost

- Theorie: über 100 Jahre alt; in wesentlichen Teilen fehlerhaft und obsolet, weil sie auf Vorgaben beruht, die biochemisch und physiologisch bereits seit mehreren Jahrzehnten nicht mehr akzeptiert werden können; dies gilt auch in Bezug auf die Theorie der Übersäuerung.
- Einige Empfehlungen sind in ihren Grundzügen trotzdem sinnvoll:
  - wenig (rotes) Fleisch und tierisches Fett, kalorienarm
  - viel Obst, Gemüse, Salat und Ballaststoffe
  - reichliche Flüssigkeitszufuhr
  - bewusster Umgang mit der Nahrungsaufnahme

KAPITEL

3 Untersuchung

Einführung

Die **Palpation** ist die **Domäne der abdominellen Untersuchung**, obwohl mit Ausnahme der Leber kein einziges abdominelles Organ zuverlässig getastet werden kann. Inspektion und Auskultation können am Bauch keinen wesentlichen Beitrag leisten, wenn man einmal von fortgeschrittenen Erkrankungen wie Pankreatitis, Aszites, Leberzirrhose oder Ileus absieht, während es sich bei der Untersuchung des Thorax gerade andersherum verhält. Lediglich die **Perkussion** des Abdomens ist zur **Abgrenzung einzelner Organe** oder eines veränderten Luftgehalts der Darmschlingen oder zur Erkennung eines vermuteten Aszites eine zur Palpation unabdingbare Ergänzungsuntersuchung.

Aufgrund der eingeschränkten Untersuchungsmöglichkeiten gerade bei abdominellen Störungen besonders wichtig ist die vorhergehende **Anamnese**, die sich nicht in der Frage nach dem Stuhlgang erschöpfen sollte.

Man kann den Bauch durch zwei gedachte, senkrecht und waagerecht durch den Bauchnabel führende Linien in **4 Viertel (Quadranten)** unterteilen, um die Lage einer pathologischen Veränderung zu beschreiben (➤ Abb. 3.1). Man spricht dann z.B. von einer unklaren Resistenz, die man im rechten unteren Quadranten getastet hat. Weitere Zuordnungen ermöglichen die Begriffe epigastrisch, umbilikal oder periumbilikal und suprapubisch (➤ Abb. 3.2).

3.1 Anamnese

Die Anamnese sollte dazu dienen, die Richtung nachfolgender Untersuchungen zu definieren. Oft genug ergibt sich daraus bereits ein diagnostisches Bild. Bauchschmerzen, Übelkeit oder Störungen der Darmfunktion besitzen allerdings ein derart breites Spektrum möglicher Ursachen und anamnestischer Hinweise, dass an dieser Stelle auf eine Erörterung verzichtet wird. Die Führung des Patientengesprächs ergibt sich wie immer aus der Symptomenkonstellation. Sie kann deshalb erst nach und aus der Kenntnisnahme der zahlreichen in Frage kommenden Erkrankungen des Bauchraums abgeleitet und verstanden werden (➤ Kap. 2.10 bis ➤ Kap. 2.14, ➤ Fach Leitsymptome). Dies gilt entsprechend auch für die Inspektion der Bauchdecken.

3.2 Palpation

Das einzige abdominelle Organ, das unter **normalen Bedingungen** getastet werden kann, ist die **Leber**, sofern man von gynäkologischen Organen absieht. Jedes weitere Organ, das tastbar wird, ist pathologisch verändert. Lediglich bei ungewöhnlich schlanken Menschen können Nieren oder Milz, allerdings vage und ungenau, palpabel werden. Dasselbe gilt für Coecum und Sigma. Der Umkehrschluss, dass ein abdominelles Organ, das sich nicht tasten lässt, gesund sein muss, führt allerdings in die Irre. Dies bedeutet, dass man auf zusätzliche Parameter wie v.a. die **Reaktionen des Patienten** während der Untersuchung angewiesen ist. Es bedeutet gleichzeitig, dass die Palpation **sorgfältig** zu geschehen hat, damit auch geringste Veränderungen erkennbar werden.

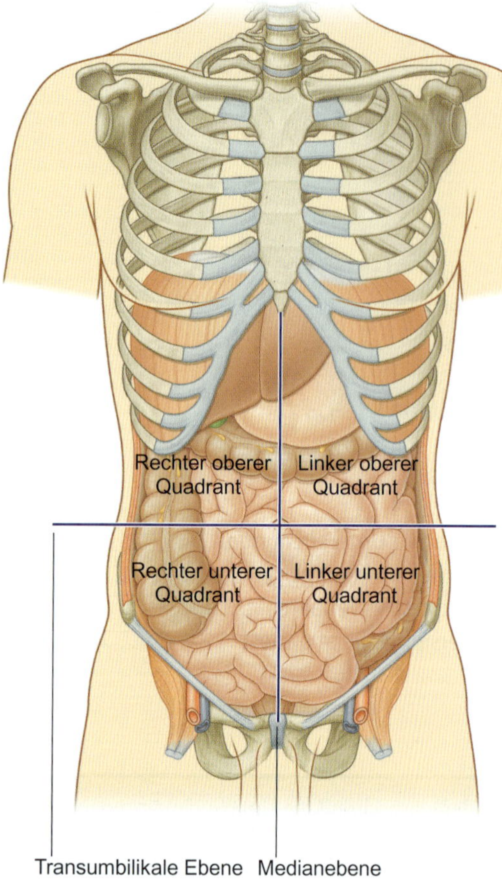

Abb. 3.1 Einteilung des Bauchraums in vier Quadranten [E402]

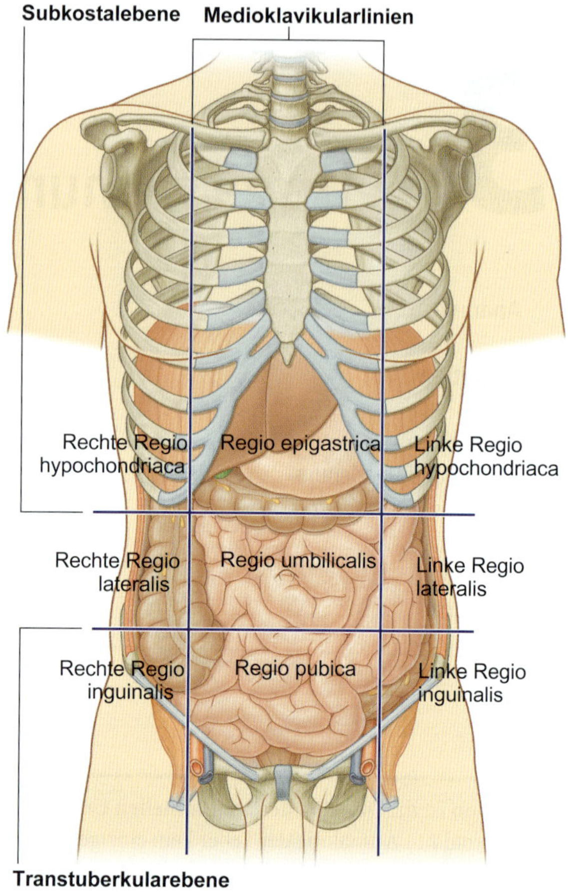

Abb. 3.2 Unterteilung des Abdomens in Regionen [E402]

Dem gleichen Ziel dient eine größtmögliche **Entspannung** des Patienten, wozu nicht nur ein warmer Raum und **neben dem Körper** liegende **Arme**, sondern auch eine vertrauensvolle Atmosphäre gehören. Wer als Therapeut Hektik zeigt oder umgehend an der Stelle in den Bauch hineindrückt, an der der Patient soeben noch Schmerzen angegeben hat, wird lediglich Abwehrspannung erzeugen, und ein angespannter Bauch lässt sich nicht mehr untersuchen. Man sollte also grundsätzlich dort mit der schonenden Palpation **beginnen**, wo mit einiger Wahrscheinlichkeit **keine Schmerzen** erzeugt werden.

Selbstverständlich ist, dass man **inspektorisch erfasste Veränderungen** anamnestisch zuzuordnen versucht, wodurch gleichzeitig eine gewisse Ablenkung und bessere Untersuchbarkeit des Patienten gegeben sind. Derartige Veränderungen können z.B. Narben sein, ausladende Flanken als Hinweis auf einen Aszites, verstärkte Venenzeichnungen (Caput medusae?), Asymmetrien der Bauchdecken (Tumor?) oder auffallende Pulsationen links neben der Mittellinie (Aortenaneurysma?).

Sehr bewährt hat sich die vor jeglicher Palpation durchgeführte **Perkussion** des Bauches, um gemeinsam mit der Anamnese einen Hinweis auf Störungen wie z.B. einen Reizdarm zu erhalten, wodurch tastbare Resistenzen bzw. ein derb vergrößertes Coecum oder Sigma eine andere Schlussfolgerung nahelegen, zumindest aber nicht gleich an einen Tumor denken lassen. Manchmal ist diese Perkussion auch die einzige sinnvoll durchführbare Untersuchung des Abdomens, da durch sehr **adipöse Bauchdecken** hindurch **gar nichts getastet** werden kann. In diesem Fall ist man auf Zusatzuntersuchungen wie Ultraschall oder eine Koloskopie angewiesen.

Die abdominelle Palpation erfolgt nicht in der Weise, dass man die Fingerspitzen in die Tiefe bohrt, sondern ausnahmslos mit **flach aufliegenden, gedoppelten Händen bzw. Fingern** (➤ Abb. 3.3). Berücksichtigt werden muss, dass durch die Schicht des M. rectus abdominis, zumindest bei kräftigen Patienten, nichts getastet werden kann. Man kommt aber ganz gut in diesen Bereich, wenn bei flach aufliegenden Händen die Fingerspitzen **seitlich unter den Muskelrand** vorgeschoben werden.

3.2.1 Leber

Die Leber liegt weitgehend vollständig in der rechten Zwerchfellkuppel hinter den Rippen. Die Palpation des unteren Leberrandes zur Beurteilung der **Gewebekonsistenz** (weich, derb, knotig-höckerig, scharfrandig oder stumpf) erfolgt im Anschluss an die Perkussion, mittels derer man zumindest die untere Lebergrenze bereits festgelegt hat.

Es ist daran zu denken, dass sich die gesamte Leber durch ihre Verwachsung am Zwerchfell mit der **Atmung** nach kranial und

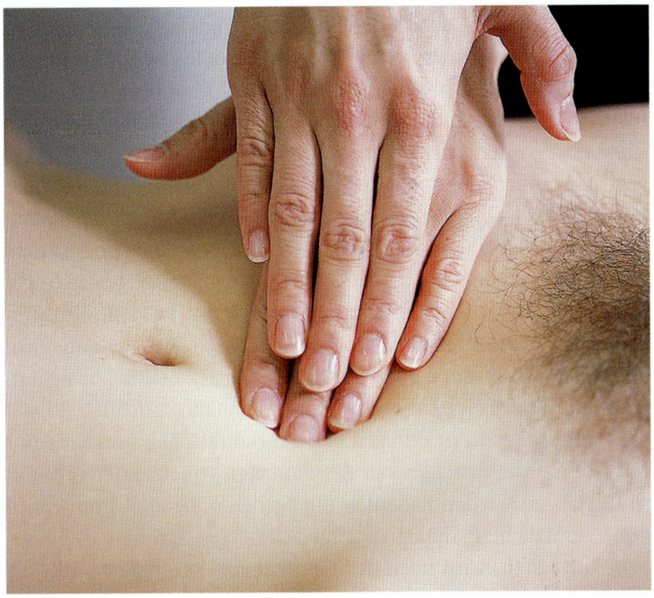

Abb. 3.3 Untersuchung des Abdomens mit flach aufgelegten, gedoppelten Händen [G175]

kaudal **verschiebt**. Dies kann man sich zunutze machen, indem man **unterhalb der perkutierten Organgrenze** während einer weiten **Exspiration** des Patienten die Bauchdecken vorsichtig und zunehmend eindrückt, um in der darauf folgenden Inspiration den Leberunterrand, der sich dabei nach kaudal gegen die palpierenden Finger schiebt, zu beurteilen (➤ Abb. 3.4). Allerdings können dabei nur relativ grobe Veränderungen erkannt werden.

Das gesunde Lebergewebe ist **weich** und **nicht druckschmerzhaft**. Wird bei der Palpation ein Druckschmerz erzeugt, liegen Veränderungen wie z.B. eine Hepatitis vor, sofern es sich nicht um einen besonders ängstlichen und empfindsamen Patienten handelt bzw. die Palpation allzu grob durchgeführt wird. Der **Leberrand** ist **scharfrandig** und **glatt** und erscheint üblicherweise in Atemruhelage in der MCL gerade eben **am Rippenbogen**, während er denselben medial der MCL überragt, weil der Rippenbogen zum epigastrischen Winkel nach oben zieht. Dort verläuft allerdings der M. rectus abdominis, sodass das Lebergewebe dahinter nicht zu tasten ist. Während einer **tiefen Inspiration** verschiebt sich der **untere Leberrand** um etwa **2–4 cm** nach **kaudal** in den Bauchraum hinein.

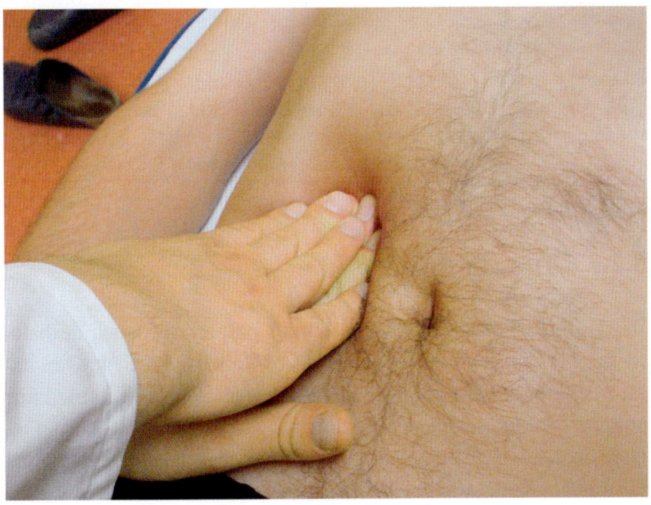

Abb. 3.4 Palpation des unteren Leberrandes [M814]

MERKE

Die Frage, ob eine Leber eine **normale Größe** besitzt, lässt sich **nicht** mit der Palpation des unteren Leberrandes entscheiden. Zum Beispiel bedingt ein Lungenemphysem ein Tiefertreten der Leber in den Bauchraum, sodass der Leberrand in der MCL auch ohne Inspiration des Patienten mehrere Querfinger unterhalb des Rippenbogens zu tasten ist. Erst die **Perkussion** der unteren **und** oberen Lebergrenze ergibt einen Hinweis auf die tatsächliche Größe des Organs.

3.2.2 Gallenblase

Die Gallenblase am Unterrand (und hinter) der Leber, zumeist etwas medial der MCL, kann **nur bei pathologischer Vergrößerung** während einer tiefen Inspiration getastet werden.

PATHOLOGIE

Eine **tastbar** vergrößerte, aber **nicht druckschmerzhafte** Gallenblase bei einem **ikterischen** Patienten **(= Courvoisier-Zeichen)** ergibt einen Hinweis auf einen **Verschluss** des **Ductus choledochus** oder der **Vater-Papille**, der nicht durch Steinkonkremente, sondern eher durch einen **malignen Tumor** (z.B. Pankreaskopf- oder Gallengangskarzinom) verursacht ist.

Dagegen ist eine **akut** gestaute Gallenblase **druckschmerzhaft**. Vor allem bei der **akuten Cholezystitis** wird die Gallenblasenregion dermaßen empfindlich, dass der Patient seine Inspiration abbricht, noch bevor die palpierenden Finger zu einer Beurteilung in der Lage sind **(Murphy-Zeichen)**.

3.2.3 Magen und Duodenum

Die Palpation von Magen und Duodenum erfolgt nicht in der Hoffnung, hier irgendeine Struktur heraustasten zu können, sondern ausschließlich, um den Patienten danach zu fragen, ob das Hineindrücken **Schmerzen** erzeugt.

Bleibt man mit den palpierenden Fingern streng im **epigastrischen Winkel** unterhalb des Schwertfortsatzes, befindet man sich beim liegenden Patienten – abgesehen vom linken Leberlappen – über dem Magen und dort überwiegend über dessen Antrum oder der kleinen Kurvatur. Corpus und v.a. Fundus ventriculi liegen bei leerem Magen in der Regel hinter dem knöchernen Thorax und sind der Palpation höchstens im Stehen zugänglich, wenn sich dadurch der gesamte Magen nach unten senkt. Das **Duodenum** liegt einige Querfinger weiter kaudal und **rechts der Mittellinie**. Ein **Druckschmerz** im epigastrischen Winkel kann also im Zusammenhang mit der passenden Anamnese als Hinweis auf eine **Antrumgastritis** bzw. auf ein **Ulcus ventriculi** angesehen werden. Entsprechend dient ein Druckschmerz kaudal davon und rechts der Mittellinie als Hinweis auf ein Ulcus duodeni.

ACHTUNG

Gastritis, Ulkus und Magenkarzinom lassen sich weder durch die subjektiv empfundenen Symptome noch durch einen etwaigen Palpationsschmerz auch nur ansatzweise auseinanderhalten. Zumindest in der 2. Lebenshälfte sollte anlässlich der Erstdiagnostik grundsätzlich eine Gastroskopie angestrebt werden.

Bei der **Pylorusstenose** des Säuglings ist die Ringmuskulatur des Pylorus hypertrophiert. Der Pylorus ist deshalb etwas rechts der Mittellinie als derbe Resistenz zu tasten und manchmal auch zu sehen.

Große Tumoren des Magens (zumeist Malignome) lassen sich manchmal (selten) palpieren. Bei kachektischen Patienten sollte das Epigastrium immer palpiert werden, auch wenn subjektiv keine spezifischen Beschwerden bestehen. Ein Magenkarzinom muss nicht unbedingt lokale Symptome verursachen.

HINWEIS DES AUTORS

Epigastrische Beschwerden (sog. Reizmagen) werden häufig durch eine **Blockade des 6. Brustwirbels** verursacht. Noch deutlicher wird dieser Hinweis, wenn der Patient angibt, dass der Magen „nicht richtig arbeite" bzw. vom Gefühl eines „Steins im Magen" berichtet. In diesen Fällen besteht zumeist kein wesentlicher epigastrischer Druckschmerz, doch lässt sich seitlich der Mittellinie (auf der Seite der Blockade) schräg im Meridianverlauf eine verquollene und schmerzhafte Hautfalte abheben, die bei der Kontrolle nach erfolgter Deblockierung umgehend weich und schmerzfrei wird. Ganz allgemein kann die Th6-Blockade als **häufigste Ursache** eines **Reizmagens** gelten.

3.2.4 Pankreas

Das Pankreas liegt retroperitoneal mit dem Kopf in der Duodenumschlinge und dem Körper etwa vor dem 2. Lendenwirbel. Der **Druckschmerz** bei einer Pankreatitis liegt demnach einige Querfinger weiter kaudal als derjenige des Magens. Die Abgrenzung gegenüber Erkrankungen des Duodenums hat hauptsächlich durch die Anamnese mit entsprechenden Begleitsymptomen zu erfolgen. Im Zweifelsfall (akute Pankreatitis, perforiertes Duodenalulkus) ist an die typische Schmerzausstrahlung oder an das schmerzfreie Intervall der Perforation von Magen und Duodenum zu denken.

Während das Pankreas unmöglich getastet werden kann, wird eine **Pankreaspseudozyste** manchmal so groß, dass sie als prallelastische Resistenz erkennbar wird. Dabei besteht dann auch die Gefahr einer Rupturierung.

3.2.5 Milz

Die nicht vergrößerte Milz kann, abgesehen von extrem schlanken jugendlichen Patienten oder schlanken Patienten mit extrem tief stehendem Zwerchfell, **nicht getastet** werden, auch wenn dies manchmal anders zu lesen ist. Überwiegend ist die Milz noch nicht einmal durch die Perkussion klar abzugrenzen. Da aber zahlreiche Erkrankungen mit einer **Milzvergrößerung** einhergehen, sollte man immer versuchen, das Organ palpatorisch zu erfassen.

Der Patient liegt dabei wie üblich in Rückenlage, doch tut man sich manchmal leichter, wenn man den Patienten in die **Rechtsseitenlage** bringt. Entsprechend der Leber tritt die Milz während der Inspiration nach kaudal, wobei sie allerdings nur dann unter dem Rippenbogen hervortritt, wenn sie vergrößert ist. Mit der rechten, flach und direkt unterhalb der 11.–12. Rippe etwa im Bereich der hinteren Axillarlinie aufgelegten Hand wird ein Druck nach ventral in Richtung Bauchraum ausgeübt, während man die andere Hand gleichzeitig im linken Oberbauch der Gegenhand entgegenschiebt und nach einer tastbaren Resistenz sucht (➤ Abb. 3.5). Entsprechend den Verhältnissen im rechten Oberbauch wird der Patient zu einer tiefen Inspiration aufgefordert. Der Druck beider flächig aufgelegten Hände sollte sich weich und gleichmäßig aufbauen, zuletzt aber mit großer Kraft erfolgen, bis die Handflächen praktisch nur noch durch die Bauchdecken des Patienten voneinander getrennt sind. Dies ist für den Patienten unangenehm, bereitet ihm jedoch ohne zusätzliche Pathologika keine Schmerzen. Ist man als Therapeut zu zaghaft, wird noch nicht einmal eine vergrößerte Milz erkannt.

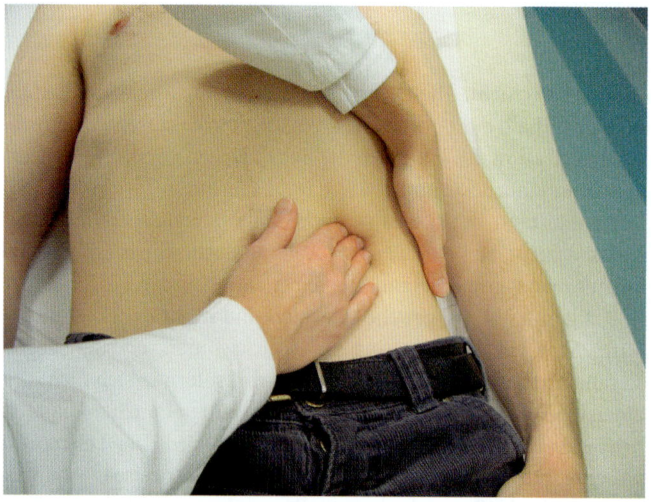

Abb. 3.5 Untersuchung der Milz [O571]

MERKE

Vor der Milzpalpation sollte der linke Ober- und Mittelbauch mit beiden, flach aufgelegten Händen palpiert werden, weil eine Splenomegalie bei manchen Erkrankungen (z.B. Leukosen) so ausgeprägt sein kann, dass sich der untere Milzpol bis zum kleinen Becken schiebt. In diesen Fällen kann das Organ bereits bei sehr flacher Palpation direkt unter der Bauchdecke als derbe Resistenz getastet werden.

3.2.6 Dünndarm

Der Dünndarm lässt sich **kaum jemals palpieren** – auch deshalb, weil er überwiegend hinter dem M. rectus abdominis liegt. Dies hat im Alltag keine wesentliche Bedeutung, weil dieser Darmanteil nur außerordentlich selten von Veränderungen betroffen ist. Liegen jedoch als sehr seltene Ausnahme Tumoren oder, wie z.B. beim Morbus Crohn, Konglomerate aus Darmschlingen vor, werden diese im rechten Unterbauch bzw. am Rand des M. rectus abdominis erkennbar. Da sie spontan und bei der Palpation schmerzen, könnten sie bei unzureichender Anamnese mit einer Appendizitis verwechselt werden.

3.2.7 Dickdarm

Dickdarmanteile können bei **pathologischen Veränderungen** leichter getastet und in Grenzen beurteilt werden. Dies gilt für Dickdarmtumoren, aber auch bereits für den Reizdarm, bei dem häufig überblähte, spastisch verhärtete Kolonabschnitte palpabel werden.

Für Therapeuten, die nicht gynäkologisch untersuchen, ist es im Zusammenhang mit Erkrankungen wie Dysmenorrhö, weiblicher Sterilität oder Abortneigung, Reizdarm bzw. Candida-verursachten oder -verstärkten Erkrankungen von Haut und weiteren Organen entscheidend wichtig, sowohl das **Caecum** als auch das **Sigma** beurteilen zu lernen. Diese beiden Darmabschnitte liegen den weiblichen Adnexen benachbart und sind bei der **chronischen Adnexitis** als Ursache von Sterilität und Dysmenorrhö **stets mitbetroffen**. Man tastet auf der Seite der Adnexitis einen verhärteten und auch für die Patientin druckschmerzhaften Darmabschnitt, der nahezu immer den Schluss auf eine pathologisch veränderte Adnexe (Eileiter und/oder Eierstock) zulässt.

HINWEIS DES AUTORS

Mittels spezifischer, bioenergetischer Testmethoden können die **Adnexitis** bzw. **Sterilität** verursachenden Bakterien erkannt und die Entzündung auf homöopathischem Wege ausgeheilt werden. Dies gilt sogar für Chlamydien, die schulmedizinisch auch durch eine antibiotische Langzeittherapie nicht mehr aus dem Körper entfernt werden können. Mit begleitender homöopathischer Therapie und Enzympräparaten lassen sich die entzündungsverursachten Verwachsungen im Bereich von Adnexe und Gebärmutter, die zur Dysmenorrhö führen, auflösen, sodass einer vollständigen **Beseitigung des Periodenschmerzes** nichts im Wege steht (➤ Fach Gynäkologie).

Bei der Palpation des Dickdarms ist daran zu denken, dass Colon ascendens und Colon descendens retroperitoneal liegen und mit der hinteren Bauchwand verwachsen sind. Die Folge ist eine zumeist klar definierte Anordnung im Bauchraum. Für **Quercolon** und **Sigma** gilt dies nicht. Durch deren intraperitoneale Lage und Fixierung am **beweglichen Mesocolon** liegen diese Darmanteile **bei jedem Patienten ein wenig anders**, sodass sie erst gesucht werden müssen. Ganz besonders gilt dies für das Colon transversum, das sowohl im Bereich von Magen und Duodenum, aber auch einmal nahezu im kleinen Becken zu liegen kommen kann. Allerdings ist das Querkolon von Veränderungen der Adnexe niemals betroffen und in diesen Fällen auch nicht tastbar. Tastbare Verhärtungen lassen daher eher an einen Tumor denken.

Die palpatorische Abklärung der Appendizitis wird beim Krankheitsbild besprochen (➤ Kap. 4.6.4).

3.2.8 Niere

Die beiden Nieren grenzen direkt an Leber bzw. Milz und liegen größtenteils gut geschützt hinter den unteren Rippen und retroperitoneal nahe der hinteren Bauchwand. Sie können dadurch höchstens als extrem seltene Ausnahme bei sehr mageren Menschen andeutungsweise tastbar werden. Wesentlich ist, dass sie aufgrund ihrer Kapselspannung bei jeglicher **Entzündung** eine enorme Schmerzhaftigkeit entwickeln, also **Spontanschmerzen** in der **Flanke**, jedenfalls aber **erhebliche Druck- und Klopfschmerzen**. Die Abklärung erfolgt durch Palpation der Nierenlager in den Flanken oder, wenn dies schmerzfrei möglich ist, durch **vorsichtiges** (!) Beklopfen mit den Fingern oder (nachfolgend) mildem „Faustschlag".

HINWEIS DES AUTORS

Wesentlich ist, dass ein **Flankenschmerz** viel häufiger ist als eine Pyelitis, weil auch **Blockaden der unteren BWS** in die Flanken ausstrahlen können. Die Muskulatur ist dabei verspannt, wodurch das Beklopfen der Flanke ebenfalls Schmerzen bereitet, die nicht so ohne Weiteres vom **Nierenschmerz** abgegrenzt werden können. Während aber eine entzündete Niere auch starke Schmerzen bereitet, wenn man das Nierenlager von ventral, also im Bereich des lateralen Oberbauches beklopft bzw. diese Weichteile eindrückt, ist dies beim Blockierungsschmerz nicht mehr der Fall. Ein Flankenschmerz, der durch Eindrücken der Bauchdecken von ventral nicht mehr reproduzierbar ist, kann nicht von einer Entzündung der Niere verursacht sein.
Eine weitere Unterscheidungsmöglichkeit ergibt sich durch die Urinuntersuchung, die bei einer Pyelitis immer pathologische Parameter ergibt. In Zweifelsfällen lassen sich mit den modernen Ultraschallgeräten auch kleinste Veränderungen der Nieren nachweisen.

3.2.9 Hernien

Bauchwand- und Narbenhernie

Eine Hernie **(Bruch)** im Bereich der **Bauchwand** kann als Vorwölbung bzw. als kleiner Tumor gesehen und getastet werden, sofern sich Darmanteile durch die Bruchpforte nach außen schieben (➤ Kap. 4.7.3). Dies ist entweder vorübergehend bei intraabdomineller Druckerhöhung der Fall oder auf Dauer, wenn der Bruchinhalt sehr voluminös oder sogar akut eingeklemmt (inkarzeriert) ist und nicht mehr von alleine zurückgleiten kann. In jedem Fall aber ist, sofern kein Bruchinhalt erkennbar wird, bei sorgfältiger Palpation die **Bruchpforte**, also der **Defekt der Bauchdecke**, gewissermaßen als Loch zu tasten, das nur noch von der weichen Haut bedeckt ist. In Zweifelsfällen lässt man den Patienten husten oder pressen (Valsalva-Manöver) und kontrolliert, ob sich an der verdächtigten Stelle der Bruch nach außen vorwölbt oder sich zumindest gegen die palpierende Hand schiebt. Vor allem Leistenhernien lassen sich häufig nicht anders diagnostizieren.

MERKE

Schmerzen sind kein Hinweis auf das Vorliegen oder Fehlen eines Bauchwandbruchs. Hernien schmerzen in der Regel nur, wenn Organanteile in der Bruchpforte **eingeklemmt** werden oder zumindest an den Bruchrändern reiben.

ACHTUNG

Schmerzhaft eingeklemmte (inkarzerierte) Hernien, die sich nicht mehr in die Bauchhöhle zurückschieben lassen, sind als hochakuter Notfall anzusehen.

Häufige Lokalisationen für abdominelle Hernien sind Epigastrium, seitliche Bauchwand und Nabel, wobei die epigastrische Hernie weniger im epigastrischen Winkel, sondern mehr in der Linea alba einige Querfinger oberhalb des Nabels entsteht.

Immer ist auch im Bereich von Narben mit der Entstehung von Brüchen zu rechnen **(Narbenhernie).**

Leisten- und Schenkelhernie

Die **Leistenhernie** (➤ Kap. 4.7.3) als häufigste Form eines Bruches wölbt sich beim abdominellen Überdruck **im Bereich der Leiste** nach außen, während die **Schenkelhernie unterhalb des Leistenbands** ventral (medial der Lacuna vasorum) am Oberschenkel erkennbar wird.

Wird die (indirekte) Leistenhernie während der Inspektion nicht sichtbar, besteht beim **Mann** eine sichere diagnostische Abklärungsmöglichkeit darin, dass man einen Finger durch die Hülle des Skrotums und unter Mitnahme dieses Gewebes in den Leistenkanal führt und dort die Bruchpforte tastet (➤ Abb. 3.6). Lässt man den Patienten husten, schiebt sich der Bruchinhalt gegen die Fingerspitze. Diese Untersuchung erfolgt bevorzugt im Stehen des Patienten und ist, sofern man einige Vorsicht walten lässt, **nicht schmerzhaft**.

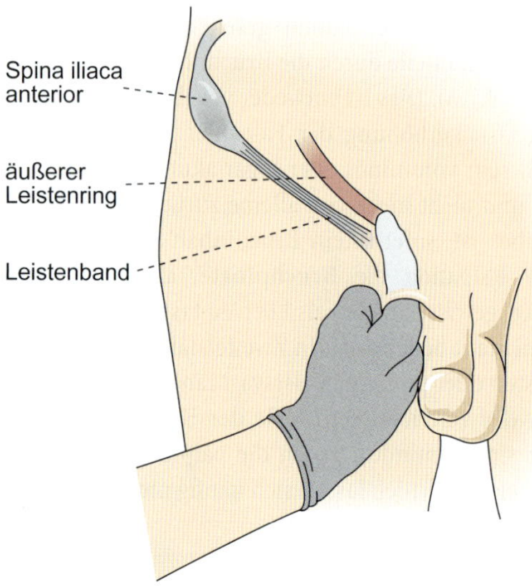

Abb. 3.6 Tasten der Bruchpforte bei einer Leistenhernie beim Mann [L106]

Naturgemäß ist diese Untersuchung bei der **Frau** nicht möglich, weshalb hier die Diagnostik ungleich **schwieriger** ist, sofern die Hernie nicht im Bereich der großen Schamlippen sichtbar wird. In Zweifelsfällen muss auf eine apparative Diagnostik, z.B. durch Ultraschall, ausgewichen werden.

Thorakale Hernien

Thorakale Hernien wie z. B. Hernien des Magens (**Hiatushernie**; ➤ Kap. 4.1.3) lassen sich **weder sehen noch palpieren**. Sie können bei entsprechendem Verdacht (Reflux?) ausschließlich apparativ nachgewiesen werden, z.B. durch Gastroskopie oder einen Bariumbreischluck bzw. Röntgenkontrastdarstellung.

3.2.10 Aszites

Ein Aszites (freie Flüssigkeit in der Bauchhöhle = „Bauchwassersucht“) kann an der **Umfangsvermehrung** des Bauches, besonders aber an dessen **seitlich ausladenden Anteilen** vermutet werden, sofern die Flüssigkeitsmenge **mindestens 2 l** beträgt (➤ Abb. 3.7). Er kann im eigentlichen Sinn nicht palpiert wer-

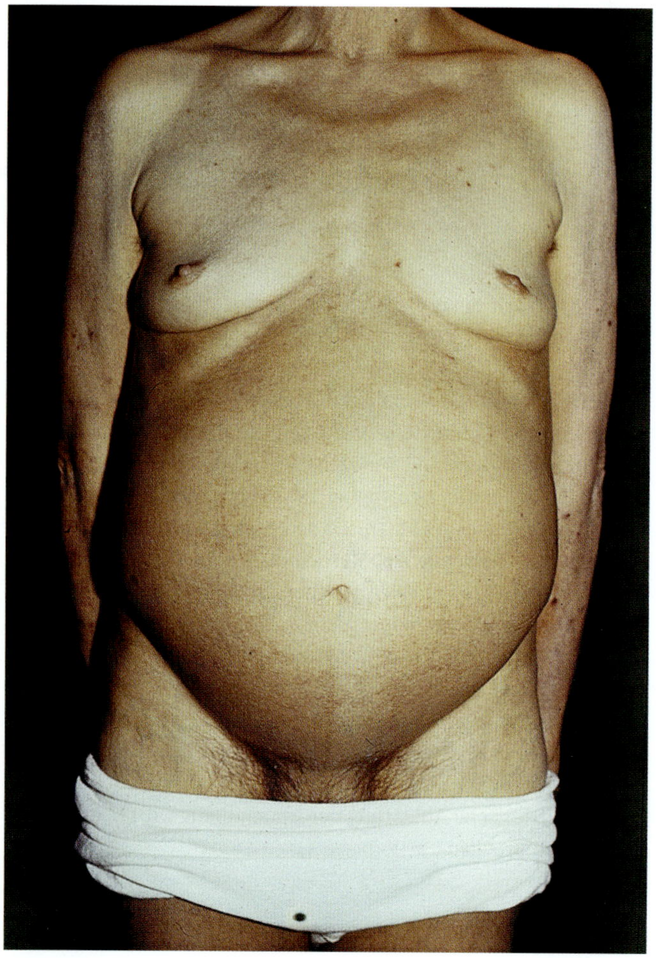

Abb. 3.7 Aszites, Gynäkomastie und Bauchglatze bei Leberzirrhose [R246]

den, doch gelingt es beim liegenden Patienten, auf der einen Bauchseite durch **Beklopfen** mit der flachen Hand eine Welle zu erzeugen, die unter der auf der Gegenseite aufliegenden Hand zu spüren ist (sog. Undulation). Eine Alternative bietet die Perkussion, bei der man eine Dämpfung des Klopfschalls erhält, wenn man von der Bauchwölbung zur Seite perkutiert. Im Ultraschall werden auch geringe Mengen intraabdomineller Flüssigkeit erkennbar.

PATHOLOGIE

Wird ein Aszites bei männlichen Patienten von einer Bauchglatze und/oder einer Gynäkomastie, evtl. sogar von einem Caput medusae begleitet, besteht der dringende Verdacht auf eine **Leberzirrhose** als Ursache der gemeinsamen Veränderungen.

3.3 Auskultation

Die abdominelle Auskultation dient dem Erkennen der **Darmgeräusche** und ihrer Störungsmöglichkeiten. Darmgeräusche entstehen durch die **Peristaltik**, die den mehr oder weniger flüssigen, mit Gas durchmischten Inhalt weiterbefördert.

Das Stethoskop sollte hierbei weich, aber durchaus mit ausreichendem Druck in die Tiefe geschoben werden. **Physiologische** Darmgeräusche klingen kollernd, gurrend oder glucksend und erscheinen **spärlich** mit einer Frequenz von etwa 5–10/min, sodass man manchmal etwas Geduld braucht. Gehäuft treten sie bei Nahrungskarenz als Folge parasympathischer Stimulation auf („Magenknurren"). Werden sie nicht in angemessener Zeit vernehmbar, lassen sie sich durch kurzes und wiederholtes Eindrücken des Stethoskops provozieren. Dafür wird das Stethoskop nicht jedes Mal von Neuem aufgesetzt; es wird lediglich der Druck, mit dem es bereits in die Tiefe vorgeschoben wurde, für einen Augenblick weiter verstärkt.

Beim **Reizdarm** erscheinen die Darmgeräusche oft lebhaft und laut, passend zum üblicherweise überblähten Abdomen, sind jedoch hinsichtlich ihrer Charakteristik nicht wesentlich verändert. Dies gilt auch für eine Diarrhö bzw. **Enteritis**, doch kann die intraluminale Flüssigkeitsvermehrung dabei zu einem deutlichen Plätschern führen. Sogenannte **hochgestellte, metallisch klingende Geräusche**, evtl. als **Pressstrahl**, erscheinen beim **mechanischen Ileus**; beim **paralytischen Ileus** herrscht „**Totenstille**".

Werden Strömungsgeräusche vernehmbar, liegt die Ursache meist in einer **Stenose der Aorta** bzw. der **Nierenarterien**.

3.4 Perkussion

Die Technik der Perkussion wird im ➤ Fach Atmung und ➤ Fach Herz-Kreislauf-System beschrieben. Am Bauch dient sie v.a. zum Erkennen des **Luftgehalts der Darmschlingen** und zur Bestimmung der **Lebergrenzen**. Auch die **Milz** kann eventuell mit dieser Untersuchungsmethode abgegrenzt werden.

Darmschlingen

Vor allem die **Dickdarmschlingen** sind durch die Tätigkeit der physiologischen Darmflora stets mehr oder weniger **luft- bzw. gashaltig**. Man erzeugt deshalb mit der Perkussion einen **Klopfschall**, der am ehesten als **sonor** oder **hypersonor** beschrieben werden kann, über einzelnen Abschnitten aber auch als **gedämpft**. Erhält man bei der Perkussion von der Bauchwölbung abwärts zu den Flanken eine Dämpfung, ist an einen Aszites zu denken.

Beim **Meteorismus** (➤ Fach Leitsymptome), in jedem Fall jedoch beim Bild des **Reizdarmsyndroms**, sind einzelne Darmschlingen **überbläht** und aufgetrieben. Der Klopfschall ist dann **tympanisch**, klingt wie ein kleiner Paukenton bzw. erinnert an eine darunter liegende leere Schachtel („Schachtelton").

Lebergrenzen

Sowohl die untere als auch die obere Lebergrenze lassen sich mit der Perkussion problemlos und – bei korrekter Technik – mit großer Sicherheit erfassen. Damit ist gleichzeitig die **Lebergröße** definiert.

Der **untere Leberrand** befindet sich in der **MCL** zumeist am **Rippenbogen**. Er ist dünn und liegt sehr oberflächlich hinter der Bauchdecke. Dies bedeutet, dass die Perkussion **zart** mit geringster Kraft zu erfolgen hat, weil man ihn andernfalls „durchschlägt" und die Leber erst in kranialeren Anteilen erfasst. Beim **oberen Leberrand** verhält es sich gerade andersherum, weil dort relativ dicke Lungenanteile vor der Leber liegen. Perkutiert man hier nicht **kräftig** und damit mit großer Eindringtiefe, wird das Lebergewebe erst in sehr viel weiter kaudal liegenden Anteilen erkannt. Macht man beides falsch, resultiert eine perkutierte Lebergröße von vielleicht 4 oder 5 cm, also z.B. das Endstadium einer Zirrhose.

Zur Bestimmung der **unteren Lebergrenze** drückt man den Plessimeterfinger der einen Hand in der **MCL** und **exakt horizontal** in die Bauchdecken ein und perkutiert mit **minimaler Kraft** in Richtung Rippenbogen (➤ Abb. 3.8). Der Untersuchungsraum sollte dabei ruhig sein und das Ohr den Bauchdecken angenähert, weil man andernfalls nichts hört oder, falls doch, der Klopfschall mit zu großer Kraft erzeugt wurde. Die Rippen selbst verfälschen das Klangbild nicht, falls der Leberrand im Einzelfall erst oberhalb des Rippenbogens erscheinen sollte. Man hört bei der Perkussion zunächst den lufthaltigen, sonoren Schall des Bauchraums, der beim Erreichen der Lebergrenze in die **Dämpfung** übergeht. Ist der Leberrand erreicht, sollte der Plessimeter-Finger nicht mehr abgehoben, sondern lediglich minimal nach unten bzw. oben verschoben werden. Auf diese Weise kann die Lebergrenze nahezu millimetergenau erfasst werden.

Der **obere Leberrand** wird ebenfalls in der **MCL** und mit **horizontal** aufgesetztem Plessimeterfinger bestimmt. Die Mamma „stört" dabei in der Regel nicht, was bedeutet, dass der Finger ohne Schmerzerzeugung durch das Gewebe hindurch auf dem Thorax aufgesetzt werden kann. Die mit **großer Durchschlagskraft** durch die 3–4 cm des Lungengewebes hindurch vorgenommene Perkussion erzeugt üblicherweise keine Schmerzen. Auch hier geht der sonore Lungenschall in die **Leberdämpfung** über.

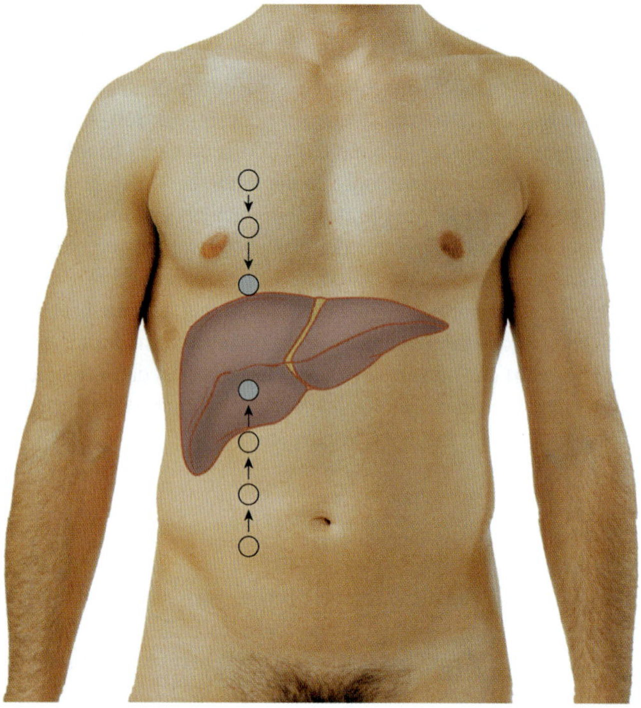

Abb. 3.8 Perkussion des unteren und oberen Leberrandes in der MCL [E386]

Die beiden Lebergrenzen können markiert und ihr Abstand gemessen werden. Die physiologische **Lebergröße** liegt in der **MCL** bei **8–11 cm** und ist bei Männern durchschnittlich etwas größer als bei Frauen.

Kratzauskultation

Die Kratzauskultation der Leber besitzt gegenüber der abgrenzenden Perkussion **keinerlei Vorzüge**, ist sogar zur Bestimmung des **oberen Leberrandes ungeeignet**, sodass sie genau genommen **überhaupt keinen Aussagewert** besitzt. Sie wäre von daher entbehrlich, wenn sie nicht manchmal in der Heilpraktikerprüfung zur Bestimmung der **unteren Lebergrenze** nachgefragt würde.

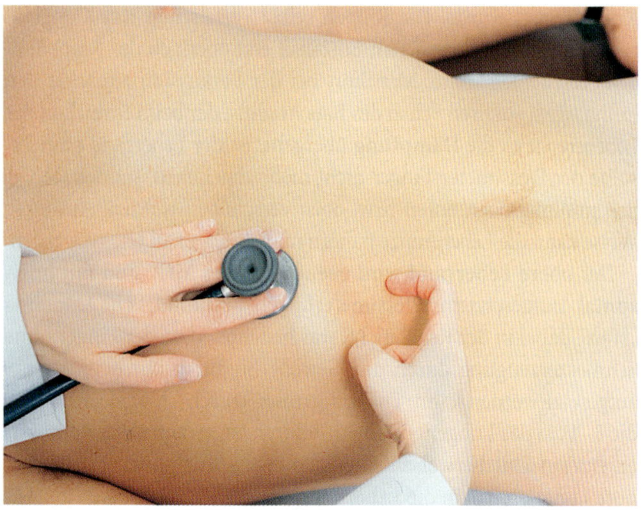

Abb. 3.9 Kratzauskultation der Leber [E386]

Man setzt dazu das **Stethoskop** in der **MCL** auf den knöchernen Thorax, etwa im Bereich der 9.–10. Rippe, sodass man sich sicher über der Leber befindet. Anschließend verursacht man mit einem **Holzmundspatel** oder mit dem Fingernagel von den Bauchdecken aus nach kranial in Richtung Rippenbogen **Kratzgeräusche** (➤ Abb. 3.9). Das im Stethoskop gehörte Geräuschphänomen ändert sich dabei deutlich beim Erreichen der Lebergrenze, weil nun die Geräusche über demselben Gewebe sowohl erzeugt als auch abgehört werden.

3.5 Apparative Untersuchungen

3.5.1 Ultraschall und Röntgen

Die Ultraschalluntersuchung (Sonographie) stellt die **wichtigste** apparative Untersuchungsmöglichkeit abdomineller Organe dar. Man kann damit – **ohne Strahlenbelastung** und für den Patienten **schmerzfrei** – die Mehrzahl der abdominellen Organe mit ausreichender Genauigkeit erkennen und beurteilen. Ganz besonders gilt dies für Leber, Milz, Nieren, Pankreas, Uterus, Prostata und die großen Gefäße, eingeschränkt jedoch auch für sämtliche weiteren Strukturen – zumindest insoweit, als hier deutliche Veränderungen vorliegen. Vermehrte Gasansammlungen im Bauchraum können die Aussagekraft der Methode allerdings erheblich einschränken.

Die Technik soll hier nicht weiter beschrieben werden, weil sie aus Kostengründen für die weit überwiegende Mehrzahl der Heilpraktiker nicht in Frage kommt, dann aber ohnehin erst gründlich erlernt werden müsste.

In den letzten zwei Jahrzehnten hat die **Endosonographie** zunehmend an Bedeutung gewonnen, weil sie die Möglichkeiten der transabdominellen Sonographie ganz erheblich erweitert und sie teilweise bereits ersetzt hat (➤ Kap. 3.5.2).

Röntgenaufnahmen, z.B. zum Erkennen von Spiegelbildungen beim Ileus, besitzen große Bedeutung für die Diagnostik in der Klinik, evtl. bei besonderen Fragestellungen als CT oder zur Darstellung der Gallenwege nach Kontrastmittelgabe. Sie sollen hier nicht beschrieben werden, weil sie für den Alltag oder die Prüfung des Heilpraktikers keine Relevanz besitzen.

3.5.2 Endoskopische Verfahren

„Endo“ bedeutet innen, „skopein“ heißt schauen, betrachten. Endoskopie ist also der Blick ins Körperinnere, wobei damit v.a. Verfahren gemeint sind, mit denen man ohne großen Aufwand und mit geringem Risiko für den Patienten in Körperhöhlen schaut, die von außen zugänglich sind. Im Vordergrund stehen die **Koloskopie** (mit Rektoskopie), **Gastroskopie** (mit Ösophagoskopie und Duodenoskopie; ➤ Abb. 3.10), **Zystoskopie** und die **Bronchoskopie**. Alle diese Verfahren stellen unentbehrliche Untersuchungsverfahren für den medizinischen Alltag dar, um ohne Operation oder Punktion Organe und ihre Veränderungen genauer betrachten zu können und evtl. Biopsien zu gewinnen. Benutzt werden zumeist flexible Fiberglasgeräte mit integrierter Lichtquelle und Vergrößerungsoptiken, ergänzt durch ein Instrumentarium zur Biopsiegewinnung.

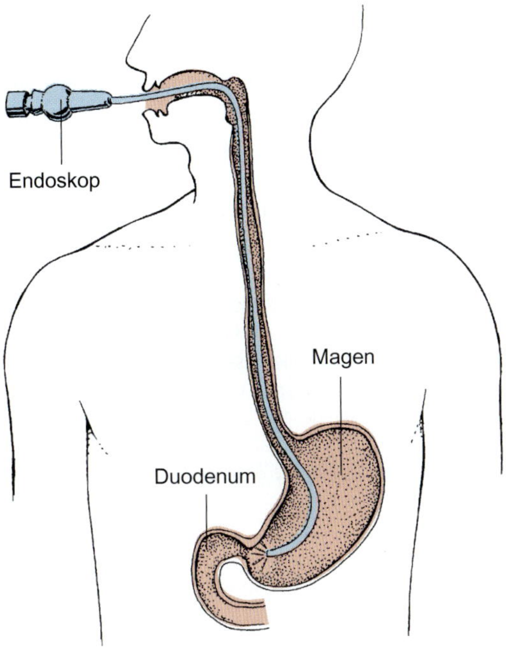

Abb. 3.10 Gastroskopie [L190]

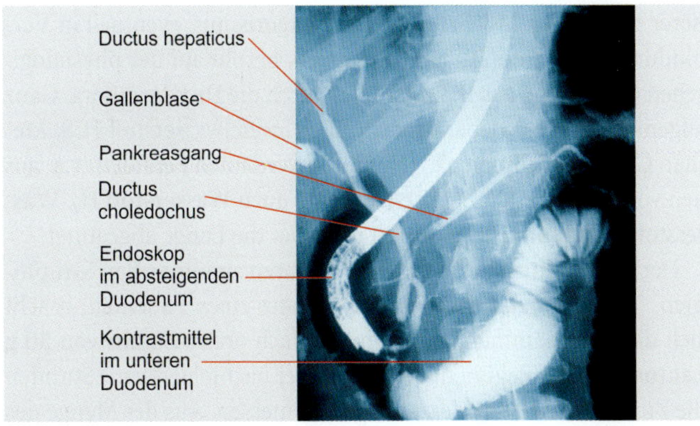

Abb. 3.11 ERCP [X211]

Endosonographie

Bei der Endosonographie befindet sich ein miniaturisierter Schallkopf an der Spitze des meist flexiblen Endoskops. Seine große Bedeutung bezieht dieses Verfahren daraus, dass man damit zahlreiche Gewebe, die im direkten Kontakt zum Magen-Darm-Trakt, zumindest jedoch in unmittelbarer Nähe dazu liegen, mit **großer Genauigkeit** beurteilen kann. Bevorzugte Einsatzgebiete sind u.a. die **Beurteilung des Herzens** über die Speiseröhre (transösophageale Echokardiographie), die **Diagnostik von Pankreas** und weiteren Strukturen über eine Gastro- oder Duodenoskopie sowie die **Diagnostik von Prostata** (transrektal) und **weiblicher Adnexe** (transvaginal). Ein weiterer entscheidender Vorteil der Endosonographie besteht darin, dass man in die Endoskope ungeachtet des Platzbedarfs für den Schallkopf ein zusätzliches Instrumentarium integrieren kann, wodurch z.B. Feinnadelpunktionen zur Biopsiegewinnung unter direkter Sicht auf verdächtige Gewebeanteile möglich werden.

ERCP

Die **e**ndoskopische **r**etrograde **C**holangio**p**ankreatikographie **(ERCP)** stellt ein Verfahren dar, mit dem sich die **Gallen- und Pankreasgänge** im Röntgenkontrast (unter Durchleuchtung) gezielt darstellen lassen – von Bedeutung z.B. bei unklaren Abflusshindernissen (➤ Abb. 3.11). Man bringt dabei unter Sedierung oder in Kurznarkose des Patienten über eine Duodenoskopie Kontrastmittel an der Vater-Papille in das Gangsystem ein. Auch die Gewinnung von **Biopsien**, z.B. bei einem Gallengangskarzinom, oder die **Entfernung von Steinen** bzw. Konkrementen im Ductus choledochus oder an der Vater-Papille sind mit dieser Methode möglich, weil das verwendete Endoskop Platz für ein zusätzlich eingeschobenes Instrumentarium bietet. Bei einer Stenose im Gangsystem, als Folge von Entzündungen (Cholangitis) oder Tumoren, kann ein **Stent** platziert werden.

Endoskopische Verfahren bergen gewisse Risiken, die in erster Linie von der Erfahrung des Untersuchers abhängen. Die Untersuchung kann zu Infektionen, blutenden Verletzungen, im Einzelfall sogar zur **Perforation** des untersuchten Abschnitts führen. Speziell bei der ERCP besteht ein zusätzliches Risikopotenzial darin, dass das unter Druck ins Gangsystem eingebrachte Kontrastmittel eine **akute Pankreatitis** auslösen kann. Sofern es also nicht vorrangig darum geht, einen eingeklemmten Stein zu entfernen oder eine Biopsie zu gewinnen, sollte man die **risikofreie, nicht invasive MRT** (als sog. Magnetresonanz-Cholangiopankreatikographie = **MRCP**) bevorzugen. Das Gerät wird dabei so eingestellt, dass Hohlraum- bzw. Gangsysteme besonders deutlich dargestellt werden. Der diagnostische Gewinn ist mit der ERCP vergleichbar.

Die früher häufig angewendete i.v. Kontrastmittelinfusion mit anschließender radiologischer Darstellung der Gallenwege wird nicht mehr durchgeführt. Stattdessen wird heute (nur bei dringender Indikation) die Leber perkutan punktiert und **Kontrastmittel** über die liegende Nadel direkt in die Gallenwege eingebracht (**PTC** = perkutane transhepatische Cholangiographie).

3.5.3 Wasserstoff-Exhalationstest

Bei der **Laktoseintoleranz** („Milchunverträglichkeit") besteht ein mehr oder weniger ausgeprägter Mangel an Laktase, sodass der Nahrungs-Milchzucker im Dünndarm nur unzureichend in seine Monosaccharide Glukose und Galaktose gespalten und damit auch nur unvollständig resorbiert werden kann. Es gibt (sehr selten) kongenitale, rezessiv vererbte Formen, die sich bereits im Kindesalter manifestieren und Ausprägungen, die erst im Erwachsenenalter erkennbar werden. Unabhängig von vererbten Anomalien führt sehr viel häufiger die zunehmend reduzierte Zufuhr von Milch und Milchprodukten zu einem Nachlassen der Laktaseaktivität. Die **Symptome** bestehen in einer osmotischen **Diarrhö**, **Meteorismus** und teilweise auch **abdominellen Krämpfen** nach der Zufuhr größerer Mengen an Milchzucker. Der Meteorismus, eventuell in Verbindung mit krampfartigen Schmerzen, beruht auf der physiologischen Gasbildung aus Ballaststoffen durch die Dickdarmflora. Ganz allgemein entsteht dabei neben z. B. Schwefelwasserstoff H_2S, Methan CH_4 oder Ammoniak NH_3 (aus unverdauten Peptiden) v.a. aus den vorherrschenden Zuckerstrukturen auch **Wasserstoff** H_2. Wasserstoff wird teilweise resorbiert und über die Lunge abgeatmet.

Der **H_2-Atemtest** bei ursächlich unklaren abdominellen Symptomen, jedoch möglicher Laktoseintoleranz eines Patienten, macht sich diesen Zusammenhang zunutze: Nach oraler Zufuhr von **50 g Laktose** wird zu Beginn und während der nachfolgenden 3 Stunden die Zusammensetzung der Atemgase gemessen. Aus der Menge des enthaltenen H_2 lässt sich in Verbindung mit den erzeugten abdominellen Symptomen nicht nur die Diagnose als solche sichern, sondern auch ein Bezug zum Ausmaß der Laktoseintoleranz herstellen. Man könnte bei positivem Ausfall der Untersuchung theoretisch noch, z.B. aus einer Speichelprobe, im Labor die genetische Konstellation bestimmen lassen, um zwischen kongenitalen und der erworbenen Form zu unterscheiden, doch hat dies keine Auswirkungen auf den weiteren Alltag des Patienten, weil es keine Therapiemöglichkeiten gibt. Andererseits kann man bei der üblichen, erst im Erwachsenenalter auftretenden Form durch regelmäßige Zufuhr zunächst geringer Mengen an Milchprodukten versuchen, die Laktaseaktivität wieder soweit zu steigern, dass der Patient in seiner Ernährung keinen Einschränkungen mehr unterworfen ist.

MERKE

Der Wasserstoff-Exhalationstest ist auch für weitere Zuckerstrukturen geeignet, z.B. beim Verdacht auf eine **Fruktose-Malabsorption**. Mit der Gabe von Laktulose lässt sich die **Passagezeit des Dünndarms** (im Allgemeinen 1–2 Stunden) definieren, weil unverdauliche Zucker weit überwiegend erst von der bakteriellen Dickdarmflora verstoffwechselt werden. Man braucht also lediglich die Zeitspanne von der oralen Aufnahme der Zuckerlösung bis zum Beginn der Wasserstoffexhalation zu bestimmen.

KAPITEL

4 Krankheitsbilder

4.1 Erkrankungen des Ösophagus

4.1.1 Ösophagusvarizen

Krankheitsentstehung

Wie im gesamten Verdauungstrakt gibt es in der Wandung der Speiseröhre je einen **Gefäßplexus** in der Lamina propria und in der Submukosa, die miteinander kommunizieren. Als Besonderheit kommen die zuführenden Arterien und Arteriolen im **unteren Ösophagus** aus Arterien ober- **und** unterhalb des Zwerchfells – oberhalb überwiegend aus der **A. thoracica interna**, die auch proximale Anteile des Magens versorgt, und unterhalb überwiegend aus der **A. gastrica sinistra** (aus dem Truncus coeliacus).

Dieser arteriellen Situation entsprechend läuft auch das **venöse Blut** teilweise über **V. thoracica interna** und **V. azygos** in die **V. cava superior** und teilweise über **V. gastrica sinistra** und **Pfortader** in die **Leber**. Das venöse Blut des unteren Ösophagusdrittels kann sich also sozusagen aussuchen, ob es nach oben zur Hohlvene oder lieber nach unten zur Pfortader fließt. Folgerichtig bezeichnet man die kollateralen Verbindungen dieses Gefäßplexus als **portokavale Anastomose** (V. portae ↔ V. cava). Weitere portokavale Anastomosen finden sich im Bereich der Bauchhaut sowie im Bereich des Anus (➤ Fach Herz-Kreislauf-System).

Ist nun bei der **Leberzirrhose** oder auch bei einer anhaltenden **Pfortaderthrombose** der Weg für das Blut durch die Leber versperrt, läuft ein Teil des gestauten **Pfortaderblutes** in die Anastomosen der distalen Speiseröhre und weiter über die V. azygos zur **V. cava superior**. Dazu muss man sich klar machen, dass die Leber über die Pfortader nicht weniger als 25 % des Herzzeitvolumens erhält, dass sich diese gewaltigen Blutmengen (annähernd 1,5 l/min) nun einen neuen Abfluss suchen müssen und dass hierfür im Wesentlichen nur noch die 3 portokavalen Anastomosen als „Notausgänge" zur Verfügung stehen. Die **venösen Gefäße des unteren Ösophagus,** die in Mukosa und Submukosa aufgrund der üblicherweise nur geringen Durchblutung auch nur ein enges Lumen aufweisen, werden nun – bei zumindest 50 % der Patienten mit fortgeschrittener Leberzirrhose – durch das enorm gesteigerte Blutvolumen **massiv erweitert** und **sehr ver-**

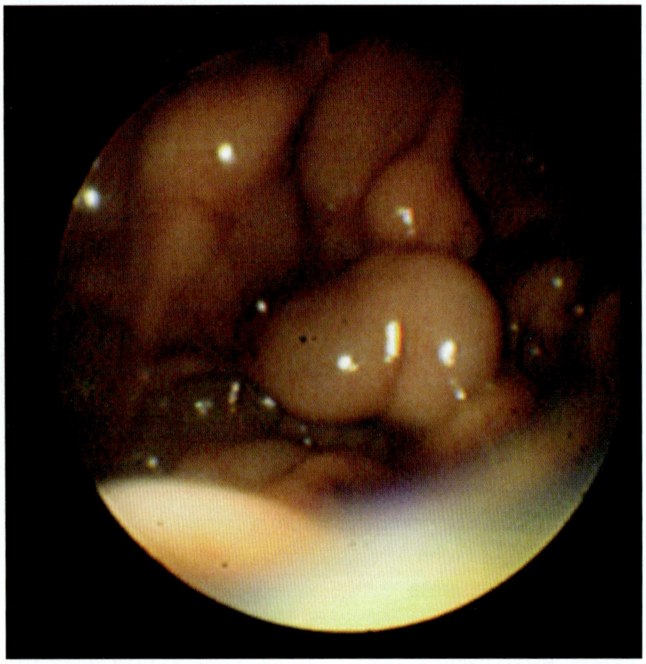

Abb. 4.1 Ösophagusvarizen (endoskopischer Befund) [E288]

letzlich. In der Ösophagoskopie wölben sie sich ab dem Stadium II–III als **dicke, geschlängelte Wülste** ins Lumen vor (➤ Abb. 4.1). Teilweise bilden sich diese Varizen (Krampfadern) auch im **Fundus des Magens**. Periumbilikal entsteht aus derselben Ursache heraus das **Caput medusae**, im Analkanal **Hämorrhoiden**.

Symptomatik

Vor allem bei der **Leberzirrhose** des alkoholkranken Patienten kommt es durch zusätzliche, lokal schädigende Faktoren (Reflux, wiederholtes Erbrechen, hochprozentige Alkoholika) zu **Einrissen** der gestauten Varizen und damit zu **lebensbedrohenden, massiven Blutungen**. Die Varizen selbst verursachen bis dahin keine deutlichen Symptome, abgesehen eventuell von einem leichten Druck- oder Völlegefühl im Oberbauch. Allerdings sind die Betroffenen ohnehin kaum jemals gänzlich beschwerdefrei, sodass man bei Patienten mit bekannter Leberzirrhose regelmäßige, z.B. jährliche Magenspiegelungen durchführen sollte.

Erkennbar wird die Varizenblutung am **Blutdruckabfall**, an **Bluterbrechen** (Hämatemesis) und **schwarzen Stühlen** (Teerstühlen, Meläna) oder sogar **Blutbeimengungen im Stuhl**. Ein **hypovolämischer Schock** ist immer möglich und führt bei jedem **2. Patienten** mit einer Varizenblutung zum **Tod**. Selbst bei frühzeitiger Therapie sterben bis zu 30 % der Betroffenen. Mit zu dieser schlechten Prognose beitragen mag auch, dass die Blutung u.a. wegen der gestörten Blutgerinnung bei Leberzirrhose kaum jemals von alleine zum Stehen kommt. Die Rezidivgefahr bei den Überlebenden ist hoch, sofern im Anschluss an die Notfallbehandlung keine weitergehende Therapie erfolgt.

Hämatemesis bedeutet eine erbrochene Blutung aus dem Verdauungstrakt, die von einer Blutung aus dem Bronchialsystem (= Hämoptyse) unterschieden werden muss: Das Blut einer **Hämoptyse** ist **hellrot** (sauerstoffreich) und in der Regel **mit Sputum vermischt**. Das Blut der **Hämatemesis** ist ebenfalls frisch und in diesem Fall **dunkelrot (venös)**, sofern es sich direkt aus der Blutungsquelle nach oral entleert. Gelangt es aber zunächst der Schwerkraft nach in den **Magen**, bevor es erbrochen wird, oder befindet sich die Blutungsquelle von vornherein im Magen, ist es zumeist **schwarz**, weil es von der Salzsäure des Magens zu (schwarzem) **Hämatin** zersetzt worden ist. Darüber hinaus erinnert es, sofern **Blutkoagel** entstanden sind, an **Kaffeesatz** (sog. **Kaffeesatzerbrechen**).

Downhill-Varizen

Die Ösophagusvarizen bei **portaler Hypertension** (Hochdruck im Bereich der V. portae) befinden sich in der **unteren Hälfte** der Speiseröhre. Es gibt aber auch im **oberen Drittel** Varizenbildungen, die als Downhill-Varizen („Bergab-Varizen") bezeichnet werden. Sie entstehen bei **Abflussbehinderungen im Mediastinum**, z.B. durch Tumoren oder eine retrosternale Struma. Sie führen **nicht zu Blutungen** und besitzen deshalb keinen eigenen Krankheitswert.

Therapie

Die Therapie der akuten Varizenblutung besteht in der **Notfalleinweisung** und dem Anlegen einer **Infusion** zum Flüssigkeitsersatz. Der Notarzt wird evtl. wegen der **Aspirationsgefahr** intubieren. Im Krankenhaus wird versucht, die blutenden Gefäße zu **unterbinden** (mittels Gummibandligatur), zu **veröden** oder die Blutung, falls dies misslingt, mit **Ballonsonden** zu stoppen (➤ Abb. 4.2). Zusätzlich gibt man **Vasopressinabkömmlinge** oder **Somatostatin** zur Gefäßverengung bzw. Senkung des Pfortaderdrucks. Blutende Varizen des Magenfundus werden meist mit Acrylklebern behandelt.

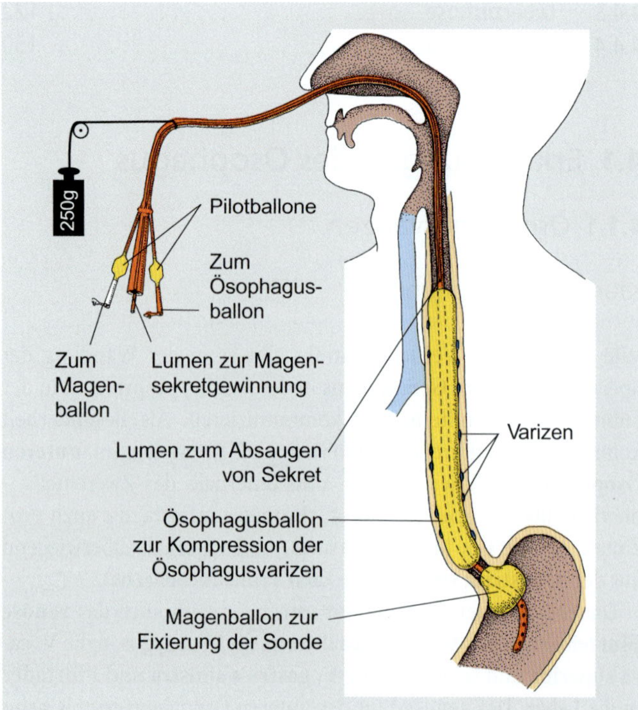

Abb. 4.2 Prinzip der Akutbehandlung einer Blutung aus Ösophagusvarizen [L190]

Da Rezidive eher die Regel als die Ausnahme sind, oft bereits in den Folgetagen, werden später auch die weiteren, blutungsgefährdeten Varizen über Ligaturen verschlossen. Der Blutdruck lässt sich, auch im Pfortaderkreislauf, u.a. über β-Blocker absenken. Gleichzeitig wird damit über die reduzierte Herzfrequenz das Herzzeitvolumen vermindert. In weit fortgeschrittenen Krankheitsfällen kommt man an einer aufwendigeren **Shunt-Operation** nicht vorbei. Es wird dann eine direkte Verbindung zwischen Pfortader und Hohlvene oder zwischen Milzvene und linker V. renalis hergestellt.

Zusammenfassung

Ösophagusvarizen

Erweiterung der Venen in Mukosa und Submukosa des unteren Ösophagus – evtl. unter Einschluss des Magenfundus; die seltenen, asymptomatischen Downhill-Varizen des oberen Speiseröhrendrittels erscheinen aus anderer Ursache.

Ursache

- portale Hypertension (Leberzirrhose, chronische Pfortaderthrombose, selten auch massive und unzureichend behandelte chronische Rechtsherzinsuffizienz)
- Abfluss großer Mengen, unter hohem Druck stehenden Blutes über die Venen der unteren Speiseröhre zur oberen Hohlvene

Komplikation

- Einriss der Varizen mit massiven Blutungen, begünstigt durch Erbrechen oder hochprozentige Alkoholika

Symptome der Blutung

- Hämatemesis
- Meläna
- Blutdruckabfall bis zum hypovolämischen Schock; Letalität 50 %, selbst unter Intensivtherapie bis zu 30 %

Therapie

- Notfalleinweisung, Infusion
- im Krankenhaus endoskopische Gefäßligatur, Verödung oder Ballon-Sonde mit Kompression der Blutungsquelle, Gefäßverengung (künstliche Vasopressin-Peptide, Somatostatin)
- nach erfolgreicher Erstversorgung β-Blocker und chirurgische Sekundärprophylaxe

4.1.2 Ösophagusdivertikel

Krankheitsentstehung

Ein Divertikel im Bereich des Verdauungstraktes lässt sich mit dem Aneurysma einer Arterie oder der Bronchiektase des Bronchialsystems vergleichen. Immer sind, sofern die Veränderung nicht angeboren ist, eine **Druckerhöhung** im betroffenen System sowie eine umschriebene **Wandschädigung** bzw. Wandschwäche anderer Ursache für die Entstehung erforderlich. Beim **Divertikel** handelt es sich um eine **umschriebene Aussackung der gesamten Wandschichten** oder, beim sog. **Pseudodivertikel,** lediglich um die umschriebene Ausstülpung der **Mukosa** durch eine Lücke der Muskularis hindurch nach außen.

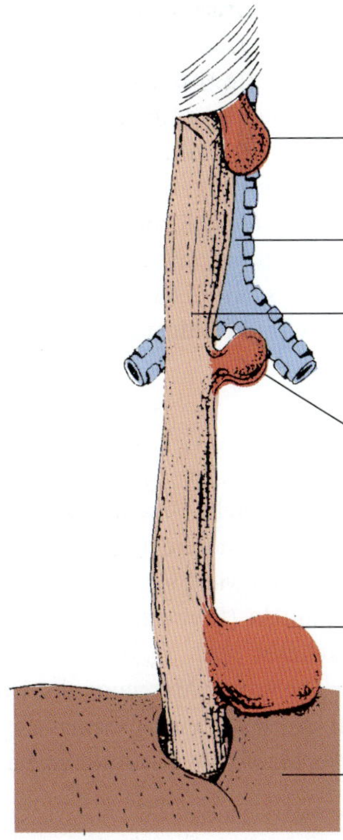

Abb. 4.3 Ösophagusdivertikel. Das häufigste ist das Zenker-Divertikel am Übergang vom Hypopharynx zum Ösophagus. [L190]

Häufig findet sich ein solches Divertikel am **Übergang vom Hypopharynx zum Ösophagus** im Bereich des Krikoids, wo es **nach dorsolateral** (neben die Wirbelsäule) teilweise sehr große Aussackungen bildet. Dieses **häufigste** Ösophagusdivertikel stellt ein **Pseudodivertikel** dar und wird als **Zenker-Divertikel** bezeichnet (➤ Abb. 4.3). Mehrheitlich und häufiger bei Männern entsteht es im fortgeschrittenen Lebensalter. Ursächlich findet man einen **gestörten Schluckvorgang** mit eigentlich physiologischer Druckerhöhung im Hypopharynx, bei jedoch unzureichend koordinierter Relaxation des oberen Ösophagussphinkters, sodass die an dieser Stelle eher schwach ausgebildete Muskulatur der Pharynxwand der Druckwelle nachgibt und eine Lücke entstehen lässt.

Seltener entstehen Divertikel des Ösophagus an den beiden weiteren Ösophagusengen, also im Bereich der **Bifurkation** (+ anliegender Aorta) und im Bereich des **Hiatus oesophageus.** Sie sind zumeist asymptomatisch.

Symptomatik

Das Zenker-Divertikel kann in frühen Phasen asymptomatisch sein. In fortgeschrittenen Stadien füllt es sich beim Essen und Trinken, wodurch ein **gurgelndes Geräusch** entstehen kann. **Schmerzen** durch den Druck auf Nachbarstrukturen sind möglich, unabhängig davon auch nur ein **Druck**- oder **Fremdkörpergefühl** sowie ein erschwerter Schluckvorgang **(Dysphagie)**. Die häufig dem Divertikel selbst symptomatisch zugeordnete Dysphagie dürfte eher ursächlich zugrunde liegen (s. oben) und den gestörten Schluckvorgang anzeigen.

Der Anteil der Nahrung, der das Divertikel füllt, kann **regurgitiert** (in den Mund zurück) oder **aspiriert** (in die Atemwege hinein) werden und verursacht im letzteren Fall **Hustenreiz**, teilweise bis hin zur **Aspirationspneumonie**. Entzündungen und Blutungen, selten auch eine Perforation des Divertikels sind möglich. Das tagelang abgelagerte Essen verursacht **Mundgeruch** (Foetor ex ore bzw. Halitosis).

Diagnostik und Therapie

Diagnostisch müssen v.a. weitere mögliche Ursachen der Symptome bis hin zum Karzinom ausgeschlossen werden. Im Vordergrund stehen die endoskopische Inspektion sowie Röntgenaufnahmen unter Verwendung von Kontrastmitteln (Breischluck), wobei dann auch die gestörte Peristaltik erkennbar wird.

Die Therapie besteht in der operativen Abtragung des Divertikels. In frühen Stadien reicht evtl. auch eine pharmakologische Normalisierung der gestörten Peristaltik, soweit dies gelingen mag.

Zusammenfassung

Ösophagusdivertikel

Umschriebene Aussackung der gesamten Ösophaguswandung oder der Mukosa durch eine Lücke der Muskularis (= Pseudodivertikel); meist im Bereich der physiologischen Ösophagusengen; häufigste Form ist das Zenker-Divertikel, noch im Hypopharynx direkt oberhalb des oberen Sphinkters.

Ursache
- physiologische Wandschwäche der Hypopharynx-Muskulatur
- Überdruck im Hypopharynx bei gestörtem Schluckvorgang, meist bei älteren Patienten (m > w)

Symptome
- Dysphagie
- gurgelndes Geräusch bei der Nahrungsaufnahme (nur bei großen Divertikeln)
- Foetor ex ore (= Halitosis)
- Druckgefühl oder Schmerzen
- nächtliche Regurgitationen und Aspirationen
- Entzündung bis hin zur möglichen Perforation

Diagnostik
- Endoskopie
- Röntgenkontrast

Therapie
- Versuch einer medikamentösen Normalisierung des Schluckvorgangs
- in fortgeschrittenen Stadien operative Abtragung des Divertikels

4.1.3 Zwerchfellhernie/Hiatushernie

Krankheitsentstehung

Die Hiatushernie stellt das wichtigste Beispiel für eine Zwerchfellhernie dar. Gemeint ist mit dem Begriff der **Zwerchfellhernie** der Übertritt von **abdominellen Organen** bzw. Teilen hiervon durch das Zwerchfell in den **Brustraum**. Ein solcher Übertritt kann im Bereich der physiologischen Lücken durch deren Erweiterung erfolgen oder auch durch unphysiologische Zwerchfellöffnungen, die angeboren oder z.B. traumatisch erworben sein können.

Die mit Abstand **häufigste** Form einer Zwerchfellhernie betrifft also den Übertritt von Magenanteilen durch den **Hiatus oesophageus**, abgekürzt als **Hiatushernie** bezeichnet. Von den über 60-Jährigen ist **zumindest jeder Zweite** betroffen. Ursächlich sind die im höheren Lebensalter schwächer werdende (Zwerchfell-)Muskulatur, die zur Aufweitung des Hiatus beitragen kann, eine v.a. abdominelle Adipositas mit entsprechendem Überdruck, eine altersgemäße Lockerung des Bandapparats im Bereich des Hiatus bzw. zwischen Magen und Zwerchfell, verstärkt bei angeborener Bindegewebsschwäche, sowie eine Aufhebung des physiologischen His-Winkels (➤ Abb. 4.6).

Die Hiatushernie (➤ Abb. 4.4) tritt in der Regel als sog. **axiale Gleithernie** auf, bei der die Kardia des Magens, evtl. auch noch Teile des Magenfundus in den Thorax prolabieren. Deutlich seltener ist die **paraösophageale Hernie** (para = neben), bei der sich Fundusanteile am Ösophagus vorbei in den Thorax geschoben haben. Noch seltener sieht man die **gemischte Form** aus axialer Hernie und daneben befindlichen Fundusanteilen und als Rarität schließlich den **Prolaps des gesamten Magens** in den Thoraxraum (Upside-down-Magen).

Symptomatik

Bei der (axialen) **Hiatusgleithernie** ist die abdichtende Funktion des unteren Ösophagussphinkters deutlich geringer ausgeprägt, weil der intraabdominelle Druck und die Kompression durch die muskulären Zwerchfellschenkel zur Unterstützung der Sphinkterfunktion fehlen und der His-Winkel aufgehoben ist. Es kommt deshalb **leichter** zu einem **gastroösophagealen Reflux**.

Bei > **90 %** der Betroffenen bestehen allerdings **keinerlei Symptome**; die Gleithernie wird eher zufällig entdeckt. Kommen dann aber weitere, begünstigende Faktoren hinzu oder ist die Erweiterung des Hiatus sehr ausgeprägt, entsteht die **Refluxkrankheit**, eventuell bis hin zur **Refluxösophagitis** (➤ Kap. 4.1.4). Teilweise besteht bei den Patienten durch die kleinen Blutungen als Folge mechanischer Reibungen im Hiatus bis hin zu milden Einklemmungen bereits eine **Anämie**, bevor Gleithernie oder Reflux auffällig werden. Vor allem bei einer **paraösophagealen** Hernie können zunehmende Einklemmungen im Bereich des Hiatus zur Ischämie und **Nekrose von Magenanteilen** führen, erkennbar an **heftigsten Schmerzen**. Dies stellt einen hochakuten, lebensgefährdenden Notfall dar.

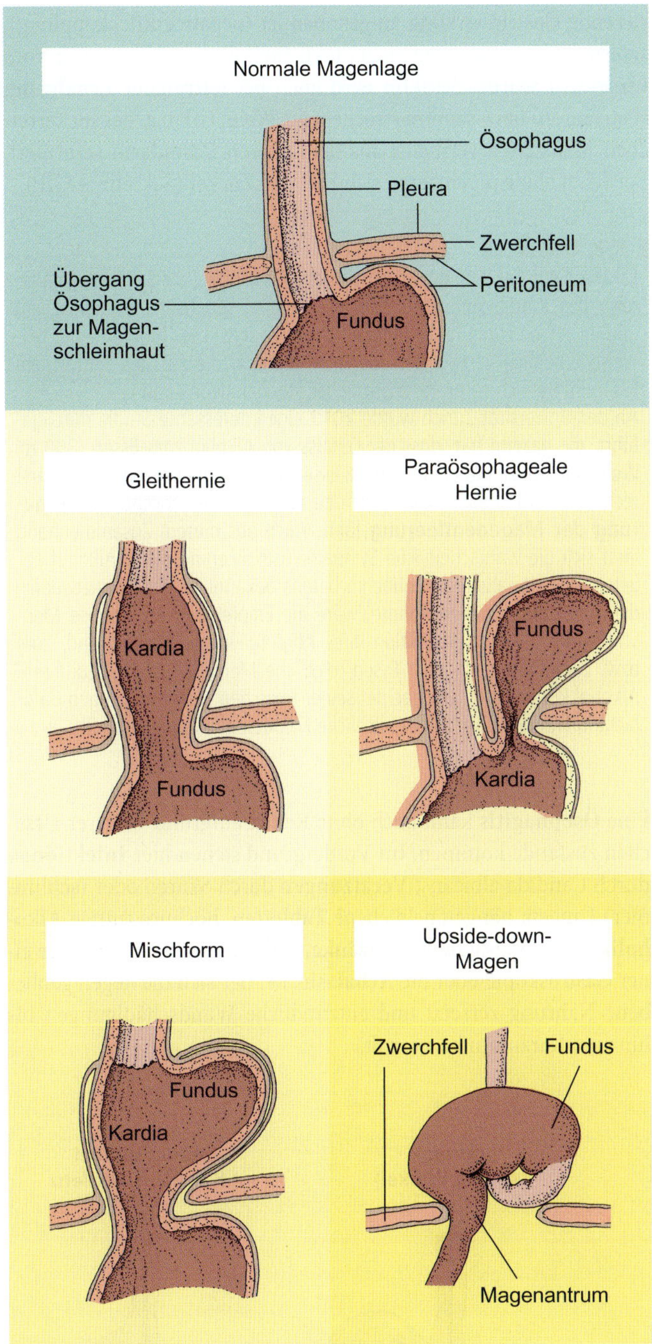

Abb. 4.4 Formen der Hiatushernie [L190]

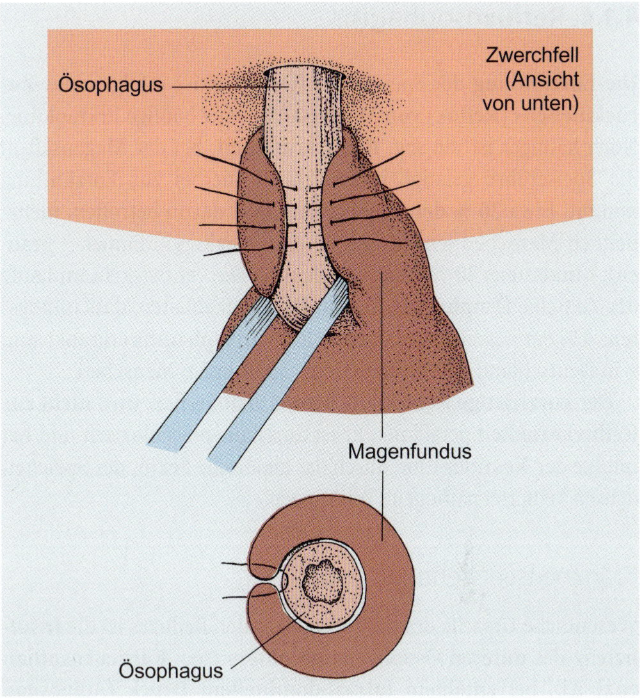

Abb. 4.5 Fundoplikatio [L190]

Therapie

Die Therapie besteht, sofern Beschwerden bestehen, in der operativen Fixierung, meist in der Form der **Fundoplikatio** (➤ Abb. 4.5). Dabei wird der Fundus des Magens wie eine Manschette um Kardia und distale Speiseröhre herum genäht (Oplikatio), wodurch nun das entstehende Gebilde keinen Platz mehr im Hiatus oesophageus findet und demnach auch nicht mehr nach kranial prolabieren kann. Alternativ wird bei der **Fundopexie** der obere Teil des Magens am Zwerchfell angenäht und damit fixiert.

Zusammenfassung

Zwerchfellhernie/Hiatushernie

Teilweiser oder vollständiger Übertritt abdomineller Organe durch Zwerchfelllücken in den Thorax

Formen

Angeborene oder traumatisch erworbene Zwerchfelllücken (selten); meist Übertritt von Magenanteilen durch den Hiatus oesophageus (= Hiatushernie); 4 Formen:

- **Axiale Gleithernie:** Übertritt von Kardia und eventuell Fundusanteilen (häufigste Form, im hohen Alter beinahe schon „physiologisch")
- **Paraösophageale Hernie:** Übertritt von Fundusanteilen durch den Hiatus am Ösophagus vorbei, kann zu ischämischen Einklemmungen führen
- **Mischform:** Kombination aus axialer und paraösophagealer Hernie (sehr selten)
- **Upside-down-Magen:** Prolaps des gesamten Magens (Rarität)

Symptome

- bei mindestens 90 % der Betroffenen symptomlos (Zufallsbefund)
- evtl. Sphinkterinsuffizienz mit Begünstigung eines Refluxes
- beim Magenprolaps Verdrängung des Herzens mit der Folge von Arrhythmie oder Tachykardie und Dyspnoe

Therapie

- nur bei einer symptomatischen Gleithernie Fundoplikatio oder Fundopexie

4.1.4 Refluxösophagitis

Die **Entzündung** der Speiseröhre (Ösophagitis) infolge eines **Zurückfließens (Reflux) von Magensaft** ist eine häufige Erkrankung. Noch häufiger ist die sog. **Refluxkrankheit**, bei der Magensaft in die Speiseröhre gelangt, ohne dass es hierbei zur Entzündung kommt. Etwa **20 % der Bevölkerung** sind davon betroffen, mehrheitlich Menschen jenseits des 50. Lebensjahres (Männer > Frauen). Mindestens **20 %** dieser „Refluxkranken" entwickeln im Laufe der Zeit eine **Ösophagitis**. Daraus lässt sich ableiten, dass mindestens **4 %** der Bevölkerung an einer **Refluxösophagitis** erkrankt sind – in Deutschland demnach mehr als 3 Millionen Menschen.

Der **kurzfristige Reflux**, z.B. beim Aufstoßreflex, wird **nicht zur Refluxkrankheit** gerechnet. Er ist durchaus physiologisch und hat infolge der Neutralisation durch das alkalische Sekret der Speicheldrüsen keinerlei pathogene Wirkungen.

Krankheitsentstehung

Wesentliche Ursache des gastroösophagealen Refluxes ist die **Insuffizienz** des **unteren Ösophagussphinkters** (sog. **Kardia-Insuffizienz**) z.B. bei erhöhtem **intraabdominellem Druck** (Adipositas, Spätschwangerschaft), bei einer **Hiatushernie** (➤ Kap. 4.1.3), Störungen der **Ösophagusperistaltik** oder durch **Medikamente** wie Diazepam-Abkömmlinge, Nitroglyzerin, Calciumantagonisten oder sympathomimetisch wirkenden Substanzen, die neben einer Abschwächung der Peristaltik zusätzlich den Tonus der Sphinktermuskulatur vermindern. **Kaffee** und **Nikotin** wirken begünstigend, weil die adrenerge (= sympathische) Stimulation dieser Substanzen den Sphinktertonus schwächt. Entsprechendes muss dann auch für Menschen im **Disstress** gelten. **Alkohol** (v.a. Weißwein) kann ebenfalls einen Reflux hervorrufen, wobei der Zusammenhang hier nicht klar ist. Sehr wahrscheinlich sind seine Auswirkungen auf die Motorik des Verdauungsschlauchs ebenfalls in einer sympathischen Stimulation begründet, womit sie weiteren Genussgiften wie Kaffee und Nikotin entsprechen. Möglich wäre auch, dass die Säureanteile (über Sekretin) oder der Zuckergehalt (über GIP) die Sphinkterfunktion schwächen. Der Reflux während der **Schwangerschaft** wird nicht nur durch die Druckerhöhung im Abdomen, sondern auch durch hormonelle Faktoren bewirkt. Ganz im Vordergrund stehen die hohen **Progesteron-Serumspiegel** mit ihrer ausgeprägt relaxierenden Wirkung auf jegliche glatte Muskulatur, woraus neben Reflux und weiteren Auswirkungen z. B. auf die Gallenblase mit längerer Verweildauer ihres Inhalts (→ Steinbildung) auch die häufige Obstipation der Schwangeren verständlich wird. Eine Veränderung des **His-Winkels** (als Fehlanlage oder bei beginnender Hernienbildung) kann zur Sphinkterinsuffizienz beitragen (➤ Abb. 4.6). Inzwischen denkt man zusätzlich an eine erbliche Disposition.

Während peristaltikfördernde Faktoren (**Parasympathikus** und die Hormone **Gastrin** und **Motilin**) den **Sphinktertonus erhöhen**, bedingen peristaltikhemmende Faktoren (**GIP, Sekretin** und der **Sympathikus**) eine **Tonusminderung** des Sphinkters. Entsprechend führt eine **verstärkte Säurebildung** des Magens mit Übersäuerung des duodenalen Chymus über die zusätzliche **Sekretinsekretion** zur **Begünstigung** eines Refluxes, wobei dabei auch die stabilisierende Gastrinwirkung aufgehoben ist (negative Rückkopplung), sofern die Übersäuerung nicht durch ein Zollinger-Ellison-Syndrom verursacht wurde. Sekretin wird auch bei **fettreicher Ernährung** (Fettsäuren) bzw. saurem (trockenem) Wein, GIP u.a. bei zuckerreichen Mahlzeiten vermehrt aus dem oberen Dünndarm sezerniert. Bei Schokolade potenzieren sich Fett und Zucker (Sekretin + GIP).

EXKURS

Faktoren wie Sekretin oder sympathische Aktivitäten, die zur Tonusminderung des Kardia-Sphinkters führen, hemmen grundsätzlich gleichzeitig und im selben Umfang die Peristaltik des Magens. Dies führt zu einer teilweise erheblich verzögerten Magenentleerung, die z.B. bei fettreichem Essen im Bereich mehrerer zusätzlicher Stunden liegen kann.
An der Universität Zürich wurde 2010 eine interessante Studie durchgeführt, die gezeigt hat, dass der Genuss von Alkohol zum Essen (300 ml Weißwein) oder direkt nach dem Essen (ein „Schnäpschen") bzw. erst recht die Kombination aus beidem zu einer ganz erheblichen **Verzögerung der Magenentleerung** führt. Auch aus diesem Zusammenhang lässt sich die wahrscheinliche Sympathikusaktivierung durch Alkohol ableiten, wie sie ja zerebral ohnehin bereits bekannt ist. Eine Konsequenz, die man daraus ziehen könnte, wäre die Empfehlung an adipöse Menschen, die um eine Reduktion ihres Körpergewichts bemüht sind, zum bzw. zumindest nach dem Essen reichliche Mengen Kaffee zuzuführen. Alkohol kommt ganz ungeachtet seiner toxischen Nebenwirkungen dafür nicht in Frage, weil er selbst reichliche Mengen an Kalorien enthält.

Eine **Ösophagitis** kann auch ohne Reflux aufgrund weiterer Ursachen zustande kommen. Im Vordergrund stehen hier **Infektionen** durch Candida albicans, **Verätzungen** durch Säuren oder (schlimmer) Laugen, hängen gebliebene **Tabletten**, hochprozentige **Alkoholika**, übermäßig **heiße Getränke, Verletzungen** z.B. im Zuge einer Gastroskopie oder die **Achalasie**, bei der sich die liegen gebliebene Nahrung zersetzt und entzündliche Wandschädigungen bis hin zum Karzinom hervorruft.

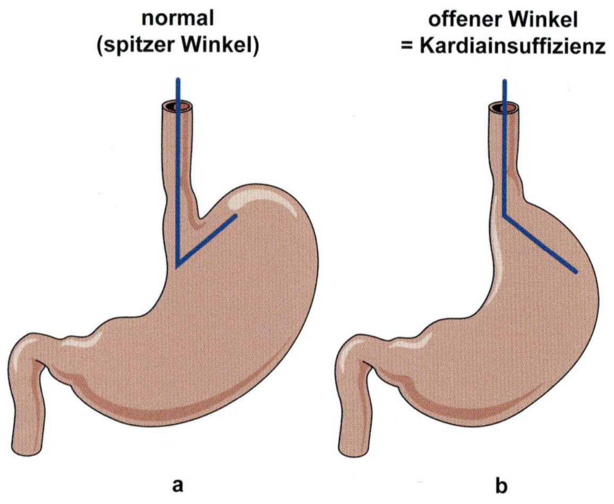

Abb. 4.6 **a** Beim physiologischen His-Winkel sorgt die Füllung des Magenfundus für eine zusätzliche Abdichtung des Kardiasphinkters.
b Beim offenen Winkel erfolgt der Druck des sich füllenden Magens nicht mehr seitlich auf den Sphinkter, sondern intraluminal und als Widerstand für die nachfolgenden Bissen. [L190]

Symptomatik

Die Symptome der **Refluxkrankheit ohne Ösophagitis** bestehen überwiegend in **Sodbrennen** – v.a. beim Bücken oder im Liegen bzw. nach dem Essen (postprandial). Mit Sodbrennen bezeichnet man einen hoch im Epigastrium sitzenden **Schmerz** und/oder ein **retrosternales Brennen**.

Die Symptome der **Ösophagitis** bestehen darüber hinaus, je nach Stadium, in einem
- **pharyngealen Brennen**
- **Schmerzen beim Schlucken**
- **Laryngitis** mit Heiserkeit oder sogar bronchitischen bzw. asthmatischen Symptomen aufgrund rezidivierender Aspirationen, nächtlichem oder chronischem Hustenreiz
- häufigem **Aufstoßen** von Säure und Luft
- **Übelkeit** mit **Erbrechen**
- **Anämie** in Folge der Ulzera und/oder als Folge der Hiatushernie
- **nächtlichem** oder **andauerndem Brennen** retrosternal
- **retrosternalen Engegefühl** wie bei der Angina pectoris der KHK. Die Enge kann, ebenfalls wie bei der KHK, mit einer **Ausstrahlung** in linke Schulter und Arm verbunden sein, sodass erst die ausführliche Anamnese oder Untersuchung eine Abgrenzung erlaubt.

MERKE

Zu beachten ist, dass die **Symptome** in der **Speiseröhre** entstehen und mit einer oftmals angenommenen „Übersäuerung" des **Magens nichts zu tun haben**. Im Magen befindet sich mit der Salzsäure ohnehin die stärkstmögliche Säure. Die Magenwand ist davor geschützt. Da kann nichts „übersäuern", solange kein Zollinger-Ellison-Syndrom vorliegt oder die Schutzfaktoren durch z.B. Helicobacter oder NSAR geschmälert wurden. In diesen Fällen entsteht allerdings kein Sodbrennen, sondern eine Gastritis bzw. ein Ulkus. Während die Säure als solche die Speiseröhre also nicht betreffen kann, solange der Sphinkter seine Funktion erfüllt, ist sie doch in der Lage, über Sekretin eine Kardiainsuffizienz zu fördern.

Diagnostik und Einteilung

Die Verdachtsdiagnose ergibt sich aus dem Beschwerdebild. Halten die Symptome über längere Zeit an oder bestehen ausgeprägte Schmerzen oder Übelkeit, sollte über eine Spiegelung der Speiseröhre **(Ösophagoskopie)** eine genauere Abklärung erfolgen. Damit lässt sich die Refluxösophagitis gleichzeitig in verschiedene **Grade** unterteilen, wobei hierfür allerdings unterschiedliche Varianten existieren. Überwiegend gilt:
- **Grad I: Erytheme** und **einzelne Erosionen** der Schleimhaut. Die Symptome bestehen überwiegend aus vermehrtem **saurem Aufstoßen** und **Sodbrennen**. Möglich sind eine **Regurgitation** von Mageninhalt (in die Mundhöhle zurück) und Schmerzen beim Schlucken aufgrund der sich ausbildenden **Pharyngitis**.
- **Grad II:** In der Ösophagoskopie sieht man **konfluierende Erosionen** und **Epitheldefekte** mit fibrinoiden Auflagerungen auf umfangreichen **Erythemen** (➤ Abb. 4.7). Es besteht ein v.a. **nachts** verstärktes **Sodbrennen**.

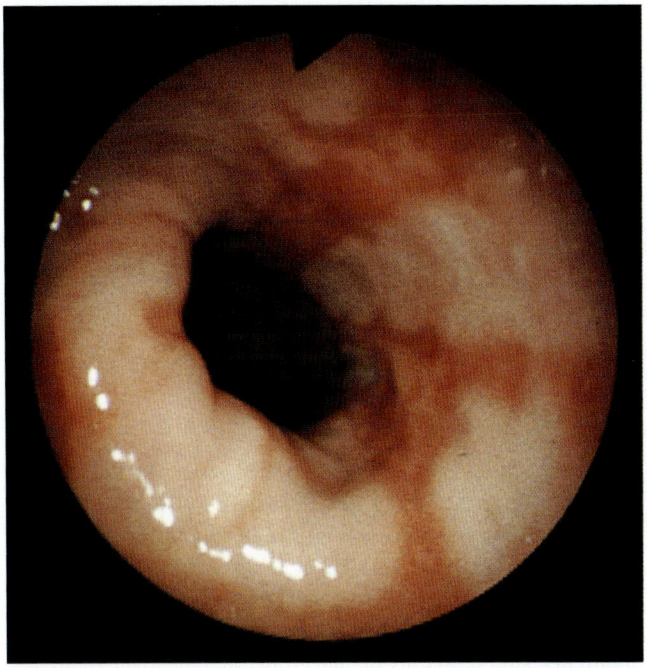

Abb. 4.7 Refluxösophagitis Grad II [G159]

- **Grad III:** Die gesamte untere Speiseröhre ist von **Erosionen** und **Ulzera** übersät. Aus dem nächtlichen Sodbrennen wird in diesem Stadium ein **Dauerbrennen retrosternal**.
- **Grad IV:** Dieser Endzustand ist charakterisiert durch **schwerste Entzündungen** und **Ulzerationen**, daneben auch irreversiblen **Vernarbungen** und **Stenosen**. Hauptsymptom ist ein **schweres retrosternales Dauerbrennen**.

Barrett-Syndrom

Zum **Grad IV** gehört (bei jedem 10. Patienten mit chronischer Ösophagitis) das sog. **Barrett-Syndrom (Endobrachyösophagus)**, bei dem im Zuge des chronischen Refluxes das **Plattenepithel** des distalen Ösophagus durch ein **einschichtiges zylindrisches Epithel** entsprechend demjenigen des Magens ersetzt wurde. Es hat also eine **Metaplasie** stattgefunden, die grundsätzlich als **Präkanzerose** zu werten ist. Das Barrett-Syndrom trägt ein relativ hohes Risiko für eine **maligne Entartung** (angeblich 10 % der Barrett-Fälle, also jeder 100. Patient mit Refluxösophagitis) und muss engmaschig überwacht werden. Das Syndrom gilt seit etlichen Jahren als **Hauptursache** des bereits fortgeschrittenen, erstmals diagnostizierten Ösophaguskarzinoms mit schlechter Prognose (> 6.500 Fälle/Jahr) – häufig wohl wegen fehlender Abklärungsversuche ösophagitischer Beschwerden seitens der Patienten.

EXKURS

Die einst gelernten, oft gehörten und überall nachzulesenden Prozentangaben hinsichtlich der Entwicklung eines **Karzinoms** auf dem Boden eines **Barrett-Ösophagus** können nach den statistischen Zahlen nicht stimmen und sie werden inzwischen auch vereinzelt bereits sehr deutlich nach unten korrigiert: Wenn in Deutschland rund 3,2 Millionen Menschen (4 % der Bevölkerung) an einer Refluxösophagitis leiden, und wenn von diesen Betroffenen wiederum 1 % ein Barrett-Karzinom entwickeln sollen,

wären dies 32.000 Karzinome/Jahr. Es gibt jedoch in Deutschland insgesamt „nur" gut 6.000 Ösophaguskarzinome/Jahr und längst nicht bei allen findet man ursächlich eine Barrett-Metaplasie. Wenn man nun die Angabe, dass 10 % der Barrett-Fälle entarten sollen, **auf 1 % korrigiert,** trifft man recht genau das tatsächliche Vorkommen der Barrett-Karzinome (rund 3.500/Jahr).
Man kann das im Einzelfall vorhandene Risiko auch ganz gut an der Länge der betroffenen Umwandlungszone im distalen Ösophagus festmachen: Je weiter die Metaplasie nach proximal reicht, desto höher ist das Risiko und desto häufiger haben demzufolge die endoskopischen Kontrollen stattzufinden.

Therapie

Die Therapie der Refluxösophagitis besteht nach Möglichkeit (wie immer) in der **Beseitigung der Ursache(n),** also z.B. einer **Gewichtsreduktion** und angepassten **Ernährung** und **Lebensweise**. Verzichtet werden sollte auf Alkohol, Kaffee, Nikotin, kohlensäurehaltige Getränke sowie auf fett- und zuckerreiche Speisen – also auf beinahe alles, was bis dahin Spaß gemacht hatte. Mehrere kleine Mahlzeiten sind besser als wenige große, weil die Magensäure dadurch über einen insgesamt längeren Zeitraum abgepuffert wird. Die letzte (fettarme!) Mahlzeit sollte allerspätestens 3 Stunden vor dem Schlafengehen eingenommen werden, damit der Magen beim Zubettgehen zuverlässig leer ist.

Im Bett kann der **Oberkörper** durch Verwendung mehrerer Kissen **hochgelagert** werden. Die **Linksseitenlage** ist wegen des rechts liegenden Mageneingangs zu bevorzugen, auch wenn dies in der Regel subjektiv nicht viel bewirkt. Anregung der (neutralisierenden) Speichelproduktion, z.B. durch **Kaugummi**, kann hilfreich sein. Dasselbe gilt für **Tee** (Kamille, Eibisch, Malve) oder rohen Kartoffelsaft. Milch wird in der Regel nicht empfohlen, kann aber die Magensäure wenigstens kurzfristig neutralisieren. Dies gilt auch für Gries- oder Reisbrei und erst recht für die üblichen **Antazida** (Gelusil®, Talcid®, Riopan®, Maaloxan®, Gaviscon®, Kompensan®, Rennie® u.a.).

Antazida sind allerdings wegen des Rebound-Effekts nur zur sporadischen Einnahme bei Sodbrennen, nicht jedoch bei der Ösophagitis sinnvoll. Sie sollten **nicht zum Essen** eingenommen werden, denn dabei wird die Säure ja bereits durch die Nahrungsaufnahme abgepuffert. Außerdem können die enthaltenen Mineralien (v.a. Aluminium und Calcium) mit Nahrungsbestandteilen interagieren. Magnesium kann in höheren Dosen abführend wirken. Bei niereninsuffizienten Patienten muss vorsichtig dosiert werden. Während Magnesium und Calcium ansonsten bei Nierengesunden keinerlei erwähnenswerte Nebenwirkungen aufweisen, ist die Unbedenklichkeit von Aluminium noch längst nicht geklärt. In der **Schwangerschaft** sind diese Antazida sogar **kontraindiziert**. Inzwischen gibt es in der Apotheke kaum noch aluminiumfreie Präparate (Ausnahmen: z.B. Gaviscon®, Rennie® oder eben die Präparate der Drogerieketten). Berücksichtigt werden muss bei Antazida auch die Resorptionshemmung mancher Medikamente, z.B. einiger Antibiotika oder Digitalispräparate. Der Abstand zu Medikamenten oder zu einem Essen sollte also auch aus diesem Grund mindestens 2–3 Stunden betragen.

Grundsätzlich ist zu bedenken, dass jede Pufferung der Magensäure die erneute Säureproduktion anregt, sodass die Wirkungen sehr schnell wieder verfliegen. Sinnvoller sind **H_2-Blocker,** die teilweise bereits rezeptfrei erhältlich sind und damit auch dem Heilpraktiker zur Verfügung stehen (Ranitidin, Famotidin).

In fortgeschrittenen Stadien muss auf die nochmals deutlich wirksameren **Protonenpumpenhemmer** (Protonenpumpeninhibitoren = **PPI**; Omeprazol, Pantoprazol, Lansoprazol u.a.) ausgewichen werden, die inzwischen in geringen Mengen und bis zu einer Dosis von 20 mg/Tbl. ebenfalls rezeptfrei erhältlich sind.

Ist mit all diesen Möglichkeiten keine zuverlässige und anhaltende Ausheilung der Ösophagitis erreichbar, und besteht gleichzeitig eine **Hiatushernie** (meistens!), so ist die (Antireflux-)**Operation** einer medikamentösen Dauertherapie mit all ihren potenziellen Nebenwirkungen **vorzuziehen**. Die in der Regel laparoskopisch (minimalinvasiv) durchgeführte **Fundoplikatio** (oder Fundopexie) weist eine gute Erfolgsrate auf, bei einer Komplikationsrate im Promillebereich und weitgehend fehlender Letalität (ca. 1/10.000).

EXKURS

Protonenpumpenhemmer (PPI)

Die Hemmung der Protonenpumpe (H^+/K^+-ATPase) ist **irreversibel**, sodass die Wirksamkeit nach längerer Einnahme noch eine Zeit lang anhält, bis sich die Belegzellen erneuert haben. Allerdings baut sich die Wirkung deshalb bei üblicher Dosierung auch erst innerhalb einiger Tage vollständig auf, sodass die sporadische Einnahme einzelner Tabletten weniger wirksam und weniger sinnvoll ist. Ein Problem der Medikation besteht in der Empfehlung, die Präparate morgens **nüchtern**, ½ h vor dem Frühstück einzunehmen, weil sie nüchtern schneller resorbiert werden. Diese strenge Vorgabe führt nicht so selten zur Non-Compliance, weil sie dem Patienten Probleme bereiten kann – u.a. dann, wenn er ohnehin sehr früh aufstehen muss oder wenn mehrere Medikamente nüchtern eingenommen werden sollen und mögliche Interaktionen zwischen ihnen bestehen. Außerdem ist die abendliche Einnahme auch deswegen sinnvoller, weil gerade der nächtliche Reflux von ausschlaggebender Bedeutung im Hinblick auf die Ösophagitis ist und der Serumspiegel bei abendlicher Einnahme diesen Zeitraum besser abdeckt, sofern nicht bei chronischer Medikation ein gleichmäßiger Spiegel erreicht wird. Eine Einnahme während einer beliebigen Mahlzeit, z.B. eben auch zum Abendessen, erzeugt zwar **langsamer ansteigende** Serumspiegel, doch befindet sich der letztendlich erzielte Spiegel **in derselben Höhe**, sodass diese Einnahmeempfehlung vorzuziehen ist!
Wegen der potenziellen **Nebenwirkungen** der Substanzklasse sollte eine ununterbrochene Einnahme nur so lange erfolgen, bis die Ösophagitis ausgeheilt ist. Anschließend genügen meistens sporadische Zyklen über wenige Tage, um Rezidive zu verhindern (Ausnahme: Barrett-Ösophagus!). Neben „üblichen" Nebenwirkungen wie (teilweise) Kopfschmerzen, Übelkeit und Durchfällen besitzen die Protonenpumpenhemmer bei **Dauereinnahme** auch manchmal schwerer wiegende Folgen. Beispielsweise wird durch die nahezu vollständige Säurehemmung neben einem **Mangel an Vitamin B_{12}** (kurzfristige Atrophie der Belegzellen) eine **bakterielle Besiedelung** von Magen und Dünndarm bewirkt, die wegen der bakteriellen Spaltung der Gallensäuren zur **Steatorrhö** führen kann. Ionen wie Calcium und v.a. Eisen werden bei einer Anazidität des Magens schlechter resorbiert. Die Hemmung der Protonenpumpe der Osteoklasten (identisch mit der Belegzellenpumpe!) erhöht zusätzlich die **Frakturrate**.
Ein weiteres Problem der PPI entsteht durch ihren **Rebound-Effekt** nach längerer Einnahme (mehrere Wochen). Die umfassende und irreversible Hemmung der Protonenpumpe bewirkt zwar eine selbst nach ihrem Ab-

setzen noch eine Zeitlang anhaltende Wirksamkeit, doch führt sie im Zuge der Regeneration der Belegzellen zu einer **überschießenden Säurebildung**, die bei den Betroffenen wiederum Symptome entstehen lässt. Durch die erneute Einnahme entsteht ein Circulus vitiosus, aus dem die Patienten oft nur schwer oder überhaupt nicht mehr herausfinden. Verstärkt wird die Problematik dadurch, dass die Präparate überaus unkritisch angewendet bzw. verordnet werden, z.B. bei unspezifischem Völlegefühl oder vermehrtem Aufstoßen. Im Jahr 2015 wurden in Deutschland mehr als 13 Millionen Patienten damit behandelt, die Mehrzahl davon ohne eigentliche Indikation. Der **Rebound-Effekt** lässt sich durch die oben erklärten zyklischen Therapien **umgehen**. Alternativ sollte man die Präparate nicht abrupt absetzen, sondern **langsam ausschleichen**. Eine weitere Möglichkeit bestünde (theoretisch) darin, die überschießende Säurebildung mittels **H_2-Blockern** abzufangen, bis sich die Produktion der Belegzellen wieder normalisiert hat. Das ist innerhalb weniger Wochen zu erwarten.

Zusammenfassung

Refluxösophagitis

Speiseröhrenentzündung infolge Rückfluss von saurem Magensaft; häufige Erkrankung (4 % der Gesamtbevölkerung), Lebensalter meist > 50. Die symptomatische Refluxkrankheit, noch ohne Ösophagitis, betrifft sogar etwa 16 % der Bevölkerung.

Ursachen

- Druckerhöhung im Abdomen (Spätschwangerschaft, Adipositas)
- Hiatushernie als verstärkendes Element, isoliert meistens nicht ursächlich
- abgeflachter His-Winkel
- Störungen der Ösophagusperistaltik
- Medikamente, die relaxierend auf Peristaltik und Sphinkter wirken, z.B. Schlafmittel (Diazepam-Abkömmlinge), Medikamente gegen Hypertonie und KHK (Nitroglyzerin, Calciumantagonisten), Medikamente zur Weitstellung der Bronchien bei Asthma bzw. obstruktiver Bronchitis (Sympathomimetika)
- Genussgifte (Kaffee, Nikotin, Alkohol)
- hormonelle Faktoren (hohe Progesteronspiegel in der Schwangerschaft)
- Disstress-Syndrom (Sympathikus)
- zuckerreiche Ernährung (GIP)
- fettreiche Ernährung (Sekretin)
- verstärkte Bildung von Magensäure (Sekretin)
- angeborene Faktoren (familiäre Häufungen)

Histologische Einteilung in der Ösophagoskopie und zugehörige Symptome (es sind divergierende Schemata im Gebrauch)

- **Grad I:** überwiegend nur Erytheme, evtl. einzelne Erosionen; Sodbrennen, vermehrtes Aufstoßen von Säure und Luft, Laryngitis und/oder Pharyngitis
- **Grad II:** konfluierende Erosionen auf umfangreichen Erythemen; verstärktes Sodbrennen auch nachts
- **Grad III:** tief reichende Erosionen bzw. Ulzera in der unteren Speiseröhre; retrosternales Dauerbrennen (evtl. mit Symptomen der Angina pectoris), Übelkeit mit Erbrechen, Laryngitis mit Heiserkeit, Aspirationen und Husten, Anämie in Abhängigkeit vom Blutverlust aus der Geschwüren und von der Dauer der Veränderungen
- **Grad IV:** tief reichende Ulzera, Vernarbungen und Stenosierungen; schweres Dauerbrennen und Verstärkung aller Symptome von Grad III; Sonderform: **Barrett-Syndrom** (10 % aller chronischen Ösophagitiden) stellt als Metaplasie eine Präkanzerose dar → regelmäßige Kontrollen
- **Refluxkrankheit** (ohne Ösophagitis): überwiegend nur rezidivierendes Sodbrennen

Therapie

- Behandlung der Ursache soweit möglich: Hiatushernie, Gewichtsreduktion bei Adipositas, Ernährung mit Verzicht auf fett- und zuckerreiche Speisen und auf Genussgifte, Stressabbau, Umstellung von Medikamenten
- ansonsten rein symptomatisch durch Unterdrückung der Säurebildung (bevorzugt Protonenpumpenhemmer), Schlafen mit erhöhtem Oberkörper und in Linksseitenlage, Bevorzugung häufiger kleiner Mahlzeiten, Kaugummi zur vermehrten Speichelbildung
- bei einer mitursächlichen Hiatushernie besser OP (Fundopexie, Fundoplikatio) anstatt einer lebenslänglichen Einnahme von PPI (= Protonenpumpen-Inhibitoren)

4

4.1.5 Ösophaguskarzinom

Das Karzinom des Ösophagus ist mit gut 6.500 Fällen/Jahr in Deutschland (Stand 2012), entsprechend einer Inzidenz von 7 auf 100.000 Einwohner, gar nicht so selten. Betroffen sind überwiegend **Männer** zwischen **50 und 70 Jahren** (m : w = 4 : 1).

Krankheitsentstehung

Hauptursache des Ösophaguskarzinoms (> 50 %) ist das **Barrett-Syndrom.** Langjähriger **Alkohol-** und **Nikotinabusus**, entzündliche **Narbenbildungen** – z.B. nach Verätzungen, **Nitrosamine** oder **Aflatoxine** der Nahrung und die **Achalasie** sind weitere Ursachen. Der Hauptlokalisationsort sind die physiologischen **Ösophagusengen** hauptsächlich im mittleren und v.a. **unteren Ösophagusdrittel**.

Nitrosamine (➤ Abb. 4.8) entstehen aus der Reaktion von **Nitrit** (NO_2^-) mit **Aminogruppen** (NH_2) z.B. aus Aminosäuren, bevorzugt im sauren Milieu des Magens. Allerdings können auch die physiologischen Mundbakterien aus Nitriten Nitrosamine bilden.

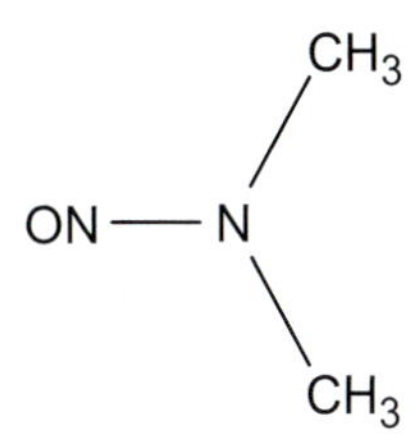

Abb. 4.8 (Dimethyl-)Nitrosamin [L190]

Ausgangspunkt ist z.B. das reichlich in der Nahrung vorhandene Nitrat (NO_3^-), das von den Bakterien zunächst zu Nitrit reduziert wird. Nitrosamine sind daneben auch selbst in Nahrungsmitteln enthalten, besonders umfangreich in gepökeltem oder geräuchertem Fleisch sowie in manchen Wurst- und Käsesorten. Neben ungezählten weiteren kanzerogenen Bestandteilen finden sie sich auch im Tabakrauch. **Aflatoxine** sind Pilzgifte aus Aspergillus-Arten, die man u.a. (selten) in Nüssen nachweisen kann, z.B. in länger gelagerten Paranüssen.

ASS und weitere NSAR scheinen wie beim Dickdarmkarzinom eine **prophylaktische Wirkung** zu besitzen.

Symptomatik

Das überwiegende, **unspezifische Erstsymptom** ist eine nach ihrem Entstehen rasch voranschreitende **Dysphagie**, also ein erschwertes Schlucken der Bissen bzw. das Gefühl, dass sie stecken bleiben. In der Folge kommt es dann zur weiteren **Stenosierung** der Speiseröhre mit Dilatation proximal der Engstelle und zur **Regurgitation der Nahrung** (in den Mund zurück) sowie nächtlichen **Aspirationen** mit Hustenreiz. In fortgeschrittenen Stadien kann der Speichel nicht mehr geschluckt werden und läuft die Mundwinkel hinab **(Pseudohypersalivation)**. Schmerzen müssen über längere Zeit nicht bestehen. Manchmal kommt es durch Infiltration des N. laryngeus recurrens zu **Heiserkeit. Gewichtsabnahme** und **Leistungsknick** sind wie bei jedem malignen Tumor zumindest im weiteren Verlauf fast immer zu beobachten. Teilweise sind die zervikalen **Lymphknoten** vergrößert.

Diagnostik

Die Diagnose wird aus der **Ösophagoskopie** mit begleitender **Biopsieentnahme** gestellt. Ultraschall, CT (z.B. als PET-CT) und evtl. Mediastinoskopie geben Aufschluss über Ausdehnung und eventuelle Metastasierung.

Therapie und Prognose

Die Therapie erfolgt durch **Operation**, meist begleitet von **Bestrahlung** und **Chemotherapie**. Häufig ist eine umfassende Operation nicht mehr möglich, sodass dann lediglich palliativ, zur minimalen Verlängerung des Lebens, therapiert werden kann. Operation bedeutet die Entfernung eines Teils oder auch der gesamten Speiseröhre. Dann muss ein plastischer Ersatz geschaffen werden, z.B. durch Hochziehen des Magens oder (besser) durch Zwischenschaltung eines resezierten Dünndarmanteils.

In inoperablen Fällen versucht man das Lumen der Speiseröhre durch **Stents** (➤ Abb. 4.9) offen zu halten, damit die Nahrungsaufnahme möglich bleibt.

Das Ösophaguskarzinom **metastasiert** hämatogen so **spät** (bevorzugt in Leber und Lunge), dass dies die meisten Patienten sozusagen nicht mehr erleben. Entscheidend für die **Prognose** ist aber als **Besonderheit** dieses Karzinoms sein **lokales Wachstum** mit **frühzeitiger Infiltration** des **mediastinalen Bindegewebes** und unter Beteiligung der regionären Lymphknoten. Dies bedeutet, dass das Karzinom zu dem Zeitpunkt, an dem es durch Einwachsen ins Lumen der Speiseröhre erstmals auffällig wird, bereits sehr breit ins Mediastinum vorgedrungen ist. Die **Prognose** ist deshalb außerordentlich **schlecht**; den 5-Jahres-Zeitraum überleben weniger als 20 % der Patienten.

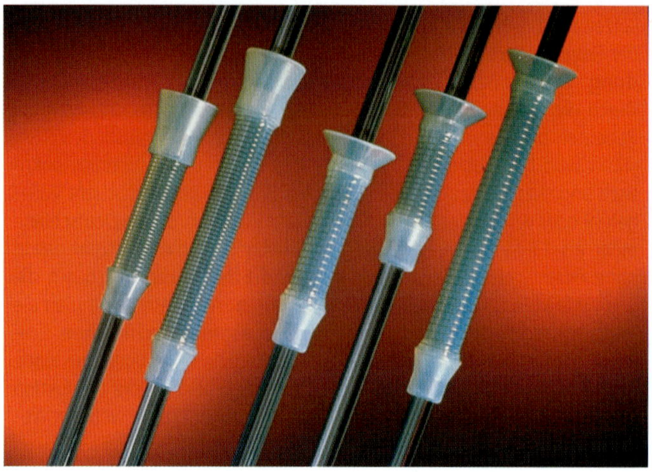

Abb. 4.9 Ösophagus-Stents [V214]

Zusammenfassung

Ösophaguskarzinom

Maligne Erkrankung der Speiseröhre, gut 6.000 Fälle/Jahr, Männer > Frauen (4 : 1)

Ursachen

- Barrett-Syndrom als Hauptursache (> 50 %)
- Nitrosamine (einschließlich Nikotinabusus)
- Aflatoxine
- Alkoholabusus (konzentrierte Alkoholika)
- heiße Getränke
- Verätzungsfolgen
- Achalasie

Symptome

- Dysphagie als wichtigstes Erstsymptom, kann im eigentlichen Sinn zumeist nicht mehr als Frühsymptom bezeichnet werden
- Regurgitation
- Aspirationen und Pseudohypersalivation aufgrund zunehmender Stenosierung
- evtl. Heiserkeit (Einwachsen in den N. laryngeus recurrens)
- allgemeine Symptome maligner Erkrankungen

Diagnostik

- Ösophagoskopie mit Biopsie
- CT zur Erfassung der Metastasen

Therapie

- Operation mit plastischem Ersatz oder Stent
- Strahlen- und Chemotherapie (meist nur palliativ)

Prognose

- trotz später Metastasierung (Lunge, Leber) wegen frühzeitigen Einwachsens ins Mediastinum sehr schlechte Prognose (5-Jahres-Zeitraum < 20 % der Betroffenen)

4.2 Erkrankungen des Magens

4.2.1 Gastritis

Akute Gastritis

Die akute Gastritis entsteht als Folge der Einnahme von Medikamenten wie **NSAR** (**n**icht**s**teroidale **A**nti**r**heumatika wie Diclofenac, Ibuprofen oder das vergleichbare Aspirin®), nach reichlichem **Alkoholgenuss** oder auch aufgrund **psychischer Faktoren**. Daneben kommen **infektiöse Ursachen** (Viren, Bakterien) im Rahmen einer Gastroenteritis in Frage. Schließlich entsteht eine meist erosive oder sogar ulzerierende, blutende Gastritis fast regelmäßig bei sehr ausgeprägtem und anhaltendem **körperlichem Stress** – z.B. im Rahmen von umfangreichen Verbrennungen oder Verletzungen, postoperativ, bei Sepsis oder im Schock. Die Blutungen entstehen meist 2–3 Tage nach dem Ereignis.

HINWEIS PRÜFUNG

ASS (Aspirin® und Generika) wird in der Regel trotz identischer Wirkweise und identischem Nebenwirkungsspektrum nicht zur Gruppe der NSAR (= NSAID) gerechnet. Man sollte also bis zur Prüfung die hauptverantwortlichen Medikamente als „ASS **und** NSAR" bezeichnen, um dem Prüfer keinen Anlass zur Korrektur zu geben. Nach der Prüfung ist das dann eine Einheit.

In der Magenschleimhaut entstehen bei der üblichen Gastritis entzündliche **Rötungen und Erosionen**, evtl. mit kleinen **Blutungen**. Die Symptome bestehen in **epigastrischen Schmerzen** (bevorzugt **nüchtern** aufgrund der konzentrierten Magensäure), **Magenkrämpfen**, **Übelkeit** und **Erbrechen** sowie eventuell **Durchfällen** (bei infektiöser Gastroenteritis). Bei Blutungen kommt es (ab einer Menge von 60 ml) zur **Schwarzverfärbung des Stuhls** (Meläna).

Therapeutisch gibt man bei einer isolierten Gastritis **Antazida** oder **Säureblocker**. Bei einer infektiösen Gastroenteritis mit begleitender Diarrhö werden die Verluste an Wasser und Elektrolyten durch orale Zufuhr ausgeglichen (➤ Fach Infektionskrankheiten). Die Abheilung erfolgt zumeist innerhalb weniger Tage.

EXKURS

Die Beteiligung der Magenschleimhaut im Rahmen von massiven (körperlichen) **Stresssituationen** stellt im eigentlichen Sinn **keine Gastritis** dar, wie man an histologischen Untersuchungspräparaten erkennt. Vor allem in Fundus und Korpus, also dem Bereich der Säureproduktion, findet man **Erosionen** und teilweise auch **Ulzera** mit Blutungen, aber **keine Entzündungen**. Der Zusammenhang ist unklar. Man vermutet **Ischämien** der Magenwand u.a. aufgrund der sympathischen Aktivierung bzw. einer vorbestehenden Schocksymptomatik, die im Verein mit der lokalen Säureproduktion unter gleichzeitigem Mangel an Schutzfaktoren zu den **atrophischen Schäden** führen. Die **Medikamente** der Intensivtherapie dürften dazu beitragen. Der **hohe Cortisolspiegel** behindert zusätzlich die Heilungsvorgänge. Es ist deshalb internationaler Standard, entsprechende Intensivpatienten bereits **prophylaktisch** mit **Protonenpumpenhemmern** (**PPI** = Protonenpumpen-Inhibitoren) zu therapieren. Falls es trotzdem zu Blutungen kommt, versucht man die Blutung gastroskopisch zu stillen.

Chronische Gastritis

Die chronische Gastritis lässt sich, abgesehen von einzelnen Sonderformen, in die **Typen A, B** und **C** untergliedern.

Die Symptome des Patienten sind oft nur **milde** oder sie **fehlen** ganz. Manchmal kommt es zu **Völlegefühl** oder **Schmerzen** und **Übelkeit**. Beim Typ A können aus der bakteriellen Besiedelung proximaler Dünndarmabschnitte mit resultierender Spaltung der Gallensäuren **Fettstühle** (Steatorrhö) entstehen.

Typ A

Diese Form besitzt einen Anteil von etwa 5 % an den chronischen Gastritiden. Sie stellt eine **Autoimmunerkrankung** dar, bei der sich **Antikörper** v.a. gegen die **Belegzellen** des Magens und den **Intrinsic-Faktor** nachweisen lassen. Nicht so selten entstehen bei den Betroffenen gleichzeitig weitere Autoimmunkrankheiten wie eine Hashimoto-Thyreoiditis, Morbus Addison oder ein Diabetes mellitus Typ 1. Das bevorzugte **HLA-Muster** besteht wie so häufig in **B8** und **DR3** (➤ Fach Immunologie).

Es kommt zunächst zu einer Verminderung der Säureproduktion, oft auch des Intrinsic-Faktors. Später **atrophieren** diejenigen **Magendrüsen**, die Belegzellen enthalten. Betroffen von dieser Gastritis-Form sind also **Fundus** und **Corpus ventriculi**. Die Folge ist eine **Achlorhydrie**, evtl. mit **Steatorrhö**, sowie eine **megaloblastäre (= perniziöse) Anämie**, weil durch Ausfall des Intrinsic-Faktors die Resorption des Vitamin B_{12} im terminalen Ileum nicht mehr möglich ist. Das Vitamin muss also von Zeit zu Zeit **parenteral** substituiert werden. Indem bei fehlender Magensäure auch Ionen wie v.a. Eisen schlechter resorbiert werden, könnte die resultierende Anämie als Mischform auch normochrom erscheinen. Davon darf man sich nicht täuschen lassen, doch wird der Zusammenhang offensichtlich, wenn man anlässlich der Blutentnahme neben den üblichen Parametern auch Ferritin und den Vitamin-B_{12}-Serumspiegel bestimmen lässt.

Ursächliche Therapiemöglichkeiten existieren nicht.

Typ B

Dies ist mit einem Anteil von annähernd 90 % die weitaus **häufigste Form**.

Krankheitsentstehung

Die wesentliche Ursache besteht in einer Besiedelung der Magenschleimhaut durch das Bakterium **Helicobacter pylori** (➤ Abb. 4.10). Der Keim hat, nachdem er vor etlichen Jahren in der Magenschleimhaut gastritis- oder ulkuskranker Menschen ent-

4

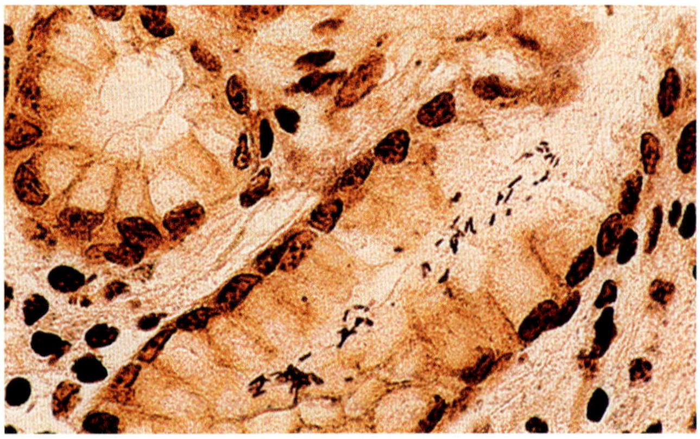

Abb. 4.10 Helicobacter pylori in der Magenmukosa [G159]

deckt worden war, Verständnis und Therapie dieser extrem häufigen Krankheiten revolutioniert. Heute weiß man, dass eine chronisch atrophische Gastritis, ein Ulcus ventriculi oder ein Ulcus duodeni ohne Besiedelung mit Helicobacter pylori eine Rarität darstellt. Dadurch ist es gelungen, eine Reihe von Menschen aus der großen „psychosomatischen Schublade" herauszuholen, anstatt immer noch mehr hineinzustopfen. Speziell bei der Ulkuskrankheit des Magens besteht allerdings eine weitere häufige Ursache in der Einnahme von ASS bzw. NSAR (s. unten).

Helicobacter, ein kleines schraubenförmig verdrilltes, begeißeltes Stäbchen, ist weltweit verbreitet. Die Übertragung erfolgt **fäkal-oral**, also durch **Schmierinfektion** oder über **kontaminierte Nahrungsmittel**, sodass es bei schlechter Hygiene zu **familiären Häufungen** kommt. Auch oral-orale Kontakte gelten als möglicher Übertragungsweg. Die Durchseuchungsrate ist also abhängig auch vom sozialen Status und nimmt naturgemäß mit dem Alter zu. Man sollte deshalb anlässlich einer Therapie, zumindest bei einem eventuellen Rezidiv, an die Mitbehandlung der Familienmitglieder denken. Die **Durchseuchung** der Bevölkerung in den westlichen Ländern wird auf **etwa 50 %** geschätzt, wobei die Mehrzahl der Betroffenen lediglich **inapparent** erkrankt. In den Entwicklungsländern geht man von höheren Durchseuchungsraten aus (ca. 80 %).

Der Keim hat **zwei Besonderheiten:** Zum einen produziert er verschiedene **Toxine**, welche u.a. die schleimproduzierenden Zellen des Magens angreifen und damit den Schutz der Magenwand mindern. Zum anderen enthält er in besonders großem Umfang ein Enzym namens **Urease**. Dieses Enzym spaltet **Harnstoff** (= Urea) und bildet dabei den (alkalischen) Ammoniak (NH_3). Mit diesem

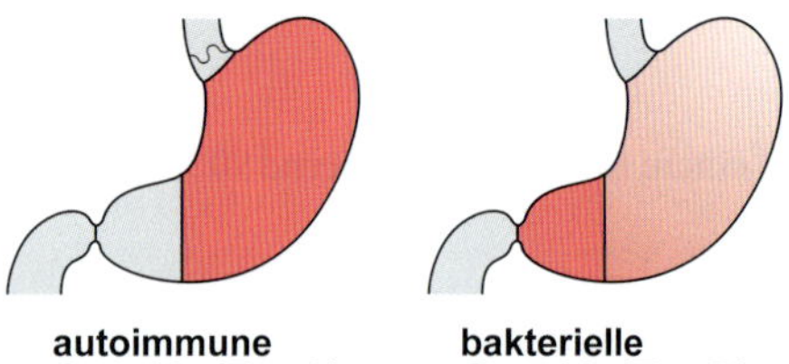

Abb. 4.11 Typ-A-Gastritis mit Befall der Drüsen in Corpus und Fundus. Die Typ-B-Gastritis beschränkt sich weitgehend auf Antrum und angrenzendes Duodenum. [L106]

neutralisiert Helicobacter die **Salzsäure** des Magens in seiner direkten Umgebung, was ihm **Überleben** und Vermehrung unter diesen widrigen Bedingungen ermöglicht.

Helicobacter siedelt überwiegend im Bereich des **Antrums (Antrum-Gastritis)** sowie dem **Anfangsteil des Duodenums** (Bulbus duodeni) (➤ Abb. 4.11). Im mikroskopischen Präparat findet man neben den kleinen gramnegativen Stäbchenbakterien eine Infiltration der Schleimhaut mit Leukozyten, die aber dem Keim gegenüber weitgehend machtlos sind. Dies hängt u.a. damit zusammen, dass sich Helicobacter überwiegend nur an das Oberflächenepithel anheftet und die angrenzenden basalen Schleimschichten besiedelt, ohne invasiv zu werden. Die Schäden werden dadurch nahezu ausschließlich durch die produzierten Toxine sowie durch die Zytokine der Leukozyten verursacht. Anfangs beschränken sich Entzündung und Infiltrat noch auf den Bereich der Lamina propria. Später kommt es unter Zerstörung der Antrumdrüsen zur **Atrophie der Schleimhaut (chronisch atrophische Gastritis)**, nach jahrelangem Verlauf meist mit Übergreifen auf Corpus und schließlich Fundus ventriculi.

Symptomatik

Wesentliche Beschwerden bestehen häufig nicht. Einige Patienten klagen über **Druck-** oder **Völlegefühl** nach dem Essen, **Appetitlosigkeit** und **Übelkeit. Nüchternschmerzen** werden häufiger beobachtet. Manchmal führen chronische Mikroblutungen aus kleinen Erosionen zur **Anämie** oder, bei ausgeprägteren Blutungen (selten), zur Schwarzverfärbung des Stuhls **(Meläna)**.

HINWEIS DES AUTORS

Eine **Blockade von Th6** kann ebenfalls zu einem **postprandialen Völlegefühl** führen. Die Patienten berichten typischerweise vom Gefühl, dass der Magen „nicht richtig arbeite". Sie empfinden nach dem Essen bzw. bereits nach den ersten Bissen das Gewicht eines „Steins im Magen". Auch der **Reizmagen,** bei dem anlässlich einer Gastroskopie (Magenspiegelung) vergeblich nach dem „Reiz" gesucht wird, ist weit überwiegend auf eine Th6-Blockade zurückzuführen. Die Therapie besteht in der chirotherapeutischen Deblockierung von Th6 und ist umgehend und so lange wirksam, wie die Blockade nicht rezidiviert.

Diagnostik

Während in früheren Jahren eine **Gastroskopie** mit **Biopsieentnahme** zum mikroskopischen Nachweis von Helicobacter pylori erforderlich war, ermöglicht nun die bakterielle Urease einen **Atemtest**, der den Patienten nicht mehr belastet: Nach oraler Gabe einer geringen Menge **radioaktiv markiertem Harnstoff** (am C-Atom) erscheint nach einer definierten Zeitspanne radioaktiv markiertes CO_2 in der Ausatemluft und kann dort nachgewiesen werden. Harnstoff (H_2N-CO-NH_2) wird von der bakteriellen **Urease** in CO_2 und $2 \times NH_3$ gespalten; der **Ammoniak** verbleibt an Ort und Stelle, das **Kohlendioxid** wird über den Blutweg zur Lunge befördert und abgeatmet, sodass der Nachweis des **radioaktiv markierten CO_2** in der **Ausatemluft** möglich wird.

Auch der Nachweis spezifischer Antikörper (IgG), teilweise sogar als in der Praxis durchführbarer Schnelltest, ist im Gebrauch. Der Einfachheit halber würde sich demnach ein zweistufiges Verfahren anbieten: Werden anlässlich einer Blutentnahme keine spezifischen

Antikörper gefunden, beherbergt der Patient auch keine Helicobacter-Bakterien und man kann sich den Atemtest sparen. Sind Antikörper vorhanden, kommt von einer zurückliegenden, ausgeheilten bis zu einer akuten oder chronischen Besiedlung mit oder ohne Symptomatik alles in Frage und man sollte den Atemtest anschließen, um die Aktualität der Infektion zu definieren.

Therapie

Die Therapie ist trotz der Antibiotikasensibilität des Keimes recht aufwendig, was auch an zahlreichen Subtypen mit unterschiedlichen Empfindlichkeiten liegt. Seit etlichen Jahren wird eine Therapie mit **zwei** verschiedenen **Antibiotika** und einem säurehemmendem **Protonenpumpenhemmer** über 1–2 Wochen favorisiert (sog. **Triple-Therapie**), womit Eliminationsraten von etwa 90 % möglich geworden sind. Mit der Eradikation von Helicobacter lassen sich nicht nur Ulzera und Gastritiden zuverlässig ausheilen, auch die Häufigkeit des Magenkarzinoms kann damit drastisch gesenkt werden.

Typ C

Wichtigste Ursache dieser selteneren, sog. **chemischen Gastritis** (gut 5 % der Gastritiden) ist ein **Reflux aus dem Dünndarm**, wie er regelmäßig auch nach einer Teilresektion des Magens beobachtet werden kann. Die Schleimhaut im **Antrum** bzw. im Stumpfbereich ist entzündet und ödematös aufgequollen. Die Entzündung kann wie bei der B-Gastritis unter Atrophie der Drüsen auf das Corpus ventriculi übergreifen.

Den schädigenden Faktor stellen überwiegend die **Gallensäuren** dar, daneben wahrscheinlich auch **Lysolecithin,** das im Duodenum durch Abspaltung des mittleren Fettsäurerestes aus dem Phospholipid Lecithin entsteht. Der Name leitet sich davon ab, dass **Lyso**lecithin im Serum und in freier Form eine Hämo**lyse** verursacht, woran die pathogene Potenz erkennbar wird. Im Dünndarmlumen handelt es sich dabei allerdings um ein übliches und physiologisches Spaltprodukt des Nahrungsfettes Lecithin, das keine Schäden hervorruft.

Nicht so selten wird eine chronische Gastritis auch durch die langjährige Einnahme von **NSAR** verursacht. Es erscheint folgerichtig, diese Form den „chemischen" Gastritiden vom Typ C zuzurechnen.

ACHTUNG

Bei **allen 3 Formen** einer Gastritis ist nach langem Bestand das **Risiko** für die Entstehung eines **Magenkarzinoms** erhöht. Da dieses häufig nur sehr milde, unspezifische Beschwerden verursacht, die mit einer Gastritis verwechselt werden können, sollte jede chronifizierte Gastritis bei der ersten Diagnosestellung durch eine Gastroskopie gesichert werden.

Zusammenfassung

Akute Gastritis

Entzündung der Magenschleimhaut durch NSAR wie ASS oder Ibuprofen, Alkoholika, psychische Faktoren oder im Rahmen einer infektiösen Gastroenteritis

Symptome

- epigastrische Schmerzen (v.a. nüchtern), Übelkeit, evtl. Blutungen bis hin zur Meläna (sehr selten)

Therapie

- Säureblocker, bei begleitender Diarrhö Ersatz von Flüssigkeit und Elektrolyten

Chronische Gastritis

Erstdiagnostik zumindest bei älteren Patienten grundsätzlich durch Gastroskopie mit Biopsieentnahme, Nachweis von Helicobacter pylori auch über Antikörper oder mit dem Atemtest (nach oraler Gabe von radioaktiv markiertem Harnstoff erscheint radioaktiv markiertes CO_2 in der Ausatemluft)

Typ A

Autoimmune Form, Befall der Drüsen in Fundus und Corpus mit nachfolgender Atrophie, Nachweis von Antikörpern gegen Belegzellen und Intrinsic-Faktor aus dem Serum

- **Symptome:** unspezifisch, evtl. Völlegefühl oder Übelkeit, perniziöse Anämie nach längerem Bestand, Fettstühle durch bakterielle Besiedelung des proximalen Dünndarms (Mangel an Salzsäure)
- **Therapie:** ursächlich nicht möglich, gastroskopische Kontrollen, parenterale Substitution von Vitamin B_{12}

Typ B

Häufigste Form (90 %), bakterielle Besiedlung des Antrums durch Helicobacter pylori, Übertragungsweg fäkal-oral, hohe Durchseuchung in der Bevölkerung (50 %)

- **Symptome:** Nüchternschmerz, Völlegefühl, Übelkeit, häufig unspezifisch oder vollkommen asymptomatisch
- **Therapie:** Triple-Therapie aus 2 Antibiotika und Protonenpumpenhemmer (Omeprazol, Pantoprazol u.a.)

Typ C

Antrumgastritis durch Reflux aus dem Duodenum oder durch NSAR

- **Symptome:** oft inapparent oder unspezifisch, evtl. Völlegefühl, Schmerzen, Übelkeit
- **Therapie:** Antazida oder PPI bei Bedarf, gastroskopische Kontrollen

Reizmagen

Unspezifisch, Völlegefühl, Symptom eines „Steins im Magen" als wichtigster Hinweis, ursächlich nur therapierbar, wenn man an die regelhaft zugrunde liegende Th6-Blockade denkt

4.2.2 Ulcus ventriculi (Magengeschwür) und Ulcus duodeni (Zwölffingerdarmgeschwür)

In den westlichen Ländern leiden schätzungsweise **1–2 %** der Bevölkerung an einem floriden Ulkus; 10–20 % werden irgendwann im Lauf des Lebens davon befallen – am häufigsten jenseits des

50. Lebensjahres. Es handelt sich also um eine insgesamt sehr häufige Erkrankung. Männer sind v.a. vom Duodenalulkus sehr viel häufiger betroffen als Frauen.

Krankheitsentstehung

Für peptische Geschwüre in Magen und/oder Duodenum gibt es zwei wesentliche Ursachen. Dies ist zum einen die **chronische Besiedelung mit Helicobacter pylori** und zum anderen die **verstärkte Produktion von Magensaft** bzw. eher ein **Missverhältnis** zwischen Salzsäure/Pepsin oder Reflux von Gallensäuren einerseits sowie schleimhautschützenden Faktoren (Schleim und Bikarbonat) andererseits. Dabei ist vor allem an Medikamente wie **NSAR** (ASS, Diclofenac, Ibuprofen) zu denken, z.B. bei Rheumapatienten, die diesen Schutz durch ihre Prostaglandin-Synthesehemmung mindern. Damit entsprechen die Ursachen denjenigen der **akuten Gastritis** (NSAR, aggressive Faktoren) bzw. der chronischen **Gastritis vom Typ B**, die nun nicht nur zur oberflächlichen Entzündung mit vereinzelten Erosionen geführt haben, sondern darüber hinaus zu Schädigungen tiefer liegender Gewebeanteile. Das Ulkus ist demnach nichts anderes als die Fortsetzung bzw. Steigerung einer B-Gastritis. So findet man beim Magenulkus in etwa 80 % der Fälle Helicobacter-Bakterien, beim Geschwür des Duodenums in nahezu 100 %. Dies hängt damit zusammen, dass NSAR als zweitwichtigste Ursache ihre Nebenwirkungen an der Schleimhaut des Magens verursachen, aber nicht oder kaum jemals am Dünndarm.

Glukokortikoide gelten als weitere mögliche Verursacher von Magenulzera. Tatsächlich können sie das Risiko bei Patienten unter NSAR-Medikation ganz erheblich vergrößern, während sie bei isolierter Einnahme unkritisch sind, sodass es in diesen Fällen auch keines prophylaktischen Magenschutzes bedarf. Bei fehlendem Nachweis von Helicobacter und fehlender NSAR-Anamnese sollte man v.a. an ein **Zollinger-Ellison-Syndrom** denken. Als weitere, ebenfalls seltene Ursache käme eine **Hyperkalzämie** bei **Hyperparathyreoidismus** infrage (Stimulation der Gastrinproduktion durch Calcium). Schließlich gilt das **Rauchen** zumindest bis zur Prüfung als weiterer Risikofaktor, obwohl der größere Anteil der Raucher erfahrungsgemäß in die Atemwege inhaliert und nicht in Magen oder Duodenum.

Das **peptische Geschwür** von Magen und Duodenum findet sich überwiegend im Bereich des **Antrum** oder der **kleinen Kurvatur** sowie des an den Pylorus anschließenden Teils des Duodenums **(Bulbus duodeni)**. Die Geschwüre besitzen in der Regel einen Durchmesser zwischen 0,5 und 2 cm und reichen zumeist über die Muscularis mucosae hinaus bis in die **Submukosa** oder sogar **Muskularis**, wo sie nicht so selten Kapillaren oder größere Gefäße arrodieren (deren Wandung beschädigen), sodass es zu kleineren oder größeren Blutungen kommt (➤ Abb. 4.12). Diese erkennt man, in ausgeprägteren Fällen, an der Schwarzfärbung des Stuhls **(Meläna)**. Eine **Anämie** ist bei längerem Bestand immer möglich.

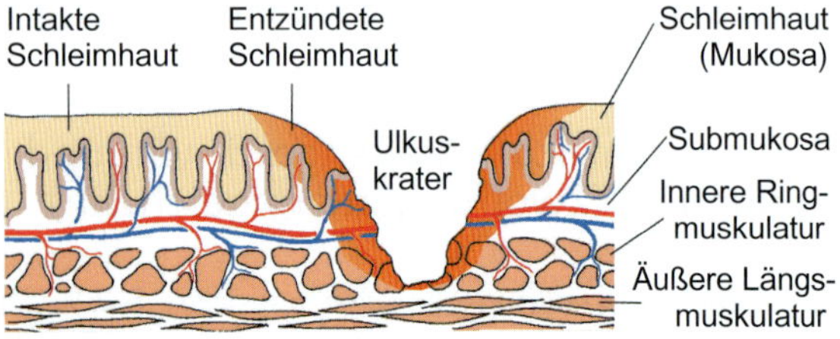

Abb. 4.12 Magenulkus [L190]

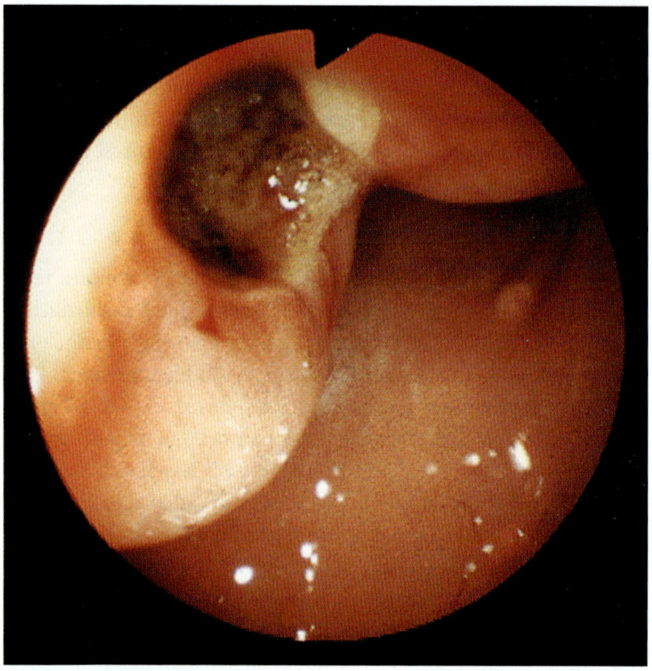

Abb. 4.13 Magenulkus im makroskopischen Präparat [G159]

Die Geschwüre sind rundlich mit erhabenem Randwall und sehen wie ausgestanzt aus (➤ Abb. 4.13). Abgesehen vom Zollinger-Ellison-Syndrom kommen sie meist in der Einzahl vor.

Symptomatik

Beschwerden müssen nicht unbedingt bestehen. Im typischen Fall jedoch kommt es zu **epigastrischen Schmerzen**, die sich mit der Entleerung des Magens (1–3 h postprandial) verstärken und mit Nahrungsaufnahme oder Einnahme von Antazida abklingen oder ganz verschwinden. Typisch ist also der **Nüchternschmerz** (auch **nachts**, wodurch die Patienten erwachen!), wobei allerdings beim Geschwür des **Magens auch** Schmerzen bei der **Nahrungsaufnahme** entstehen können, während dies beim Ulcus duodeni fast nie der Fall ist. **Übelkeit** mit **Erbrechen** gesellen sich v.a. beim Ulcus ventriculi häufig hinzu.

Ursache des Nüchternschmerzes ist bei beiden Ulkusformen der Magensaft (HCl + Pepsin), der sich in das aufgebrochene Gewebe hineinfrisst. Verschwindet dieser Faktor durch Pufferung (Nahrungsaufnahme, Antazida), lässt damit auch der Schmerz nach. Beim Geschwür des Magens kann es andererseits passieren, dass noch recht grobe Nahrungsanteile im Ulkuskrater zu liegen kommen und dort mechanisch irritieren, verstärkt durch die Magenperistaltik, sodass sich die Schmerzen nach Nahrungsaufnahme verstärken können. Bis zum Ulcus duodeni ist der Speisebrei dagegen in jedem Fall homogenisiert und verursacht keine mechanischen Irritationen mehr.

Komplikationen

Perforation

Kompliziert werden kann das Ulcus ventriculi oder (seltener) Ulcus duodeni durch die Perforation des Geschwürs **durch die Wand von Magen oder Dünndarm,** die in bis zu **10 %** der Fälle auftritt. Legen sich dabei benachbarte Organe über die Perforation, spricht man von der **gedeckten** Ulkusperforation; gelangt Magen- oder Dünndarminhalt in die freie Bauchhöhle, nennt man die Perforation **offen**. Organe, die bei gedeckten Perforationen bevorzugt infiltriert werden, sind beim Duodenalulkus der Pankreaskopf, und beim Geschwür des Magens der linke Leberlappen, der dem rechten Teil des Magens direkt aufliegt.

Typisch für die akute Perforation ist ein **akut einsetzender, heftiger Schmerz**, der bei der **Magenperforation** in die **linke Schulter** und/oder den **Rücken** (Th6) ausstrahlen kann, und bei der Perforation des **Duodenums** in den **rechten Unterbauch**.

Lassen die Beschwerden nach dem ersten, zumeist sehr heftigen Schmerz nach, ist damit für den weiteren Verlauf nichts gewonnen. Es kommt nämlich nach einem schmerzfreien Intervall von wenigen Stunden in den Fällen einer offenen Perforation zu einer sich allmählich entwickelnden **Peritonitis** und damit zum Bild des **akuten Abdomens** mit hoher Letalität. Der leiseste Verdacht auf die Perforation eines Ulkus ist also ausnahmslos und unabhängig vom aktuellen Beschwerdebild ein **hochakuter Notfall**, der die sofortige Einweisung in ein Krankenhaus erfordert. Eine erste Diagnose erfolgt dort durch Röntgen oder Ultraschall mit dem Nachweis **freier Luft in der Bauchhöhle**.

Bei einer Perforation bleibt manchmal nur die **Teilresektion** von Magen und/oder proximalem Duodenum (➤ Kap. 4.2.4). Je nach Lokalisation gelingt jedoch bei kleinen Ulzera häufig auch die **Exzision** und **Übernähung** des Bereichs.

EXKURS

Interessant ist in diesem Zusammenhang eine große Studie, die an insgesamt 21 norwegischen und schwedischen Kliniken durchgeführt wurde. Verglichen wurden die Ergebnisse zwischen offenen und laparoskopisch durchgeführten Operationen, wobei die Indikation zwar in einer Darmperforation bestand, doch lässt sich dies zwanglos auf die Perforation des Magens übertragen. Während laparoskopische Operationen längst als moderner Standard gelten, schonender für den Patienten, mit geringerem Risiko und schnellerer Genesung bei abgekürztem Klinikaufenthalt, war das Ergebnis dieser Studie dem diametral entgegengesetzt: Postoperative Komplikationen nahmen zu, Nachoperationen wurden weit häufiger benötigt, die Mortalität (etwa 10 %) war weitgehend identisch.

Karzinomentstehung

Eine weitere Komplikationsmöglichkeit besteht beim länger bestehenden Geschwür des **Magens** in der Gefahr einer **malignen Entartung**, weshalb bei einer Therapieresistenz oder auch nach einer Magenresektion der Ulkusbereich bzw. der Magenstumpf regelmäßig gastroskopisch überwacht werden müssen. Das Ulkus des **Duodenums** entartet so gut wie nie. Dafür können hier bei chronischem Bestand **Vernarbungen** und **Verwachsungen** entstehen, welche die **Darmpassage behindern**.

Diagnostik

Der wesentliche Untersuchungsbefund besteht beim **Ulcus ventriculi** in einem starken **Druckschmerz im mittleren oder linksseitigen Epigastrium**, während der wesentliche Druckschmerz beim **Ulcus duodeni** einige Querfinger tiefer und **rechts der Mittellinie** erhalten wird.

Eine erste Diagnostik beim Verdacht auf Gastritis/Magengeschwür sollte zumindest in der 2. Lebenshälfte ausnahmslos eine **Gastroskopie** einschließen, um ein Karzinom oder auch den Übergang eines Magenulkus in ein Karzinom nicht zu übersehen. Anlässlich der Gastroskopie lassen sich in nahezu allen Fällen, die nicht durch NSAR oder ein Zollinger-Ellison-Syndrom verursacht worden sind, **Helicobacter-Bakterien** nachweisen.

MERKE

Es gilt dasselbe wie bei der Gastritis vom Typ B: Ein peptisches Geschwür von Magenausgang oder Duodenum ohne Helicobacter pylori (oder NSAR) ist eine Rarität.

Therapie

Entsprechend der infektiösen Ursache heilen Ulzera von Magen und Duodenum unter einer Therapie mit **H_2-Blockern** bzw. v.a. **Protonenpumpenhemmern** problemlos aus, rezidivieren dann aber so lange, bis die Bakterien beseitigt worden sind. Erst zu diesem Zeitpunkt ist die Ulkuskrankheit mit einiger Sicherheit und auf Dauer geheilt.

Die Therapie der Wahl besteht demnach bei nachgewiesenen Bakterien aus der kombinierten Gabe eines **Protonenpumpenhemmers** (PPI; z.B. Omeprazol, Pantoprazol) mit zumeist **2 verschiedenen Antibiotika (Triple-Therapie)** über 1 Woche. Die **PPI** sollten anschließend noch über wenige Wochen **weitergenommen** werden. Die Antibiotika dienen der Eradikation von Helicobacter pylori, die Säureblocker ermöglichen die Abheilung des Geschwürs. Dadurch gelingt die Ausheilung in über 90 % der Fälle, verifizierbar durch den Atemtest. Die Abheilung der Geschwüre erfolgt oftmals sogar spontan und ohne Therapie, doch ist in diesen Fällen das Rezidiv vorprogrammiert.

Eine spezifische **Diät** zur Beschleunigung der Ausheilung gibt es **nicht**. Man sollte höchstens Faktoren wie Nikotin, Alkohol oder Kaffee meiden oder einschränken, um nicht die Magensaftproduktion zusätzlich anzuregen.

MERKE

In den westlichen Ländern ist es üblich, Patienten mit chronischer Einnahme von NSAR prophylaktisch mit Protonenpumpenhemmern abzudecken, um die Entstehung eines Ulkus zu verhindern.

Zusammenfassung

Ulcus ventriculi et duodeni

Ursachen
- Helicobacter pylori (80 % Anteil am Magen, 99 % am Duodenum)
- NSAR (zweitwichtigste Ursache beim Magenulkus)
- Glukokortikoide potenzieren das Risiko durch die NSAR.
- massive Überproduktion von Magensäure (v.a. Zollinger-Ellison-Syndrom), meist mit multiplen Ulzera in Magen und Duodenum
- Hyperkalzämie, i.d.R. aufgrund eines Hyperparathyreoidismus
- Rauchen (angeblich)

Symptome
- Nüchternschmerz
- beim Magenulkus evtl. zusätzlich auch postprandiale Schmerzen
- Übelkeit mit Erbrechen
- evtl. Symptome der Anämie und/oder Meläna

Komplikationen
- Perforation von Magen (häufig) oder Duodenum (selten) – als offene oder gedeckte Perforation (Cave: schmerzfreies Intervall)
- beim chronischen Magenulkus Gefahr der malignen Entartung
- beim Duodenalulkus evtl. Verwachsungen

Diagnostik
- Druckschmerz epigastrisch (Magenulkus) oder rechts der Mittellinie zwischen Epigastrium und Nabel (Duodenalulkus)
- Gastroskopie mit Versuch eines Nachweises von Helicobacter pylori über Biopsie
- Antikörper oder Atemtest (nach Gabe von radioaktiv markiertem Harnstoff erscheint radioaktiv markiertes CO_2 in der Ausatemluft)

Therapie
- Protonenpumpenhemmer (Omeprazol, Pantoprazol u.a.) – unter Einnahme von NSAR auch prophylaktisch (Standard)
- Triple-Therapie bei Nachweis von Helicobacter pylori

4.2.3 Pylorusstenose des Säuglings

Bei etwa einem von 300 Säuglingen kommt es zwischen der **2. und 4.**, spätestens bis zur 15. Lebenswoche (selten) aus unklarer Ursache zu einem **hypertrophen** und **tonisch kontrahierten Magenausgangssphinkter**. Die Anomalie kommt überwiegend (80 %) bei **Jungen** vor. Nicht so selten findet man **familiäre Häufungen**. Die genetische Komponente erkennt man auch daran, dass die Anomalie im südlichen Europa deutlich seltener vorkommt als im Norden, und in Asien und Afrika so gut wie gar nicht. Da die Veränderung in zunächst milder Form **von Geburt an** besteht, um dann nach wenigen Wochen im Zuge zunehmender muskulärer Hypertrophie symptomatisch zu werden und ab dem 4. Lebensmonat wieder abzuklingen, kann man eventuell ursächlich von einer **verzögerten Reifung** der Pylorus-**Innervation** ausgehen.

Symptomatik

Das wesentliche Symptom besteht in **schwallartigem Erbrechen** angedauter, säuerlich riechender Nahrung in geringem zeitlichem Abstand zu einer Mahlzeit. Mögliche Folgen, je nach Ausprägung, sind eine **metabolische Alkalose** und **Hypokaliämie**, Gedeihstörungen mit **Gewichtsverlust, Pseudoobstipation** (durch die mangelnde Nahrungsaufnahme) und **Exsikkose**. Die Kinder fallen häufig – passend zu ihrer Situation – durch einen ernsten oder gequälten Gesichtsausdruck mit gerunzelter Stirn auf.

Diagnostik und Therapie

Der verdickte Pylorus lässt sich bei sorgfältiger Untersuchung häufig palpieren, manchmal sogar als **Vorwölbung im rechten Oberbauch** erkennen, nach der Nahrungsaufnahme eventuell pulsierend, weil die Magenperistaltik gegen das Hindernis ankämpft. Die eigentliche Diagnose erfolgt durch die **Sonographie**, bei der der Pylorus verdickt dargestellt werden kann.

Obwohl sich die Stenose ab der 14. Lebenswoche von alleine zurückbildet, kommt man – zumindest in ausgeprägten Fällen – nicht an einer **Operation** vorbei. Dabei wird, heute überwiegend laparoskopisch (minimalinvasiv), die Ringmuskulatur des Pylorus durchtrennt – unter sorgfältiger Schonung der Mukosa. In sehr milden Fällen kann zumindest abgewartet werden, ob die Ernährung mit häufigen, sehr kleinen Mahlzeiten ohne Gefährdung des Säuglings gelingt.

Zusammenfassung

Pylorusstenose des Säuglings

Ursache
- unklar (wahrscheinlich genetische Faktoren)
- mehrheitlich sind Jungen betroffen
- beginnt überwiegend zwischen der 2. und 4. (längstens bis zur 15.) Lebenswoche

Symptome
- schwallartiges, saures Erbrechen
- Mangelernährung mit Exsikkose und Gewichtsverlust
- evtl. metabolische Alkalose und Hypokaliämie

Therapie
- zunächst versuchsweise häufige, sehr kleine Mahlzeiten
- notfalls (meistens) Operation

4.2.4 Magenkarzinom

Das Karzinom des Magens nimmt seit Jahrzehnten weltweit an Häufigkeit **ab** – im Gegensatz zu nahezu sämtlichen weiteren malignen Erkrankungen. Lediglich in ostasiatischen Ländern wie z.B. Japan oder China ist es noch vergleichsweise häufig. In Deutschland belegt es in der Rangfolge maligner Erkrankungen inzwischen mit knapp 16.000 Fällen/Jahr (Stand 2010) und gemeinsam mit dem Karzinom der Harnblase „nur noch" den 8. Platz (nach Mamma, Prostata, Dickdarm, Lunge, Leukämien bzw. Lymphomen, malignem Melanom und Pankreas). Männer sind etwas häufiger betroffen als Frauen. Das bevorzugte Alter liegt zwischen **60 und 70 Jahren**, wobei aber bis zu 10 % der Karzinome bereits vor dem 40. Lebensjahr auftreten. Zusätzlich entstehen in der Magenwand nicht so selten maligne **Non-Hodgkin-Lymphome** (sog. MALT-Lymphome; ➤ Fach Hämatologie). Ihr Anteil an allen Malignomen des Magens liegt bei 10–15 %. Vereinzelt findet man Leiomyome bzw. Leiomyosarkome der Muskularis.

Krankheitsentstehung

Hinsichtlich möglicher Ursachen ist laut WHO der Zusammenhang mit einer chronischen **Helicobacter-Besiedelung** nachgewiesen. Auch Langzeitstudien zufolge stellt Helicobacter die einzig nennenswerte, zumindest aber weit im Vordergrund stehende Ursache des Magenkarzinoms dar (➤ Abb. 4.14). Dies gilt jedenfalls für die **distal,** im Bereich von **Antrum und kleiner Kurvatur** entstehenden Karzinome, die mit ihrem immer kleiner werdenden Anteil entscheidend zum Rückgang des Magenkarzinoms insgesamt beigetragen haben. Zunehmende Hygiene sowie v.a. das Problembewusstsein gegenüber der Helicobacter-Infektion dürften ursächlich im Vordergrund stehen. Dagegen ist Helicobacter mit den mehrheitlich diffus in der Magenwand wachsenden **proximal** z.B. in der Kardia wachsenden Karzinomen offensichtlich wenig assoziiert. Dort dürften weitere Faktoren größere Bedeutung besitzen.

Dies gilt z.B. für bestimmte Formen von **Magenpolypen** oder **-adenomen**, der (seltene) „Riesenfaltenmagen" **(Ménétrier-Syndrom)**, eine vermehrte Zufuhr bzw. Bildung von **Nitrosaminen** und anderen Nahrungsfaktoren (Pilz-**Aflatoxine**). Möglich erscheint nach einzelnen Berichten die begünstigte Entstehung aufgrund eines Mangels an den Vitaminen A und C sowie als Folge einzelner Magenerkrankungen bis hin zur **Teilresektion des Magens**, nach der sich im Bereich des Stumpfes nicht so selten ein Karzinom entwickelt. Die diesbezügliche Ursache ist wohl im ungehinderten Reflux von Gallensäuren und Lysolecithin zu sehen – analog zur Bildung der C-Gastritis.

Wesentlich ist die Karzinomentstehung aus **Magenschleimhaut-Dysplasien**, bei denen erhöhte Mitoseraten und weitere Veränderungen zu erkennen sind. Die Dysplasien entstehen im distalen Magen in der Regel auf dem Boden einer chronischen Helicobacter-Gastritis bzw. peptischer Geschwüre. Entsprechendes gilt proximal für die atrophische Gastritis vom Typ A, bei der es zu **Metaplasien** des Epithels Verä sowie zur **Anazidität** mit bakterieller Besiedelung kommt.

Zusammengefasst lassen sich folgende **Risikofaktoren** definieren:
- chronische Besiedelung mit Helicobacter pylori (distales Karzinom, Lymphome)
- gesteigerte Zufuhr von Nitraten, bakterielle Umwandlung zu Nitrit und Nitrosaminen in Mundhöhle und Magen
- Nitrosamine und Aflatoxine der Nahrung
- Rauchen (→ Nitrosamine und weitere Karzinogene)
- Magenpolypen
- atrophische Gastritis Typ A
- Zustand nach Magenteilresektion
- chronische Magenulzera
- Morbus Ménétrier („Riesenfaltenmagen", evtl. durch Helicobacter verursacht)
- genetische Faktoren

Das Magenkarzinom entstand früher bevorzugt in demselben Gebiet, in dem auch die Ulzera ihre Hauptlokalisation haben, also im Bereich von **Antrum, Pylorus** und **kleiner Kurvatur** (➤ Abb. 4.15).

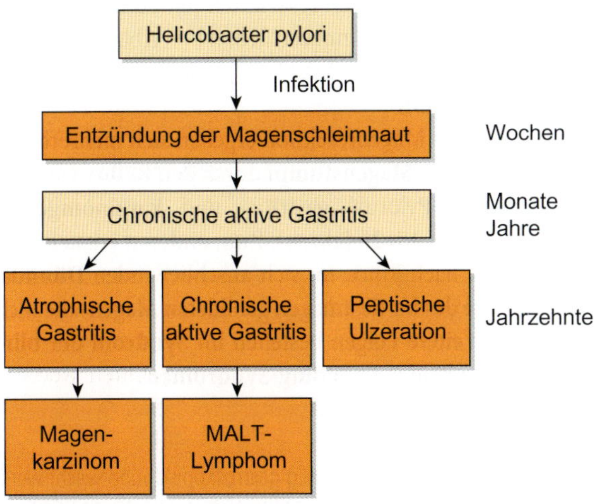

Abb. 4.14 Folgen der Helicobacter-Infektion [L106]

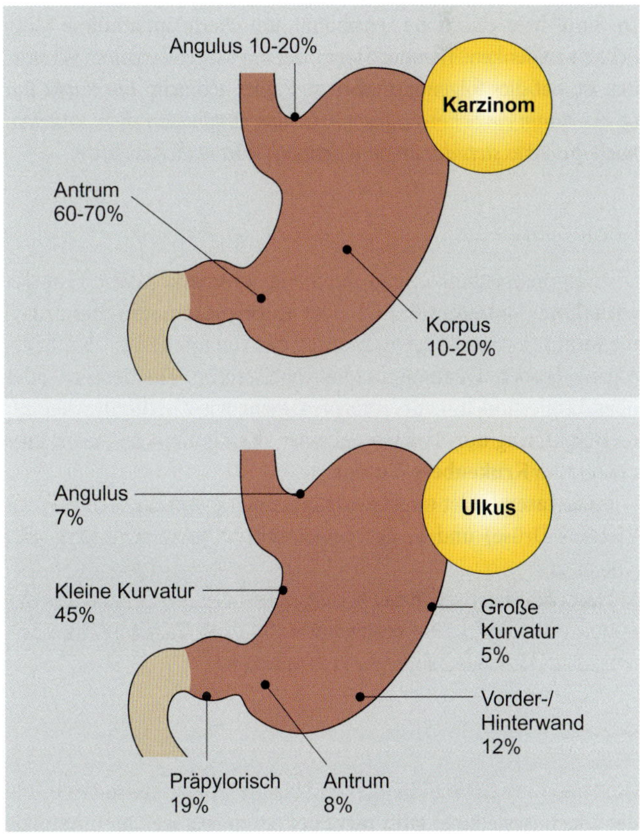

Abb. 4.15 Lokalisation von Ulkus und Karzinom [L157]

Dies hat sich infolge der abnehmenden Durchseuchung mit Helicobacter (Eradikation und bessere Hygiene, s. oben) in den westlichen Ländern inzwischen parallel zur zurückgehenden Gesamthäufigkeit verlagert. Man findet heute bis zu > ⅓ der Fälle in proximalen Magenanteilen, bevorzugt im Bereich der **Kardia.**

Das Karzinom metastasiert relativ früh in die regionären Lymphknoten, nicht so selten auch in die **linke Drosselgrube** (Supraklavikulargrube), in der die vergrößerten Lymphknoten getastet werden können (sog. **Virchow-Drüse**). Hämatogen ist v.a. die **Leber** betroffen. Allerdings infiltriert es regelmäßig auch direkt die angrenzenden Strukturen und streut über das Peritoneum in abdominelle Organe. Eine umfangreichere Streuung in den Bauchraum kann einen **Aszites** verursachen.

Symptomatik

Die Symptome sind häufig **uncharakteristisch** und **wenig ausgeprägt.** In frühen Phasen fehlen sie vollständig oder es entsteht ein schwer definierbares „**Unbehagen**" im Epigastrium. Teilweise bestehen **epigastrische Schmerzen** und **Übelkeit.** Wächst der Magenausgang zu, kommt es zu **schwallartigem Erbrechen**, eventuell als **Kaffeesatzerbrechen,** sofern das Karzinom blutet. Insgesamt entstehen jedoch eher selten Magenblutungen. Häufiger findet man Symptome, die für jedes Malignom typisch sind: **Leistungsknick, Appetitlosigkeit, Gewichtsabnahme** und **Widerwillen gegen Fleisch.** Eine Acanthosis nigricans oder eine Thrombophlebitis saltans können als **paraneoplastische Syndrome** Anlass für die Erstdiagnose sein. Manchmal braucht man auch und gerade als Therapeut einen „6. Sinn" bzw. eine hohe Sensibilität, um überhaupt an diese Möglichkeit zu denken. Theodor Storm, der am Magenkarzinom verstorben ist, hat dies folgendermaßen zu Papier gebracht: *Ein Punkt nur ist es – kaum ein Schmerz, nur ein Gefühl, empfunden eben; und dennoch spricht es stets darein, und dennoch stört es dich zu leben.*

Diagnostik

Die Diagnosestellung erfolgt durch eine **gastroskopische Biopsieentnahme. Sonographie, CT** oder **Kernspintomographie** zeigen die Infiltration der Magenwand und das Übergreifen auf Nachbarorgane (Leber, Querkolon, Milz, Speiseröhre, Duodenum) oder über das Peritoneum auf entfernte Organe wie z.B. die Ovarien. Eine **Beteiligung der Ovarien** bei einem Karzinom des Bauchraums nennt man **Krukenberg-Tumor.**

Metastasen findet man bevorzugt in den **Lymphknoten** (z.B. als Virchow-Drüse) und in der **Leber**, seltener auch in Lunge oder Knochen.

Labordiagnostisch besteht evtl. eine Eisenmangelanämie. Tumormarker wie CA 72-4 besitzen wie allgemein üblich nur für postoperative Kontrollen eine gewisse Bedeutung.

Therapie

Die Therapie der Wahl ist die umfassende Operation, sofern es bei der Diagnosestellung dafür nicht bereits zu spät ist. Der proximale Teil des Magens wird dabei nach Möglichkeit erhalten, was selbstverständlich nur bei umschrieben wachsenden distalen Karzinomen in Frage kommt. Die bevorzugte Operationsmethode war früher die **Operation nach Billroth II**, während heute die Methode nach **Roux** bevorzugt wird. Bei mehr als ⅔ der Patienten kann der Tumor nicht mehr vollständig entfernt werden oder die Operation ist von vornherein nicht möglich. Eine ergänzende oder ersatzweise **Chemotherapie** hilft weit überwiegend nur palliativ zur mäßigen Lebensverlängerung. Bestrahlungen sind ineffektiv und werden nicht mehr durchgeführt.

Insgesamt ist die **Prognose** wie bei der Mehrzahl abdomineller Malignome **schlecht**, wenn auch nicht ganz so infaust wie z.B. beim Pankreaskarzinom: Den 5-Jahres-Zeitraum überleben nur 30 % der Patienten.

Operationen nach Billroth und Roux

Bei der **Billroth-II-Operation** (➤ Abb. 4.16) wird der Magenstumpf mit einer proximalen Jejunumschlinge vernäht, sodass die **Nahrung** über den Restmagen **direkt ins Jejunum** gelangt. Der verbleibende Duodenalstumpf wird proximal blind verschlossen und distal mit einem Jejunumanteil verbunden, damit das Sekret der Vater-Papille Zugang zum Speisebrei erhält. Bei der Operation nach **Billroth I** wird der **Duodenalstumpf** hochgezogen und direkt an den **Restmagen** genäht. Diese Möglichkeit wird v.a. deswegen praktisch nicht mehr angewendet, weil sie mit einem erheblichen **Reflux von Galle** in den Restmagen verbunden ist. Weitere Verfahren, in erster Linie die Operation nach **Roux** (➤ Abb. 4.16), sind im Gebrauch bzw. werden inzwischen sogar **bevorzugt verwendet**, weil hierbei das Risiko eines Refluxes von Gallensäuren gegenüber der Methode nach Billroth II nochmals erheblich verringert ist.

Einen Magenverschluss (Pylorus) gibt es postoperativ genauso wenig wie andere Magenfunktionen (Speicherung, Homogenisierung, Vorverdauung). Auch **Vitamin B_{12}** wird aus der Nahrung kaum noch resorbiert, muss also parenteral zugeführt werden. Da dieses Vitamin aber in der Leber auf Monate bis Jahre hinaus gespeichert wird, genügen **i.m.-Injektionen** in größeren Abständen.

Wenn bei einem hoch sitzenden Karzinom der **gesamte Magen entfernt** werden muss, bleibt nichts anderes übrig, als das Jejunum nach Billroth II oder Roux hochzuziehen und direkt mit der Speiseröhre zu verbinden oder einen resezierten Jejunumanteil zwischen Ösophagus und Duodenum einzuschieben (➤ Abb. 4.17).

Folgen der Operation

Im Anschluss an die Magenresektion ergeben sich mehrere Probleme: Zum einen ist der **Magenstumpf** durch den **Reflux von Gallensalzen** (fehlender Pylorus) gastritis- und **karzinomgefährdet** (Letzteres nach etwa 15–25 Jahren). Zum anderen entstehen, auch bei der Methode nach Roux, im sich anschließenden **Dünndarmabschnitt** infolge des im Restmagen gebildeten Magensafts nicht so selten **Ulzera.** Weitere Folgen bestehen im **Syndrom der blinden Schlinge** und den beiden **Dumping-Syndromen.**

ACHTUNG

Ein Billroth-II-Magen muss regelmäßig gastroskopisch überwacht werden, um ein neuerliches Karzinom im Stumpfbereich rechtzeitig zu erkennen.

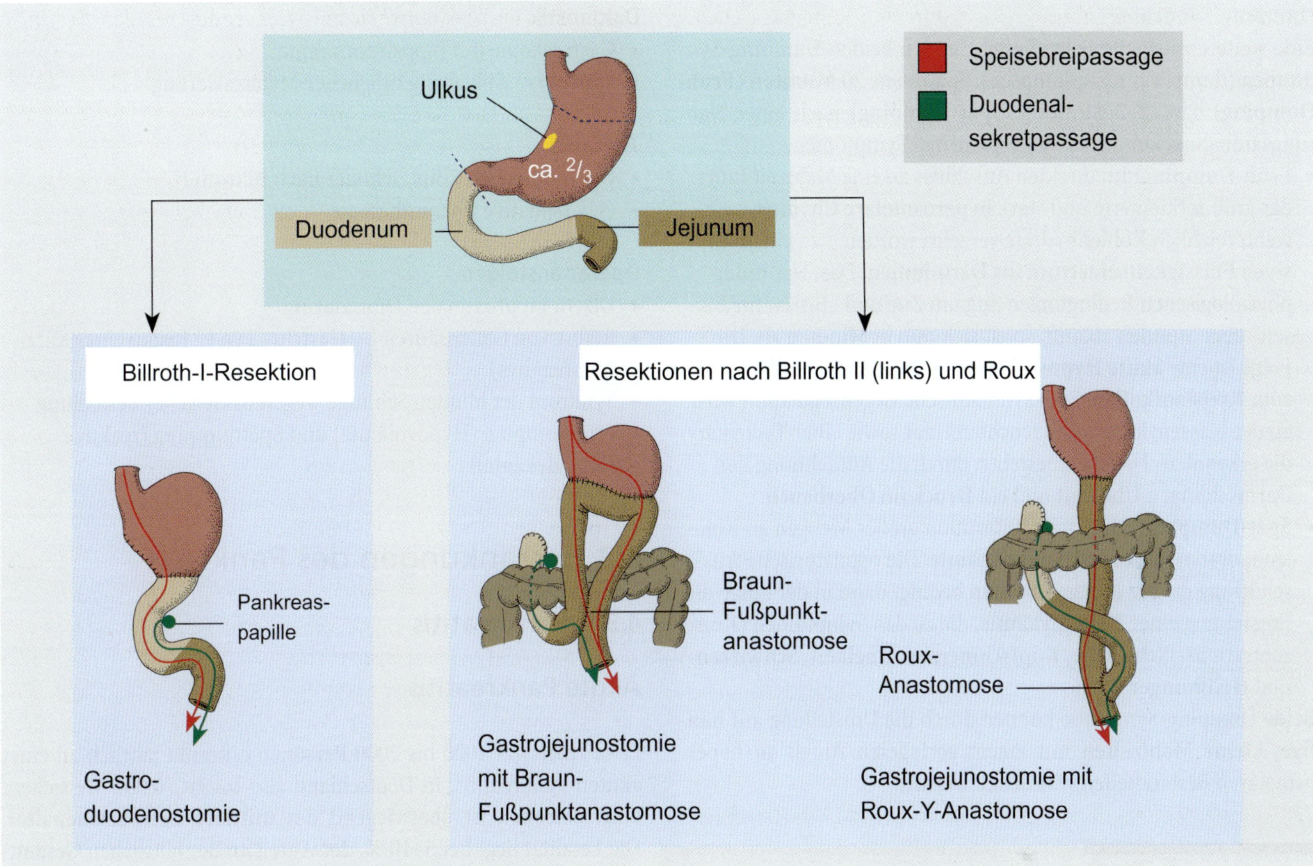

Abb. 4.16 Schema der Operationen nach Billroth und Roux [L190]

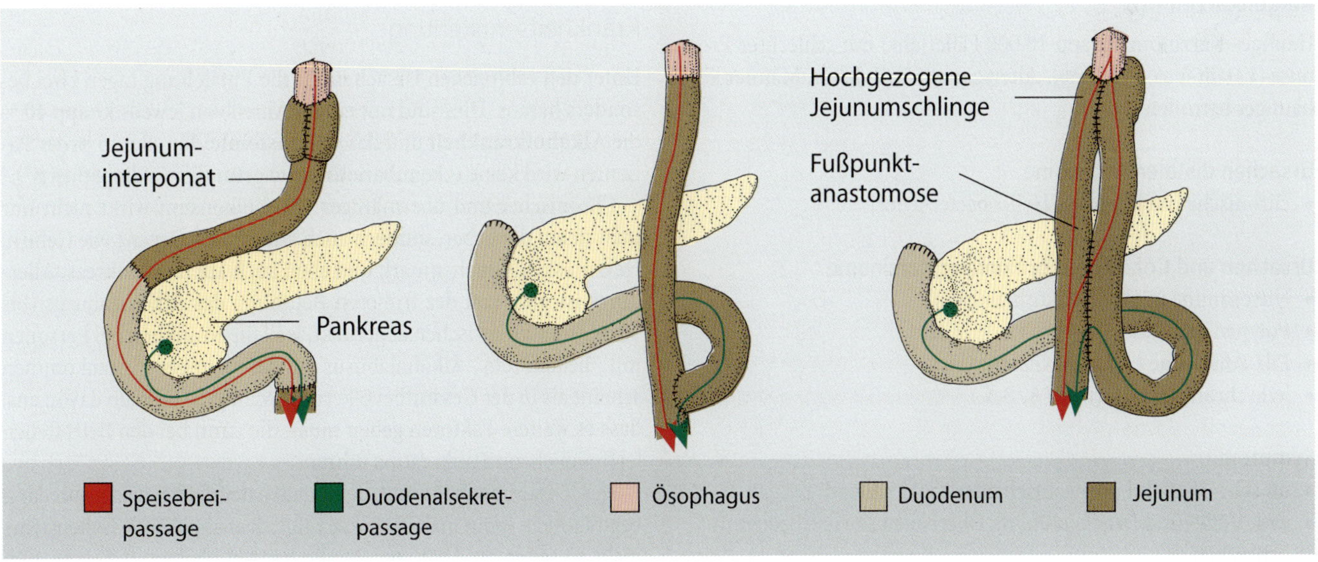

Abb. 4.17 Möglichkeiten der Anastomosierung von Speiseröhre und proximalem Dünndarm nach Magenresektion [L190]

Syndrom der blinden Schlinge

Durch die verringerte Säurebildung entsteht häufig eine **bakterielle Besiedelung** proximaler Dünndarmabschnitte, die physiologischerweise weitgehend steril sind. Davon besonders betroffen ist die **blind verschlossene, duodenale Darmschlinge** (Syndrom der blinden Schlinge) (➤ Abb. 4.16). Die Symptome des Patienten bestehen in **Völlegefühl** und **Steatorrhö** wegen der bakteriellen Spaltung der Gallensäuren. Vermischt sich das Pankreassekret nicht mehr vollständig mit dem Nahrungsbrei, kommt es zusätzlich zur **Diarrhö**.

Dumping-Syndrome

Eine weitere mögliche Folge besteht in den beiden Dumping-Syndromen (dump = hineinplumpsen): Spätestens **20 Minuten (Früh-Dumping)** bzw. **2–3 Stunden (Spät-Dumping)** nach einer Nahrungsaufnahme kommt es zu körperlichen Symptomen.

- **Früh-Dumping:** Im direkten Anschluss an eine Mahlzeit führt der grob zerkleinerte und stark **hyperosmolare Chymus** – v.a. wenn reichlich Kohlenhydrate verzehrt wurden – zu einem **massiven Flüssigkeitseinstrom ins Darmlumen.** Das, was unter physiologischen Bedingungen Zug um Zug und „Bissen für Bissen" über Stunden abläuft, spielt sich nun in Minuten ab. Die Folge ist eine **akute Hypovolämie** mit **Blutdruckabfall** bis hin zum **Kreislaufkollaps**. Die sympathische Gegenregulation wird an der blassen, kalten und feuchten Haut sowie einer Tachykardie erkennbar. Daneben bestehen durch die Aufdehnung der Darmschlingen **Übelkeit** und ein **Druck im Oberbauch**.
- **Spät-Dumping:** Die rasche Resorption großer Mengen an Kohlenhydraten führt zur **Hyperglykämie**. Die regulatorische Ausschüttung großer Mengen **Insulin** bedingt dann in der Folge die Entstehung einer **Hypoglykämie**, die zu den Symptomen (Konzentrations-)**Schwäche, Kopfschmerzen, Übelkeit, Schwitzen** und **Heißhunger** führt.

Beide Dumping-Syndrome können durch die Umstellung auf **häufige, kleine Mahlzeiten** mit einem geringeren Anteil an hyperosmolaren Bestandteilen vermieden werden.

Zusammenfassung

Magenkarzinom

Häufiges Karzinom (knapp 16.000 Fälle/Jahr) mit schlechter Prognose (Letalität ca. 65–75 %), Altersgipfel 55–70 Jahre, Männer sind häufiger betroffen.

Ursachen distaler Karzinome
- chronische Infektion mit Helicobacter pylori

Ursachen und Cofaktoren proximaler Karzinome
- Nitrosamine (einschl. Nikotinabusus)
- Polypen oder Ulkus
- Pilz-Aflatoxine (z.B. aus Nüssen)
- jede chronische Gastritis (A, B, C)

Symptome
- oft sehr mild und unspezifisch oder sogar fehlend
- evtl. Völle- und Druckgefühl im Oberbauch sowie Übelkeit mit Erbrechen
- Abneigung gegen Fleisch
- Blutungen mit Meläna (selten)
- bei pylorusnahen Karzinomen mit zunehmendem Verschluss des Magenausgangs schwallartiges Erbrechen postprandial
- Allgemeinsymptome maligner Erkrankungen
- Virchow-Drüse evtl. als früher Hinweis
- manchmal paraneoplastische Syndrome

Diagnostik
- Gastroskopie mit Biopsieentnahme
- apparative Abklärung möglicher Metastasierung

Therapie
- Operation nach Roux, seltener nach Billroth II
- evtl. palliative Chemotherapie

Operationsfolgen
- Ulzera im proximalen Dünndarm
- Reflux von Gallensäuren (→ Gastritis Typ C, Risiko eines Karzinomrezidivs)
- Syndrom der blinden Schlinge wegen bakterieller Besiedlung
- Frühdumping (Hypovolämie) und Spätdumping (reaktive Hypoglykämie)

4.3 Erkrankungen des Pankreas

4.3.1 Pankreatitis

Akute Pankreatitis

Etwa einer von 1000 bis 2000 Personen erkrankt jährlich an einer akuten Pankreatitis, in Deutschland also bis zu 70.000 Menschen/Jahr. Betroffen ist überwiegend das **mittlere Erwachsenenalter**. Die Letalität liegt bei 5–10 %, der Anteil an der jährlichen Gesamtmortalität immerhin bei mindestens 0,5 %.

Krankheitsentstehung

Unter den zahlreichen Ursachen für die Entstehung ragen zwei besonders heraus. Dies sind mit einem Anteil von jeweils **knapp 40 %** die **Alkoholkrankheit** und das **Gallensteinleiden**. Bei 15 % der Patienten wird keine erkennbare Ursache gefunden („idiopathisch").

Chronischer und übermäßiger Alkoholkonsum wirkt nicht nur toxisch auf die Leber, sondern auch auf weitere Organe wie Gehirn, Herzmuskel, Knochenmark und eben auch auf das Pankreas. Allerdings ist man von der früheren Betonung des Alkoholabusus (bis 50 % Anteil) inzwischen abgerückt, weil die Krankheit bei Personen mit bekanntem Alkoholabusus nicht häufiger vorzukommen scheint als in der Gesamtbevölkerung. Man geht deshalb davon aus, dass es weitere Faktoren geben muss, die dann bei den Betroffenen letztendlich zur Pankreatitis führen.

Der Zusammenhang mit dem Gallensteinleiden wird nur dann verständlich, wenn man berücksichtigt, dass abgehende Gallensteine nicht so selten an der Vater-Papille hängen bleiben und dann zum Rückstau in den Ductus pancreaticus führen. Besonders gefährdet sind demnach Patienten mit kleinen (< 5 mm) und kleinsten Steinen in der Gallenblase. Ein funktionell identischer Mechanismus in der Form einer angeborenen Anomalie (selten) oder einer Fehlfunktion des **Sphinkter Oddi** kann ebenfalls zur Pankreatitis führen. Wiederum funktionell vergleichbar ist die häufige Komplikation einer Pankreatitis nach **ERCP** Betroffen von der Schädigung der Bauchspeicheldrüse sind grundsätzlich auch Patienten mit Zöliakie, wobei sich allerdings durch den nur langsam zunehmenden Rückstau des zähen Sekrets zwar eine finale Pankreasinsuffizienz, aber kaum jemals akute Entzündungen in dem Organ ausbilden.

Sporadische Ursachen sind **Infektionen** durch **Mumps**-, Coxsackie- und Zytomegalie-Viren oder Mykoplasmen, (toxische oder allergisierende) Nebenwirkungen von **Medikamenten** (2–5 % der Fälle; u.a. Sulfonamide und Tetrazykline, Östrogene, Furosemid, ACE-Hemmer und zahlreiche weitere bis hin zu Paracetamol und Procain), **Stenosen** im Bereich der **Vater-Papille** z.B. im Rahmen eines Tumors sowie die Pankreatitis als Folge einer abdominellen **Operation**, eines stumpfen **Bauchtraumas** oder (s. oben) einer diagnostischen **ERCP**. Gerade die ERCP, bei der Kontrastmittel über die Vater-Papille mit Druck in das Gangsystem injiziert wird, trägt ein relativ hohes Risiko von bis zu 10 % der Untersuchungen, sodass es sich anbietet, nach Möglichkeit auf alternative Methoden auszuweichen, bevorzugt auf die MRT als **MRCP** (➤ Kap. 3.5.2).

Des Weiteren fördern eine ausgeprägte **Hypertriglyzeridämie** (> 2 % aller Fälle), v.a. bei Serumspiegeln von mehr als 1000 mg/dl, sowie eine **Hyperkalzämie** die Entstehung der Erkrankung. Bei der Hyperkalzämie kommt es zu Steinbildungen v.a. in der Niere, seltener jedoch auch in den Pankreasgängen, die über einen Rückstau des Sekrets zur Pankreatitis führen können. Der Zusammenhang mit der Hypertriglyzeridämie ist letztlich unklar. Abgesehen von einer Ablagerung der Fette im Pankreasgewebe könnte auch die zugrunde liegende Fettstoffwechselstörung selbst die Pankreaszellen schädigen. Als Rarität schließlich findet man als Ursache der akuten Pankreatitis ein **penetrierendes Ulcus ventriculi oder duodeni**. Manchmal ist die Entzündung die sichtbare Erstmanifestation eines **Pankreaskarzinoms**. **Autoimmunkrankheiten** wie beispielsweise Kollagenosen können sich im Einzelfall akut in der Bauchspeicheldrüse manifestieren.

Ein beachtlicher Anteil der schädigenden Faktoren wie u.a. Medikamente, virale Infektionen, Toxine von Bakterien oder eine Ischämie des Organs scheinen die Pankreatitis im Rahmen einer **Aktivierung der Pankreas-Proenzyme** (= Zymogene) zu verursachen, wodurch in der Folge eine **Selbstandauung** bis hin zur nekrotisierenden, schweren Pankreatitis entsteht. **Trypsin** ist dabei meist dasjenige Enzym, das nach seiner eigenen Aktivierung die Kaskade in Gang setzt, die zur Auflösung von Zellstrukturen bzw. letztlich des ganzen Organs führt.

HINWEIS DES AUTORS

Eine Infektion besonderer Art entsteht bei einem Dünndarmbefall durch Askariden (Spulwürmer, ➤ Fach Mikrobiologie). Askariden und besonders Askaridinnen sind neugierige (vielfältig interessierte) Würmer, die bereits im Kindheits- = Larvenstadium Leber und Lunge erkunden und im Erwachsenenalter ihre Streifzüge auf Ductus choledochus (→ Cholestase) und Ductus pancreaticus ausdehnen. Der Rückstau des Pankreassekrets kann zur Pankreatitis führen. Der Befall mit Spulwürmern ist allerdings in Deutschland sehr selten geworden.

Es lassen sich aufgrund der histologischen Gewebeveränderungen grundsätzlich **2 Schweregrade** unterscheiden:

- Bei der mit etwa 90 % weit häufigeren **milden bzw. moderaten Form** besteht ein **entzündliches Ödem** des Pankreasgewebes mit vereinzelten Zellnekrosen. Sie verursacht überwiegend keine Todesfälle. Allerdings gehört zu diesen, heute auch als **interstitielle Formen** bezeichneten Pankreatitiden ein Anteil von rund 10 %, die aufgrund einer sehr viel umfangreicheren Entzündung des Gewebes zur Letalität der Erkrankung beitragen.
- Bei der **schweren Form** (= **nekrotisierende Form**; 10 % aller Fälle) finden sich **umfangreiche Gewebenekrosen** (➤ Abb. 4.18), teilweise **massive Einblutungen** in die Bauchhöhle oder ins Retroperitoneum und eine **Letalität** von nahezu **50 %**. Als **Risikofaktoren** hinsichtlich eines **schweren Verlaufs** mit erhöhter Letalität gelten ein Alter > 60, die Adipositas sowie Begleiterkrankungen wie z.B. ein Diabetes mellitus.

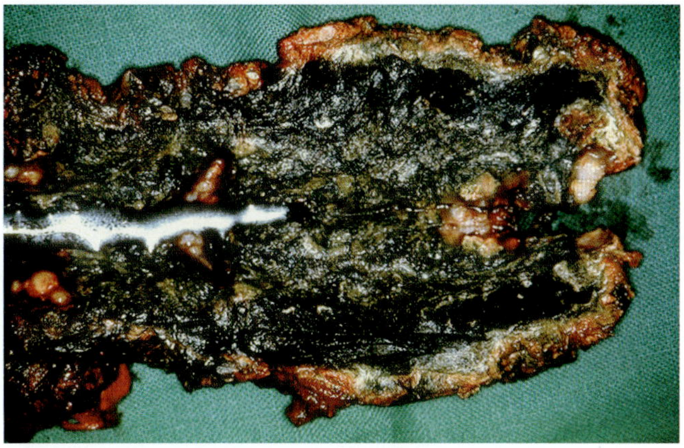

Abb. 4.18 Nekrotisierende Pankreatitis (Operationspräparat) [X211]

Symptomatik

Das **Leitsymptom** der akuten Pankreatitis ist der **abdominelle Schmerz**. Dieser kann im Einzelfall eher mild, mehr als leichtes Unwohlsein empfunden werden, doch ist er zumeist **sehr heftig, anhaltend, bohrend** und **fast unerträglich** zwischen Epigastrium

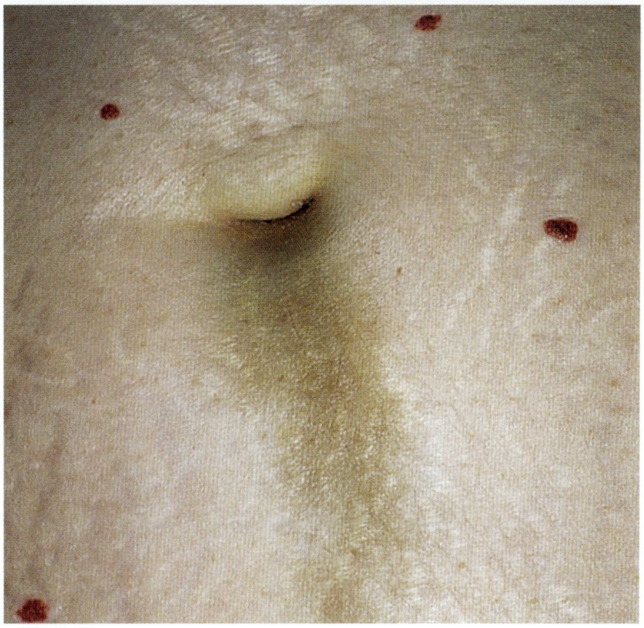

Abb. 4.19 Cullen-Phänomen bei Pankreatitis [E273]

und Nabel. Typisch ist seine **gürtelförmige Ausstrahlung in den Rücken**, teilweise auch nur in die **Flanken** (v.a. **links**). In den Fällen, bei denen die linke Pleura mitbeteiligt ist, kommt es zu Ausstrahlungen in den **linken Thorax**, die **linke Achselhöhle** oder in den **Unterbauch**. Dies hängt mit der Head-Zone der Pleura zusammen, die von Th2–Th12 reicht. Der akut einsetzende und sehr heftige Schmerz kann mit einer Perforation des Magens verwechselt werden. Hier helfen differenzialdiagnostisch dessen eventuelle Ausstrahlung in die linke Schulter (nicht Achselhöhle), das fehlende Fieber und das schmerzfreie Intervall. Oft sind die Schmerzen im Liegen schlimmer, weshalb die Patienten manchmal **sitzend** und zusammengekrümmt angetroffen werden.

Begleitend bestehen in der Regel **Übelkeit** und **Erbrechen**. Häufig entwickelt sich eine **Subileus-** oder **Ileus-Symptomatik** mit massivem **Meteorismus. Fieber** oder subfebrile Temperaturen sind häufig. Vor allem bei den schweren, nekrotisierenden Formen findet sich manchmal am Bauch (= **Cullen-Phänomen**; ➤ Abb. 4.19) oder in den Flanken (**Grey-Turner-Zeichen**; ➤ Abb. 4.20) **livide Verfärbungen** und **Ödeme** oder sogar **Einblutungen**. Man geht davon aus, dass die aktivierten Pankreasenzyme über eine Schädigung von Blutgefäßen zum Serumaustritt oder zu subkutanen Einblutungen führen, wobei sich im Bereich der linken Flanke retroperitoneale Einblutungen aus dem Pankreas dazugesellen dürften. Die Patienten sind wegen der heftigen Schmerzen und des aktivierten Sympathikus **unruhig, ängstlich** und **tachykard**. Vor allem basal an der linken Lunge sind manchmal **feuchte Rasselgeräusche** zu auskultieren; teilweise kommt es links-basal zum **Pleuraerguss**. In einem Teil der Fälle entwickelt sich ein seröser oder blutiger **Aszites** und/oder ein **Ikterus** (➤ Abb. 4.21).

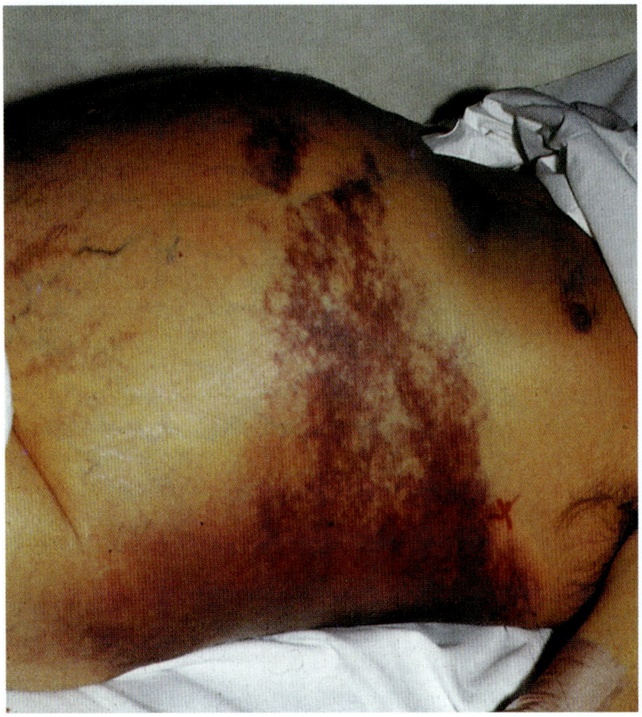

Abb. 4.20 Grey-Turner-Zeichen bei Pankreatitis [M186]

Hinsichtlich des möglichen Symptoms *Ikterus* (➤ Kap. 4.4.2) gilt es zweierlei zu beachten:

- Ein Ikterus kann bei einem posthepatischen Ereignis nur dann entstehen, wenn ein Stau im Ductus choledochus oder an der Vater-Papille vorliegt. Dies muss also in diesem Fall entweder bedeuten, dass ein an der Vater-Papille hängen gebliebener Gallestein sowohl die Pankreatitis als auch den Ikterus verursacht hat, oder dass das entzündliche Ödem u.a. im Bereich des Pankreaskopfes sekundär zu einer Stenosierung des Ductus choledochus geführt hat.
- Während ein **chronifizierter Ikterus** aus intra- oder posthepatischer Ursache infolge der Einlagerung von Bilirubin und/oder Gallensäuren ins obere Korium der Haut durch Bindung an die Juckreizrezeptoren zum Folgesymptom **Pruritus** führt, gilt dies im Akutfall nicht. Der Ikterus klingt bei der akuten Form einer Pankreatitis innerhalb weniger Tage ab, sodass ein Pruritus **nicht** zu erwarten ist.

Häufig besteht eine **Hypovolämie** mit **erniedrigtem Blutdruck** bis hin zum **hypovolämischen Schock**. Hypotonie bzw. Schock werden durch verschiedene Mechanismen verursacht: Eine Einblutung oder Flüssigkeitssekretion des Pankreasgewebes retroperitoneal oder in die Bauchhöhle führt zur Hypovolämie, evtl. zum Schock. Aufgrund der akuten Entzündung entstehende, zirkulierende vasoaktive Kinine wie Bradykinin verursachen Gefäßerweiterungen und Ödeme mit entsprechendem Flüssigkeitsverlust in periphere Gewebe. Schließlich vermögen offensichtlich auch die ins Serum gelangenden, zum Teil aktivierten Pankreasenzyme systemische Wirkungen auf die kleinen Blutgefäße zu entfalten, wie dies manchmal am Bauch (Cullen-Phänomen) zu sehen ist.

MERKE

Die Kombination aus starken und anhaltenden Oberbauchschmerzen mit Ausstrahlung in Rücken und linke Flanke, epigastrischem Druckschmerz, Übelkeit mit Erbrechen, Fieber und Tachykardie ergeben eine bereits recht sichere Hinweisdiagnose auf eine Pankreatitis, bis aus den Laborparametern und eventuell auch einer Ultraschalluntersuchung der eigentliche Nachweis gelingt.

Komplikationen

Die wichtigsten Komplikationen im Anschluss an eine akute Pankreatitis sind Pseudozysten und Abszesse. Die **Abszesse** entstehen durch bakterielle Infektionen des nekrotischen Gewebes – bevorzugt durch Escherichia coli, Staphylokokken oder Streptokokken. Durch Streuung kann sich daraus eine **Sepsis** entwickeln.

Die **Pseudozysten** entstehen in **bis zu 50 %** der akuten Pankreatitiden akut oder im Rahmen der Abheilung, wenn sich nekrotische Gewebebezirke abstoßen und verflüssigen – erzwungen auch durch die aktivierten Pankreasenzyme. Im Gegensatz zu per definitionem echten Zysten besitzen Pseudozysten keine eigentliche Wandung aus Epithelgewebe, was im Ultraschall nicht zu erkennen ist. Dort erscheinen Zysten wie Pseudozysten als rundliche, flüssigkeitsgefüllte Hohlräume. Eine sehr große Pseudozyste kann manchmal als tumoröse Resistenz im Oberbauch getastet werden. Dabei besteht dann die Gefahr der **Ruptur**. Pseudozysten bilden sich in einem Teil der Fälle selbstständig wieder zurück, sodass **Narben** entstehen. Andernfalls können sie abpunktiert werden. Auch aus Abszessen bilden sich nach ihrer Abheilung Narben.

Teilweise resultiert aus den Pseudozysten ein **Aszites**. Dieser kann sich aber auch aus einer Obstruktion des Ductus pancreaticus oder aus der Verlegung eines kleineren Pankreasganges durch Fistelbildung in den Bauchraum ausbilden. Teilweise kommt es durch die Bildung einer Fistel aus dem Schwanzbereich in den Pleuraraum zu einem **Pleuraerguss**.

Die folgenreichste Komplikation, die v.a. im Rahmen der schweren Pankreatitis an deren hohen Letalität beteiligt ist, besteht in der massiven lokalen Freisetzung und Aktivierung der pankreaseigenen Enzyme, was in die **Selbstverdauung** mit **vollständiger Organnekrose** münden kann. Manchmal entsteht durch entzündliches Übergreifen auf die Gefäßwand eine **Thrombose** der **V. portae** oder der **V. splenica**, die hinter dem Pankreas in direktem Kontakt verlaufen (Milzvene) bzw. entstehen (Pfortader).

Diagnostik

Druckschmerz und (nachgiebige, gummiartige) **Abwehrspannung** zwischen Epigastrium und Nabel sind die Regel. **Darmgeräusche** finden sich bei der Auskultation aufgrund der entstehenden Subileussymptomatik zumeist nur **spärlich** oder sie fehlen ganz, sofern es zum paralytischen Ileus gekommen ist. **Durchfälle** des Patienten sind aufgrund dieser (Sub-)Ileus-Symptomatik nahezu **ausgeschlossen** und sollten deshalb zu einer Überprüfung der Diagnose führen.

Labormedizinisch besteht meist eine **ausgeprägte Leukozytose** auf 15–20.000 Zellen/µl. Je nach Umfang der Nekrotisierungen kann das **CRP** erhöht sein. Bei jedem 4. Patienten kommt es zur **Hypokalzämie**. Die wahrscheinlichste Ursache besteht darin, dass die aus den aktivierten Pankreaslipasen resultierende **Spaltung von Triglyceriden** im Fettgewebe zu einer Bindung (Verseifung) von **Calciumionen** an die freigesetzten **Fettsäuren** führt, wodurch der Calciumserumspiegel sinkt. Die häufige **Hypokaliämie** kann dem aktivierten **RAAS** angelastet werden. Teilweise ist der **Bilirubin-Serumspiegel** erhöht, wenn (s. oben) durch ein Ödem im Bereich des Pankreaskopfes eine Stenosierung des Ductus choledochus eingetreten ist oder ein Stein im Bereich der Vater-Papille der Auslöser der Pankreatitis war. Die fast immer anzutreffende **Hyperglykämie** resultiert aus der Aktivierung von Sympathikus und Glukokortikoiden infolge der massiven Stresssituation, nicht aus zusätzlich ausgeschwemmtem Glukagon oder erniedrigten Insulinspiegeln, wie man häufig lesen kann.

Die zur Diagnosesicherung wichtigsten Laborparameter sind **Pankreasamylase** und v.a. **Lipase,** die nahezu **immer erhöht** sind.

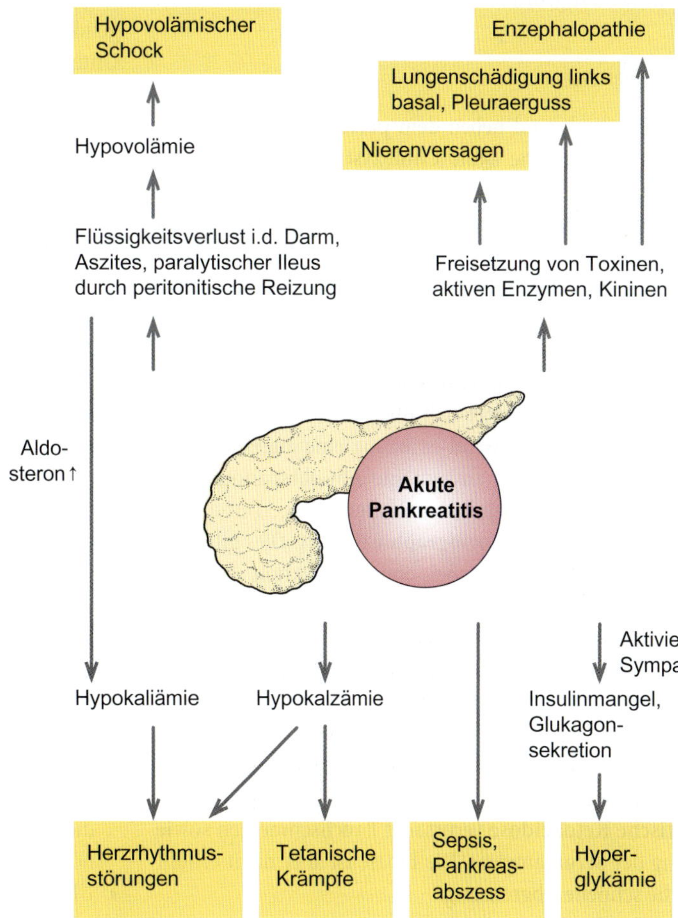

Abb. 4.21 Symptome und Folgen der akuten Pankreatitis [L157]

Dasselbe gilt auch für **Trypsin** und weitere, selten bestimmte Pankreasenzyme, die aus den zerstörten Zellen ins Serum gelangen. Die Enzymerhöhungen klingen bei den moderaten Formen innerhalb weniger Tage wieder ab und sind zumeist nach etwa 1 Woche nicht mehr nachweisbar.

Bei etlichen Patienten findet man **EKG-Veränderungen** mit Rhythmusstörungen oder im Sinne einer Myokardischämie (Senkung der ST-Strecke), die aus der Hypokaliämie sowie v.a. der peripheren Minderdurchblutung (Hypotonus bzw. Hypovolämie) mit Sauerstoffdefizit in den Geweben erklärbar werden. Dies und die oftmalige Schmerzausstrahlung in den Thorax könnten zur **Fehldiagnose** eines **Herzinfarktes** führen, solange noch keine Laborwerte vorliegen.

Das wichtigste Instrumentarium zur Diagnosesicherung der akuten Pankreatitis stellt heute nach den Laborparametern das **Ultraschallgerät** dar, v.a. in der Form der **Endosonographie**, bei der abgesehen von der unmittelbaren Nähe zwischen Schallkopf und Organ auch keine Luftansammlungen die Sicht stören können. Organveränderungen wie Schwellungen der Bauchspeicheldrüse durch das entstehende Ödem, Pseudozysten, Abszesse, Verkalkungen, Nekrosen oder ein Aszites sind gut zu erkennen. Auch das Pankreaskarzinom, dessen Erstsymptom manchmal in einer Pankreatitis besteht, ist deutlich abzugrenzen. Schließlich erhält man über die Beurteilung von Gallenblase und -wegen auch Hinweise auf mögliche Ursachen der Erkrankung. Im **CT** kann häufig das Ausmaß der Pankreatitis zugeordnet werden.

Differenzialdiagnose

Differenzialdiagnostisch sind neben dem **perforierten Ulkus** von Magen oder Duodenum eine akute **Cholezystitis** und ein akuter **Verschluss der Gallenwege** zu berücksichtigen. Hier sind die Schmerzen meist kolikartig und mehr im rechtsseitigen Oberbauch lokalisiert. Eine Ileussymptomatik fehlt in der Regel. Die endgültige Unterscheidung gelingt durch die Laborparameter oder eine Ultraschalluntersuchung.

Ein **mechanischer Ileus** beginnt mit **kolikartigen** Schmerzen. Der akute **Verschluss eines mesenterialen Gefäßes** (als arterielle oder venöse Thrombose) ereignet sich überwiegend bei alten, geschwächten Menschen. Hinführend ist häufig eine angesichts des heftigen Schmerzes nur gering ausgeprägte Abwehrspannung bei der Palpation. Begleitend bestehen des Öfteren blutige Durchfälle. Der Nachweis wird durch die **Angiographie** geführt. Dies gilt auch für das **Aortenaneurysma**, das bei einer Dissektion heftigste Schmerzen verursachen kann.

Die Verwechslung mit einem **Herzinfarkt** ist immer möglich, weil die heftigen Schmerzen (und begleitende Übelkeit) v.a. beim Hinterwandinfarkt häufig in den Oberbauch ausstrahlen und bei der Pankreatitis in den Thorax. Die Ausstrahlung in Schulter *oder* Achselhöhle und Flanken sowie die spezifischen Enzymerhöhungen im Serum klären die Diagnose.

Die **diabetische Ketoazidose** verursacht Bauchschmerzen sowie eine Erhöhung der Serumamylase. Die Lipase ist aber nicht erhöht und erlaubt die schnelle Abgrenzung.

Therapie

In früheren Jahren erfolgte die Therapie der akuten Pankreatitis durch „Ruhigstellung" des Organs, wozu nicht nur eine **vollständige Nahrungskarenz**, also parenterale Ernährung gehörte, sondern auch die **Absaugung des Magensafts** über eine Magensonde, um dessen Übertritt ins Duodenum mit entsprechender Pankreasstimulierung zu verhindern. Diese Vorgehensweise wurde inzwischen verlassen, weil damit offensichtlich keine Vorteile verbunden waren.

In milderen Fällen behandelt man heute nur noch mittels **kurzfristiger Nahrungskarenz** über wenige Tage und **Analgetika**, die am Bedarf des Patienten ausgerichtet werden. **Infusionen** sind selbstverständlich – zunächst allein schon zur Blutdruckstabilisierung. Sobald Schmerzen und Übelkeit abgeklungen sind – bei normalisierter Darmperistaltik – und der Patient Hunger entwickelt, wird bereits wieder mit der Zufuhr leichter, fettarmer Kost begonnen.

Bei den **schweren Formen** erfolgt prinzipiell dieselbe Vorgehensweise, wobei Überwachung und Intensivtherapie an die Begleitumstände angepasst werden. Da es hierbei meist zu einem verlängerten Intervall bis zur möglichen Aufnahme fester Nahrung kommt, wird in der Regel über eine Sonde ernährt, die teilweise im Magen liegt, jedoch bevorzugt bis ins **Jejunum** vorgeschoben wird. Um das Pankreas zusätzlich zu entlasten, gibt man in diesen Fällen häufig **Protonenpumpenhemmer** (zur Absenkung des Sekretin-Serumspiegels) und **Pankreasenzyme** (über die Sonde).

Antibiotika werden bei erfolgter Abszessbildung oder vorbeugend gegeben, was jedoch nicht mehr allgemein empfohlen wird. Unter dieser Therapie ist die weit überwiegende Mehrzahl der akuten Entzündungen selbstlimitierend und heilt innerhalb 1 Woche ab.

Zusammenfassung

Akute Pankreatitis

Ursachen
- Alkoholabusus (< 40 %)
- Gallensteine (< 40 %)
- keine Ursache auffindbar (15 %)
- Infektionen (Mumps und andere)
- Medikamente
- penetrierendes Ulkus des anliegenden Magens oder Duodenums
- Anomalien oder stenosierender Tumor im Bereich der Vater-Papille
- diagnostische ERCP
- abdominelle Operationen, stumpfes Bauchtrauma
- Hypertriglyzeridämie
- Hyperkalzämie

Symptome
- heftige Schmerzen im (linken) Oberbauch mit Ausstrahlung in die Flanken bzw. gürtelförmig in den Rücken, in Thorax, Achselhöhle und Unterbauch
- Übelkeit mit Erbrechen
- (mäßiges) Fieber

- Blutdruckabfall bis zum hypovolämischen Schock trotz Sympathikusaktivierung (→ Tachykardie, Tachypnoe, kaltschweißige Haut, Unruhe)
- Subileus oder (paralytischer) Ileus → eine Diarrhö macht die Pankreatitis höchst unwahrscheinlich
- livide Verfärbungen, Ödeme und Einblutungen an Bauch und linker Flanke
- Ikterus
- Aszites (evtl. blutig)

Komplikationen
- Abszessbildungen
- diffuse Peritonitis
- Pseudozysten
- Thrombosierung von Pfortader oder Milzvene

Diagnostik
- heftiger Druckschmerz zwischen Epigastrium und Nabel mit gummiartiger Abwehrspannung
- spärliche bis fehlende Darmgeräusche
- labormedizinisch Erhöhung der Pankreasenzyme (α-Amylase, Lipase, Trypsin), Leukozytose, Hyperglykämie, CRP-Erhöhung, evtl. Hypokaliämie und Hypokalzämie, Hyperbilirubinämie
- Beurteilung des Organs im Ultraschall, idealerweise endosonographisch
- EKG-Veränderungen, Pleuraerguss oder feuchte Rasselgeräusche links-basal

Therapie
Notfall:
- Nahrungskarenz
- Infusionen
- Analgetika
- Antibiotika bei Bedarf
- vorsichtiger Nahrungsaufbau bei Besserung und Hungergefühl; bei den schweren Formen Ernährung über eine Sonde in Magen oder (besser) Jejunum einschließlich oraler Enzymsubstitution, PPI

Chronische Pankreatitis

Krankheitsentstehung

Die Ursachen der chronischen Pankreatitis entsprechen nur teilweise der akuten Form. An der Spitze steht hier der **Alkoholabusus**, soweit man anamnestisch nichts anderes findet. Anders ausgedrückt: Mindestens 5 % aller alkoholkranken Menschen entwickeln eine akute oder chronische Pankreatitis, aber > 90 % bleiben andererseits davon verschont. Es scheinen demnach zusätzliche Faktoren notwendig zu sein. Gallensteinleiden sind ursächlich selten.

Die Hauptursache in den **ärmsten Ländern** der Erde besteht aus dem dort vorherrschenden, massiven **Eiweißmangel (Kwashiorkor)**, wodurch die Gewebestrukturen nicht erhalten werden können. Möglicherweise ist jedoch im Zusammenhang wichtiger, dass diejenigen Faktoren in der Bauchspeicheldrüse, die unter üblichen Alltagsbedingungen eine selbstständige Aktivierung der Enzyme, ausgehend vom Trypsinogen (→ Trypsin) verhindern, nicht mehr ausreichend gebildet werden können.

Vor allem bei **Kindern** folgt die chronische Pankreatitis aus der **zystischen Fibrose**. Entsprechend der akuten Form wird in 15 % aller chronischen Pankreatitiden keine Ursache gefunden („idiopathisch"). Nachdem an der Alkohol-Pathogenese in letzter Zeit erhebliche Zweifel entstanden sind, könnte die idiopathische Form vielleicht sogar im Vordergrund stehen.

Die **chronische** Form ist **seltener** als die akute. Sie kann sich aus der akuten Form entwickeln oder von Anfang an chronisch verlaufen. Auch hier gibt es milde Verlaufsformen, häufiger aber nekrotisierende Formen, die zum **Funktionsverlust** des **exokrinen Pankreas**, in späteren Stadien manchmal auch zu denen des endokrinen Anteils führen.

Unterschieden wird ganz pauschal in die **chronisch obstruktive** Pankreatitis und in die **nichtobstruktive** Form. Bei der obstruktiven Form besteht eine Stenosierung des Ductus pancreaticus durch Tumoren, Steine, Pseudozysten oder narbige Strikturen als Folge einer zurückliegenden akuten Pankreatitis.

Symptomatik

Die Beschwerden der chronischen Pankreatitis gleichen denjenigen der **akuten Form**, wobei einige Patienten allerdings auch weitgehend beschwerdefrei sind. Im typischen Fall bestehen chronische oder chronisch rezidivierende **Übelkeit** und **Oberbauchschmerzen** über Stunden bis Tage, die in die Flanken und/oder in den Rücken ausstrahlen können. Der Schmerz ist **nicht kolikartig** und lässt sich u.a. hierdurch von einer Gallenkolik unterscheiden. Allerdings ist auch der Schmerz einer Galle-„Kolik" nicht so selten anhaltend ohne deutliche Spasmen, weshalb sein Bezug zum **rechten** Oberbauch manchmal wichtiger sein kann. Durch Alkohol oder fettreiche, schwere Mahlzeiten können die Schmerzen ausgelöst oder verstärkt werden. Die chronischen Schmerzen der Patienten sind häufig derart ausgeprägt, dass ein **Analgetikaabusus** (Schmerzmittelmissbrauch) resultiert. Oft bestehen **subfebrile Temperaturen**. In späteren Stadien, wenn es zur Pankreasinsuffizienz gekommen ist, entsteht eine Maldigestion mit **Steatorrhö** und **Diarrhö**.

Komplikationen

Die wichtigsten Komplikationen bestehen zunächst wie bei der akuten Form in **Pseudozysten** und **Abszessen**, daneben in der Bildung einer **Pfortader**- bzw. **Milzvenenthrombose** mit entsprechendem Rückstau.

Diagnostik

Der Nachweis der chronischen Pankreatitis ist manchmal nicht so einfach, weil die Pankreasenzyme im Serum nicht immer erhöht sind. Lediglich während der **schmerzhaften Phasen** findet man mit einiger Sicherheit einen **Anstieg** von **Amylase** und **Lipase**.

Der epigastrische Druckschmerz ist zumeist nur milde. Wichtig zur Unterscheidung von einer chronischen Gastritis oder einem Magenulkus ist, dass der Pankreasschmerz durch **Antazida nicht gebessert** wird. Teilweise dürfte sogar eher das Gegenteil der Fall sein, weil die Pufferung der Magensäure den Gastrin-Serumspiegel erhöht.

In der **Endosonographie** erkennt man in aller Regel die Veränderungen des Gewebes.

Folgen

Histologisch bestehen Atrophien, Fibrosen und Verkalkungen, die bis zur völligen Zerstörung der Läppchen führen können. Häufig und typisch für die chronische Pankreatitis ist deshalb eine zunehmende **Insuffizienz** der **exokrinen** Pankreasfunktion, die zur **Steatorrhö, Maldigestion, Malabsorption** mit (osmotischer) **Diarrhö** und **Malnutrition** mit **Gewichtsverlust** und **Muskelschwund** führen kann.

4

In weit fortgeschrittenen Stadien kommt es auch zu einer Störung der **endokrinen** Pankreasfunktion, die aus einem pathologischen Glukosetoleranztest ersichtlich wird und in einen **Diabetes mellitus** münden kann.

Diagnostik der Pankreasfunktion

Der Pankreassaft mit den enthaltenen Enzymen bietet reichliche Reserven. Eine Malabsorption entsteht erst, wenn etwa 90 % des Organs zerstört sind, wobei v.a. die Endosonographie häufig entsprechende Hinweise liefern kann. Nachweisbar wird die entstehende Insuffizienz aber bereits ab einem Ausfall von ca. 60 % im **Pankreozymin-Sekretin-Test.** Dabei werden **CCK** (alte Bezeichnung Pankreozymin) und **Sekretin** als Bolus (die gesamte Dosis zügig auf einmal) oder als Infusion verabreicht und die gebildete Menge an Pankreassaft einschließlich enthaltenem Bikarbonat und Pankreasenzymen über eine **Duodenalsonde** abgesaugt und **gemessen**.

ACHTUNG

Obwohl dieser Test unter allen diagnostischen Möglichkeiten den sichersten und genauesten Nachweis lieferte, kann er inzwischen nicht mehr durchgeführt werden, weil die benötigten Materialien in Deutschland vom Markt genommen wurden.

Weitere Überprüfungen der exokrinen Pankreasfunktion bestehen in der Messung der mit dem **Stuhl** ausgeschiedenen Pankreasenzyme (v.a. **Elastase**) oder im **Pankreolauryl-Test** (Fluoreszein-Dilaurat-Test) bei dem eine oral zugeführte, synthetische Verbindung aus Laurinsäure und Fluoreszein von der pankreatischen Cholesterolester-Hydrolase (eine der Pankreaslipasen) gespalten wird, woraufhin das Fluoreszein resorbiert und über den Urin ausgeschieden wird; dort kann es dann gemessen werden. Die Menge der im Urin erscheinenden Spaltprodukte entspricht quantitativ recht gut der noch vorhandenen **Aktivität der Pankreaslipasen** und erlaubt so verwertbare Rückschlüsse auf die Gesamtfunktion des exokrinen Pankreas.

MERKE

Neuerdings sind auch die Reagenzien für den Pankreolauryl-Test nicht mehr erhältlich, sodass man sich inzwischen mit der **Messung der Elastase** im Stuhl begnügt. Sie gilt nun mangels Alternativen als **Methode der Wahl**, obwohl sie erst bei einer fortgeschrittenen Pankreasinsuffizienz zuverlässige Aussagen erlaubt.

Eine weitere, aus verständlichen Gründen kaum angewandte Untersuchungsmöglichkeit besteht darin, aus dem 3 Tage lang gesammelten Stuhl eines Patienten unter normierter Nahrungsaufnahme den **Fettgehalt** zu bestimmen. Dabei gelten dann mehr als 7 g Fett/Tag als pathologisch. Schließlich existiert noch die Möglichkeit, nach der Zufuhr radioaktiv markierter Triglyceride den markierten Kohlenstoff als CO_2 in der Atemluft zu messen, doch hat sich auch dieser Test nicht durchgesetzt.

In der Konsequenz bleibt beim Verdacht auf eine mäßige bis mittelgradige Pankreasinsuffizienz bei einem Patienten mit Diarrhö und Steatorrhö und unklarem Sonographie-Ergebnis häufig nichts anderes übrig, als über eine versuchsweise Enzymtherapie herauszufinden, ob sich die Symptome darunter nachhaltig bessern. Auf diese Weise wird dann die Verdachtsdiagnose zur Diagnose oder eben zur Fehldiagnose, sodass man das Augenmerk dann z.B. auf Galle und/oder terminales Ileum lenken sollte, sofern kein Billroth II-Magen vorliegt.

Therapie

Die Therapie der **chronischen Pankreatitis** erfolgt analog zur akuten Form. Ist es zur **Pankreasinsuffizienz** gekommen, werden **häufige, kleine und fettarme Mahlzeiten** empfohlen. Zusätzlich gibt man zumindest zu den Hauptmahlzeiten **Pankreasenzyme** oral in Form von Kapseln, die sich erst im oberen Dünndarm auflösen. Die jeweils benötigte Menge an Enzymen, zwischen 10.000 und etwa 40.000 Einheiten bezogen auf die Lipase, muss vom Patienten individuell ermittelt werden.

Zusammenfassung

Chronische Pankreatitis

Ursachen

- Alkoholkrankheit
- idiopathisch (unklar)
- zystische Fibrose bei Kindern
- massiver Eiweißmangel in der Dritten Welt (Kwashiorkor)
- Gallensteinleiden (sehr selten)
- Stenosierung der Pankreasgänge (Calciumsteine, narbige Strikturen), z.B. nach einer akuten Pankreatitis

Symptome und Folgen

- entsprechend der akuten Form
- nach langjährigem Verlauf zunehmende Insuffizienz der exokrinen Pankreasfunktion, nachfolgend evtl. Diabetes mellitus (endokrine Insuffizienz)

Diagnostik

- Ultraschall, Pankreasenzyme (Serum)
- Überprüfung der Pankreasfunktion:
  - früher: Pankreozymin-Sekretin-Test (zuverlässigste Methode)
  - früher: Pankreolauryl-Test
  - Verdachtsdiagnose bei vorliegender Diarrhö in Verbindung mit Steatorrhö
  - Bestimmung der Pankreas-Elastase aus dem Stuhl als aktuelle Methode der Wahl
  - in unklaren Fällen versuchsweise Substitution von Pankreasenzymen zu den Mahlzeiten

Therapie

- Alkoholkarenz
- häufige, kleine, fettarme Mahlzeiten
- orale Substitution von Pankreasenzymen zu den Mahlzeiten

4.3.2 Pankreaskarzinom

Das Pankreaskarzinom nimmt wie die Mehrzahl der Malignome seit vielen Jahren an Häufigkeit zu. Es steht in der Statistik maligner Erkrankungen mit rund 16.500 Fällen/Jahr (Stand 2012) in Deutschland etwa an **7. Stelle.** Das mittlere Erkrankungsalter liegt bei **70 Jahren**. Eher als Ausnahme findet man **keine Geschlechterbevorzugung**. In gut ¾ der Fälle ist der **Pankreaskopf** betroffen. Das Karzinom entsteht fast immer im **exokrinen Teil** des Pankreas (meist als duktales Karzinom aus dem **Gangsystem**), nur selten im Bereich der Inselzellen. Der Tumor wächst **infiltrierend** und **destruierend** (zerstörend) in seine Nachbarstrukturen Magen, Duodenum, Papilla Vateri mit Ductus choledochus und Peritoneum. Die **Metastasierung** erfolgt primär über das Pfortaderblut in die **Leber**, sekundär auch in Lunge und Knochen.

Krankheitsentstehung

Hinsichtlich der Ursachen tappt man weitgehend im Dunkeln. Verdächtigt werden das **Zigarettenrauchen, Nitrosamine** der Nahrung und vermehrter **Alkoholkonsum**. Die **chronische Pankreatitis** geht in einem Teil der Fälle in ein Karzinom über. Als weitere Risikofaktoren gelten die **Adipositas** sowie **familiäre**, genetisch verankerte Dispositionen (10–15 % der Fälle).

Symptomatik

Das Karzinom des Kopfes führt durch sein Wachstum in den allermeisten Fällen zu einer **Verlegung des Ductus choledochus,** wodurch ein langsam zunehmender Rückstau in Gallenblase und Leber, ein **Ikterus** mit **braunem Urin** und **Juckreiz** sowie **Diarrhö** und **Steatorrhö** entstehen. Teilweise kommt es zum **Diabetes mellitus**.

Frühsymptome im eigentlichen Sinn gibt es nicht, wodurch der Zeitraum, an dem noch eine sichere Heilung erreichbar wäre, ungenutzt verstreicht. Selbst die **Erstsymptome** sind, ähnlich wie beim Magenkarzinom, häufig nur **gering ausgeprägt** und vieldeutig. **Gewichtsabnahme, Übelkeit** und **milde Schmerzen** im Epigastrium stehen im Vordergrund, bevor dann deutliche Symptome wie Ikterus oder verstärkte epigastrische Schmerzen, eventuell mit Ausstrahlung in den Rücken, eine Untersuchung veranlassen. Zu diesem Zeitpunkt ist allerdings kaum noch eine Chance auf Heilung gegeben – die Mehrzahl der Patienten verstirbt innerhalb eines Jahres nach Diagnosestellung. Den 5-Jahres-Zeitraum erreichen lediglich 5 % der Betroffenen.

Ein wichtiger, oft sehr früher (allgemeiner) Hinweis auf maligne Tumoren, u.a. auch auf das Pankreaskarzinom, stellt die **Thrombophlebitis saltans** (= **migrans**) dar – eine rezidivierende entzündliche Thrombosierung oberflächlicher Venen hauptsächlich im Bereich der Beine. Ursache sind die im Serum erhöhten Akute-Phase-Proteine wie Fibrinogen und andere.

Diagnostik

Bei einer ersten Untersuchung findet man bei den häufig bereits **ikterischen** Patienten neben dem **epigastrischen Druckschmerz** auch eine deutlich vergrößerte und deswegen **tastbare Gallenblase**. Eine tastbar vergrößerte Gallenblase **ohne begleitende Gallenkolik** bei einem Patienten mit **Ikterus** wird als **Courvoisier-Zeichen** bezeichnet. Es stellt einen wichtigen Hinweis auf ein Karzinom des Pankreaskopfes dar. Theoretisch käme auch eine langsam zunehmende Stenosierung der Gallenwege z.B. durch das **Gallengangskarzinom**, ein **Papillenkarzinom** oder ein Karzinom der **Gallenblase**, das in Ductus choledochus oder Ductus hepaticus einwächst, in Frage. Die Ursache für die Abwesenheit von Koliken ist in der sehr langsam über Monate zunehmenden Stenosierung der Gallenwege zu sehen, wodurch die akute Überdehnung von Gallenblase und -wegen, die bei Steinen zur Kolik führen kann, fehlt. Bei einem Teil der Patienten werden wie beim Karzinom des Magens die supraklavikulären Lymphknoten links vergrößert tastbar **(Virchow-Drüse)**.

Die eigentliche Diagnostik erfolgt mittels **Ultraschall** (als Endosonographie), **CT, Kernspintomographie** und Röntgenkontrastdarstellung des Gallen- und Pankreasganges (= **ERCP** = **e**ndoskopische **r**etrograde **C**holangio**p**ankreatikographie). Die Endosonographie, bei welcher der Schallkopf in den Magen bzw. ins Duodenum vorgeschoben wird, liefert genaue Ergebnisse und besitzt den zusätzlichen Vorteil, dass darüber eine **Feinnadelpunktion** des Tumorgewebes durchgeführt werden kann, um nach Möglichkeit die Therapie am histologischen Ergebnis auszurichten. Allerdings gibt es derzeit zwar Ansätze, jedoch noch keine befriedigenden personalisierten Therapien.

Therapie

Eine heilende Therapie gibt es also bisher nicht. Selbst die umfassende Resektion des Primärtumors ist in etwa 90 % der Fälle **nicht mehr möglich. Palliativ** kann mit Bestrahlung und Chemotherapie behandelt werden, wobei diesbezüglich wenigstens im Hinblick auf Lebensverlängerungen erste Fortschritte erzielt worden sind. Dies ist vor allem den modernen **Immuntherapeutika** wie z.B. Tyrosinkinase-Hemmern zu verdanken, die bei einer Vielzahl weiterer Krebse zu erstaunlichen Fortschritten bis hin zu echten Heilungen geführt haben. Ein weiteres Medikament könnte nun mittelfristig die Therapie auch beim Pankreaskarzinom in neue Dimensionen verlagern. Es handelt sich um den Hemmstoff eines Peptids (CD44v6), das für die Progression einschließlich der Metastasierung hauptverantwortlich zu sein scheint und analog zur Schwere der Erkrankung im Serum nachzuweisen ist. In vorklinischen Studien am Tier konnten 2015 mit diesem Hemmstoff dramatische Fortschritte hinsichtlich Wachstum des Primärtumors und Metastasenbildung bis hin zu deren Rückbildung erzielt werden.

Als geeigneter **Tumormarker** in der Nachsorge während und im Anschluss an die Therapie hat sich das **CA 19-9** erwiesen. Sowohl das Ansprechen auf die Therapie als auch erneute Rezidive können damit ausreichend genau definiert werden.

MERKE

Aktuell weist das Karzinom der Bauchspeicheldrüse unter allen Malignomen noch die schlechteste Prognose auf. Die 5-Jahres-Überlebensrate erreicht lediglich eine Größenordnung von 5 bis maximal 10 %.

Zusammenfassung

Pankreaskarzinom

Häufiges Karzinom beider Geschlechter (16.500 Fälle/Jahr), meist im Pankreaskopf lokalisiert

Ursachen

- Nikotin- und Alkoholabusus, Nitrosamine der Nahrung
- chronische Pankreatitis
- genetische Prädisposition
- mehrheitlich unklar

Symptome

- zunächst mild und unspezifisch
- später schmerzloser Ikterus, Pruritus
- evtl. Pankreasinsuffizienz
- Übelkeit
- Schmerzen in Oberbauch und Rücken
- rezidivierende Thrombophlebitiden
- Leistungsknick und Gewichtsabnahme
- manchmal Diabetes mellitus

Diagnostik

- Druckschmerz
- tastbare Gallenblase (Courvoisier-Zeichen)
- Virchow-Drüse
- Ultraschall als Endosonographie
- CT oder MRT
- ERCP

Therapie

- Operation (soweit möglich)
- palliative Chemotherapie, ergänzt durch Tyrosinkinase-Hemmer
- sehr schlechte Prognose

4.4 Erkrankungen der Leber

4.4.1 Hepatitis

Krankheitsentstehung

Die Entzündung der Leber kann zahlreiche Ursachen haben. Zumeist verbindet man mit dem Namen *Hepatitis,* sofern zusätzliche Angaben fehlen, die akute oder chronische, durch spezifische Hepatitis-Viren verursachte Entzündung des Lebergewebes, also die **Virushepatitis**. Die verschiedenen Formen dieser häufigen Erkrankung des Menschen werden im ➤ Fach Infektionskrankheiten besprochen. Im Zusammenhang mit dem Verdauungsapparat interessieren v.a. **alkoholbedingte** oder **toxische** Formen sowie die **Autoimmunhepatitis**. Weitere Ursachen einer entzündlichen Schädigung der Leber, mit möglichem Übergang in eine Leberzirrhose, werden im Rahmen der zugehörigen Themenbereiche besprochen. Einen Gesamtüberblick über die Vielzahl zur Leberschädigung führender Ursachen vermittelt ➤ Abb. 4.22.

Infektiöse Hepatitis

Es gibt zahlreiche **Viren**, die im Rahmen einer Allgemeininfektion eine (vorübergehende) Hepatitis auslösen können. Beispiele sind das Gelbfiebervirus oder das Epstein-Barr-Virus (infektiöse Mononukleose). Unter einer **Virushepatitis** versteht man allerdings ein Krankheitsbild, bei dem Viren **ausschließlich** eine **Infektion der Leber** verursachen, höchstens sekundär einmal weitere Organe schädigen. Diese Hepatitiden werden mit den Buchstaben A bis G belegt (➤ Fach Infektionskrankheiten).

Vergleichsweise selten kommt es durch nicht-virale Erreger zur Leberentzündung. In Frage kommen **Bakterien** wie Leptospiren (Morbus Weil) oder **Staphylokokken** (Abszessbildung), **Protozoen** wie Amöben (Amöbenleberabszess) oder auch **Würmer**, v.a. Echinokokken.

Autoimmunhepatitis

In seltenen Fällen kann es nach oder im Rahmen einer Virus-Hepatitis, v.a. bei bestimmten HLA-Konstellationen (HLA-B8), zu einer Autoimmunhepatitis kommen, bei der verschiedenste **Autoantikörper gegen Lebergewebe** nachweisbar werden. Betroffen sind überwiegend **junge Frauen**. Die Unterscheidung dieser Leberschädigungen von den virusverursachten ist wichtig, weil (nur) in diesen Fällen eine immunsuppressive Therapie, v.a. mit Glukokortikoiden, möglich und sinnvoll ist, um den Übergang in eine Leberzirrhose zu vermeiden.

Toxische Hepatitis

Die Hauptursache für eine chronische, nicht durch Viren verursachte Schädigung des Lebergewebes bis hin zur Leberzirrhose ist der **Alkoholabusus**. Die alkoholbedingte Zirrhose ist sogar häufiger als die Leberzirrhose in der Folge einer Virushepatitis. Daneben kommen aber (selten) auch einzelne **Chemikalie**n oder **Medikamente** wie Isoniazid (gegen Tuberkulose) oder Methyldopa (bei Morbus Parkinson) ursächlich in Betracht. Die Auswirkungen werden bei der Leberzirrhose (➤ Kap. 4.4.3) besprochen.

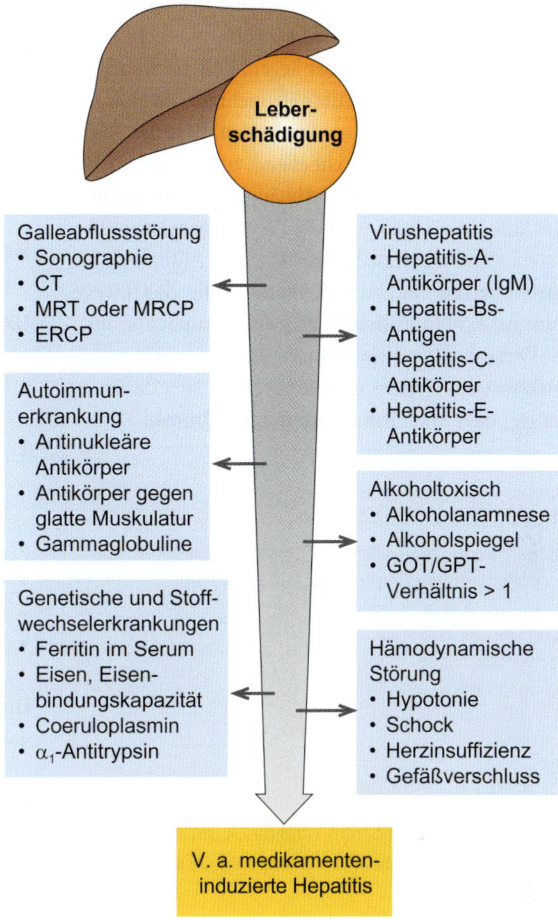

Abb. 4.22 Ursachen und Diagnostik der Hepatitis [L141]

Symptomatik

Die Symptome einer Hepatitis sind, ganz und gar ungeachtet ihrer Ursache bzw. des jeweiligen Erregers, in wechselnder Ausprägung stets dieselben:

- **Inappetenz**
- **Übelkeit** mit Erbrechen
- **Hepatomegalie** mit **Schmerzen** bzw. **Druckgefühl** im rechten Oberbauch
- mäßiges **Fieber**
- **Müdigkeit**
- **Hyperbilirubinämie**, eventuell mit **Ikterus** und **braun verfärbtem Urin**

Diagnostik

Bei der Entzündung der Leber kommt es in unterschiedlichem Ausmaß zur Nekrose von Hepatozyten. Die Inhaltsstoffe dieser Zellen gelangen ins Serum und können dort gemessen werden. Relativ spezifisch, zumindest im Zusammenhang mit der typischen Symptomenkonstellation der Hepatitis, sind v.a. **γ-GT** (Gammaglutamyltransferase) und die **Transaminasen GOT** (Glutamat-Oxalacetat-Transaminase) und **GPT** (Glutamat-Pyruvat-Transaminase). GOT und GPT sind als Bezeichnungen noch im Gebrauch, wurden aber offiziell durch die Begriffe **AST** bzw. **ASAT** (Aspartataminotransferase) und **ALT** bzw. **ALAT** (Alaninaminotransferase) abgelöst. Ein weiteres Enzym, das in verschiedenen Unterformen vorkommt und für die Diagnostik der Hepatitis geeignet ist, ist das **LDH** (Laktatdehydrogenase).

Hepatitiden entstehen durch entzündliche oder toxische Schädigungen von Hepatozyten, aber auch durch einen Rückstau von Gallenflüssigkeit in die Leber, wenn die Gallenwege z.B. durch einen Stein oder Tumor unpassierbar geworden sind. Bei diesen **biliären Formen** sind dann häufig zusätzlich zu den Transaminasen die **AP** (alkalische Phosphatase) und die **LAP** (Leucinaminopeptidase) im Serum erhöht und weisen auf den Zusammenhang. Die AP ist im Serum überwiegend dann erhöht, wenn Erkrankungen des Knochens, der Niere oder des Darms vorliegen oder wenn eine intra- oder extrahepatische Cholestase besteht. Im Praxisalltag hat die Abgrenzung der Cholestase v.a. gegenüber Knochenerkrankungen die größte Bedeutung. Hier hilft dann die zusätzliche Bestimmung der LAP. Wenn **beide** Enzyme **erhöht** sind, kann man mit einiger Sicherheit auf eine Leberzirrhose oder **posthepatische Cholestase** als zugrunde liegende Erkrankung schließen.

Einen besonders wertvollen Laborparameter stellt das **Bilirubin** dar – besonders wenn beim Patienten ein Ikterus besteht. Allein durch die Bestimmung von direktem und indirektem Bilirubin lassen sich die möglichen Ursachen eingrenzen: Ist im Wesentlichen nur das **direkte**, glukuronidierte Bilirubin im Serum erhöht, muss die Ursache der **Leberschädigung hinter der Leber** liegen, weil sie offensichtlich in der Lage war, das Bilirubin der Milz aufzunehmen, zu glukuronidieren und in die Gallenkanälchen auszuscheiden. Erst der Rückstau aus den Gallenwegen führte anschließend zum Übertritt des wasserlöslichen Bilirubins ins Blut und, in Abhängigkeit vom Ausmaß und der Dauer des Staus, zur Schädigung der Leber. Dagegen sind bei einer **Hepatitis** stets sämtliche Prozesse gestört, also Aufnahme aus dem Blut, Glukuronidierung und Ausscheidung in die Gallenwege, sodass es im Serum zur Erhöhung **beider Bilirubinformen** kommt.

Will man im Verlauf einer Lebererkrankung einen Überblick über die **Restfunktion** des Organs erhalten, eignen sich dafür die **ChE** (Cholinesterase) oder auch **Präalbumin** und **Albumin**.

MERKE

Normobergrenzen

*Diese Referenzbereiche bzw. (gerundeten!) Grenzwerte sind hinsichtlich ihrer ungefähren Größenordnung prinzipiell prüfungsrelevant.
- γ-GT: 50 U/l*
- ASAT (GOT): 50 U/l*
- ALAT (GPT): 50 U/l*
- Bilirubin: 1,2 mg/dl*
- LDH: 250 U/l
- AP: 130 U/l
- LAP: 35 U/l
- ChE: (4–)13 U/ml

Am Ausmaß der Enzymerhöhung im Serum kann das Ausmaß der Leberzellschädigung abgelesen werden, jedoch selbstverständlich **ohne** weiteren **Hinweis** auf deren **Ursache**.

Man wird bei einer unklaren Hepatitis mit Erhöhung der Transaminasen zunächst durch Bestimmung **spezifischer Antikörper** versuchen, die häufigste Ursache einer **viral** bedingten Hepatitis zuzuordnen bzw. auszuschließen (➤ Fach Infektionskrankheiten). Wird man dabei nicht fündig, kann man über weitere Laborparameter, durch **Ultraschall** und **CT**, in weiterhin unklaren Fällen auch durch eine **Leberpunktion** nach der Ursache fahnden. So ist z.B. bei einer Erhöhung des **Ferritin** der Hinweis auf eine **Hämochromatose** gegeben, bei einer Erniedrigung des **Coeruloplasmin** derjenige auf einen **Morbus Wilson.** Die beiden Erkrankungen werden im Fach Stoffwechsel besprochen. Bei einer **Echinokokkose** der Leber findet man häufig spezifisches **IgE** und eine **Eosinophilie**, in jedem Fall aber im Ultraschall die typischen Zysten. Entsprechendes gilt für einen **Amöbenleberabszess** (➤ Fach Mikrobiologie).

Ein angeborener Mangel an **α_1-Antitrypsin** kann bereits im Kindesalter zur Schädigung der Leber bis hin zur Leberzirrhose führen. Dasselbe gilt für die **zystische Fibrose** (Mukoviszidose). Zur Verdachtsdiagnose führen bei beiden kongenitalen Erkrankungen die Begleitsymptome an Atemwegen und Lunge (➤ Fach Stoffwechsel).

Therapie

Therapien haben sich an den **Ursachen** von Krankheiten zu orientieren, soweit die Möglichkeiten dafür gegeben sind. Von daher versteht es sich von selbst, dass die Vielzahl möglicher Ursachen einer Schädigung von Lebergewebe zahlreiche und sehr verschiedenartige Therapieansätze erfordert. Die Behandlungsmöglichkeiten werden, soweit sie für den angehenden Heilpraktiker von Bedeutung sind, bei den jeweiligen Erkrankungsbildern besprochen.

Zusammenfassung

Hepatitis

Ursachen
- spezifisch durch die Hepatitisviren A bis G
- begleitend bei systemischen Infektionen (infektiöse Mononukleose, Leptospirose Weil, Gelbfieber u.a.)
- alkoholtoxisch
- im Rahmen von Stoffwechselkrankheiten – z.B. zystische Fibrose, Hämochromatose, Wilson-Krankheit, α_1-Antitrypsinmangel
- autoimmun bei bestimmten HLA-Konstellationen
- chronische Cholestase
- chronischer Rückstau von Blut (z.B. bei Rechtsherzinsuffizienz)
- Medikamente oder Nahrungsfaktoren (z.B. Knollenblätterpilze)

Diagnostik
- Bestimmung der „Leberwerte" (Transaminasen, γ-GT) zur grundsätzlichen Abklärung einer Leberbeteiligung und ihres Ausmaßes
- Suche nach spezifischen (viralen) Antikörpern oder Autoantikörpern
- Differenzierung intra- von posthepatischen Ursachen (Bilirubin direkt und indirekt, AP, LAP)
- Ausschluss alkoholtoxischer Ursachen (Desialotransferrin)
- Suche nach kongenitalen Formen (Ferritin, Coeruloplasmin)
- Kontrolle der verbleibenden Leberfunktion (ChE, Präalbumin, Albumin)
- Ultraschall
- Leberpunktion

Therapie
- in Abhängigkeit von der Ursache, z.B.
  - Virustatika oder Antibiotika bei infektiösen Hepatitiden
  - durch Immunsuppression (Glukokortikoide) bei der Autoimmunhepatitis
  - Alkoholabstinenz
  - Behandlung einer Herzinsuffizienz
  - Entfernung überschüssigen Eisens (Hämochromatose)
  - Lebertransplantation
- unspezifisch durch begleitende Homöopathie oder pflanzliche Präparate aus Mariendistel

4.4.2 Ikterus

Ikterus bedeutet **Gelbsucht**. Gemeint ist die sichtbar gelbe Verfärbung der Haut durch das gelb-bräunliche **Bilirubin**, wenn dessen Konzentration im Blut auf **mehr als 2 mg/dl** angestiegen ist **(Referenzbereich 0,1–1,2 mg/dl)**. Bei Menschen mit besonders heller und dünner Haut oder im Rahmen einer Anämie ist ein Ikterus eher, eventuell bereits bei Serumkonzentrationen unter 2 mg/dl zu erkennen, während Menschen mit dunklerer Hautfärbung höherer Konzentrationen bedürfen, damit die Gelbfärbung sichtbar wird.

Bilirubin besitzt eine besonders **hohe Affinität** zu dem Eiweiß **Elastin**, das in der **Sklera** des Auges reichlich enthalten ist. Die gelbliche Verfärbung der weißen Skleren (**Sklerenikterus**; ➤ Abb. 4.23) ist deshalb **früher** und bei **geringeren Bilirubin-Konzentrationen** (ab **1,5–2 mg/dl**) zu erkennen als die Gelbfärbung der Oberhaut, stellt also ein empfindlicheres diagnostisches Zeichen dar.

Überwiegend in den Fällen, bei denen das Bilirubin über **längere Zeit** in Serum und Lederhaut (bindegewebiger Anteil der Oberhaut) erhöht ist, kann aus der Gelbfärbung auch eine **grünliche Verfärbung** der Haut entstehen, indem Bilirubin zu dem grünbläulichen Biliverdin oxidiert wird **(Biliverdinikterus)**. Besonders häufig ist dies bei der Leberzirrhose, wobei es hier dann auch einmal durch weitere Oxidationsschritte zu einem gelb-rötlichen Farbton der Haut kommen kann **(Rubinikterus)**.

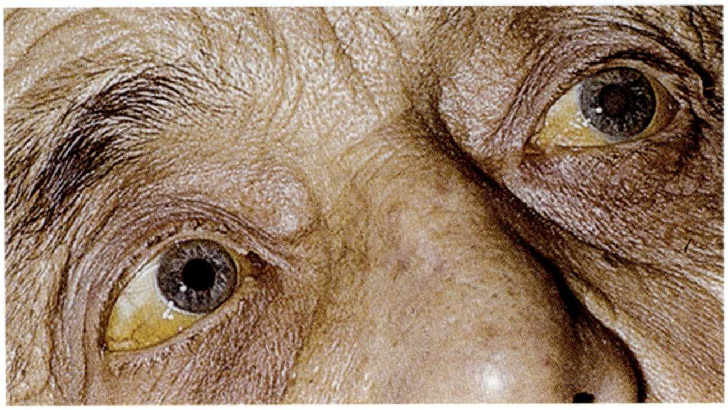

Abb. 4.23 Ikterus mit Sklerenikterus [R101]

Symptomatik

Der Ikterus selbst ist nicht als Krankheit aufzufassen; er stellt lediglich das **Symptom einer Grunderkrankung** dar. Des ungeachtet kann die Einlagerung von Bilirubin und Gallensäuren in die Haut ihrerseits Symptome verursachen. Neben den Symptomen der Ikterusursache kommt es in den Fällen, bei denen der Ikterus längere Zeit besteht, durch Bindung von Bilirubin und Gallensäuren an elastische Fasern des korialen Gewebes der Haut unter Reizung der Juckreizrezeptoren zum **Pruritus** (Juckreiz). Es ist zu beachten, dass ein Ikterus über lediglich wenige Tage, wie er z.B. bei der akuten Pankreatitis bestehen kann, nicht zum Pruritus führt. Ebenso ist bei einer prähepatischen Ursache des Ikterus (s. unten) kein Pruritus zu erwarten, weil dabei einerseits keine Gallensäuren ins Serum gelangen und weil andererseits das Bilirubinmolekül wegen seiner sehr festen Bindung an Albumin kaum in freier Form zu den Juckreizrezeptoren gelangt.

Differenzialdiagnose

Färbung durch β-Carotin

Eine Gelbfärbung der Haut entsteht auch bei der **erhöhten Zufuhr** von **β-Carotin** (aus Karotten oder weiteren Gemüsen), was man des Öfteren bei Säuglingen und Kleinkindern beobachten kann. Die Abgrenzung gegenüber einem Ikterus gelingt an den Augen, bei denen β-Carotin keine Gelbfärbung verursacht. Bei älteren Menschen ist zu beachten, dass die Skleren aufgrund verschiedener Ablagerungen und ganz unabhängig vom Bilirubinspiegel gelblich verfärbt sein können. Der Hinweis auf einen Sklerenikterus bedarf bei ihnen also der Bestätigung durch entsprechende Laborwerte.

Bilirubin und seine Umwandlungsprodukte

Bilirubin entsteht überwiegend aus **Hämoglobin**, zumeist beim Erythrozytenabbau durch die **Makrophagen der Milz**, in geringerem Umfang im übrigen RES, aber auch bei einer fehlerhaften Erythrozytenbildung im Knochenmark aus überschüssigem Hämoglobin. Denkbar ist auch eine vermehrte Entstehung aus ausgedehnten Hämatomen oder aus dem Myoglobin der Muskelzellen bei einem ausgeprägten nekrotischen Zerfall, weil Myoglobin ebenfalls ein Häm-Molekül trägt. Aus dem Abbau des Hämoglobins bzw. Häms entstehen unterschiedlich gefärbte Zwischenprodukte. Auch die jedem bekannten Verfärbungen (grün, gelb und weitere Farbnuancen) beim Abbau von Hämatomen entstehen aus diesen Bilirubinumwandlungen:

Zunächst wird aus dem **Häm** des Hämoglobinmoleküls durch oxidative Spaltung der Ringstruktur das lineare Molekül **Biliverdin** gebildet. Biliverdin besteht durchgängig aus einem mesomeren System aus jeweils abwechselnden Einfach- und Doppelbindungen und besitzt wegen der teilweisen Lichtabsorption solcher Systeme eine **grüne Eigenfarbe** (➤ Abb. 4.24).

Der in den Makrophagen nachfolgende Schritt der Reduktion einer einzigen Doppelbindung unterbricht die Mesomerie in der Mitte des Moleküls und führt zum **gelben Bilirubin** mit geringen Farbnuancierungen ins rotorange-bräunliche. Dies wird deswegen erwähnt, weil die Eigenfarbe des Bilirubin unterschiedlich beschrieben wird.

Das vollständig **wasserunlösliche Bilirubin** wird aus der Milz oder weiteren Anteilen des RES, also im Blut von V. portae oder A. hepatica, sehr fest an Albumin gebunden zur Leber transportiert. Die Anlagerung kleiner Fettmoleküle gehört zu den grundlegenden **Eigenschaften des Albumins** und betrifft u.a. auch die freien Fettsäuren des Blutes. Von den Leberzellen wird Bilirubin nach Abtrennung von Albumin **spezifisch** und unter **ATP-Verbrauch** aufgenommen, wobei das Albumin im Blut verbleibt. In der Leberzelle wird Bilirubin dann in einem ebenfalls energieabhängigen Prozess durch Verknüpfung mit ein oder zwei Molekülen **Glukuronsäure** in die **wasserlösliche Form** des Bilirubinmono- oder Bilirubindiglukuronids überführt. Das dazu notwendige Enzym ist die **Glukuronyltransferase**. Schließlich wird überwiegend **Bilirubindiglukuronid** von der Leberzelle in die Galle ausgeschieden (➤ Abb. 4.25), begleitet lediglich von minimalen Mengen an freiem Bilirubin (1–2 %), die der Glukuronidierung entgangen sind. Dieser kaum erwähnenswerte Anteil kann allerdings bei einem umfangreichen **Mehranfall** von Bilirubin, z.B. im Rahmen einer hämolytischen Anämie, durch Überforderung der Glukuronidierungskapazität der Leber ein Ausmaß erreichen, dass das wasserunlösliche Bilirubin nun in der Galleflüssigkeit ausfällt und in Gallenblase oder Gallenwegen **Steine** (Bilirubinsteine) bildet (➤ Kap. 4.5.1).

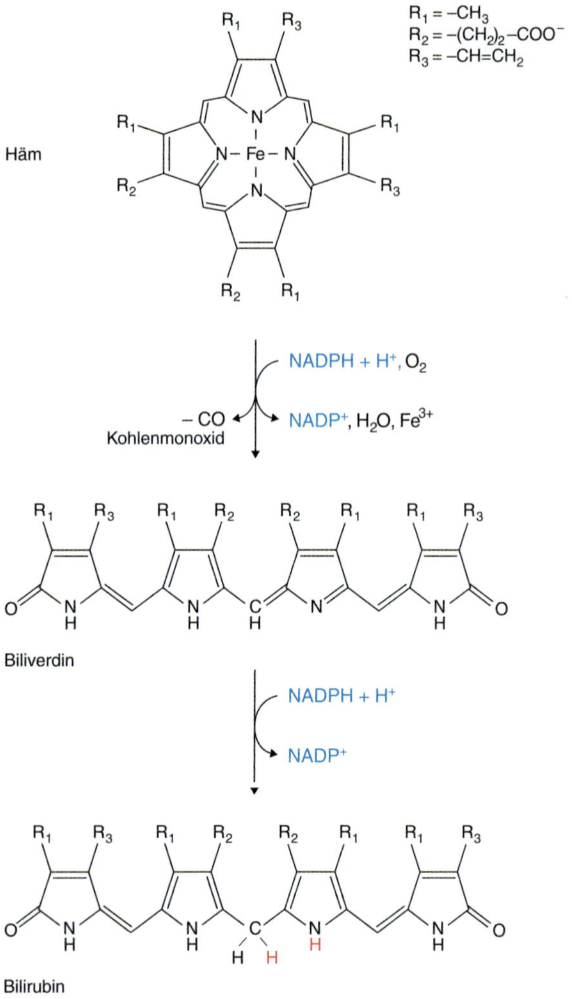

Abb. 4.24 Abbau des Häms zum Gallenfarbstoff Bilirubin [L253]

Ist der wiederum aktive und energieabhängige Ausscheidungsmechanismus aus der Leberzelle in die Gallekanälchen **gestört** (u.a. bei einer entzündlichen Einschränkung der Leberfunktion oder bei einer Steinobstruktion der Gallenwege mit entsprechendem Rückstau bis in die Leber), häuft sich das Glukuronid nicht einfach in der Leberzelle an, sondern es tritt „auf der anderen Seite" **ins Blut über**. Dort wird es wiederum, allerdings sehr locker und auch nur teilweise, an Albumin angelagert. Bei einem posthepatischen Stau ist auch ein Übertritt durch die Interzellularspalten zwischen aneinandergrenzenden Leberzellen von der Galleflüssigkeit direkt ins Blut der Sinusoide möglich bzw. wird in diesen Fällen sogar bevorzugt.

EXKURS

Die beiden Formen des Bilirubinmoleküls erhielten gleich mehrere, **synonym** verwendete Bezeichnungen: Das an Glukuronsäure gebundene (konjugierte) Molekül ist aufgrund dieser Bindung **wasserlöslich** und kann aus demselben Grund im Labor **direkt** nachgewiesen werden. Gleichzeitig *verliert* etwas oder jemand durch eine Bindung sozusagen seine *Freiheit*, wird also **unfrei**. Dagegen ist das Molekül vor seiner Leberpassage noch **ungebunden** (unkonjugiert), **nicht glukuronidiert**, also **frei**, gleichzeitig aber aus diesem Grund auch **wasserunlöslich**. Es muss deshalb im Labor in einem ersten Schritt für den angestrebten Nachweis erst noch wasserlöslich gemacht werden und reagiert deswegen „auf Umwegen" **indirekt:**

- **Bilirubin:** freies, ungebundenes, unkonjugiertes, wasserunlösliches, indirektes Bilirubin
- **Bilirubinglukuronid:** gebundenes, konjugiertes, glukuronidiertes, wasserlösliches, direktes Bilirubin

An dieser Stelle sollte ein Gefühl der Dankbarkeit dafür entstehen, dass den Altvorderen nicht noch mehr synonyme Begrifflichkeiten eingefallen sind.

Während das **indirekte** (= freie = wasserunlösliche) Bilirubin wegen seiner sehr festen Anlagerung an das großmolekulare Albumin beim Durchtritt durch die Niere **nicht in den Urin** ausgeschieden wird, demnach dort auch nicht nachweisbar ist, ist das **direkte**, wasserlösliche, nicht an Albumin angelagerte Bilirubinglukuronid nierengängig und **erscheint im Urin**, in dem es in Abhängigkeit von seiner Konzentration eine **„bierbraune" bis dunkelbraune Verfärbung** verursacht. Bilirubinglukuronid ist ein amphiphiles Molekül mit einer hydrophilen und einer lipophilen Seite, das deshalb die Eigenschaften eines **Seifenmoleküls** (bzw. Syndets) besitzt. Beim Schütteln der Urinprobe bildet sich aus diesem Grund ein **gelber Schaum** – gelb deswegen, weil ein Teil des gelbbräunlichen Bilirubins in den Schaum übergeht.

MERKE

- **Indirektes Bilirubin:** sehr fest an Albumin gebunden und deshalb **nicht** nierengängig
- **Direktes Bilirubin(glukuronid):** als kleines wasserlösliches Einzelmolekül nierengängig

Farbgebung von Urin und Fäzes

Im **Kolon** wird das in die Galle ausgeschiedene Bilirubinglukuronid von der bakteriellen Standortflora in Bilirubin und Glukuronsäure gespalten. Die Glukuronsäure ist letztlich „auch nur eine (oxidierte) Glukose" und dient den Bakterien zu ihrer Ernährung. Das bei der Spaltung entstehende freie (wasserunlösliche) **Bilirubin** wird in der Folge durch die Bakterien ebenfalls verändert, wodurch nun zunächst farbloses **Urobilinogen** und aus diesem **Urobilin, Sterkobilin, Sterkobilinogen** und weitere Abbauprodukte wie **Bilifuszin** entstehen (➤ Abb. 4.25). Vor allem die braun gefärbten Umwandlungsprodukte **Sterkobilin und Bilifuszin** verleihen dem **Stuhl** seine **typische braune Farbe**. Bei einer **vermehrten Ausscheidung** von Bilirubinglukuronid in den Darm wird infolge des vermehrt gebildeten Sterkobilin und Bilifuszin die **Farbe des Stuhls intensiver** (dunkler) und bei einer verminderten Ausscheidung eben **heller. Fehlt** bei einem Verschluss der Gallenwege das **Bilirubin vollständig**, erscheint der **Stuhl entfärbt** (grau bzw. lehmfarben). Hinsichtlich dieser Begrifflichkeiten sollte beachtet werden, dass eine im Rahmen einer Hepatitis reduzierte Menge an ausgeschiedenem Bilirubin nicht dasselbe Ergebnis zeitigen kann wie sein vollständiges Fehlen: **Weniger** Farbe bedeutet einen **helleren** Stuhl; erst das **vollständige Fehlen** der Farbe bei einem Verschluss der Gallenwege führt zu seiner **Entfärbung**.

Etwa 15 % des **gelben Urobilins** bzw. **farblosen Urobilinogens** werden passiv und unspezifisch aus dem Dickdarm resorbiert, von der Leber dem Pfortaderblut entnommen und überwiegend wieder über die Galle ausgeschieden; ein weiterer, prozentual eher geringer Anteil gelangt jedoch auf dem Blutweg zur **Niere**, wird glomerulär filtriert und verleiht dem Urin seine **typische gelbe Farbe**. Dabei wird von der Niere noch zusätzlich ein geringer Teil des farblosen Urobilinogen in gelbes Urobilin umgewandelt, sodass dessen Ausscheidungsrate etwas höher ist als es dem Anteil im Blut entspricht.

Unverändertes **Bilirubin** wird ebenfalls unspezifisch („zufällig") zu einem geringen Prozentsatz (15–20 %) aus dem Kolon rückresorbiert, von der Leber wiederum glukuronidiert und erneut in die Galle ausgeschieden. Es unterliegt also zu einem **geringen Anteil** einem **enterohepatischen Kreislauf**, was im Gegensatz zu seinen Abbauprodukten und deren teilweisen Rückresorption eigentlich keinerlei Bedeutung hat, im Hinblick auf die Prüfung aber beachtet werden sollte.

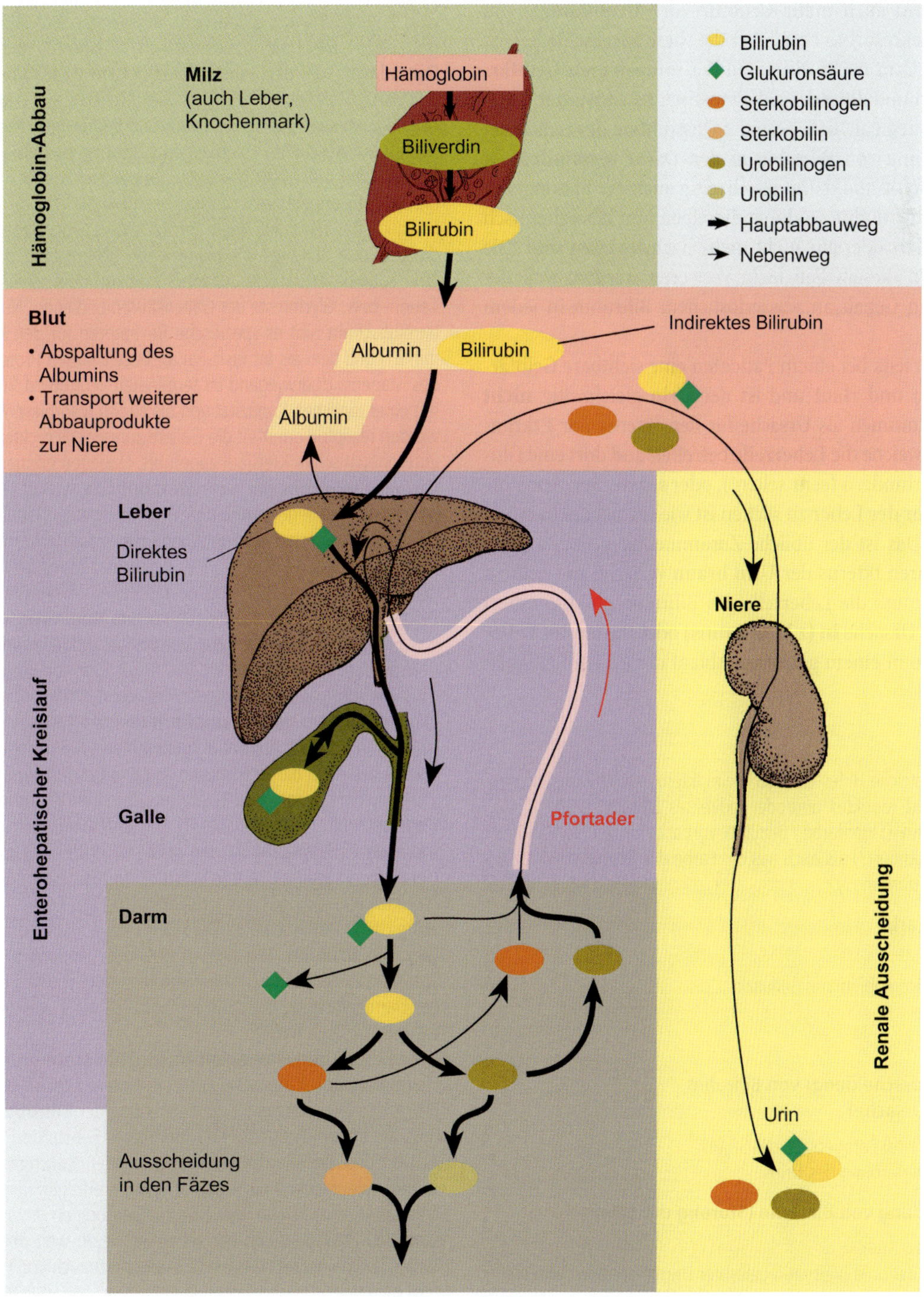

Abb. 4.25 Entstehung, Wege und Veränderungen des Bilirubin in den einzelnen Kompartimenten des Organismus [L190]

MERKE

Zusammenfassend werden sowohl von Bilirubin als auch von seinem primären Umwandlungsprodukt Urobilin(-ogen) **jeweils 15 %** aus dem Dickdarm rückresorbiert und von der Leber erneut entweder vollständig (Bilirubin) oder überwiegend (Urobilinogen) in den Darm ausgeschieden **(enterohepatischer Kreislauf).** Der verbleibende Rest an Urobilin(-ogen) gelangt zur Niere und erzeugt die physiologische Farbe des Urins.

Ist die Ausscheidung von Bilirubindiglukuronid durch vermehrten Anfall deutlich **erhöht** wie z.B. im Rahmen einer hämolytischen Anämie, dann wird auch **mehr Urobilin** und **Urobilinogen** im Darm gebildet, rückresorbiert und über die Niere ausgeschieden, ist entsprechend im Urin nachweisbar, an der **intensiveren Gelbfärbung** zu erkennen und differenzialdiagnostisch zu verwerten. Letzteres gilt auch für den Fall, dass bei einer Obstruktion der Gallenwege die Ausscheidung von Bilirubin in den Darm **vermindert** ist oder vollständig **fehlt** und damit gleichzeitig auch die Bildung von Urobilinogen und Urobilin, wodurch dieselben nun laborchemisch **im Urin vermindert** oder **gar nicht mehr** nachzuweisen sind. Die Urinfarbe kann in diesem Fall nicht verwertet werden, weil der Urin durch seinen Gehalt an wasserlöslichem Bilirubin in jedem Fall braun ist.

Besteht andererseits bei einem Patienten eine sichtbare Gelbfärbung von Skleren und Haut und ist der **Urin** gleichzeitig **nicht braun** verfärbt, kommen als Ursache für den Ikterus nur Erkrankungen in Frage, welche die **Leberzelle** betreffen und dort eine Glukuronidierung verhindern (sehr selten!), oder solche, bei denen die Ursache bereits **vor der Leber** zu suchen ist wie v.a. bei der hämolytischen Anämie. Das ist der übliche Zusammenhang. Ist dagegen bei einem sichtbaren Ikterus der **Urin braun** verfärbt, mit gelbem Schüttelschaum, muss die Leberzelle das Bilirubin glukuronidiert haben, sodass die Ursache **in** (z.B. Hepatitis) oder **hinter der Leber** zu suchen ist, also in einem gestörten Ablauf der Gallenflüssigkeit (Cholestase).

MERKE

Differenzialdiagnostische Hilfestellungen beim Ikterus erhält man also sowohl aus dem **Blut** (direktes und/oder indirektes Bilirubin erhöht?) als auch aus dem **Urin** (Eigenfarbe, Bilirubin vorhanden/nicht vorhanden; Urobilin(-ogen) verändert?) als auch aus der Farbe des **Stuhls** (Hell- bzw. Dunkelfärbung, Entfärbung?).

Physiologische Farbe

Stuhl
- durch (braunes) Sterkobilin und Bilifuszin

Urin
- durch (gelbes) Urobilin

Mehranfall (+ Ausscheidung) von Bilirubin (prähepatische Ursache)
- intensivere (dunklere) Farbgebung des Stuhls
- intensivere Gelbverfärbung des Urins

Minderausscheidung von Bilirubin (Störung der Leber)
- heller (hellbrauner) Stuhl
- durch Bilirubinglukuronid bierbraun gefärbter Urin mit (laborchemisch) theoretisch (!) geringerem Gehalt an Urobilin und Urobilinogen. Wegen der Minderfunktion der Leber mit geringerer Ausscheidungsrate in die Galle ist der Gehalt an Urobilin(ogen) allerdings im Gegensatz zur Theorie meist erhöht.

Fehlende Ausscheidung von Bilirubin (posthepatischer Stau)
- entfärbter, grauer bzw. tonfarbener/lehmfarbener Stuhl
- durch große Mengen an Bilirubinglukuronid kräftig braun verfärbter Urin, laborchemisch frei von Urobilin und Urobilinogen

EXKURS

Der genaue Ort der Rückresorption von Bilirubin und seinen Metaboliten wird häufig fehlinterpretiert bzw. missverstanden: **Aktive**, über Carrier gesteuerte Resorptionsmechanismen existieren **ausschließlich im Dünndarm**, weil dies seiner physiologischen Funktion entspricht. Dabei gibt es proximal eine Unzahl an spezifischen Carrier-Systemen, die nach distal abnehmen, weil sie dort aufgrund der riesigen Absorptionskapazität proximaler Abschnitte überwiegend nicht mehr gebraucht werden. Der distale Abschnitt erhält hierdurch hauptsächlich eine Reservefunktion für die späten Gänge eines umfangreichen Menüs.
Lediglich das terminale Ileum besitzt eine davon abweichende Funktion, die teilweise in seiner physiologischen Besiedelung durch überwiegend Milchsäurebakterien (z.B. Acidophilus) begründet scheint, die sich u.a. der Taurin- bzw. Glycinreste der Gallensäuren bedienen. Nur in diesem Dünndarmabschnitt gibt es spezifische Rezeptoren für den Komplex aus Vitamin B_{12} und dem als Intrinsic-Faktor bezeichneten Protein der Belegzellen des Magens. Überwiegend im terminalen Ileum wird Vitamin C spezifisch mit einer täglichen Kapazität von bis zu 5 g resorbiert. Ausschließlich dort werden rezeptorvermittelt die Gallensäuren aktiv rückresorbiert und ihrem enterohepatischen Kreislauf zugeführt. Dagegen existieren **keine Rezeptoren** für **Bilirubin** und seine **Metaboliten**, weil das bei diesen **Abfallprodukten** keinerlei evolutionären Sinn ergeben hätte.
Der Dickdarm besitzt die Funktionen der Wasserabsorption und der Speicherung der Nahrungsreste, aber keinerlei aktive Mechanismen irgendeiner Resorption von Nahrungsbestandteilen. Wenn das aus bakterieller Produktion der Dickdarmflora stammende **Vitamin K** in einer Menge von etwa 30–40 µg/Tag über die Darmwand aufgenommen und zur Leber transportiert wird, entspricht dies sozusagen lediglich dem glücklichen Umstand, dass dieses Vitamin ein Fett darstellt (fettlöslich ist) und deswegen **zufällig** und **vollautomatisch** über die Fettmembranen der Mukosazellen in den Organismus aufgenommen wird. Über denselben Mechanismus gelangen die fettlöslichen Schlafmittel zufällig und ohne mögliche „Gegenwehr" seitens des Zerebrums durch die ansonsten so dichte Blut-Hirn-Schranke. Aus demselben Grund unterliegt auch der geringe Anteil von etwa 15 % an Bilirubin, der bis dahin noch nicht von der bakteriellen Flora des Dickdarms aufgenommen wurde, einem enterohepatischen Kreislauf und dies gilt aus derselben Ursache heraus auch für die noch ausreichend fettlöslichen bakteriellen Umwandlungsprodukte **Urobilinogen** und **Urobilin**. Lediglich in geringem Umfang ergänzt werden die Transportvorgänge durch die ebenfalls ungerichtete Endozytosefähigkeit der Darmepithelien, die dann im Einzelfall auch wasserlösliche Moleküle wie z.B. Folsäure betrifft.
Neben dieser **ungesteuerten Absorptionsrate** der **Darmmukosa** für kleine **Fettmoleküle** zeigt auch die Notwendigkeit der physiologischen **Flora des Dickdarms** für die Entstehung der **Bilirubinfolgeprodukte**, dass der enterohepatische Kreislauf dieser Substanzen, im Gegensatz zur aktiven und evolutionär fein ausgeklügelten Rückresorption der Gallensäuren, überwiegend nicht aus dem Ileum erfolgen kann, wie dies häufig behauptet wird. Denn die Bilirubinmetaboliten entstehen wegen der schnellen Passage durch das terminale Ileum weit überwiegend erst im Kolon, sodass der letzte Dünndarmabschnitt auch von daher einen höchstens minimalen Beitrag leisten kann.

Unter physiologischen Bedingungen entstehen **täglich** etwa **300 mg Bilirubin,** davon rund **80 %** aus der **lienalen Blutmauserung** und 20 % aus dem Knochenmark, dem Myoglobinstoffwechsel, den Cytochromen der allgemeinen Zellerneuerung sowie dem RES außerhalb der Milz. Der übliche Bilirubin-Serumspiegel, der aus einer venösen Blutprobe bestimmt wird, speist sich nahezu ausschließlich aus diesen 20 %, weil das Bilirubin des Milzvenenblutes **weitgehend vollständig** von der Leber entnommen wird. Beim wasserunlöslichen, **indirekten Bilirubin** eines gesunden Menschen sind aus diesem peripheren Bilirubinanfall von rund 60 mg/Tag Werte in einer Größenordnung von maximal 0,2 mg/dl zu erwarten.

Wasserlösliches, **direktes Bilirubin** (Glukuronid) kann bei einer gesunden Leber allenfalls in Spuren aus deren physiologischem Zelldetritus entstehen und ins Serum übertreten, sodass die Serumspiegel dieses Bilirubinanteils bei maximal 0,1 mg/dl liegen sollten. Tatsächlich erhält man bei gesunden Probanden für das direkte Bilirubin Serumwerte nahe bei null, sofern im Labor nicht mit der alten Diazomethode, sondern mit den genaueren modernen Verfahren gemessen wird. Die schulmedizinisch definierte Obergrenze von 1,2 mg/dl für das Gesamtbilirubin stellt also wie allgemein bei Referenzbereichen üblich einen eher schon (nach der Prüfung) als **pathologisch** einzustufenden Bereich dar.

Beim **Mehranfall von Bilirubin** im Rahmen einer hämolytischen Anämie gilt es Folgendes zu beachten:

- Die **Aufnahmekapazität** einer gesunden Leber bietet **reichliche Reserven**. Da auch die weiteren Schritte der Glukuronidierung und Ausscheidung in die Galle in gewissem Umfang gesteigert werden können, führt eine pathologische Vermehrung höchstens zu einem Serumanstieg innerhalb des Referenzbereichs. Allerdings betreffen die Schritte der Glukuronidierung und Ausscheidung nicht isoliert das Bilirubin, sondern jeweils ganze Gruppen von physiologischen oder zusätzlich zugeführten Substanzen, sodass ein kompetitiver Wettbewerb entsteht, der bei entsprechenden Leberbelastungen pathologische Bilirubinspiegel zur Folge haben kann. Besonders augenscheinlich wird dieser Zusammenhang bei den kongenitalen Veränderungen einer Meulengracht-Krankheit oder eines Dubin-Johnson-Syndroms, weil die ikterischen Phasen hier nur sporadisch in Erscheinung treten.
- Bei einer lienalen hämolytischen Anämie (z.B. Thalassämie, Kugelzellenanämie) sind die Bilirubinmengen im Pfortaderblut mäßig oder – bei Homozygoten – extrem bis auf das 12-Fache erhöht, von den üblichen 300 mg/Tag also auf mehr als 3 g Bilirubin/Tag. Mäßige Erhöhungen einer heterozygoten Thalassämie liegen innerhalb der Leberreserven, wodurch sie **nicht zum Ikterus** führen müssen. Erst bei der Kugelzellenanämie mit ihrer auf weniger als 10 Tage verkürzten Lebenszeit der Erythrozyten, teilweise auch in Phasen einer Thalassämie, wird die Kapazität der Leber überschritten, sodass ein Teil des Bilirubins der Pfortader die Leber passiert und im peripheren Blut erscheint. Wie extrem die Leberreserven tatsächlich sind, ersieht man daraus, dass selbst bei der Kugelzellenanämie, bei gleichzeitig um den Faktor 7–8 gesteigerter Hämatopoese des Knochenmarks, kaum jemals Bilirubin-Serumwerte oberhalb 4 mg/dl erreicht werden. Gehen sie im Einzelfall deutlich darüber hinaus, ist von einer (zusätzlichen) Schädigung der Leber auszugehen. Dies gilt auch in den Fällen, bei denen Serumwerte oberhalb etwa 0,3 mg/dl für das direkte Bilirubin gemessen werden, denn glukuronidiertes Bilirubin kann ausschließlich aus einer Leber stammen, die nicht in der Lage ist, diesen Bilirubinanteil in die Galle auszuscheiden.

Entsprechend den möglichen Ursachen unterscheidet man einen **prähepatischen** von einem **intrahepatischen** und **posthepatischen Ikterus** (➤ Abb. 4.26). Analog zu den bei diesen Unterformen ganz unterschiedlich gefärbten Ausscheidungen lässt sich auch ein Bezug zu den **Leberenzymen** herstellen: Im Zusammenhang mit einem Ikterus sind die **Transaminasen** immer dann erhöht, wenn die Leberzelle selbst geschädigt ist und ihren Inhalt freisetzt, üblicherweise im Rahmen einer **Hepatitis** gleich welcher Ursache. Ein **prähepatischer** Ikterus verursacht weder eine Erhöhung der Transaminasen noch von AP oder LAP. Ein **posthepatischer** Ikterus führt erst bei massivem und länger andauerndem Rückstau in die Leber zur mäßigen Vermehrung der Transaminasen, während die alkalische Phosphatase (AP) hierbei deutlich erhöht nachzuweisen ist. Besonders Transaminasen (AST und ALT) und AP bieten also im Verein mit den Färbungen der Ausscheidungen einen ersten, in der Summe bereits hinlänglich **zuverlässigen Hinweis** auf den Ort der Störung; sie bilden damit die Basis für nachfolgende gezielte Untersuchungen.

MERKE

Die manchmal immer noch gegebenen Hinweise auf einen Bezug zwischen bestimmten AST/ALT-Quotienten oder der absoluten Höhe der Transaminasen zu bestimmten Lebererkrankungen sind allesamt mehr als entbehrlich und weder für die Prüfung noch für den medizinischen Alltag relevant. Beispielsweise kann eine akute Hepatitis gleich welcher Ursache sowohl extreme als auch milde Erhöhungen der Serumtransaminasen aufweisen, passend zu den individuell sehr unterschiedlich ausgeprägten Entzündungen.

Prähepatischer Ikterus

Die wesentliche Ursache des prähepatischen Ikterus ist die **Hämolyse** z.B. infolge eines Autoimmungeschehens (Allergie vom Typ II) bzw. Transfusionszwischenfalls, bei der Malaria oder, weit überwiegend, als Folge von defekten Erythrozyten bei verschiedenen angeborenen Erkrankungen (Thalassämie, Sphärozytose u.a.) (➤ Fach Hämatologie).

Im Serum ist das wasserunlösliche, **indirekte Bilirubin erhöht**; der **Urin** ist demnach **nicht braun** verfärbt. Die Ausscheidung durch die Leber in die Galle ist aufgrund des Mehranfalls **gesteigert**, wobei dann neben dem wasserlöslichen auch nennenswerte Mengen an freiem Bilirubin in Galle und Darm gelangen können. Die Bildung von **Bilirubinsteinen (Pigmentsteinen)** wird dadurch begünstigt. Die **Stuhlfarbe** ist durch den höheren Gehalt an Sterkobilin und Bilifuszin **intensiver** bzw. **dunkler** als üblich. Im **Urin** erscheinen größere Mengen an Urobilin(-ogen), wodurch dessen **Gelbfärbung intensiver** erscheint. Im Blut sieht man aufgrund der gesteigerten Erythropoese eine **Retikulozytose** (➤ Fach Hämatologie).

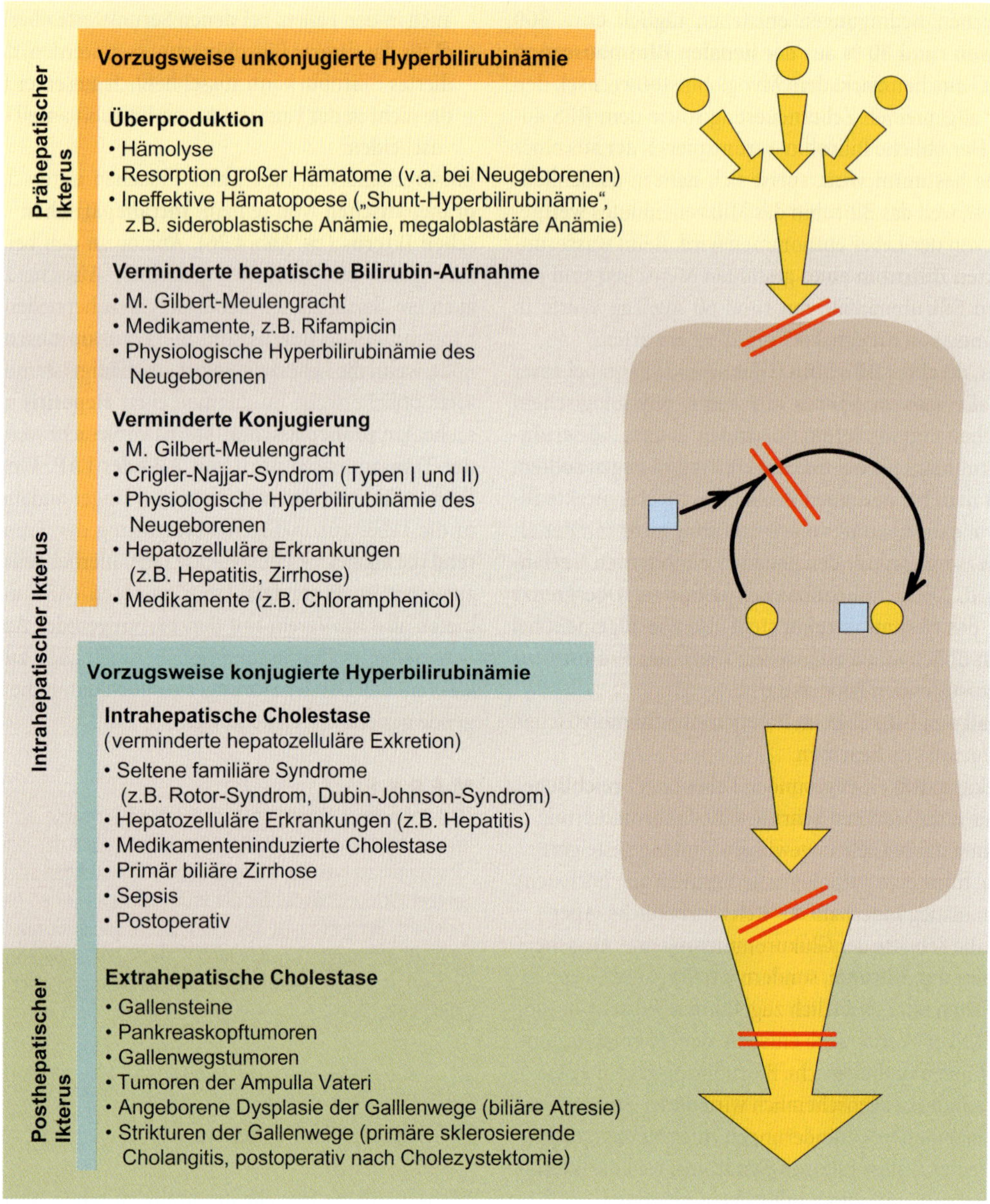

Abb. 4.26 Ursachen für einen Ikterus [L157]

MERKE

Die **Definition** sich verändernder Farben der Ausscheidungsprodukte sollte **genauer** genommen werden als dies häufig üblich ist. Was genau meint man z.B. mit dem so oft bemühten Begriff eines „dunklen Urins"? Der eine versteht darunter als Gegensatz zu dem hellen (wässrigen) Urin der Polyurie eine *intensivere Gelbfärbung*, der nächste einen *braunen Farbton*, wobei allerdings der eindeutig pathologische „bierbraune" Urin nicht wirklich „dunkel" ist. Man sollte also derart unscharfe **Pseudodefinitionen** grundsätzlich **nicht benutzen**! Die Farbe des Urins ist entweder physiologisch *gelb* oder, analog zu den ausgeschiedenen Mengen *heller* oder *intensiver gelb* gefärbt, z.B. beim Morgenurin. Beim prähepatischen Ikterus ist er dagegen selbst bei reichlichen Urinmengen *intensiver gelb* gefärbt als wichtiger Hinweis auf die zugrunde liegende Störung. *Braun* – von bierbraun bis dunkelbraun – bezeichnet im Gegensatz hierzu die Farbe beim Übertritt von wasserlöslichem Bilirubin, sodass eine prähepatische Ursache ausscheidet. Man sollte also möglichen Missverständnissen durch eine geeignete und medizinisch korrekte Wortwahl zuvorkommen: Der Urin ist nicht „dunkler", sondern **entweder** intensiver (gelb) gefärbt **oder** braun.

Entsprechendes gilt für die Definitionen der **Stuhlfarbe**, bei der die Begrifflichkeiten *hell* und *entfärbt* munter miteinander vermischt werden, obwohl sie für sehr unterschiedliche Diagnosen stehen und „hellbraun" nicht wirklich dasselbe ist wie „entfärbt = grau". Die Stuhlfarbe bietet also exakt die Definitionen „normal", „intensiver oder auch dunkler (dunkelbraun)", „heller (hellbraun)" und schließlich „acholisch" (a Cholä = ohne Galle), also „entfärbt bzw. grau, tonfarben, lehmfarben". Eine weitere Farbvariante besteht in „gelb", weil die Bakterien bei einer sehr schnellen Dickdarmpassage (Diarrhö) keine ausreichende Zeit zur Umwandlung des Bilirubins finden, wodurch der Stuhl dessen Farbe annimmt.

Auch beim Abbau umfangreicher **Hämatome**, beim **Zerfall von Muskelgewebe** (Rhabdomyolyse) aus dessen Myoglobin, in der **Schwangerschaft** oder bei **Bildungsstörungen im Knochenmark** (makrozytäre Anämie) kann ein milder Ikterus entstehen:

- Bereits unter physiologischen Bedingungen wird im Rahmen der Erythropoese ein sehr geringer Anteil der entstehenden Erythrozyten von den Makrophagen des Knochenmarks ausgemustert, weil sie kleinere Unregelmäßigkeiten zeigen. Zusätzlich zerbricht ein geringer Anteil überalterter Erythrozyten intravasal, bevor die Milz erreicht wird. Die Kupfferzellen der Leber beteiligen sich an der Blutmauserung. Das aus dem Hämoglobin dieser Erythrozyten entstehende Bilirubin bildet den Hauptanteil des physiologischen Serumspiegels von maximal 0,3 mg/dl an indirektem Bilirubin. Ergänzt wird er durch geringe Mengen an Hämoglobin bzw. schließlich Bilirubin, das im Rahmen der Kernausstoßung (Normoblasten → Retikulozyten, ➤ Fach Hämatologie) freigesetzt wird sowie aus einzelnen Erythrozyten, die in der Peripherie ins Gewebe übertreten und dort von Makrophagen abgebaut werden. Der Vollständigkeit halber sei erwähnt, dass die **Cytochrome der Atmungskette** der Mitochondrien ebenfalls Häm enthalten, sodass geringe Mengen an Bilirubin letztendlich aus **jeder Zellerneuerung** entstehen.
- Der physiologische Bilirubingehalt des Serums kann bei einer **Störung der Erythropoese,** welche die **Zellneubildung** betrifft bei gleichzeitig ungestörter Hämoglobinbildung, erheblich vermehrt sein, weil dabei überschüssig gebildetes Hämoglobin wieder abgebaut werden muss. Diese Konstellation ergibt sich v.a. bei einem ausgeprägten Mangel an den B-Vitaminen B_{12} und/oder Folsäure, deren Mangel ausschließlich die DNA-Synthese, nicht jedoch die Hämoglobinsynthese betrifft. Man findet deshalb bei der **makrozytären Anämie** häufig ein mehr oder weniger deutliches **ikterisches Hautkolorit** bei den Betroffenen.
- Dagegen ist bei der Eisenmangelanämie weniger die Zellneubildung und mehr die Hämoglobinsynthese unzureichend, sodass aus dieser Anämieform kein Ikterus hervorgehen kann. Findet man also bei einer **mikrozytären Anämie** rezidivierende ikterische Phasen (und eine Splenomegalie), handelt es sich **nicht** um eine Eisenmangelanämie, sondern um eine **Thalassaemia minor** (➤ Fach Hämatologie).
- In der **Schwangerschaft** kann es im Einzelfall zum milden Ikterus kommen, weil das **fetale** (indirekte) Bilirubin in der Plazenta **auf die Mutter übergeht** und von ihr entsorgt werden muss. Zusätzlich entsteht manchmal, v.a. gegen Ende der Schwangerschaft eine **intrahepatische Cholestase** mit Vermehrung des direkten Bilirubins im Serum, weil die aktive Ausscheidung in die Galle u.a. von den kompetitiv konkurrierenden Östrogenen und Gestagenen behindert wird.
- **Hämatome**, die abgebaut und „entsorgt" werden müssen, entstehen nicht nur lokal z.B. aufgrund von Verletzungen, sondern auch bei zahlreichen systemischen **Infektionskrankheiten** oder **Autoimmunprozessen** in Form von multiplen Einblutungen in Haut und innere Organe. Mögliche Ursachen stellen bakterielle Toxine dar, die wie z.B. **EHEC-Toxine** (Shigatoxin) beim Bild des hämolytisch-urämischen Syndroms (HUS) zu Kapillarwandschäden führen, und häufig noch zusätzlich zu direkten Wirkungen auf die Erythrozyten. Daneben kommt es manchmal, wie auch z.B. im Rahmen einer **Sepsis**, zu umfangreicheren Mikrothrombenbildungen mit der Folge einer Thrombozytopenie **(Verbrauchskoagulopathie)** und zu multiplen Einblutungen, z.B. als **thrombozytopenische Purpura**. Meist ist jedoch das Ausmaß der resultierenden Hyperbilirubinämie **nicht ausreichend**, um an der Haut das Symptom eines Ikterus zu erzeugen, sodass die manchmal vorgenommene Einordnung speziell von HUS oder der bakteriellen Sepsis in die „Ikterus-Schublade" nicht gerechtfertigt scheint. Beispielsweise ist die Haut im septischen Schock zunächst rot und warm, nachfolgend bei sistierender Wärmeerzeugung blass bzw. grau und eben gerade nicht ikterisch.
- Ab und zu kommt es bei einem Patienten mit **künstlicher Herzklappe** an deren (metallischer) Oberfläche zu einem derart umfangreichen Erythrozytenzerfall, dass ein Ikterus entsteht. Dies betrifft häufig auch die Thrombozyten (→ Blutungsneigung), wodurch sich das Bild weiter verstärkt.

Intrahepatischer Ikterus

Der intrahepatische Ikterus als **häufigste Ikterusursache** hat ein breites Spektrum möglicher Erkrankungen. Ganz allgemein kann er entstehen

- durch **angeborene** (kongenitale) Ursachen, die durch **Enzymstörungen** verursacht werden
- bei Formen, die **physiologisch** (Neugeborenenikterus) bzw. außerhalb der Leber entstanden sind (prolongierter Neugeborenenikterus)
- durch eine **erworbene Schädigung** der Leber:
  - infektiös
  - als Autoimmunhepatitis
  - toxisch
    - Alkohol
    - Nahrungsmittel, z.B. Verwechslung von Knollenblätterpilzen
    - Ablagerungen von Schwermetallen (Wilson-Krankheit, Hämochromatose)
    - Medikamente, z.B. Paracetamolüberdosierung oder manche Antibiotika
    - Umweltgifte
  - bei Leberzirrhose

Es gilt zu beachten, dass ein Rückstau in die Leber bei **Rechtsherzinsuffizienz**, der zu Schädigungen der Leber und damit zum Ikterus geführt hat, ganz und gar unabhängig von der Ursache **die Leber selbst betrifft** und damit eine **intrahepatische** Form darstellt.

Kongenitale Formen

HINWEIS PRÜFUNG

Man kann die angeborenen, auf Enzymdefekten beruhenden Formen theoretisch danach unterteilen, ob sie eher die Aufnahme von Bilirubin in die Leberzelle, die Glukuronidierung oder die Ausscheidung in die Galle betreffen. Angesichts der geringen Gesamtzahl dieser Erkrankungen und der **fehlenden Prüfungsrelevanz** (abgesehen von der Meulengracht-Krankheit!) erübrigt sich allerdings diese zusätzliche Systematik.

Crigler-Najjar-Syndrom

Beim Crigler-Najjar-Syndrom ist die **Glukuronyltransferase** gar nicht (Typ 1) oder vermindert (Typ 2) vorhanden. Freies Bilirubin staut ins Blut zurück und erreicht beim **Typ 1** extreme Ausmaße (20–45 mg/dl). Die Folge ist u.a. eine **intrazerebrale Einlagerung (Bilirubinenzephalopathie)** mit schwersten Hirnschäden. Da überwiegend die Basalganglien des Großhirns betroffen sind, nennt man diese Form einer Enzephalopathie auch **Kernikterus.** Die Kinder sind **nicht lebensfähig**, sterben in aller Regel spätestens im 2. Lebensjahr, sofern keine Lebertransplantation möglich ist. Die entstandenen Hirnschäden, mit denen grundsätzlich ab einem anhaltenden Serumspiegel von etwa 20 mg/dl Bilirubin zu rechnen ist, sind allerdings nicht reversibel.

Auch der **Typ 2,** bei dem inzwischen zahlreiche unterschiedliche Mutationen bekannt sind, verursacht eine ausgeprägte **Hyperbilirubinämie** zwischen 6 und 20 mg/dl, die teilweise zum **Kernikterus** führt und motorische und sensible Störungen verursacht. Den Übergang in eine Bilirubinenzephalopathie bei den betroffenen Säuglingen kann man an der sich ausbildenden **Apathie**, verbunden mit Trinkschwäche erkennen. Spätestens zu diesem Zeitpunkt sollte die vorhandene Glukuronyltransferase durch **Medikamente** wie Barbitursäure **(Phenobarbital)** in ihrer Aktivität stimuliert und zusätzlich die **Lichttherapie** eingesetzt werden (➤ Abb. 4.27), bei der **blaues Licht** mit einer Wellenlänge um 450 nm verwendet wird. Licht dieser Wellenlänge wandelt das in die Haut eingelagerte Bilirubin in eine wasserlösliche, durch die Niere ausscheidbare Form um. Patienten mit Typ 2 sind zwar ihr Leben lang ikterisch, erreichen aber unter regelmäßiger (abendlicher) Phenobarbitalgabe überwiegend ein normales Lebensalter.

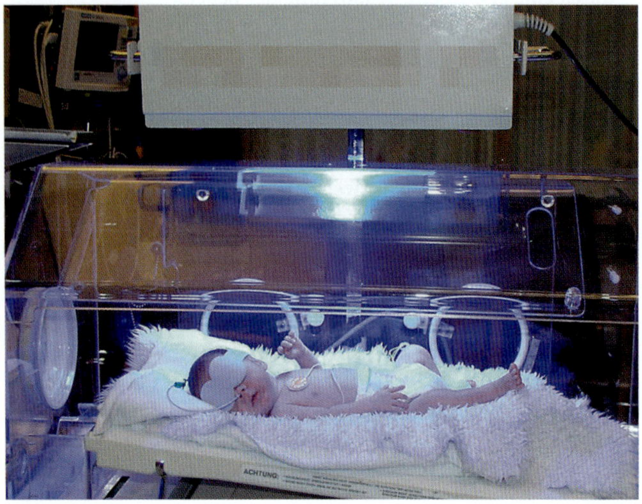

Abb. 4.27 Lichttherapie mit blauem Licht [M552]

Rotor-Syndrom

Beim kongenitalen, sehr seltenen Rotor-Syndrom entsteht ein chronischer Ikterus dadurch, dass das Bilirubin nicht vollständig in die Leberzelle aufgenommen werden kann. Der größte Teil allerdings wird aufgenommen und in direktes Bilirubin überführt, kann aber nicht ausreichend in die Galle ausgeschieden werden und staut ins Blut zurück. Man findet im Blut also überwiegend eine Erhöhung des direkten Bilirubins, wodurch Parallelen zum Dubin-Johnson-Syndrom entstehen. Der **Urin** ist **braun** verfärbt, der **Stuhl heller** als üblich. Weitere Symptome entstehen nicht.

Dubin-Johnson-Syndrom

Das seltene Dubin-Johnson-Syndrom ist eine rezessiv vererbte Störung, die nur die **Ausscheidung in die Galle** betrifft. Das ungestört gebildete Bilirubinglukuronid wird über die Niere ausgeschieden, sodass lange Jahre kein Ikterus in Erscheinung treten muss. Der **Urin** kann allerdings jederzeit **braun** verfärbt sein. Der **Stuhl** ist **hell.** Erst wenn durch z.B. einen **vermehrten Anfall von Östrogenen** (Schwangerschaft, Pille) oder im Rahmen von Infekten die Leber überfordert ist, wird die Störung durch den entstehenden Ikterus äußerlich sichtbar. Die Leber kann durch Einlagerung von dunklen Pigmenten in die Lysosomen der Hepatozyten vergrößert sein, wodurch es manchmal (selten) zu unspezifischen Beschwerden im rechten Oberbauch kommt. Da die Bilirubin-Serumspiegel nur minimal erhöht sind und die Ausscheidung der Gallensäuren ungestört verläuft, entsteht beim Dubin-Johnson-Syndrom **kein Juckreiz**.

Die **Diagnose** kann in Zweifelsfällen aus dem Urin erbracht werden: Der Gehalt des auch vom Gesunden in sehr geringen Mengen ausgeschiedenen Koproporphyrins (Zwischenprodukt im Stoffwechsel des Häm) ist nicht erhöht, wird jedoch durch ein abweichendes, spezifisches Muster an Isomeren krankheitsspezifisch. Es versteht sich von selbst, dass derlei Feinheiten nicht prüfungsrelevant sein können und nur der Vollständigkeit halber erwähnt werden.

Bei den betroffenen Patientinnen gilt die Einnahme **hormoneller Kontrazeptiva** als **kontraindiziert**, obwohl von den weit höheren Hormonspiegeln einer Schwangerschaft ungleich stärkere Auswirkungen zu erwarten sind. Allerdings ist das Kind nicht gefährdet, sodass wenigstens die Schwangerschaft glücklicherweise nicht „kontraindiziert" ist.

Meulengracht-Gilbert-Syndrom

Die Ursache der autosomal-rezessiv vererbten Meulengracht-Krankheit (Gilbert-Syndrom) besteht in einer leicht verminderten Aufnahme des Bilirubins in die Leberzelle sowie, zusätzlich und von größerer Bedeutung, in einer **eingeschränkten Kapazität** der **Glukuronyltransferase. Männer** scheinen deutlich **häufiger** betroffen zu sein als Frauen. Es sind eine ganze Reihe von Genmutationen bekannt, die weit überwiegend in homozygoter Form vorliegen müssen, um Krankheitsausprägungen zu erzeugen. Der früher angenommene dominante Erbgang hat sich deshalb in den neueren Untersuchungen nicht bestätigen lassen. Die Bilirubin-Serumspiegel liegen in der Regel intermittierend zwischen 1 und 3 mg/dl, können im Einzelfall aber auch höher sein. Die betroffenen Patienten leiden wegen der schwankenden Serumspiegel nur **in unregelmäßigen Abständen** an einem Ikterus, der durch eine Erhöhung des **freien Bilirubin** zustande kommt. Der **Urin** ist also **nicht verfärbt**. Der Stuhl ist wegen der verminderten Ausscheidung in die Galle etwas heller als üblich.

Ikterische Phasen erscheinen am ehesten im Rahmen von **Operationen** und **Infekten**, nach **Alkoholgenuss** oder nach längerem **Fasten**, weil die Leber dabei zusätzlich belastet bzw. die Produktion der Glukuronyltransferase eingeschränkt wird. Das Auftreten eines

Ikterus bzw. erhöhter Bilirubin-Serumspiegel bei Nahrungskarenz kann zum **Nachweis** der Erkrankung benutzt werden, nachdem andere Ursachen der ikterischen Phasen ausgeschlossen wurden. Üblich ist hierbei ein 48-stündiges Fasten.

HINWEIS DES AUTORS

Auch ein Alkoholexzess könnte dem Nachweis dienen, falls dies dem Patienten im Einzelfall lieber sein sollte als Fasten.

Das Gilbert-Syndrom ist die **häufigste angeborene Stoffwechselstörung**, die mit einem Ikterus einhergeht, genau genommen sogar die häufigste überhaupt. Aufgrund der Bilirubin-Serumspiegel rechnet man mit einem Anteil von etwa **9 %** in der Bevölkerung. Einzelne Schätzungen reichen bis 16 %. **Auswirkungen** auf Gesundheit und Lebenserwartung bei den Betroffenen bestehen **nicht**. Es gibt also auch keinerlei abdominelle Beschwerden oder Exantheme, wie manchmal behauptet wird!

Bei Bedarf kann man laut einer neueren Studie durch eine **Zink-Substitution** die Bilirubin-Serumspiegel senken (Zink als essenzieller Cofaktor der Glukuronyltransferase). Schulmedizinisch wird in ausgeprägteren Fällen durch die ansonsten obsoleten **Barbiturate** (Phenobarbital) die Enzymsynthese der Leber stimuliert. Barbiturate wurden früher als Schlafmittel oder bei zerebralen Anfallsleiden eingesetzt.

EXKURS

Die Wirksamkeit von Zink und noch ausgeprägter Phenobarbital weist darauf hin, dass die unterschiedlichen Mutationen nicht das eigentliche Gen der Glukuronyltransferase betreffen, sondern Regionen, die als sog. Promotor die Transkription in die mRNA steuern bzw. ankurbeln. Tatsächlich wurde dies auch in genetischen Untersuchungsreihen so vorgefunden. Die Einschränkung der Transkription und hierdurch verminderte Enzymproduktion lässt sich offensichtlich durch zusätzliche Belastungen der Leberzellen (Fasten, Alkohol) weiter verstärken bzw. eben auch medikamentös abschwächen, weil das Enzym selbst uneingeschränkt wirksam ist, sobald sein Herstellungsprozess sozusagen freigegeben wurde.

Physiologische Formen

Neugeborenenikterus

Der Neugeborenenikterus **(Icterus neonatorum)** hat als wesentliche Ursache eine noch **unvollständige Reifung des Glukuronyltransferase-Systems** in den ersten Lebenstagen. Ab dem Zeitpunkt der Geburt entfällt die Bilirubinentsorgung über die Plazenta und muss nun von der kindlichen Leber übernommen werden. Zusätzlich wird das in den Darm ausgeschiedene Bilirubin wegen der noch fehlenden bakteriellen Besiedelung des Dickdarms nicht in u.a. Urobilinogen umgewandelt und deshalb weitgehend vollständig (passiv) rückresorbiert. Da die fetalen Erythrozyten gleichzeitig wegen des enthaltenen Hb-F eine **verkürzte Lebensdauer** aufweisen und auch noch in extrem großer Zahl vorhanden sind **(Hb = 20 g/dl)**, resultiert ein besonders umfangreicher Anfall an Bilirubin. In ausgeprägten Fällen, besonders auch bei **Frühgeburten**, versucht man mittels **Lichttherapie** oder **Austauschtransfusion** die Zeit zu überbrücken.

Ein **kurzfristiger** und **leichter** Ikterus in den ersten 1 bis **maximal 2 Lebenswochen** ist also **normal** und bedarf keiner Behandlung. Ist er bei reif geborenen Kindern verlängert (> 2 Wochen oder evtl. sogar Monate), ist dies v.a. ein Hinweis auf eine **Hypothyreose**, in deren Folge die Reifung der Glukuronyltransferase weiter hinausgezögert wird.

Bei etwa 1–3 % der Neugeborenen kommt es in der **Stillzeit**, meist zum Ende der 1. Lebenswoche, erneut zu einem milden Ikterus (sog. **Muttermilchikterus**) über Tage oder wenige Wochen. Obwohl der Zusammenhang letztendlich noch nicht zweifelsfrei belegt ist, werden die in der Muttermilch vorhandenen kurz- und mittelkettigen Fettsäuren, der Gehalt an hormonell wirksamen Faktoren oder auch das enthaltene EGF (= Wachstumsfaktor) dafür verantwortlich gemacht. Die Auswirkungen bestehen, abgesehen von der zusätzlichen Leberbelastung durch die direkt über das Pfortaderblut zur Leber gelangenden Fettsäuren, in einer kompetitiven Hemmung der Glukuronyltransferase, sodass analog zum Ikterus neonatorum das indirekte Bilirubin erhöht ist.

Ikterus bei Leberschädigung

Jede Hepatitis kann mit einem Ikterus einhergehen. Dies gilt also für die Virushepatitiden A bis G genauso wie für Malaria, Gelbfieber, Leptospirose und weitere Infektionskrankheiten oder toxische Entzündungen, z.B. durch Alkohol oder Knollenblätterpilze. Auch einzelne **Medikamente**, u.a. Antibiotika wie Gentamicin, Rifampicin oder Chloramphenicol, kommen ursächlich in Frage.

Die Schädigung des Lebergewebes führt sowohl zu einer **eingeschränkten Glukuronidierung** als auch zu einer **gestörten Ausscheidung** in die Galle. Selbst die **Aufnahme** aus dem Blut in die Leberzelle kann gestört sein. Bei intrahepatischen Ikterusformen finden sich also **Erhöhungen** des direkten **und** des indirekten Bilirubins im Blut. Die Ausscheidung über die Niere führt zur **Braunfärbung des Urins**, die verminderte Ausscheidung in den Darm zur **Hellfärbung des Stuhls**, wobei beide Veränderungen je nach Zustand des Lebergewebes nur minimal, aber auch sehr ausgeprägt auftreten können.

EXKURS

Die Abhängigkeit **sämtlicher Schritte** in der hepatischen Bilirubinmetabolisierung von einem ausreichenden **ATP-Vorrat** bzw. einer **ungestörten Leberfunktion** hat zur Folge, dass bei einer Insuffizienz der Leberzellen alle diese Schritte eingeschränkt sind, auch wenn es nicht immer im selben Umfang geschieht. Die Aufnahme des freien Bilirubin wird unvollständig, die Glukuronidierung des aufgenommenen Anteils findet nur noch teilweise statt und die Ausscheidung betrifft wiederum nur noch einen Teil der geringen Menge an Bilirubinglukuronid, das auf dem Weg bis hierhin noch gebildet wurde. Damit findet sich im Blut wasserunlösliches Bilirubin, das einerseits von vornherein nicht in die Leberzelle aufgenommen wurde und andererseits aufgrund nicht erfolgter Glukuronidierung wieder ins Blut zurückstaute. Zusätzlich erscheint im Serum noch derjenige Anteil an wasserlöslichem, bereits glukuronidiertem Bilirubin, dem die Ausscheidung in die Galle nicht gelungen ist, sodass der Urin hellbraun (bierbraun) verfärbt wird. Die letztendlich geringe Menge an Bilirubin, die in den Darm gelangt, führt zu einem **hellen** (**nicht** *entfärbten*) Stuhl.

Störungen der Leberzelle mit Beeinträchtigung ihrer Funktionen und der ATP-Produktion entstehen toxisch oder z. B. im Rahmen viraler Infektionen, weil Viren den Zellstoffwechsel umpolen und für ihre eigene Vermehrung nutzen. Die Einschränkung der Leberkapazität gilt aber letztendlich für **jede Form** einer Hepatitis sowie für die **Leberzirrhose**.

Posthepatischer Ikterus

Der posthepatische Ikterus **(Verschlussikterus)** hat als wesentliche Ursache eine **mechanische Behinderung** des Galleabflusses – entweder durch einen **Stein** oder durch einen **Tumor**, der den **Ductus choledochus** bzw. die **Vater-Papille** komprimiert und verschließt (ein Stein im Ductus cysticus führt nicht zum Ikterus!). Die Behinderung des Galleabflusses wird als **Cholestase** („die Galle steht") bezeichnet. Eine Cholestase ist auch **angeboren**, bei **Entzündungen der Gallenwege** oder bei der **zystischen Fibrose** möglich. Eine intrahepatische Cholestase kann u.a. bei einer Hepatitis oder in der Schwangerschaft entstehen.

Die extra- bzw. posthepatische Cholestase durch Stein oder Tumor kann vollständig oder unvollständig auftreten, indem ein Teil der Gallenflüssigkeit noch an dem Hindernis vorbeifließen kann. Die **vollständige** Cholestase bewirkt einen **entfärbten Stuhl** (grau = lehmfarben = tonfarben = acholisch von „a" als Verneinung und „Cholä" = Galle), der wegen des Mangels an Gallensäuren gleichzeitig **fetthaltig** ist (Steatorrhö). Im Serum findet sich eine ausgeprägte Erhöhung des direkten, später evtl. auch indirekten Bilirubins, woraus ein kräftig **braun** (nicht *bierbraun*) gefärbter **Urin** resultiert.

Wird die Cholestase von einem **Stein** im Ductus choledochus bzw. an der Vater-Papille verursacht, geht der Ikterus meist mit **Gallenkoliken** einher. Das **Courvoisier-Zeichen** dagegen besteht in einem Ikterus mit palpabler und schmerzloser Gallenblase **ohne Koliken** und wird in der Regel von einem **Karzinom des Pankreaskopfes**, seltener einem Karzinom von Gallenblase, Gallenwegen oder Vater-Papille verursacht: Ein langsam zunehmender Rückstau der Galle mit allmählich erfolgender Aufdehnung der Gallenblase und fehlendem Reiz in den Gallenwegen führt **nicht** zu (Kolik-)Schmerzen.

HINWEIS PRÜFUNG

Der Ikterus wird wegen seiner großen Bedeutung im ➤ Fach Leitsymptome zusätzlich aus differenzialdiagnostischer Sicht besprochen.

Zusammenfassung

Ikterus

Gelbfärbung von Haut und Sklera des Auges (Sklerenikterus)

Ursachen

Prähepatisch:

- hämolytische Anämie (lienal oder intravasal)
- einzelne große oder multiple kleine Hämatome
- Rhabdomyolyse
- in der Schwangerschaft wegen des zusätzlichen fetalen Bilirubins, evtl. ergänzt durch intrahepatische Cholestase
- Störung der Hämatopoese z. B. bei Mangel an Folsäure/Vitamin B_{12}

Intrahepatisch:

- kongenitale Formen mit Störung einzelner Leberfunktionen
- physiologisch beim Neugeborenen und manchmal in den ersten Wochen der Stillzeit, verlängert bei Frühgeburten und bei Hypothyreose
- jede infektiöse, autoimmune oder toxische Hepatitis
- Wilson-Krankheit
- Leberzirrhose

Posthepatisch:

- Stein im Ductus choledochus
- Tumor (Pankreaskopf, Gallenblase oder -wege)
- sklerosierende Cholangitis
- Pankreatitis
- Askariden (Einwandern der Würmer in den Ductus choledochus)

Wegweisende Begleitsymptome

- Symptome der Anämie bei prähepatischen Formen
- typische Verfärbungen von Stuhl und Urin
- Kolikschmerzen bei Steinen in den Gallenwegen
  - ursächlich als posthepatische Ikterusursache
  - sekundär bei hämolytischer Anämie durch Bildung von Bilirubinsteinen
- Symptome der Hepatitis
- Pruritus bei längerem Bestand der intra- und posthepatischen Formen: Reizung der Juckreizrezeptoren durch Gallensäuren und/oder wasserlösliches Bilirubin

Diagnostik

- Anamnese u.a. hinsichtlich der Färbungen der Ausscheidungen
- Leberenzyme, Bilirubin direkt/indirekt, AP, LAP, spezifische Antikörper bei Hepatitis
- Ultraschall, Leberpunktion, ERCP

Differenzialdiagnose des Ikterus

- ➤ Tab. 4.1

4.4.3 Leberzirrhose

Die Leberzirrhose stellt den Endzustand einer Reihe von Erkrankungen dar, die mit einer **irreversiblen Zerstörung der Läppchen** und der zugehörigen **Blutgefäße** unter **bindegewebig-narbiger Umwandlung des Leberparenchyms** einhergehen. Die Umbauvorgänge führen schließlich zu einer klein- oder großknotigen Umwandlung der Leber, wobei die **Knoten** den **Versuch einer Regeneration** des Lebergewebes aus noch funktionsfähigem Parenchym darstellen (sog. **Regeneratknoten**).

Das Organ **verliert** langsam zunehmend einen Großteil seiner **Funktionen**. Gleichzeitig entsteht durch die extreme Abnahme des Gefäßquerschnitts ein **Rückstau** in die zuführenden Gefäße V. portae und A. hepatica. In frühen Stadien der Zirrhose ist die Leber derb vergrößert, im Endzustand klein und hart.

Tab. 4.1 Differenzialdiagnostik des Ikterus

	Prähepatischer Ikterus	Intrahepatischer Ikterus	Posthepatischer Ikterus (Verschlussikterus)
Lebergröße	normal	vergrößert, weich	meist normal
Gallenblase	normal	normal	manchmal tastbar
Urinfarbe	intensiv gelb	hellbraun	dunkelbraun
Stuhlfarbe	dunkelbraun	hell	grau, entfärbt
Direktes Bilirubin im Serum	negativ	positiv	stark positiv
Indirektes Bilirubin im Serum	stark positiv	positiv	meist negativ
Alkalische Phosphatase	normal	gering oder mäßig erhöht	stark erhöht
Transaminasen	normal	stark erhöht	normal oder leicht erhöht
Laparoskopie	Leber normal, häufig Splenomegalie	große rote Leber	grüne Leber
Leberbiopsie	normal	entzündliche Reaktionen	intrahepatische Cholestase

Krankheitsentstehung

Die häufigsten Ursachen für die Entstehung einer Zirrhose sind mit einem Anteil von rund 50 % der **chronische Alkoholabusus** und mit heute noch etwa 25 % die **chronische Hepatitis B oder C**. Dieser Anteil war in früheren Jahrzehnten, als noch keine effektive Therapie der viralen Hepatitiden zur Verfügung stand, prozentual sehr viel höher (40 %). In den Entwicklungsländern gilt die chronische Hepatitis allerdings immer noch als weitaus häufigste Ursache einer Leberzirrhose (in manchen Ländern bis zu 90 %).

Seltenere Ursachen sind Stoffwechselstörungen wie **Morbus Wilson** oder **Hämochromatose**, eine **Autoimmunhepatitis**, ein chronisches **Cholestase-Syndrom** (zystische Fibrose und weitere Ursachen), angeborener Mangel an **Antitrypsin** oder auch das **Budd-Chiari-Syndrom** – ein chronischer Rückstau von Blut in das Organ als Folge einer ausgeprägten **Rechtsherzinsuffizienz** oder einer **Lebervenenthrombose** (➤ Abb. 4.28). In manchen Fällen wird keine der Zirrhose zugrunde liegende Störung gefunden.

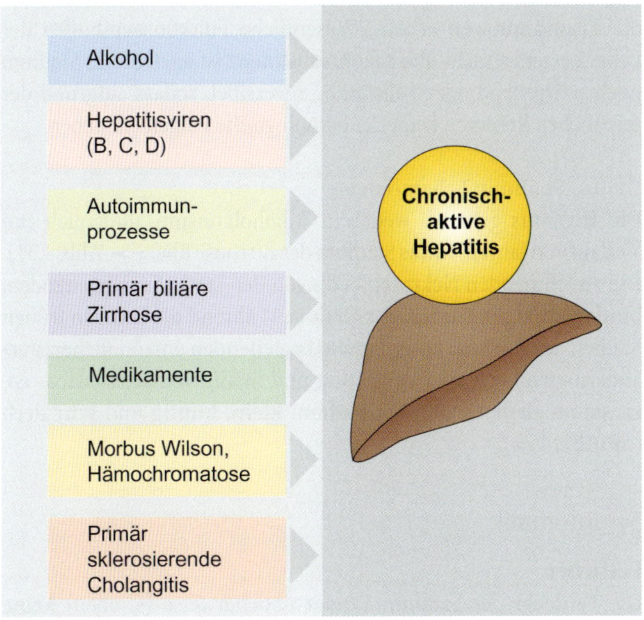

Abb. 4.28 Ursachen von chronischer Hepatitis und Zirrhose [L157]

Alkoholische Leberzirrhose

Die alkoholbedingte Leberzirrhose als die in den westlichen Ländern häufigste Form einer Zirrhose verläuft stufenweise von der **Fettleber** über die nachfolgende **alkoholische Hepatitis** bis zum **zirrhotischen Endstadium**.

Die Alkoholmengen, die gewöhnlich und auch im Hinblick auf die Heilpraktikerprüfung als entscheidend und ausreichend für diese stufenweise Schädigung angenommen werden (**60–80 g** Alkohol/Tag beim **Mann** und **40–60 g** bei der **Frau**), reichen zum Erreichen der Zirrhose bei Weitem nicht aus. Der typische Zirrhotiker hat über mindestens 10 Jahre entweder als Minimum ½ l Schnaps/Tag oder mehrere Flaschen Wein oder eine äquivalente Menge Bier aufgenommen.

Andererseits entwickeln überhaupt nur **10–15 %** der alkoholkranken Menschen eine Zirrhose, sodass noch weitere Faktoren eine Rolle spielen. Hier denkt man an die Ernährung bzw. v.a. an einen Mangel hinsichtlich essenzieller Nahrungsbestandteile. Allerdings liegt nun seit 2015 das Ergebnis einer europäischen Studie vor, bei der die DNA von 4.000 Alkoholkranken mit und ohne Leberzirrhose abgeglichen wurde. Identifiziert wurden **3 Gene** (beteiligt am Fettstoffwechsel), bei denen bestimmte Mutationen das **Risiko für die Zirrhose** um das bis zu **10-Fache** steigerten. Damit liegt also nun erstmals ein plausibles Erklärungsmodell für das individuell sehr unterschiedliche Risiko vor.

Erstes Stadium: Fettleber

Das erste Stadium auf dem Weg zur Zirrhose stellt die Verfettung der Leber dar. Eine Fettleber ist jederzeit und **vollständig reversibel**, hat also weder mit der Zirrhose noch mit Störungen der Leberfunktion etwas zu tun. Die Leber ist zumeist **vergrößert, weich** und **gelblich verfärbt** (➤ Abb. 4.29). In die einzelnen Hepatozyten ist reichlich Fett eingelagert (➤ Abb. 4.30).

Eine Fettleber kann auch durch **Adipositas** und **Fehlernährung** (fettreich oder als „Kohlenhydratmast"), **Diabetes mellitus, Glukokortikoide, medikamentös-toxisch, anhaltenden Sauerstoffmangel** oder durch einen **massiven Eiweißmangel** in einigen Entwicklungsländern verursacht sein, weil hierbei die für die Ausschleusung der Fette ins Blut (als VLDL) erforderlichen Apoproteine nicht mehr gebildet werden können.

Zur Entstehungsursache der alkoholischen Fettleber muss man sich klar machen, dass **Ethanol** (C_2H_5OH) ein energiereiches Molekül darstellt, das teilweise verbrannt wird und teilweise, wenn es im Übermaß vorliegt, zu Fettsäuren aufgebaut wird (➤ Abb. 4.31). Daneben trägt wohl auch die toxische Wirkung des Alkohols bzw. des entstehenden Acetaldehyds zur **Störung des Fettsäureabbaus** und zu einer **verminderten Abgabe von Triglyceriden** ans Blut bei, sodass sich diese in den Hepatozyten anhäufen. Andererseits benötigt man diese modellhafte Vorstellung gar nicht, denn wenn reichlich zugeführtes Ethanol über die Zwischenstufe der Essigsäure (als Acetyl-CoA) teilweise verbrannt und überwiegend zu Fettsäuren aufgebaut wird, dann entspricht dies prinzipiell der Dauerzufuhr fettreicher Mahlzeiten. Belegt ist allerdings die zelltoxische Wirkung des Zwischenprodukts Acetaldehyd, die zum nachfolgenden Stadium der Hepatitis beiträgt.

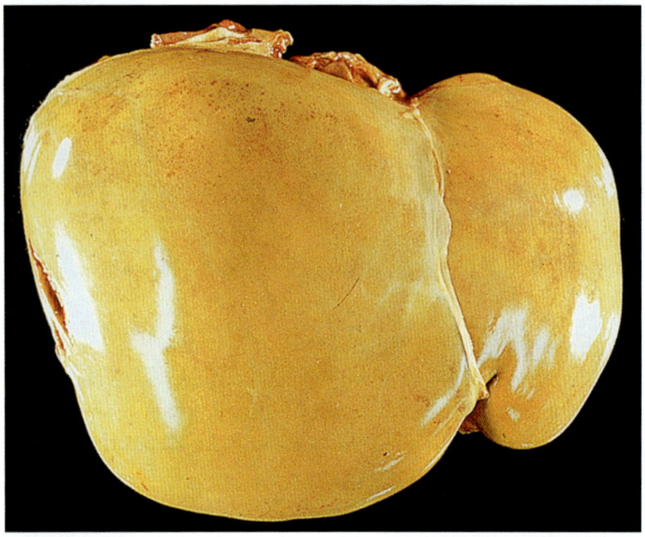

Abb. 4.29 Fettleber [R285]

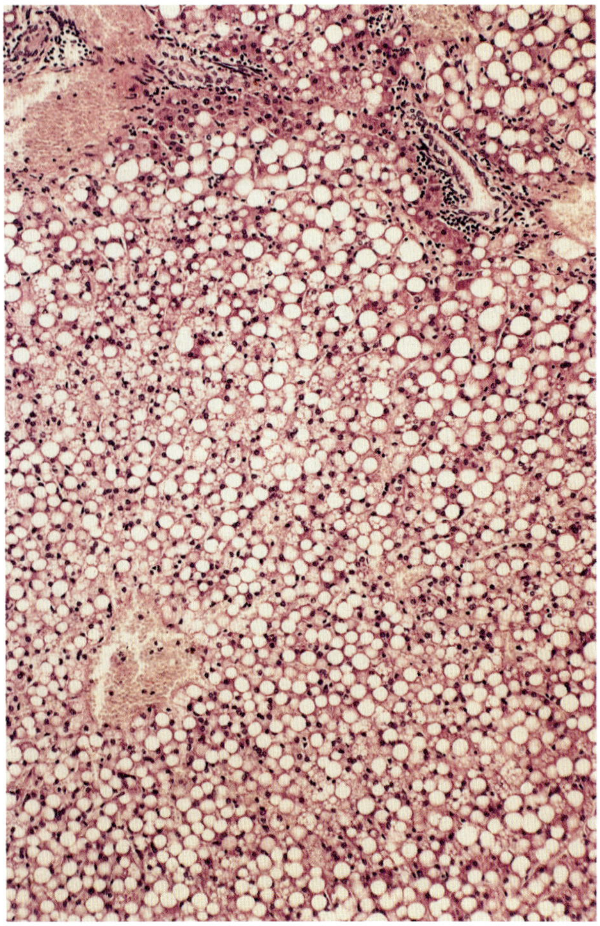

Abb. 4.30 Fettleber im Mikroskop [M375]

Das Fett ist auf die Parenchymzellen der Leber verteilt, deren Zellkerne durch die zunehmend größer werdenden **Fettvakuolen** an den Rand verdrängt werden (analog zu den subkutanen Fettzellen). In geringem Umfang enthält die Leber auch spezifisch **fettspeichernde Zellen** (die sog. **Ito-Zellen**), die sich zwischen den Endothelien der Sinusoide und den angrenzenden Hepatozyten befinden. Dieser üblicherweise sehr schmale, kapilläre Raum wird als **Dissé-Raum** bezeichnet (➤ Kap. 1.8.4).

Millionen Deutsche sind von einer Fettleber betroffen; die meisten haben **keinerlei Symptome**. Bei einer sehr groß gewordenen Leber kann evtl. ein **Druck** im rechten Oberbauch entstehen. Einen Krankheitswert erhält die Fettleber erst, wenn es zu Entzündungen und vereinzelten Zellnekrosen kommt und dieser Prozess voranschreitet. Allerdings bezeichnet man dieses Stadium dann nicht mehr als Fettleber, sondern als **Hepatitis**. Die Diagnose Fettleber ist also, im Gegensatz zu verbreiteten Meinungen, für sich genommen harmlos und bezeichnet keine Erkrankung, sondern lediglich eine Veränderung, die zu einer Krankheit führen kann. Sie sollte demnach dazu genutzt werden, die Betroffenen zu einer Änderung ihrer Lebensweise zu ermuntern.

Zweites Stadium: Hepatitis

Im zweiten Stadium, der alkoholbedingten Hepatitis, findet man eine **Degeneration** und **Nekrose von Leberzellen** sowie eine entzündliche, also **leukozytäre Infiltration**. Im Serum sind **γ-GT** und die **Transaminasen** erhöht. Wesentliche Funktionseinbußen der Leber bestehen nicht. Bei Alkoholabstinenz ist auch dieses Stadium noch weitgehend oder vollständig reversibel, sodass aufgrund der reichlichen Reserven keinerlei pathologische Folgen entstehen.

Drittes Stadium: Leberzirrhose

Die Hepatitis geht bei weiterem Alkoholkonsum allmählich (im Verlauf von Jahren) in das Stadium der Zirrhose über (➤ Abb. 4.31). Die zunehmenden Nekrosen bedingen den stetig fortschreitenden, **bindegewebigen Umbau** des Organs. Während die Leber in frühen Stadien der Zirrhose aufgrund der begleitenden entzündlichen Veränderungen noch eher vergrößert und mäßig verhärtet tastbar ist, ist sie im zirrhotischen Endstadium **klein, knotig** und **sehr derb** (➤ Abb. 4.32).

Symptomatik

Fettleber

Die Fettleber des Stadium 1 zeigt üblicherweise (s. oben) **keine Symptome**.

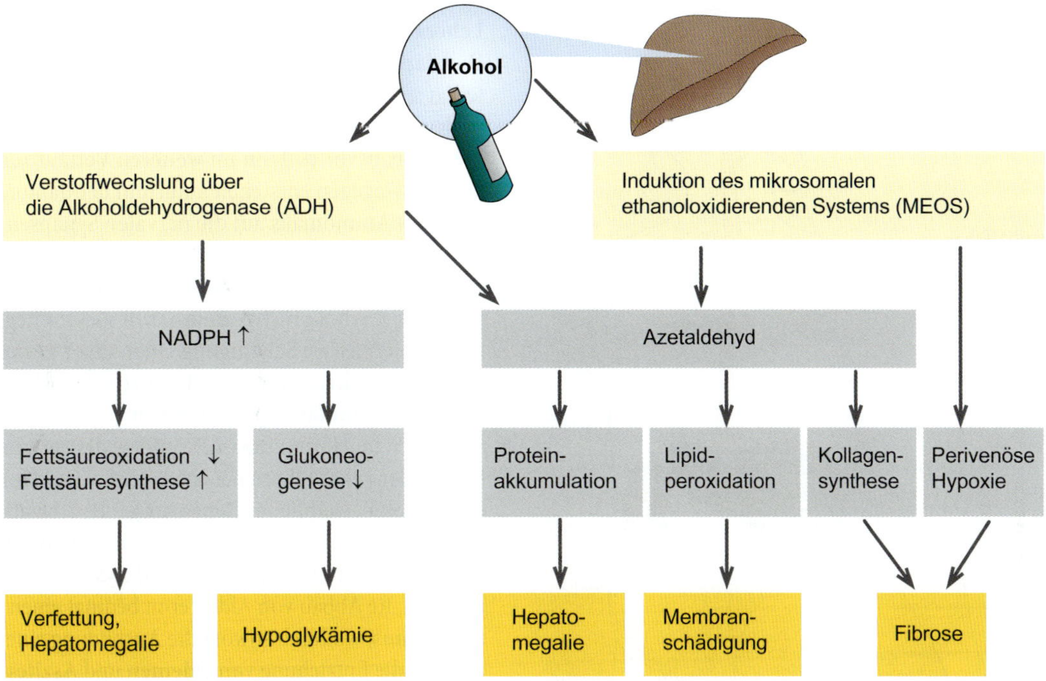

Abb. 4.31 Schädigende Wirkungen des Alkohols und seines Zwischenprodukts Acetaldehyd auf die Leber [L157]

Hepatitis

Im **Stadium der Hepatitis** bestehen zumeist die üblichen Symptome einer jeden Hepatitis (infektiös, toxisch):

- **Übelkeit** mit Erbrechen
- **Druckgefühl** oder **Schmerzen** im rechten Oberbauch
- **Inappetenz** mit Gewichtsabnahme
- **Müdigkeit**
- **Ikterus**
- Jeder 2. Patient hat **mäßiges Fieber.**
- Manchmal führen **Exazerbationen** (Verschlimmerungen) dieses hepatitischen Stadiums auch zum **Tod** des Patienten.

Leberzirrhose

Die sichtbaren Folgen und Symptome der Leberzirrhose entstehen, ganz und gar ungeachtet ihrer Ursache, zum einen aus den eigentlichen **Aufgaben** des Organs, die nun **nicht mehr** oder nur noch **unzureichend erfüllt** werden, und zum anderen aus dem Rückstau in die Pfortader (= **portale Hypertension**). Der Rückstau in die A. hepatica hat keine Folgen, weil sich das arterielle Blut des Truncus coeliacus, das nicht mehr zur Leber gelangt, eben nun auf die paarigen Bauchorgane, Darm, Becken und Beine verteilt.

Ausfall der Leberfunktionen

Der größere Teil der Patienten zeigt, solange die Leber noch eine **Teilfunktion** besitzt, keine oder **keine deutlichen Beschwerden**, abgesehen von denjenigen der begleitenden Hepatitis. Erst das Fortschreiten der Zirrhose führt dann zu Symptomen, die jeweils abhängig vom Ausmaß des Umbaus sind. Alle im Folgenden aufgelisteten Symptome (➤ Abb. 4.33) sieht man erst im **Endzustand** bei nahezu **vollständigem Funktionsverlust:**

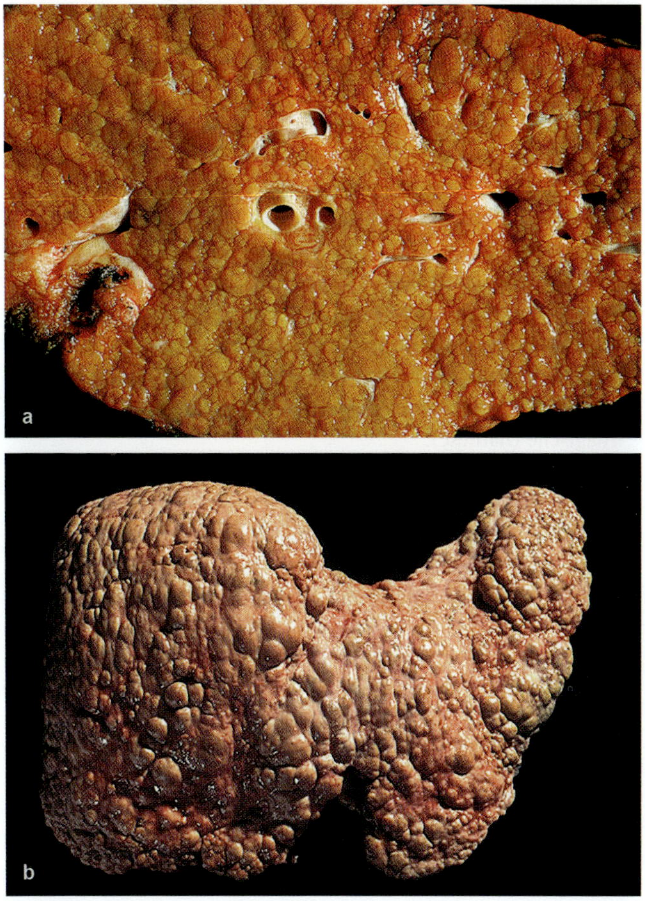

Abb. 4.32 Klein- (**a**) und großknotige (**b**) Leberzirrhose [a: G159, b: S149]

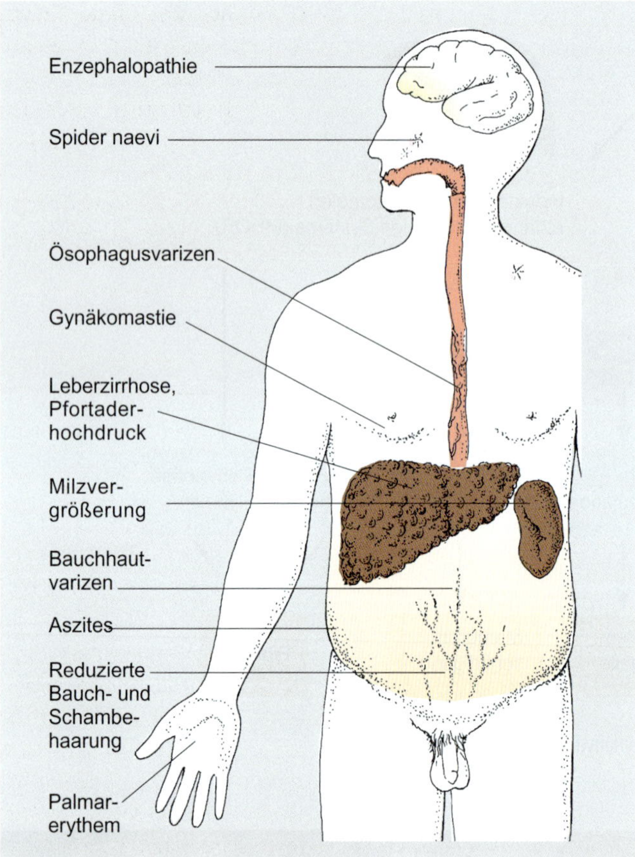

Abb. 4.33 Symptome der Leberzirrhose [L190]

- In Kombination mit der zumeist gleichzeitig bestehenden **Mangelernährung** hinsichtlich Eiweiß, Vitaminen und weiteren Nahrungsbestandteilen sowie der zugrunde liegenden **Hepatitis** entstehen **Müdigkeit, Gewichtsverlust** und eine **Reduktion der Muskelmasse**.
- Wie bei der eigentlichen Ursache eines chronischen Sauerstoffmangels kommt es manchmal (selten) auch bei der Zirrhose zu **Trommelschlägelfingern** und **Uhrglasnägeln**.
- Die **Störung der Blutgerinnung** (Mangel an Gerinnungsfaktoren) drückt sich in einer Neigung zu **Hämatomen** aus (hämorrhagische Diathese).
- Die verminderte Aufnahme, Konjugation und Ausscheidung des Bilirubins führt zum **Ikterus**.
- Durch den Mangel an Gallenflüssigkeit sowie an Gallensäuren entstehen eine **Malabsorption** der **Nahrungsfette** einschließlich der fettlöslichen Vitamine und eine **Steatorrhö**. Das vermindert ausgeschiedene Bilirubin zeigt sich in hellen oder sogar **entfärbten Stühlen.** Der **Urin** ist **braun** verfärbt.
- Die verminderte Syntheseleistung hinsichtlich des Albumins bedingt im Zusammenhang mit der portalen Hypertension und dem Hyperaldosteronismus **periphere Ödeme** und einen **Aszites** („Bauchwassersucht").
- Die mangelhafte Verstoffwechselung des beim Aminosäurenabbau in der Leber entstehenden oder aus dem Dickdarm resorbierten **Ammoniak** (NH_3) hat eine v.a. **zerebrale Schädigung** durch das toxische NH_3 zur Folge (**ammoniakalische** bzw. **hepatische Enzephalopathie**; ➤ Abb. 4.34), die bis zum **Leberausfallkoma** (Coma hepaticum) reichen kann. Auch im Dickdarm aus Aminosäuren entstehende Phenole können beteiligt sein. Kritische Ammoniakspiegel erkennt man an zerebralen Symptomen wie u.a. **Somnolenz** oder **Verwirrtheitszustände**, bevor es dann im weiteren Verlauf zum **Koma** kommt. Dagegen entstehen aufgrund der dämpfenden Wirkung des Ammoniaks auf die nervalen Synapsen **keine Krämpfe**.
Das *Leber-Zerfallskoma* **(akutes Leberversagen)** hat dagegen mit einer Zirrhose nichts zu tun. Mit diesem Begriff ist die akute und massive Schädigung einer zuvor **gesunden Leber** durch eine **nekrotisierende Hepatitis, Medikamente** oder durch **Knollenblätterpilze** gemeint.
- Störungen im Hormonhaushalt infolge des verminderten Abbaus in der Leber führen bei den betroffenen Männern zu **Hodenatrophie, weiblicher Behaarung** („Bauchglatze") und einer **Gynäkomastie**. Bei Frauen entsteht eine **Virilisierung** (Vermännlichung) mit **Hirsutismus** und **Zyklusstörungen**. Der mangelhafte Abbau von Aldosteron bedingt einen **Hyperaldosteronismus**, wodurch sowohl die Ausbildung einer **Hypertonie** als auch die Entstehung von **Ödemen** und **Aszites** begünstigt werden.
- In finalen Stadien der Zirrhose kommt es manchmal, v.a. in Verbindung mit einem besonders umfangreichen Aszites, zu einer sich rasch entwickelnden **Niereninsuffizienz** (**hepatorenales Syndrom**, ➤ Fach Urologie).

Weitere, häufig erscheinende Merkmale:

- **Palmarerythem** (➤ Abb. 4.35): Rötung v.a. der Daumen- und Kleinfingerballen – entsteht auch bei Lungenerkrankungen, in der Schwangerschaft und bei Kollagenosen; sporadisch kann das Erythem auch an den Füßen gesehen werden **(Plantarerythem)**.
- **Teleangiektasien** (Erweiterung kleiner Hautgefäße) und **Spider naevi** der Haut (Naevus araneus, Spinnennävus; ➤ Abb. 4.36), die allerdings auch unabhängig von Lebererkrankungen vorkommen, häufig idiopathisch. Man findet sie überwiegend an der oberen Körperhälfte (Kopf, Thorax, Arme).

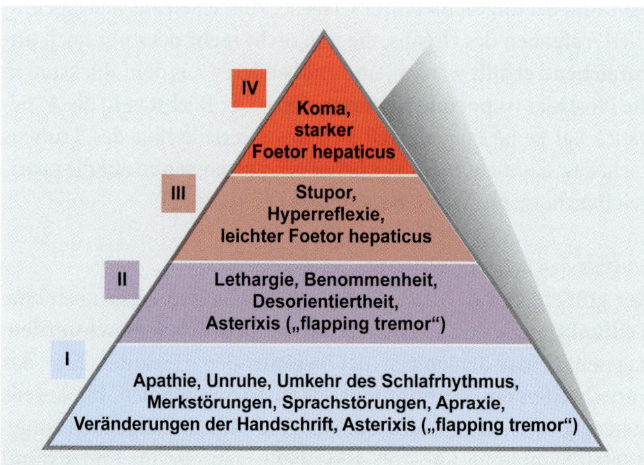

Abb. 4.34 Ammoniakalische Enzephalopathie [L157]

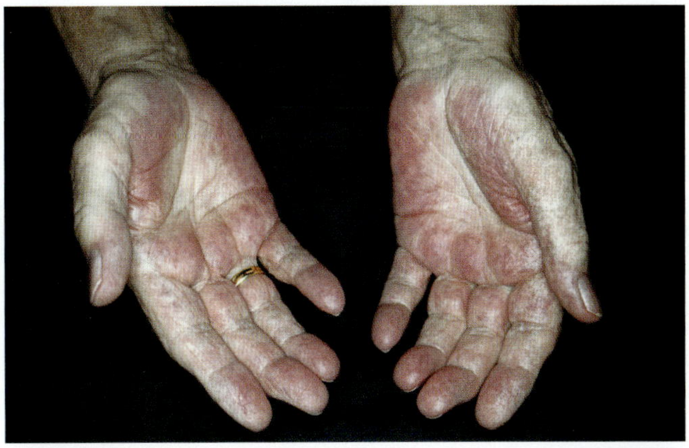

Abb. 4.35 Palmarerythem [R101]

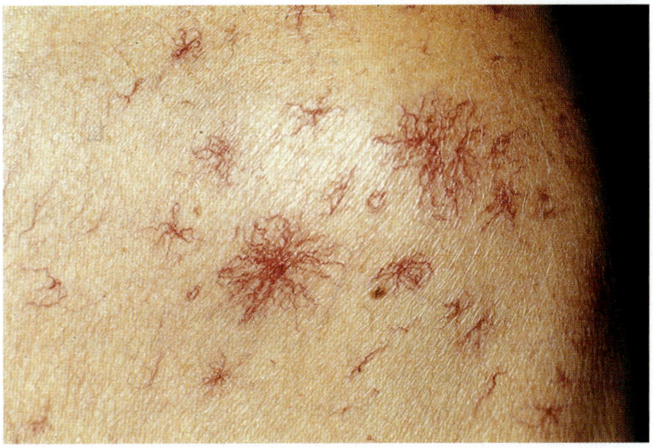

Abb. 4.36 Spinnennävi (Spider nävi) [R101]

- **Dupuytren-Kontrakturen** (➤ Fach Bewegungsapparat), die aber ebenfalls ohne jeden Zusammenhang mit Zirrhosen auftreten können
- **Blutdruckerhöhung** bei zunehmender Niereninsuffizienz und Hyperaldosteronismus
- Schwellung der Parotis
- **Akne** an Gesicht und Thorax
- **„Lacklippen"** und **„Lackzunge"** (Atrophie der Papillen und Verhornungsstörung bei Vitamin-B_{12}-, Folsäure-, Eisen- oder Eiweißmangel)
- **Druck- oder Völlegefühl** im rechten Oberbauch

Portale Hypertension

Der **Rückstau in die Pfortader** und von dort aus in die Mehrzahl der abdominellen Organe führt zur **Splenomegalie** und zu zusätzlichen Störungen der Magen-Darm-Funktionen wie **Stauungsgastritis** und **Malabsorption**. Der Rückstau in die beiden Mesenterialvenen führt gemeinsam mit der Hypalbuminämie und dem Hyperaldosteronismus zum **Aszites**, indem im kapillären Bereich seröse Flüssigkeit in die freie Bauchhöhle abgepresst wird.

Es ist daran zu denken, dass ein **Pfortaderhochdruck** in der Mehrzahl der Fälle (80 %) aufgrund einer Leberzirrhose entsteht, doch kann die Ursache auch einmal **vor** der Leber **(Thrombose der Pfortader)** oder (selten) **dahinter** zu suchen sein (**Budd-Chiari-Syndrom** = **Abflussbehinderung** der Lebervenen durch Thrombose oder weit fortgeschrittene Rechtsherzinsuffizienz).

Die wesentlichsten Folgen der portalen Hypertension bestehen in der Ausbildung der **portokavalen Anastomosen** (➤ Abb. 4.37) im Bereich von Ösophagus (→ **Ösophagusvarizen**), Bauchhaut (→ **Caput medusae**; ➤ Abb. 4.38) und Mastdarm (→ **Hämorrhoiden**). Die Blutung aus Ösophagusvarizen (➤ Kap. 4.1.1) stellt gleichzeitig die **häufigste Todesursache** dar.

Diagnostik

Die Diagnose der Leberzirrhose ergibt sich aus Sonographie, CT, Laparoskopie und der **Leberpunktion**. Hinweise liefern Anamnese und Symptome, die palpatorisch große, derbe und knotige, im Endstadium verkleinerte Leber und die Laborbefunde. Die Ösophagoskopie mit Darstellung der Varizen gibt einen Hinweis auf das erreichte Ausmaß.

Die Transaminasen und weitere Leberenzyme können erhöht sein, sind jedoch im Endzustand wieder im Normbereich: Wenn wenig Hepatozyten übrig bleiben, können auch nur wenig Enzyme freigesetzt werden. Dagegen sind Enzyme wie die **Cholinesterase** (ChE) oder Eiweiße wie **Albumin** oder die **Gerinnungsfaktoren** in jedem Fall **vermindert** und beweisen die Insuffizienz der Leberfunktion. Da die **Immunglobuline** unabhängig von der Leber im lymphatischen Gewebe gebildet werden, **nimmt** ihr **relativer Anteil** im Serum **zu**, erkennbar z.B. in der Elektrophorese (➤ Abb. 4.39).

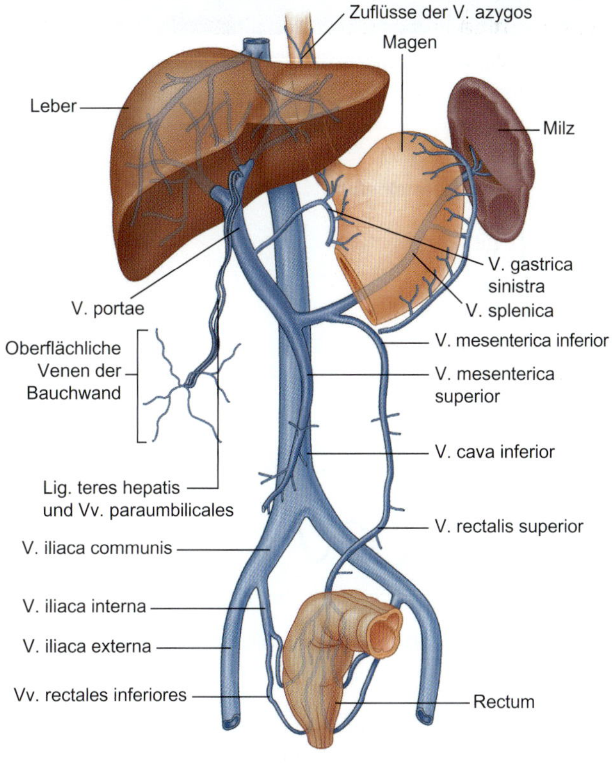

Abb. 4.37 Portokavale Anastomosen [E402]

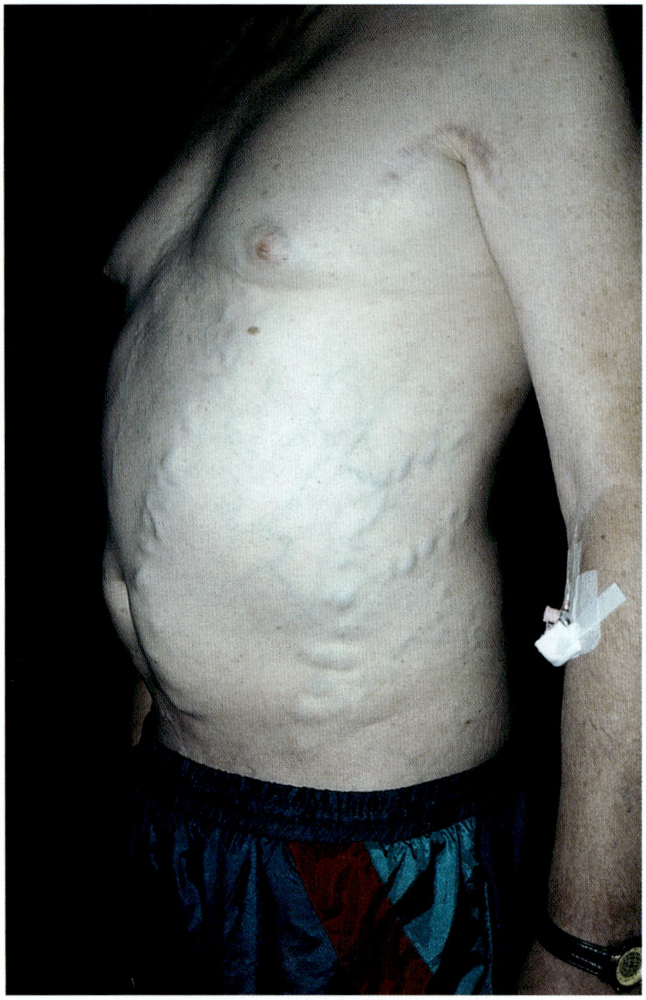

Abb. 4.38 Caput medusae und Gynäkomastie bei Leberzirrhose [R168]

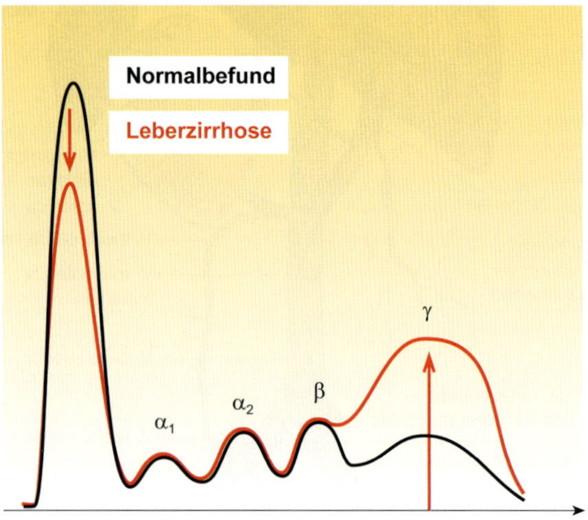

Abb. 4.39 Verschobene Relation zwischen Albumin und den Immunglobulinen bei Leberzirrhose [L157]

Meist entsteht im Verlauf eine **Thrombozytopenie**, weil einerseits die vergrößerte Milz einen vergrößerten Speicher aufweist und weil andererseits zunehmend weniger Thrombopoetin in der Leber gebildet wird. Der **Hypersplenismus** (➤ Fach Hämatologie) führt teilweise zusätzlich zur **Anämie** und **Leukopenie**. Dies kann jedoch ursächlich nicht immer zuverlässig von dem häufigen Vitaminmangel (u.a. Folsäure und Vitamin B_{12}) sowie der **toxischen Wirkung** des Alkohols aufs **Knochenmark** abgetrennt werden.

Zum labordiagnostischen Nachweis der Zirrhose sowie ihrem Ausmaß bedarf es selbstverständlich nicht der Bestimmung sämtlicher Parameter. Völlig ausreichend auch im Hinblick auf die noch vorhandene Restfunktion ist die Kombination der Serumparameter **Cholinesterase** und **Albumin**, eventuell ergänzt durch den **Ammoniak**-Serumspiegel und den Gerinnungsstatus (= **INR**, der frühere Quickwert).

Zur Diagnostik der **Zirrhoseursache** bzw. eines eventuell verheimlichten, unklaren **Alkoholabusus** eignet sich neben der Bestimmung der **γ-GT** besonders diejenige des **Desialotransferrin.** Dabei handelt es sich um ein Transferrin (Transportprotein für Eisen), das einen geringeren Gehalt an Kohlenhydraten als üblich aufweist.

Therapie

Eine wirksame Therapie der Leberzirrhose kann ausschließlich durch **Ausschaltung der Ursache** erreicht werden. Da der bindegewebige Umbau des Gewebes prinzipiell einer **irreversiblen Narbe** entspricht, ist dies im eigentlichen Sinn keine Therapie des eingetretenen Zustands, sondern dient lediglich der **Prophylaxe** einer fortgesetzten Verschlimmerung. Gewisse Besserungen der Symptome mit leichtem Rückgang der Mortalität sind aber mit Auszügen aus der **Mariendistel** (Ardeyhepan® u.a.) möglich. Auch **Coffein** scheint schützende Eigenschaften zu besitzen.

Begleitend von Bedeutung ist eine **ausreichende**, jedoch keinesfalls übermäßige **Zufuhr von Eiweiß** in der Nahrung: Die übliche Empfehlung der DGE von knapp **1 g**/kg Körpergewicht und Tag gilt also unverändert weiter. Auch die Kohlenhydrate sollten den üblichen prozentualen Anteil an der Nahrung bilden, weil bei ihrem Mangel vermehrt Aminosäuren verbrannt werden (→ muskuläre Verluste und Anstieg des NH_3). An eine **Substitution mit Vitaminpräparaten** (B-Vitamine – v.a. Folsäure, Vitamin B_1 und B_{12}; fettlösliche Vitamine – besonders Vitamin K) ist zu denken. Selbstverständlich ist eine möglichst vollständige **Alkoholkarenz**, sofern dies im Einzelfall verwirklicht werden kann.

Der Dickdarm sollte mittels **Laktulose** angesäuert werden, wodurch der Ammoniak (NH_3) des Darmlumens (nicht derjenige, der in der Leber selbst entsteht) neutralisiert und der Aufbau einer physiologischen Darmflora begünstigt wird.

HINWEIS PRÜFUNG

Ohne erkennbaren Nutzen, jedoch im Hinblick auf Prüfungsfragen zu akzeptieren, sind **hohe Darmeinläufe zur Darmreinigung**. Sie ergeben evtl. im Leberkoma einen gewissen Sinn, sofern sie mit Laktulose angereichert werden (20 %). Allerdings besteht ihr Zweck dann in der Entfernung bzw. Neutralisierung des Ammoniaks und hat mit der weitgehend sinnfreien, in paramedizinischen Kreisen äußerst beliebten „Darmreinigung" (Colon-Hydro-Therapie) bei Personen mit Befindlichkeitsstörungen nicht das Geringste zu tun. Auch beim nicht-komatösen Zirrhosepatienten ist die (regelmäßige!) orale Gabe von Laktulose weit sinnvoller als eine

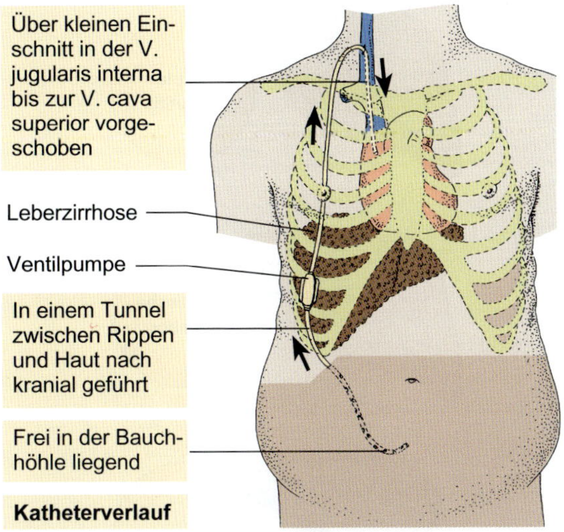

Abb. 4.40 Therapie des Aszites über einen Katheter [L190]

rektale Instillation oder gar Darmspülung, weil dieses Disaccharid genau dann gespalten und zu Milchsäure abgebaut wird (und damit erst zur Wirkung gelangt!), wenn die dafür erforderlichen Bakterien auch anwesend sind. Wenn dieser Prozess erst im Anschluss an die „hohen Darmeinläufe" in der Toilette stattfindet, hat der Patient eher nichts mehr davon.

Bei ausgewählten Patienten kann eine **Lebertransplantation** versucht werden. Bei unverändert abhängigen Patienten oder auch bei einer nicht eindeutig ausgeheilten Hepatitis B oder C wäre sie sinnlos, weil der Prozess dann von vorne beginnt. Durch **Senkung des systemischen Blutdrucks** (z.B. mit Betablockern) wird auch die portale Hypertension und damit der Druck in den Umgehungskreisläufen geringgradig gesenkt. Eine Zirrhose aufgrund einer **Hämochromatose** kann durch Entfernung des überschüssigen Eisens **(Aderlass)** aufgehalten werden. Beim **Morbus Wilson** wird mittels **Penicillamin** das Kupfer entfernt.

Der **Aszites** in der Folge des Pfortaderhochdrucks kann ursächlich nicht therapiert werden. Man versucht, über eine Kochsalzrestriktion, Aldosteronantagonisten und evtl. zusätzliche Gabe weiterer Diuretika wie Furosemid eine Resorption zu erreichen. In therapieresistenten Fällen kann man die Flüssigkeit wiederholt abpunktieren oder man legt einen Shunt über einen intraabdominell liegenden Katheter zur oberen Hohlvene, um den Patienten zu entlasten (➤ Abb. 4.40). Allerdings wird diese operative Methode aufgrund häufiger Komplikationen nur noch selten angewendet.

Prognose

Die Prognose ist im Endstadium einer Zirrhose **infaust** (hoffnungslos), sofern eine Lebertransplantation nicht in Frage kommt. Der Tod erfolgt im **hypovolämischen Schock** (Varizenblutung), im **Leberversagen** oder aufgrund des entstandenen **Leberzellkarzinoms.** Seltenere Todesursachen bestehen in Komplikationen von Seiten der Lunge oder des Pankreas oder auch als Folge der ammoniakalischen Enzephalopathie oder des Nierenversagens (hepatorenales Syndrom).

Zusammenfassung

Fettleber

Einlagerung von Triglyceriden in die Hepatozyten

Ursachen

- Alkoholabusus
- Fehlernährung, Adipositas
- Diabetes mellitus
- Glukokortikoide
- toxische Schädigungen (Medikamente)
- massiver Eiweißmangel

Leberzirrhose

Fibrotisch-narbiger Umbau des Lebergewebes

Ursachen

- Alkoholkrankheit (50 %)
- chronische Hepatitis B oder C (25 %)
- Stoffwechselstörungen (Hämochromatose, Morbus Wilson, Mukoviszidose)
- Antitrypsinmangel
- Autoimmunhepatitis
- biliäre Zirrhose bei chronischer Cholestase
- fortgeschrittene Rechtsherzinsuffizienz

Stadien der alkoholischen Zirrhose

- Fettleber (vollständig reversibel)
- Stadium der Hepatitis (meist reversibel)
- Stadium der Zirrhose

Symptome

- Symptome der Hepatitis
- Ausfall der Leberfunktionen:
  - Hypalbuminämie mit Ödemen, Aszites, Lacklippen und -zunge
  - Gewichtsverlust, (muskuläre) Müdigkeit
  - hämorrhagische Diathese (Mangel an Gerinnungsfaktoren)
  - Steatorrhö (Mangel an Gallensäuren)
  - Ikterus, entzündliche Hautveränderungen
  - hormonelle Störungen mit ihren Folgen Gynäkomastie, Hodenatrophie und Bauchglatze beim Mann, Virilisierung bei der Frau, Hypertonie (sek. Hyperaldosteronismus)
  - ammoniakalische (hepatische) Enzephalopathie, Eintrübung bis hin zum Coma hepaticum: Der Patient riecht nach frischer Leber bzw. Lehmerde (Foetor hepaticus).
- portale Hypertension:
  - Ösophagusvarizen, Blutung als häufigste Todesursache
  - Caput medusae
  - Hämorrhoiden
  - Splenomegalie
  - Stauungsgastritis
  - Aszites
  - Malabsorption mit Mangel an Eisen und Vitaminen

4

- Symptome ohne Zuordnung:
  - Palmar- und Plantarerythem
  - Dupuytren-Kontraktur
  - Teleangiektasien und Spider nävi

Diagnostik

- Leberenzyme, Abklärung der Ursache (z.B. spezifische Antikörper)
- Ultraschall, CT, Laparoskopie, Leberbiopsie

Therapie

Behandlung der Ursache

- Alkoholkarenz und ausgewogene Ernährung
- Therapie der chronischen Hepatitis B, C bzw. der autoimmunen Form
- Laktulose
- Mariendistelpräparate, evtl. Coffein (Kaffee, Schwarztee)
- Lebertransplantation, abhängig von der Ursache

4

4.4.4 Lebertumoren

Leberkarzinom (hepatozelluläres Karzinom)

Das primäre Karzinom der Leber zeigt in Deutschland mit mehr als 8.000 Fällen pro Jahr (Stand 2012) und einem Anteil von 4 % an allen Karzinomen ansteigende Tendenz. In einzelnen Entwicklungsländern mit einem hohen Durchseuchungsgrad an Hepatitis B und C kann es bis zu 40 % aller Karzinome ausmachen.

Die wesentliche **Ursache** ist seine Entstehung aus einer vorbestehenden **Zirrhose** (Regeneratknoten → Adenom → Karzinom; ➤ Abb. 4.41) – weit überwiegend alkoholbedingt oder durch eine chronische Hepatitis B oder C. Seltene Ursachen sind chronische Belastungen durch **Arsen** (bei Winzern früher recht häufig) oder **Pilz-Aflatoxine** (Getreide, Erdnüsse, Paranüsse).

Das Leberzellkarzinom wächst **solitär** als umschriebener Knoten, **multizentrisch** oder **diffus infiltrierend** und **metastasiert** frühzeitig in **Lymphknoten, Lunge** und **Knochen**. Zusätzliche Symptome neben den vor bestehenden der Zirrhose bestehen kaum, sodass eine regelmäßige Kontrolle einer Leberzirrhose besonders wichtig ist.

Die **Therapie** kann durch **Bestrahlungen** oder **Chemotherapie** versucht werden. Die mittlere Überlebenszeit beträgt zum Zeitpunkt der Diagnosestellung jedoch nur noch etwa 6–12 Monate. Dadurch, dass in Einzelfällen Leberteilresektionen oder Lebertransplantationen möglich sind, erreicht die 5-Jahres-Überlebensrate immerhin etwa 10 %. Damit sind die Überlebenschancen allerdings ähnlich trostlos wie bei den Karzinomen von Pankreas, Gallenblase oder Lunge. Als Konsequenz kann man ableiten, dass jeder Patient mit Leberzirrhose penibel überwacht werden sollte.

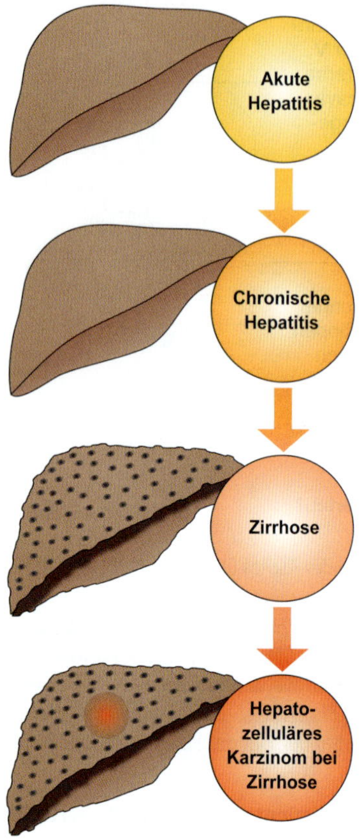

Abb. 4.41 Entwicklung des Leberkarzinoms [L141]

Weitere Lebertumoren

Häufiger als das primäre Karzinom sind **gutartige** Lebertumoren. Hierzu gehören z.B. das **Hämangiom**, ein Tumor aus Blutgefäßen, oder das **Adenom**, das manchmal (sehr selten) auf dem Boden einer langjährigen Einnahme der „Pille" entsteht. Das Leberzelladenom zeigt ein gewisses Risiko (10 %) für die Entstehung von Nekrosen und Einblutungen.

Metastasen

Ebenfalls sehr viel häufiger als das primäre Karzinom der Leber sieht man Metastasen in dem Organ – besonders deswegen, weil (abgesehen von Niere, Harnblase, Prostata und Gebärmutter) nahezu **alles Blut aus dem Bauchraum** zunächst durch die Leber fließt. Auch die unmittelbare Nachbarschaft zu Magen und Pankreas mit der Möglichkeit einer direkten Leberinfiltration z.B. aus einem Magenkarzinom trägt zur großen Zahl sekundärer maligner Lebertumoren bei.

Bei umschriebenen und solitären Metastasen wird, sofern das z.B. verursachende Karzinom des Dickdarms umfassend entfernt werden konnte, die Resektion vorgenommen. Zumeist bleibt allerdings nur eine palliative Therapie in Form einer Chemotherapie.

Zusammenfassung

Leberkarzinom

- Häufiger als primäre Leberzellkarzinome sind Metastasen v.a. abdomineller Organe (Magen, Pankreas, Milz, Galle, Dickdarm).
- Metastasierung in Lunge, Knochen und lymphogen

Ursachen
- Leberzirrhose (Entstehung aus Regeneratknoten)
- Pilz-Aflatoxine, chronische Arsenintoxikation

Symptome
- unspezifisch ohne deutlichen Unterschied zur meist ursächlichen Zirrhose
- eventuell Druck oder Schmerzen im rechten Oberbauch

Diagnostik
- Ultraschall, CT, Leberpunktion

Therapie
- meist palliativ durch Bestrahlung oder Chemotherapie
- in Einzelfällen Leberteilresektion oder Lebertransplantation
- Operation bei noch umschriebenen Karzinomen oder einzelnen Metastasen

Prognose
- überwiegend infaust

4.5 Erkrankungen der Gallenblase

4.5.1 Gallensteinleiden

Das Gallensteinleiden ist häufig. Etwa **10–15 %** der westlichen Bevölkerung sind davon betroffen, wobei junge Menschen eher selten erkranken, während im Alter nahezu jeder Dritte an einer **Cholelithiasis** (Cholä = Galle; Lithos = Stein) leidet. Die Gallenblase kann einzelne oder wenige Steine enthalten, aber auch randvoll gefüllt sein.

Cholelithiasis ist der Oberbegriff für alle Gallensteine. Will man den Ort, an dem sich die Steine befinden, genauer zuordnen, spricht man von **Cholezystolithiasis** (Steine in der Gallenblase), **Cholangiolithiasis** (Steine in den Gallenwegen) oder auch von **Choledocholithiasis** (Steine im Ductus choledochus).

Gallensteine entstehen überwiegend in der **Gallenblase.** *Eine* Ursache dafür ist die **Eindickung der Galleflüssigkeit** bis auf 10 % ihres ursprünglichen Volumens, wodurch Cholesterin und Bilirubin extrem angereichert werden. Immerhin befindet sich nach der üblichen nächtlichen Fastenperiode praktisch der gesamte Gallensäurepool (4 g) in den rund 40 ml Flüssigkeit der Blasengalle – und dies gilt dann eben auch für adäquate Mengen an Phospholipiden, Bilirubin, Cholesterin und weiteren Steroiden. Ebenso bedeutsam ist, dass der **stetige Fluss** der Galleflüssigkeit in den Gallenwegen nun zum **Stillstand** gekommen ist, wodurch sich in der hochkonzentrierten Lösung sog. **Kristallisationskerne** oder **-keime** ausbilden können, die in der Folge zu Steinen weiterwachsen.

Das kann man als Grundprinzip aller hochkonzentrierten bzw. übersättigten Lösungen verstehen. Solange solche Lösungen in Bewegung sind, beispielsweise in einem Gefäß gerührt werden, passiert nichts. Sobald sie jedoch zum Stillstand kommen, bilden sich zunächst einzelne Ausflockungen, die anschließend an Größe zunehmen, bis derjenige Anteil, der das Löslichkeitsprodukt übersteigt, ausgefallen ist. Ähnlich verhält es sich bei der Harnsäure, die selbst weit jenseits ihres Löslichkeitsprodukts von 6,8 mg/dl im strömenden Blut gelöst bleibt, um erst in bradytrophen Geweben wie Knorpeln, Gelenkhöhlen oder in der Niere zu Steinen bzw. Nadeln zu kristallisieren. Allerdings benötigt dieser Vorgang Zeit, die häufig nicht zur Verfügung steht, wodurch – auf Gallensteine bezogen – die Gallenblase jeweils rechtzeitig entleert wird, bevor die Steinbildung in Gang gekommen ist. Das bedeutet gleichzeitig, dass sämtliche Einflüsse, welche eine **vollständige Entleerung** der Gallenblase **hinauszögern** oder gänzlich **verhindern**, die Entstehung von Cholesterinsteinen fördern (s. unten).

Man findet im Rahmen einer diagnostischen Sonographie bei nüchternen Patienten manchmal den sog. **Sludge** („Schlamm") auf dem Boden einer gut gefüllten Gallenblase, der sich ganz entsprechend den eigentlichen Steinen der Schwerkraft nach anordnet, bei Umlagerungen des Patienten also wandert. Der Sludge kann als **Zwischenstadium** auf dem Weg zu den eigentlichen Steinen angesehen werden und er entsteht deshalb überwiegend bei Patienten mit entsprechenden Risikofaktoren und unzureichenden Kontraktionen der Gallenblase.

Beim **Gallen-Sludge** handelt es sich um ein dickflüssiges Material, das aus kleinen **Kristallen** unterschiedlicher Zusammensetzung (bevorzugt Cholesterinmonohydrat und Calciumbilirubinat) sowie **schleimigen Anteilen** besteht, die aus der Mukosa der Blasenwand abgegeben werden. Obwohl er eine Art Zwischenstadium darstellt, kann er bei Kontrollen vorübergehend oder auch auf Dauer wieder verschwinden. Immerhin sind die enthaltenen Kristalle manchmal groß genug, um an der Vater-Papille hängen zu bleiben und eine **akute Pankreatitis** zu verursachen.

Krankheitsentstehung der Cholesterinsteine

80–90 % aller Gallensteine bestehen ausschließlich oder überwiegend (sog. gemischte Steine) aus Cholesterin. Daneben enthalten sie in wechselnden Anteilen Phospholipide, Calcium, Bilirubin und weitere Stoffe wie einzelne Proteine.

Das wasserunlösliche Cholesterin muss in der Galle durch Mizellenbildung mit Gallensäuren und Phospholipiden in Lösung gehalten werden. Wenn die Kapazität der Gallensäuren durch eine **erhöhte Ausscheidung von Cholesterin** oder weiteren Steroiden aus der Leberzelle in die Galle unzureichend ist, oder wenn bei normalem Cholesterinanfall die **Gallensäuren erniedrigt** sind (anlagebedingt, im Alter oder z.B. bei Erkrankungen des terminalen Ileum), kommt es zum **Missverhältnis**, das die Entstehung von Steinen (➤ Abb. 4.42) ermöglicht, sobald die Galle in der Gallenblase zum Stillstand kommt und eingedickt wird.

4

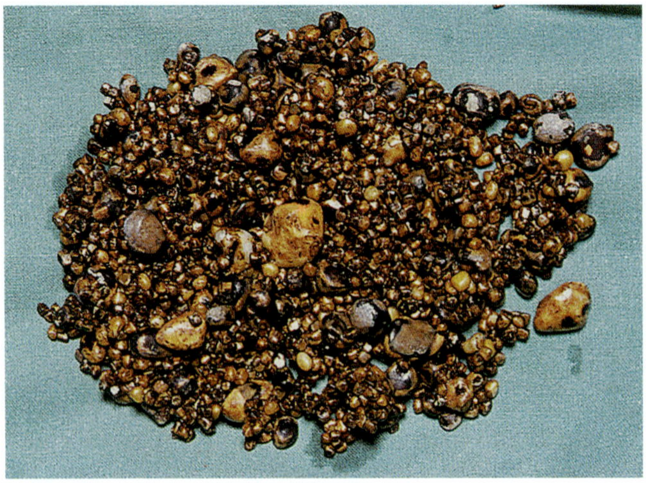

Abb. 4.42 Gallensteine unterschiedlicher Zusammensetzung und Größe [G159]

Cholesterin wird von der Leberzelle bevorzugt dann vermehrt in die Galle ausgeschieden, wenn es über eine **Fehlernährung** verstärkt zur Leber kommt oder wenn weitere Steroide wie z.B. **Östrogene** vermehrt zugeführt oder im Körper selbst gebildet werden. Dies ist unter „Pilleneinnahme" oder in der Schwangerschaft der Fall. Östrogene werden als Steroide nicht nur selbst in die Galle ausgeschieden – sie stimulieren auch die Leber zur **verstärkten Cholesterinsynthese** samt vermehrter **Ausscheidung** in die Gallenflüssigkeit. Als weiteren lithogenen (steinbildenden) Faktor kann man die in der Schwangerschaft exzessiv erhöhten **Progesteron-Serumspiegel** ansehen. Die **relaxierenden Wirkungen** des Hormons auf die **glatte Muskulatur** innerer Hohlorgane führt nicht nur zur evolutionär beabsichtigten „Ruhigstellung" der Gebärmutter in zweiter Zyklushälfte und v.a. Schwangerschaft, sondern eben auch zu Obstipation und gastroösophagealem Reflux sowie in der Gallenblase zu einer deutlich **verlängerten Verweildauer** der Gallenflüssigkeit, weil deren Kontraktionsfähigkeit abnimmt. Indem bei der Frau über mindestens 3 Jahrzehnte in jeder zweiten Zyklushälfte Progesteron gebildet wird bzw. alternativ auch in oralen Kontrazeptiva enthalten ist – zusätzlich zur lithogenen Wirkung der Östrogene –, kann abgeleitet werden, dass das Risiko, Gallensteine zu bekommen, bei **Frauen** ungleich höher liegt als bei Männern, um dann analog zur Anzahl an **Schwangerschaften** nochmals exponentiell anzusteigen.

Gerade die **Spätschwangerschaft** kann als Paradebeispiel für den Mechanismus der **Sludge-Bildung** mit nachfolgenden Steinen dienen, weil neben der Östrogen-verursachten Anreicherung der Galle mit Cholesterin das **Progesteron** die vollständige Entleerung der Gallenblase verhindert. Ganz pauschal wird Sludge in der Schwangerschaft häufig nachgewiesen und regelrechte Steine entstehen in rund 10 %. Der Prozess ist hinsichtlich des Sludge reversibel, selbst kleinere Steine können sich im Einzelfall wieder auflösen, sobald sich postpartal (nach der Entbindung) die Relationen in der Flüssigkeit und die Kontraktilität der Blase wieder normalisiert haben.

Eine **cholesterinreiche Ernährung** gilt als Risikofaktor bei beiden Geschlechtern. Gleichzeitig steigt auch die Wahrscheinlichkeit, an Gallensteinen zu erkranken, mit zunehmendem **Alter** an.

Vererbungsfaktoren spielen eine bedeutsame Rolle bei der Entstehung von Gallensteinen, wobei besonders Europäer und weiße Nordamerikaner, ganz allgemein also Menschen mit **heller Hautfarbe** betroffen, jedenfalls bevorzugt sind. Man geht davon aus, dass mit einer Gewichtung von etwa 75 % **Umwelteinflüsse** (z.B. Fehlernährung) an der Steinbildung beteiligt sind, während mit einem Anteil von immerhin 25 % **genetische Faktoren** bestimmen, ob es letztendlich dazu kommt. Man hat unterschiedliche Gene identifiziert, die bei Gallesteinträgern weit häufiger Mutationen aufweisen. Dazu gehört z.B. das Gen für den **Cholesterintransporter**, wodurch offensichtlich Cholesterin verstärkt in die Galle ausgeschieden wird. Bei zwei unterschiedlichen Mutationen ist jeweils die **Bildung der Gallensäuren** aus Cholesterin eingeschränkt, sodass ein ungünstiges Verhältnis dieser beiden Inhaltsstoffe der Gallenflüssigkeit entsteht. Schließlich fand man Defekte des Transporters, der für die aktive **Anreicherung** der Gallenflüssigkeit mit **Phospholipiden** zuständig ist, sodass deren Mangel selbst bei ausreichender Sekretion von Gallensäuren eine lithogene Relation entstehen lässt.

Daneben stellen **Adipositas** und metabolisches Syndrom weitere Risikofaktoren dar. Der Adipositas liegt als wesentliche Ursache im Allgemeinen eine zu reichliche, eventuell auch zu fettreiche Ernährung zugrunde, wobei allerdings bereits ein Zuviel an Kohlenhydraten durch deren Umwandlung in Fett zum selben Ergebnis führt. Zusätzlich wird bei den Betroffenen verstärkt Cholesterin in die Galle ausgeschieden.

MERKE

Man könnte die wesentlichen Risikofaktoren und sonstigen Umstände in dem einen Satz zusammenfassen, dass besonders **alte, übergewichtige, hellhäutige Frauen** mit **zahlreichen Kindern**, die sich **cholesterinreich** ernähren, Gallensteine bekommen.
Selbstverständlich findet man auch bei Männern Gallensteine, nur eben deutlich seltener.

HINWEIS DES AUTORS

Es ist überaus modern geworden, selbstverständliche Dinge in die englische Sprache zu übersetzen und die entstehenden Begrifflichkeiten anschließend auch noch abzukürzen, damit sie keiner mehr versteht. So entstand auch die **5-F-Regel**, welche die wichtigsten Risikofaktoren für die Entstehung von Gallensteinen zusammenfassen soll: **F***orty* (> 40 Jahre), **f***emale* (weiblich), **f***ertile* (fruchtbar), **f***at* (adipös) und **f***air* (helle Hautfarbe). *Fair* wird dann zu allem Überfluss auch noch mit *blond* übersetzt. Gemeint sind aber nicht die „echten Blondinen", wie man das manchmal zu hören bekommt; vielmehr soll damit herausgestellt werden, dass die **weiße Rasse** aufgrund genetischer Faktoren weit häufiger betroffen ist als andere Rassen der Erdbevölkerung (abgesehen von Mexikanern und einzelnen Indianerstämmen). Damit bei denjenigen, welche die Blondinen unbedingt mit im Boot haben wollen, die genetische Komponente dennoch abgebildet ist, wird die 5-F- teilweise bereits zur **6-F-Regel** erweitert, indem nun auch noch **f***amily* dazugepackt wird. Das scheint nach oben offen zu sein.
Die 5-F-Regel sollte bis zur Prüfung in Erinnerung behalten werden, weil sie dort schon auftauchte. Anschließend ist sie möglicherweise für Sprachwissenschaftler oder für Therapeuten, die auf ihren gehobenen Bildungsstand hinweisen wollen, auch weiterhin von Interesse.

Der **Diabetes mellitus** begünstigt nach statistischen Erhebungen ebenfalls die Entstehung von Gallensteinen, wobei wohl überwiegend nicht die Zuckerkrankheit als solche einen Einfluss ausübt, sondern der „Alterszucker" eben lediglich **dieselben Risikofaktoren** zeigt (alte, übergewichtige, sich fehlernährende Menschen). Allerdings sind auch unabhängig von diesen Faktoren, also auch beim Diabetes Typ 1, die Serumfette (Triglyzeride und LDL) erhöht (➤ Fach Stoffwechsel).

Ähnlich wie bei der Schwangeren mit ihren hohen Progesteron-Serumspiegeln kann sich die Gallenblase auch bei länger andauernden **Fastenkuren** nicht mehr vollständig entleeren. Es bildet sich Sludge und im weiteren Verlauf Steine. Zusätzlich fördert Fasten die Steinbildung dadurch, dass dabei vermehrt Triglyceride aus den Körperdepots mobilisiert werden, die Leber demnach auch vermehrt Cholesterin synthetisiert und teilweise in die Galle ausscheidet. Schließlich passt sich die Leber auch noch mit einer verringerten Gallensäureproduktion an die (fehlende) Nahrungszufuhr an, wodurch sich die Relation zwischen ausgeschiedenem Cholesterin und mizellenbildenden Gallensäuren ein weiteres Mal verschiebt.

Auch einzelne **Medikamente** stellen Risikofaktoren dar. Beispielsweise erhöhen **Fibrate** wie Clofibrat, die v.a. bei der Hypertriglyzeridämie eingesetzt werden, die Sekretionsrate von Cholesterin in die Gallflüssigkeit. Möglicherweise verhindern Medikamente mit Wirkung auf die glatte Muskulatur – z.B. Calciumantagonisten und Nitrate – eine vollständige Entleerung der Gallenblase.

Zusammengefasst ergeben sich als **wichtigste Risikofaktoren** für **Cholesterinsteine:**

- Östrogene
- Gestagene
- genetische Faktoren (→ weiße Rasse)
- höheres Lebensalter
- Adipositas und metabolisches Syndrom
- fett- oder kohlenhydratreiche Ernährung
- Diabetes mellitus
- Fastenkuren
- Medikamente (z.B. Clofibrat, eventuell Calciumantagonisten und Nitrate)

Krankheitsentstehung der Pigmentsteine

10–20 % der Gallensteine enthalten ebenfalls in wechselnden Mengen Cholesterin, weit überwiegend allerdings **Bilirubin** und **Calcium**, meist zum Calciumbilirubinat verbunden. Diese Steine nennt man aufgrund der Färbungen von **Bilirubin** und seinen Oxidationsprodukten Pigmentsteine. Mehrheitlich sind diese Steine allerdings **schwarz**, weil Calciumbilirubinat offensichtlich das gesamte Lichtspektrum verschluckt.

Entsprechend dem Entstehungsmechanismus der Cholesterinsteine liegt auch hinsichtlich der Pigmentsteinbildung ein **Missverhältnis** zugrunde, nun aber zwischen **Bilirubin** v.a. in seiner wasserunlöslichen Form (**indirektes** = nicht an Glukuronsäure gebundenes Bilirubin) und der vorhandenen Menge an **Gallensäuren**. Demnach stellt ein chronischer Mehranfall von Bilirubin u.a. bei **hämolytischen Anämien** genauso einen Risikofaktor dar wie **Erkrankungen der Leber** (chronische Hepatitis, Alkoholkrankheit, Leberzirrhose), die zu einer unzureichenden Glukuronidierung führen können, sodass in der Gallenflüssigkeit vermehrt freies, wasserunlösliches Bilirubin erscheint. Daneben begünstigen eine vorausgegangene **Operation der Gallenblase** oder **chronische Entzündungen der Gallenwege**, z.B. bei Parasitenbefall oder bei Infektionen durch Salmonellen oder Coli-Bakterien, die Bildung von Pigmentsteinen. In diesen Fällen sind die Steine häufig aufgrund leicht abweichender Zusammensetzung **braun** gefärbt.

MERKE

Während **Cholesterinsteine** fast ausschließlich in der **Gallenblase** entstehen, bilden sich **Pigmentsteine** oft auch in den **Gallenwegen**.

Symptomatik

Die weit überwiegende Mehrzahl der Gallensteinträger (75 %) hat **keine Beschwerden**. Man spricht hier von den sog. **stummen Gallensteinen**.

Dies muss allerdings nicht auf Dauer so bleiben. Kommt es zu Symptomen, können diese angeblich unspezifisch als **Druck im rechten Oberbauch**, verbunden eventuell mit **Unwohlsein, Völlegefühl, Meteorismus** oder auch Übelkeit in Erscheinung treten. Auch eine **Perforation** der Gallenblase (selten) mit Übertritt der Steine in den anliegenden Dünndarm oder in die freie Bauchhöhle vermag unspezifische Symptome zu verursachen, indem sie zu einem **Ileus** oder zu einer **galligen Peritonitis** führen kann (➤ Abb. 4.46).

HINWEIS DES AUTORS

An den **unspezifischen Symptomen** wie Druck, Völlegefühl, Meteorismus usw. **darf gezweifelt werden**. Aus Sicht des Autors werden eher bei alltäglichen Beschwerdebildern wie Reizdarm, Reizmagen und anderen die anlässlich der Diagnostik entdeckten Gallensteine dankbar zur Kenntnis genommen und ursächlich zugeordnet. Dagegen hat der Patient ohne Gallensteine dabei insofern Pech, als er möglicherweise in der psychosomatischen Schublade landet. Weithin unbekannt ist auch, dass eine Störung des rechten Nierenmeridians, z.B. infolge einer Blockade des rechten Sternoklavikulargelenks, Druck oder Schmerzen im rechten Oberbauch auslösen kann, die mit der Deblockierung des Gelenks zuverlässig verschwinden.

In erster Linie werden Gallensteine dann symptomatisch und ursächlich erkennbar, wenn sie in der Gallenblase eine Entzündung verursachen **(Cholezystitis)** oder wenn sie sich aus der Gallenblase lösen und dann überwiegend im **Ductus cysticus**, aber auch einmal im **Ductus choledochus** oder an der **Vater-Papille** eine **Obstruktion** verursachen. Das Risiko hierfür kann ganz gut in der Sonographie abgeschätzt werden, weil nur Steine in Frage kommen, die **maximal 5 mm** groß sind. Die größeren finden im Gangsystem keinen Platz.

Gallenkolik

Die Obstruktion der Gallenwege führt zu Schmerzen, die typischerweise als **Kolikschmerzen** auftreten (Gallenkolik). Der Schmerz entsteht sowohl durch den Spasmus in Ductus cysticus oder Ductus choledochus als auch durch den Rückstau in die Gallenblase, die durch verstärkte Kontraktionen den Widerstand zu überwinden sucht.

Eine Gallenkolik beginnt recht **plötzlich**, häufig im Gefolge einer **umfangreichen** oder **fetthaltigen Mahlzeit**, weil sich dabei die Gallenblase aufgrund des hohen CCK-Serumspiegels in der Regel vollständig und sehr kräftig kontrahiert. Die Schmerzen halten etwa **1–4 Stunden** an, nur sehr selten auch länger. Teilweise bleiben danach bis zu 24 Stunden lang noch geringe Restbeschwerden bestehen.

Der Schmerz ist überwiegend **krampfartig** und **äußerst heftig**. Regelmäßig wird er von **Übelkeit** und **Erbrechen** begleitet. Bei jedem 4. Patienten kommt es zur Erhöhung des Serumbilirubins mit **flüchtigem Ikterus**, was bedeutet, dass der Stein im Ductus choledochus sitzen muss; eine Obstruktion des Ductus cysticus staut ausschließlich in die Gallenblase zurück und nicht in die Leber.

Der eigentliche Kolikschmerz sitzt im **mittleren bis rechten Oberbauch**, doch strahlt er oft in den Rücken **zwischen die Schulterblätter**, ins **rechte Schulterblatt** oder in die **rechte Schulter** aus, während der Schmerz einer Magenperforation in die linke Schulter und den Rücken unterhalb der Schulterblätter (Th6) ausstrahlen kann und derjenige des Duodenums in den rechten Unterbauch. Auch ein Herzinfarkt mit seiner möglichen Ausstrahlung in Oberbauch, Rücken und rechte Schulter muss differenzialdiagnostisch erwogen werden, doch entstehen dabei zwar heftige, aber keine kolikartigen Schmerzen. Andererseits verursachen auch die Steine häufig **Schmerzen**, die **anhaltend** sind und **nicht als Kolik** empfunden werden, wodurch in diesen Fällen die Differenzialdiagnose besondere Bedeutung erlangt. **Fieber** gehört **nicht** zu einer Gallenkolik, könnte aber, falls vorhanden, von einer begleitenden Cholezystitis oder auch einer Pankreatitis herrühren.

Diagnostik

Die Diagnose der Cholelithiasis erfolgt am sichersten und für den Patienten am wenigsten belastend durch die **Sonographie** (➤ Abb. 4.43). Auch sehr kleine Steine oder Sludge lassen sich damit gut erkennen. In der **Röntgenübersichtsaufnahme** lassen sich Steine darstellen, die einen reichlichen Anteil an **Calciumsalzen** aufweisen. Man spricht von **röntgendichten Steinen**. Dies betrifft lediglich knapp 15 % der Cholesterinsteine, jedoch über 50 % der Pigmentsteine. Durch Kontrastmittelgabe mit nachfolgender **Röntgenaufnahme** lassen sich die **Gallenwege** beurteilen, doch wird diese Technik kaum noch angewendet, weil die **ERCP** genauere Ergebnisse liefert. Außerdem lassen sich hiermit distal liegende Gallenwegssteine auch gleich entfernen. Bei der **e**ndoskopischen **r**etrograden **C**holangio**p**ankreatikographie (ERCP) wird über eine Duodenoskopie Kontrastmittel an der Vater-Papille in die Gallen- und Pankreaswege eingebracht und anschließend geröntgt (➤ Abb. 4.44).

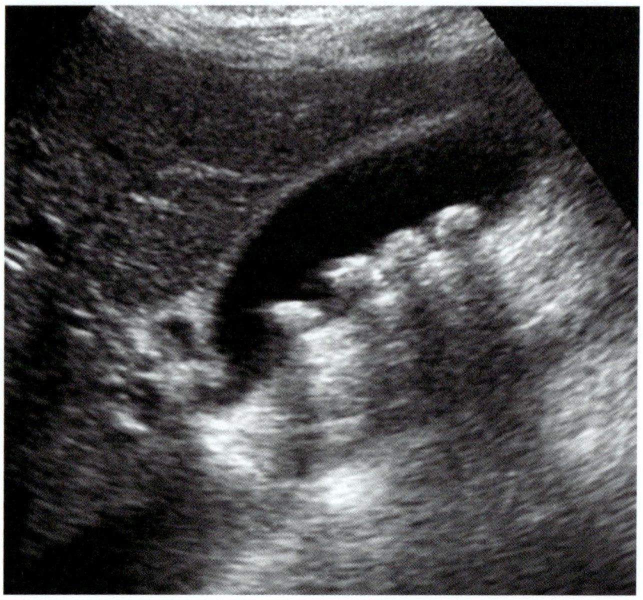

Abb. 4.43 4 Gallensteine (mit sog. Steinschatten) im Ultraschall [G173]

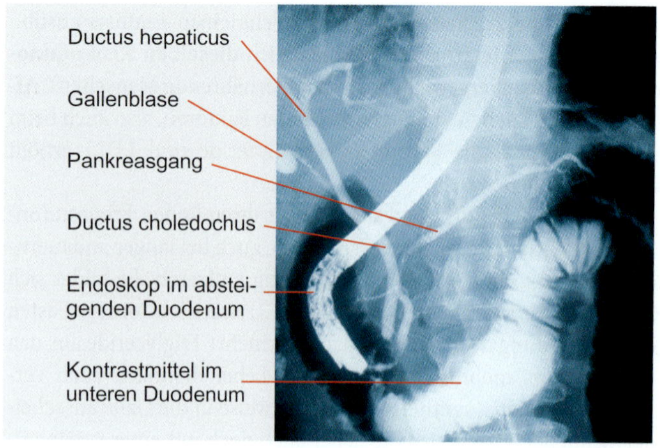

Abb. 4.44 Unauffällige ERCP [X211]

Im **CT** können sogar Cholesterin- von Pigmentsteinen unterschieden werden. Für manche Fragestellungen ist die **MRT** (als MRCP) besser geeignet.

Die **Verdachtsdiagnose** am Krankenbett ergibt sich aus dem typischen Schmerzmuster, eventuell mit **postprandialem Beginn** (= nach dem Essen) – häufig **nachts** als Folge eines reichlichen Abendessens –, sowie dem **Druckschmerz** im Bereich der Gallenblase. Eine gestaute Gallenblase lässt sich manchmal (schmerzhaft) tasten.

Das **Murphy-Zeichen** entsteht durch eine vorsichtige **Palpation** der Gallenblasenregion bei Exspiration des Patienten. Die nachfolgende Inspiration wird vom Patienten (schmerzbedingt) **abrupt beendet**, sobald die Gallenblase dabei gegen die palpierende Hand stößt. Das Murphy-Zeichen erscheint bei der **akuten Cholezystitis** mit größerer Regelmäßigkeit, weil die begleitende Entzündung den Druckschmerz deutlich verstärkt. Ein **negatives Murphy-Zeichen** spricht also **nicht gegen** eine einfache Gallenkolik.

Therapie der Gallenkolik

Die Therapie des akuten Kolikschmerzes erfolgt durch **Nahrungskarenz, Spasmolytika** (entkrampfende Medikamente) wie Buscopan® sowie **starke Analgetika** – z. B. Aspirin® oder Ibuprofen hochdosiert, in der Klinik eher durch das wirksamere Novaminsulfon (= Novalgin® und Generika). **Morphin** und seine Abkömmlinge sind **kontraindiziert**, weil sie den Tonus des Sphinkter Oddi erhöhen und dadurch einen Steinabgang ins Duodenum behindern.

Ätherische Öle, z.B. in **Gelomyrtol®**, fördern die Weiterwanderung des Steins ebenso wie **Nitroglyzerin**, das durch seine hemmenden Wirkungen auf die glatte Muskulatur von Blutgefäßen und Hohlorganen wie Darm oder Gallenwegen blutdrucksenkend, spasmolytisch und schmerzlindernd wirkt (bei niedrigem Blutdruck kontraindiziert!). **Vomex®** wirkt der Übelkeit entgegen.

ASS (z.B. Godamed® als Lutschtablette), Buscopan®, Vomex® und Gelomyrtol® sind nicht verschreibungspflichtig, doch wird sich allein damit eine ausgeprägte Kolik nicht immer ausreichend therapieren lassen. Die Patienten sollten demnach eingewiesen bzw. der Hausarzt gerufen werden.

Therapie der Gallensteine

Die Therapie der Gallensteine im **schmerzfreien Intervall** wird auf dreierlei Arten durchgeführt:

1. **Operative Entfernung der Gallenblase (Cholezystektomie)**, die heute fast nur noch laparoskopisch (minimal-invasiv) mittels eines in die Bauchhöhle eingeschobenen Instrumentariums durchgeführt wird. Die Komplikationsrate ist sehr gering, die Letalität liegt unter 0,1 %, obwohl es sich häufig um ältere multimorbide Patienten handelt.
   Die postoperativen Einschränkungen im Alltag der Patienten sind kaum der Rede wert, weil die Leber ihre Gallensäurenproduktion zu steigern vermag. Selbst die Gallengänge übernehmen gewissermaßen einen Teil der Gallenblasenfunktion, indem sie nun die Gallenflüssigkeit durch Resorption von Ionen und Wasser in gewissem Umfang konzentrieren. Sinnvoll sind jedoch ab diesem Zeitpunkt häufigere, kleine und fettarme Mahlzeiten, passend zur geringeren Menge an Galle, die jeweils dafür zur Verfügung steht.
2. **Steinzertrümmerung durch Schallwellen (Lithotripsie)**, wobei kleine Bruchstücke entstehen, die bei ihrer Wanderung durch die Gallenwege spätestens im Bereich des Oddi-Sphinkters die nächste Kolik auslösen können (⅓ der Fälle). Das Verfahren wird kaum angewendet, weil der Aufwand bei geringerer Zuverlässigkeit auch nicht kleiner ist als bei der Operation.
3. **Medikamentöse Auflösung** der Gallensteine durch oral eingenommene Gallensäuren-Abkömmlinge (Ursodesoxycholsäure UDCA), die ebenfalls einem enterohepatischen Kreislauf unterliegen und den Gallensalzpool damit vergrößern. Sie müssen über einen längeren Zeitraum von bis zu 2 Jahren eingenommen werden. Ihre Wirkung wird auch damit erklärt, dass sie die Cholesterinaufnahme aus dem Darm vermindern. Ganz im Vordergrund steht jedoch sehr wahrscheinlich die Ausscheidung von UDCA anstelle des Cholesterins in die Gallenflüssigkeit, wodurch die Galle derart cholesterinarm wird, dass die bestehenden Ausfällungen in einem sehr langsamen Prozess wieder in Lösung gehen können. Nur Steine, die **wenig Calcium** enthalten und **kleiner als 1,5–2 cm** sind, lassen sich damit auflösen. Der Gehalt an Calcium lässt sich dadurch definieren, dass Steine mit geringem Gehalt im Röntgenbild nicht sichtbar sind, während sie sich andernfalls darstellen.

Rezidive nach **Cholezystektomie** sind **äußerst selten**, nach den anderen Methoden dagegen häufig, sodass sie eher bei Kontraindikationen einer Operation in Frage kommen.

Stumme Gallensteine, die zufällig entdeckt werden, sollten nach übereinstimmender Meinung **nicht behandelt**, sondern lediglich **beobachtet** werden, weil das durchschnittliche Risiko für das Entwickeln von Symptomen lediglich bei 1–2 %/Jahr liegt. Sind aber einmal **Symptome** entstanden, **sollte operiert werden**, weil dann weitere Rezidive eher die Regel als die Ausnahme darstellen.

Zusammenfassung

Gallensteinleiden

Risikofaktoren für Cholesterinsteine
- weibliches Geschlecht
- zahlreiche Kinder
- zunehmendes Alter
- Adipositas, Fehlernährung
- helle Hautfarbe
- Diabetes mellitus
- rezidivierende Fastenkuren

Risikofaktoren für Pigmentsteine (Bilirubinsteine)
- Mehranfall von Bilirubin (z.B. hämolytische Anämie)
- chronische Lebererkrankungen
- Verlust von Gallensäuren (z.B. bei Erkrankungen des terminalen Ileum)
- Entzündungen der Gallenwege
- Zustand nach Cholezystektomie (selten)

Symptome
- meist keine (stumme Gallensteine)
- definitionsgemäß unspezifisch als Druck oder Völlegefühl (fraglich bis unmöglich)
- Perforation in anliegende Darmschlingen (→ Ileus) oder in die freie Bauchhöhle (→ gallige Peritonitis)
- **Gallenkolik** als wesentliche Manifestation:
  - meist postprandial heftige, nur teilweise kolikartige Schmerzen im rechten Oberbauch mit Ausstrahlung in Rücken und rechte Schulter
  - Übelkeit mit Erbrechen, teilweise flüchtiger Ikterus (Stein im Ductus choledochus oder an der Vater-Papille)

Diagnostik
- Murphy-Zeichen (manchmal), Gallenblase evtl. tastbar
- Ultraschall
- bei Bedarf Röntgen, CT, ERCP

Therapie der Gallenkolik
- Nahrungskarenz
- Analgetika, Spasmolytika (Buscopan®), Antiemetika (z.B. Vomex®), Nitroglyzerin

Therapie der Gallensteine
- laparoskopische Cholezystektomie als Methode der Wahl
- falls eine Operation nicht in Frage kommt: Lithotripsie, medikamentöse Auflösung

4.5.2 Cholezystitis

Krankheitsentstehung

Die häufigste Ursache einer **akuten** Entzündung der Gallenblasenwand (Cholezystitis) ist ein **Stein im Ductus cysticus**, der einen entsprechenden Rückstau in die Gallenblase mit Überdruck und Überdehnung der Wandung verursacht. Wahrscheinlich trägt die Tatsache, dass mehr als die Hälfte der **Stein-Gallenblasen bakteriell besiedelt** sind (z.B. durch Escherichia coli), zum Entzündungsmechanismus bei, doch genügt für den Entzündungsmechanismus letztendlich auch der isolierte Rückstau, weil es dabei infolge der Überdehnung der Blasenwand zur **Ischämie** des Gewebes kommt. Eine weitere Ursache ist die entzündliche Reizung der Gallenblasen-Mukosa durch **Lysolecithin**, das aus den Phospholipiden der Galle durch Vermittlung der Phospholipase entsteht. Dieser Mechanismus entspricht der Gastritis vom Typ C, bei welcher der Reflux von Duodenalsaft mit enthaltenem Lysolecithin einen pathogenen Faktor darstellt.

Hauptursachen der akuten Cholezystitis:
- Stein im Ductus cysticus mit ischämischer Überdehnung der Blasenwand
- teilweise verstärkt durch bakterielle Besiedlung (v.a. Escherichia coli, Streptokokken, Clostridien und Klebsiella)
- Lysolecithin als zusätzlich schädigender Faktor

Eher selten, in weniger als 10 % der Fälle, entsteht eine akute Cholezystitis auch einmal **ohne Steine**, wobei man dann teilweise **Parasiten** oder **Bakterien** (u.a. Salmonellen oder Escherichia coli) findet, manchmal aber auch keine klare Ursache. Da diese Form u.a. **postpartal** nach verlängerten Wehen, **postoperativ** und im Zusammenhang mit schweren **Traumata** oder Verbrennungen sowie beim **Diabetiker** auftreten kann, muss man in solchen Fällen wohl von einer **Ischämie** der Gallenblasenwand ausgehen, postpartal erzwungen durch Blutverlust und verstärkte Kontraktionen glatter Muskulatur – u.a. eben auch in der Gallenblase.

Die **chronische** Cholezystitis findet man noch gesetzmäßiger als die akute Form nahezu **ausschließlich** bei **Steinträgern**. Hier scheint die mechanische **Reizung der Gallenblasenwandung** nebst einer chronischen **bakteriellen Besiedelung** der Gallenblase die wesentliche Rolle zu spielen (➤ Abb. 4.45).

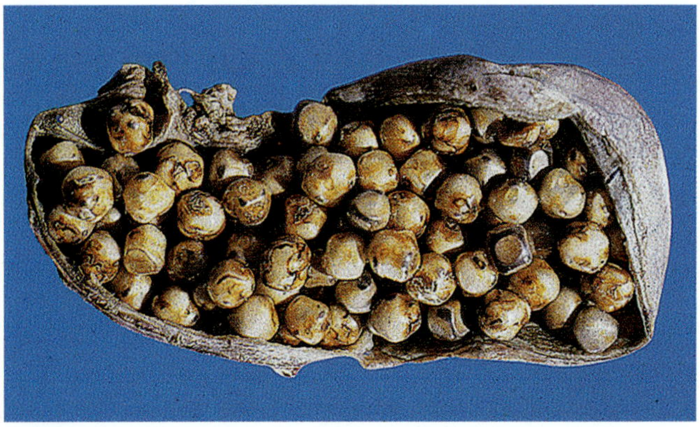

Abb. 4.45 Gallenblase mit Steinen und Ductus cysticus. Die Gallenblasenwandung ist infolge einer chronischen Cholezystitis deutlich verdickt. [G159]

Symptomatik

Die Symptome der **akuten** Cholezystitis bestehen in **Fieber**, evtl. mit **Schüttelfrost**, und zumeist allen Symptomen einer „normalen" **Gallenkolik**, was aufgrund ihrer Ursache (Stein im Ductus cysticus) auch nicht verwunderlich ist. Ein **Ikterus** kann auftreten, wenn die Entzündung auf die Gallengänge übergreift, wodurch diese ödematös aufquellen und einen Rückstau in die Leber verursachen, oder wenn der Stein in den Ductus choledochus weitergewandert ist.

Die **chronische** Cholezystitis muss über längere Zeiträume keine Beschwerden verursachen. Ansonsten bestehen mäßige Temperaturen, milde Schmerzen und eventuell Übelkeit.

Komplikationen

Eine chronische Cholezystitis bzw. wiederholte akute Schübe können zu Komplikationen (➤ Abb. 4.46) führen.

Gallenblasenhydrops
Teilweise entsteht ein Hydrops der Gallenblase. Ursache ist ein länger anhaltender **Verschluss des Ductus cysticus** (Stein, Tumor oder narbige Stenosierungen), wodurch die Gallenblase überdehnt wird und die Gallenblasenwandung vermehrt eine seröse Flüssig-

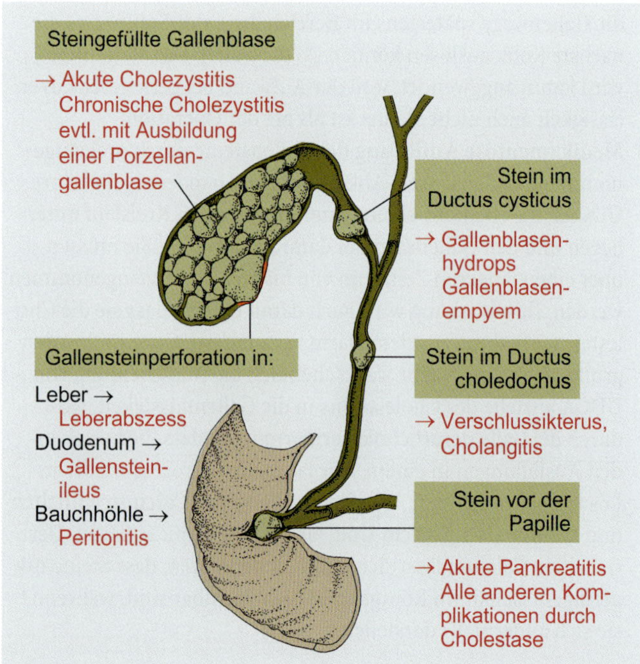

Abb. 4.46 Mögliche Symptome und Komplikationen der Cholezystitis [L190]

keit und Schleim ins Lumen sezerniert. Ein Hydrops muss keine Beschwerden verursachen, doch sind solche Gallenblasen manchmal im rechten Oberbauch bereits sichtbar, in jedem Fall aber tastbar (weich und eventuell schmerzhaft). Meist besteht in diesen Fällen keine bakterielle Infektion, weil sonst eher ein Empyem entstehen würde.

Gallenblasenempyem

Ein länger bestehender **Rückstau** in die Gallenblase, z.B. bei festsitzendem Stein im Zusammenhang mit einer akuten Cholezystitis, kann zu einer **bakteriellen, eitrigen Superinfektion** führen. Auch im Rahmen einer chronischen Cholezystitis ist eine Eiterbildung möglich. Es entsteht das Gallenblasenempyem, das neben den lokalen Symptomen am **hohen Fieber** mit ausgeprägter **Leukozytose** erkennbar wird. Perforation, Peritonitis oder Sepsis sind mögliche (häufige) Folgen. Deshalb wird nach Möglichkeit, unter antibiotischer Abdeckung, umgehend operiert.

MERKE

Vermehren sich Bakterien ungehemmt in einem beliebigen Gewebe, kann dieses Gewebe unter Eiterbildung einschmelzen. Es entsteht der **Abszess**, der nachfolgend meist noch bindegewebig gegenüber der Umgebung abgegrenzt wird. Vermehren sich dagegen Bakterien unter Eiterbildung in einem bereits bestehenden Hohlraum wie z.B. dem Pleuraspalt oder in der Gallenblase, entsteht sprachlich das sog. **Empyem**.

Porzellangallenblase

Eine weitere mögliche Folge der chronischen Cholezystitis oder auch eines andauernden Gallenblasenhydrops ist die Porzellangallenblase, bei der in die **verhärtete Wandung** eingelagerte **Calciumsalze** ein porzellanähnliches Aussehen verursacht haben (➤ Abb. 4.47).

ACHTUNG

Die Porzellangallenblase ist eine **Präkanzerose** und muss operativ entfernt werden.

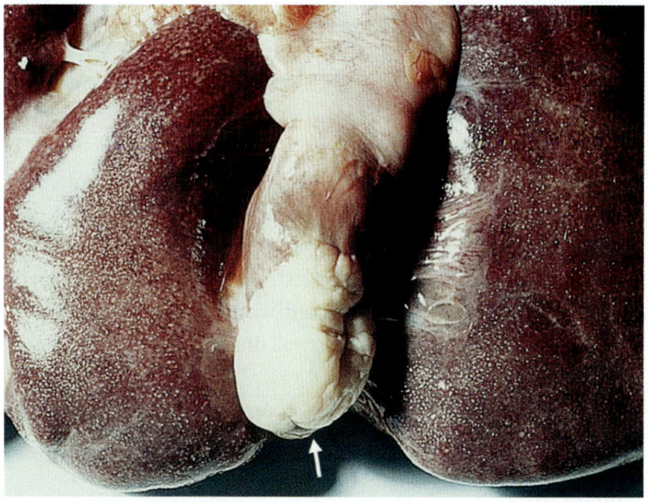

Abb. 4.47 Porzellangallenblase (Pfeil) [R235]

Diagnostik

Bei der Untersuchung ist das **Murphy-Zeichen positiv**; zumeist besteht aber ohnehin ein ausgeprägter Druckschmerz. Der gesamte rechte Oberbauch ist angespannt.

Die diagnostische **Unterscheidung** der akuten **Cholezystitis** zu einer **Gallenkolik** ohne begleitende Entzündung gelingt durch das vorhandene **Fieber** und die **Leukozytose** mit **CRP-Erhöhung**. Die abdominelle **Schmerzausstrahlung** ist, aufgrund der Beteiligung des **Peritoneums**, häufig breiter bis in den Mittel- oder sogar **Unterbauch** (➤ Abb. 4.48). Aus demselben Grund kommt es zu **Meteorismus**, teilweise in Verbindung mit verminderter Darmperistaltik bei **paralytischem Subileus**, sodass das Bild mit einer Pankreatitis verwechselt werden könnte. Allerdings sind Schmerzen und Abwehrspannung überwiegend rechts lokalisiert.

Im **Ultraschall** erkennt man in aller Regel Steine bzw. kleinere Konkremente im Gallengang, die gestaute Gallenblase mit verdickter Wandung sowie in manchen Fällen bereits freie Flüssigkeit um

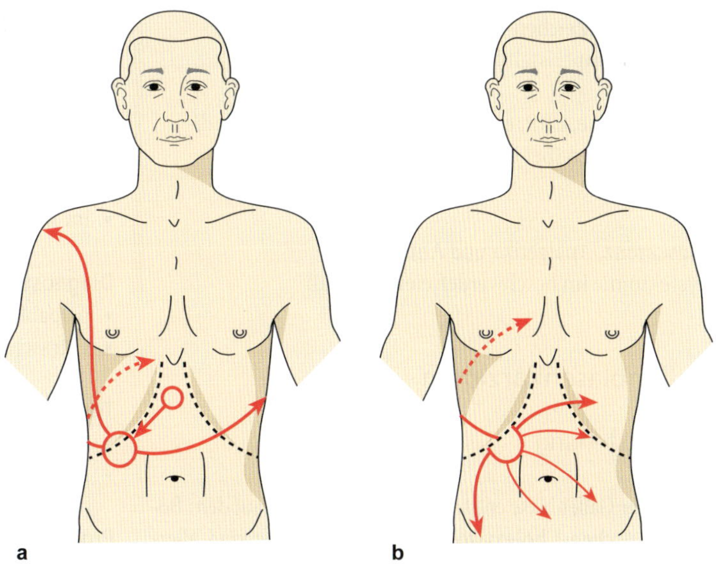

Abb. 4.48 Vergleich der Schmerzausstrahlung zwischen einer Gallenkolik (**a**) und einer Cholezystitis ohne begleitende Kolik (**b**) [L106]

die Gallenblase herum als Hinweis auf das **Übergreifen** der Entzündung auf das lokale **Peritoneum**.

Therapie

Die Therapie der akuten oder chronisch rezidivierenden Cholezystitis besteht in der **Operation** (Cholezystektomie), wobei im Krankenhaus zumeist mittels Nahrungskarenz, Antibiotika und Analgetika zunächst Symptomfreiheit angestrebt wird, weil das Operationsrisiko dadurch erheblich reduziert wird. Die frühzeitige Operation wird auch deshalb empfohlen, weil die Rezidivgefahr hoch ist.

Zusammenfassung

Cholezystitis

Ursachen
- Stein in der Gallenblase bzw., bei der akuten Form, im Ductus cysticus
- staubedingte Ischämie, evtl. zusätzlich Lysolecithin als pathogener Faktor
- primäre oder sekundäre bakterielle Besiedelung

Symptome
- allgemeine Entzündungszeichen (Fieber, Leukozytose)
- Schmerzen – meist als Gallenkolik
- Übelkeit mit Erbrechen

Komplikationen
- Gallenblasenhydrops: schleimgefüllte, vergrößerte Gallenblase
- Gallenblasenempyem: Eiterbildung mit lokalen Schmerzen und hohem Fieber
- Porzellangallenblase: verhärtete Wandung durch eingelagerte Calciumsalze (→ Präkanzerose)

Diagnostik
- ausgeprägte Abwehrspannung im rechten Oberbauch
- positives Murphy-Zeichen
- verminderte Darmperistaltik mit Meteorismus (Subileus)
- Ultraschall
- Labor: Leukozytose, CRP, evtl. Erhöhung von Bilirubin und/oder Transaminasen (bei Übergreifen der Entzündung)

Therapie
- Nahrungskarenz, Analgetika und Antibiotika
- Cholezystektomie im beschwerdefreien Intervall

4.5.3 Gallenblasenkarzinom

Krankheitsentstehung

Das Karzinom der Gallenblase entsteht weit überwiegend auf dem Boden einer **chronischen Cholezystolithiasis**. Gallensteine sind allerdings extrem häufig, während das Karzinom zumindest vergleichsweise eher selten ist (knapp 5.000 Fälle/Jahr in Deutschland, zusätzlich mehrere hundert Fälle eines Gallenwegskarzinoms – Stand 2010), sodass das insgesamt geringe Risiko eine vorsorgliche Cholezystektomie nicht unbedingt rechtfertigt. Auch die **chronische Besiedelung** der Gallenblase durch Salmonellen sowie, teilweise damit verbunden, eine chronische Cholezystitis scheint mit einem erhöhten Karzinomrisiko verbunden zu sein. Entsprechend dem Vorkommen der Gallensteine ist auch das Karzinom bei **Frauen** häufiger als bei Männern.

Symptomatik

Die Symptome sind in einem Großteil der Fälle über lange Zeit, sofern überhaupt vorhanden, derart **gering** und **unspezifisch,** dass bei der Erstdiagnose eine Operation zumeist schon nicht mehr möglich ist. Die Prognose ist entsprechend schlecht. Treten in fortgeschrittenen Stadien Symptome auf, bestehen sie in **Schmerzen** im rechten Oberbauch sowie einem **palpablen Tumor** im Bereich der Gallenblase. Ein **Ikterus** ist durch Übergreifen auf die Gallenwege möglich, falls nicht ohnehin von vornherein die Gallenwege betroffen waren.

Therapie

Die Therapie erfolgt wie üblich durch **Operation**, falls noch möglich – palliativ durch Chemotherapie und Bestrahlung. Bei mäßig ausgedehnten Befunden können die Operationsergebnisse durch vorangehende Bestrahlung und Chemotherapie verbessert werden. Obwohl die Karzinome manchmal in einem frühen Stadium anlässlich einer Cholezystektomie entdeckt werden, beträgt die 5-Jahres-Überlebensrate insgesamt weniger als 20 %.

Zusammenfassung

Gallenblasenkarzinom

Ursachen
- unklar
- begünstigte Entstehung bei Steinträgern (deshalb bei Frauen deutlich häufiger als bei Männern), chronischer Cholezystitis und bakterieller Besiedelung der Gallenblase

Symptome
- unspezifisch oder fehlend
- im weiteren Verlauf Schmerzen, Übelkeit, evtl. Ikterus

Diagnostik
- palpabler Tumor im rechten Oberbauch
- Ultraschall, CT

Therapie
- Operation, evtl. nach vorangehender Radiochemotherapie
- palliativ durch Bestrahlung oder Chemotherapie

Prognose
- ungünstig

4.6 Erkrankungen des Darms

4.6.1 Zöliakie (Einheimische Sprue)

Die Diagnosen Einheimische Sprue und Zöliakie sind synonyme Begriffe und bezeichnen dasselbe Krankheitsbild. Die Diagnose Zöliakie wurde früher überwiegend für erkrankte Kinder benutzt, während der Begriff Einheimische Sprue für Erwachsene reserviert war. Neuerdings hat man sich in allen Altersgruppen zumindest überwiegend auf den Begriff der **Zöliakie** verständigt. Dies ist auch die international vorherrschende Diagnose.

HINWEIS DES AUTORS

Wer allerdings etwas auf sich hält und vom Patienten nicht auf Anhieb verstanden werden möchte, kann auch die Begrifflichkeit **glutensensitive Enteropathie** benutzen. Zöliakie scheint inzwischen zumindest im Hinblick auf Prüfungsfragen etwas abgenutzt zu sein, beinahe schon vergriffen.

Die Zöliakie ist eine **häufige** Krankheit, die weltweit beständig zuzunehmen scheint. Dieser Eindruck mag aber auch dadurch entstanden sein, dass sie heute selbst in milden Fällen nachgewiesen werden kann, was früher nicht möglich war. In Deutschland rechnet man mit mindestens 400.000 bis hin zu 800.000 Betroffenen **(0,5–1 % der Bevölkerung)**. Der erste und bedeutsamste **Erkrankungsgipfel** fällt bereits ins **Säuglingsalter**, sobald etwa ab dem 6. Lebensmonat Getreideprodukte zugefüttert werden; der zweite, sehr viel kleinere Erkrankungsgipfel wird bei Erwachsenen zwischen dem **40. und 50. Lebensjahr** erreicht.

Krankheitsentstehung

Die **Anlage** zur Zöliakie wird **vererbt**, wie man an familiären Häufungen erkennen kann. Die genetische Disposition scheint nach dem HLA-Muster bei bis zu **25 % der Bevölkerung** vorhanden zu sein, doch erkrankt nur ein sehr kleiner Prozentsatz der Betroffenen. Selbst bei eineiigen Zwillingen müssen keinesfalls beide erkranken, sodass offensichtlich weitere Faktoren, die aber noch nicht definiert wurden, für den Krankheitsausbruch verantwortlich sind.

Die **eigentliche Ursache** der Zöliakie ist eine **Unverträglichkeit** von bestimmten Proteinen, die als **Gliadin** bzw. **Gluten** bezeichnet werden:

- **Gluten** ist das Klebereiweiß des Weizens, das dessen Backfähigkeit begründet, und macht 80 % der gesamten Proteine des Weizens aus. Es ist daneben in Roggen, Dinkel, Grünkern, Hafer, Gerste oder auch Wildreis enthalten.
- **Gliadin** stellt eine Fraktion, also einen kleinen Teil des Glutens dar und bestimmt im Wesentlichen die zur Zöliakie führende pathogene Eigenschaft von Weizen und weiteren Getreiden. Das Gliadinpeptid enthält als Besonderheit prozentual einen beachtlichen Anteil (ca. 40 %) an der Aminosäure **Glutamin**.

Zöliakie-Patienten weisen nahezu ausnahmslos die HLA-Konstellation **DQ2** und **DQ8** auf (➤ Fach Immunologie) Der Zusammenhang scheint derart spezifisch, dass bei Personen mit abweichender HLA-Zugehörigkeit eine Zöliakie ausgeschlossen werden kann. Unter den **IgA-Antikörpern**, die bei der Zöliakie entstehen und im Labor nachgewiesen werden können, stehen Antikörper gegen muskuläres Bindegewebe (**Endomysium**, ➤ Fach Bewegungsapparat) bzw. ein bestimmtes Enzym dieses Gewebes **(Transglutaminase)** im Vordergrund. Vor allem bei einer sehr früh im Säuglingsalter beginnenden Zufütterung von gliadinhaltigem Getreide gelangt Gliadin verstärkt durch die Saumzellen hindurch in den Bereich des Endomysiums. Dort werden die **Glutamine** der Gliadin-Peptidkette von der Transglutaminase durch Desaminierung in **Glutaminsäure** umgewandelt, wodurch sich die Raumstruktur des Gliadins verändert. Im Ergebnis passt das enzymatisch veränderte Gliadin nunmehr perfekt zwischen die beiden Bindungszangen der Klasse-II-Proteine von DQ2 und DQ8 (➤ Fach Immunologie). Die spezifische Anlagerung von Peptiden an HLA-Proteine z.B. der Zellmembranen von Enterozyten ist gleichbedeutend mit ihrer **immunologischen Präsentation** – ganz so, als ob es sich um einen infektiösen Erreger handelte. Damit wird ein **Entzündungsprozess** in Gang gesetzt, der zur Bildung von **Antikörpern** sowie **leukozytären**, v.a. lymphozytären und plasmazellulären **Infiltrationen der Lamina propria** führt.

Man könnte diese Verwechslung eines Nahrungsbestandteils durch das Immunsystem als **allergische Reaktion** auffassen, die allerdings nicht zum üblichen Typ 1 gehört, weil die entstehenden Antikörper gegen Gliadin, Endomysium und die Transglutaminase nicht als IgE-, sondern als **IgA-Antikörper** gebildet werden. Gleichzeitig handelt es sich um eine Art **Autoimmunkrankheit**, weil nicht nur Gliadin, sondern eben auch umliegende körpereigene Strukturen angegriffen werden.

Unklar ist, warum überhaupt nur ein sehr kleiner Teil der immunologisch Prädestinierten betroffen ist. Unklar ist auch, warum ein erheblicher Anteil der Patienten, bei denen sogar die spezifischen Antikörper nachgewiesen werden können, nur sehr **geringe** oder überhaupt **keine Symptome** aufweist. Teilweise betrifft die Malabsorption (s. unten) lediglich **einzelne Nahrungsfaktoren** wie Eisen, Calcium oder manche Vitamine. Im Vordergrund stehen dann lediglich isolierte Symptome bzw. Erkrankungen wie eine Anämie, eine Osteomalazie oder Zahnschmelzdefekte bei Kindern, die einen

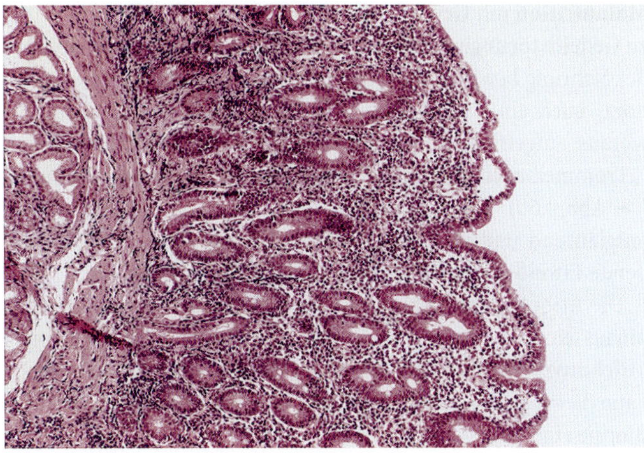

Abb. 4.49 Zottenatrophie, lymphozytäre Infiltrationen und vertiefte Krypten bei Zöliakie [G159]

4

nicht unbedingt an eine Zöliakie denken lassen, weil man darunter bis vor wenigen Jahren ein sehr viel umfassenderes Krankheitsbild verstanden hat.

Die histologischen Veränderungen bestehen in **atrophierten Dünndarmzotten**, die nur noch **sehr flach** ins Darmlumen vorspringen oder sogar **vollständig fehlen**. Kompensatorisch sind die Krypten besonders tief. In der Lamina propria finden sich die lymphozytären Infiltrationen (➢ Abb. 4.49). Am stärksten von der Zöliakie betroffen sind im typischen Fall die proximalen Dünndarmabschnitte, also **Duodenum** und **proximales Jejunum**, weil dort die Gliadinkonzentration höher ist als in distalen Anteilen, doch ist im Allgemeinen der gesamte Dünndarm befallen.

ACHTUNG

Aufgrund der chronisch-entzündlichen lymphozytären Infiltrationen kommt es in etwa **10 %** der Fälle nach jahrelanger Krankheitsdauer zu **malignen Lymphomen** (NHL-Lymphomen) des Darms.

Die endokrinen Zellen des proximalen Dünndarms, die z.B. **CCK** und **Sekretin** sezernieren, befinden sich in geringem Umfang im Bereich der Zotten. Wenn diese atrophiert sind oder sogar vollständig fehlen, kann die aus dem Magen kommende Nahrung sowohl Pankreassekrete und Gallenflüssigkeit als auch die Gallenblase selbst nur noch unzureichend stimulieren. Wichtiger ist im Zusammenhang sicherlich die Einbeziehung der Krypten in den Entzündungsprozess sowie, im Hinblick auf die Folgen, der **Verlust der Glykokalyx** mit den enthaltenen Enzymen, die sowohl für die Aktivierung der Pankreas-Proenzyme als auch zur abschließenden Spaltung der Disaccharide und Oligopeptide obligatorisch sind. Schließlich führt die Schädigung der Zottenschleimhaut mit insuffizienten bzw. **fehlenden Saumzellen** zum **Verlust der resorbierenden Dünndarmfläche**.

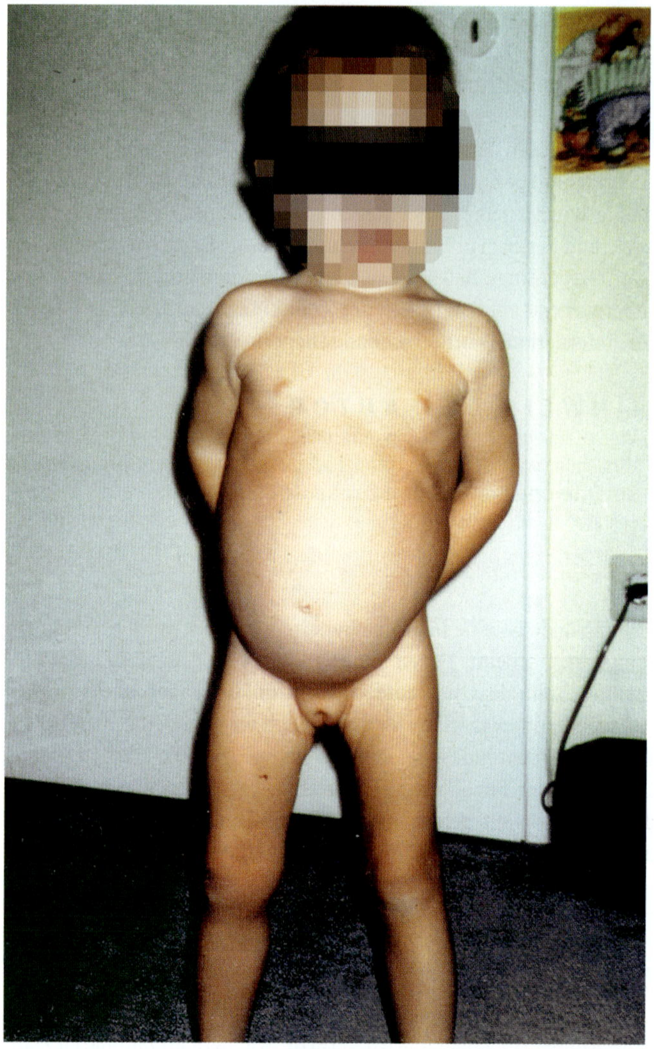

Abb. 4.50 Kleinkind mit Zöliakie [M552]

Symptomatik

Die Folgen der Zottenatrophie bestehen in ausgeprägten Fällen in einer massiven **Maldigestion** und **Malabsorption**, die **sämtliche Nahrungsbestandteile** betrifft und zu **Steatorrhö, Eisen-** und **Vitaminmangel** mit **Anämie, Haarausfall** und ganz allgemein zur **Malnutrition** mit **Gewichtsabnahme** führt. Bei Kindern kommt es zu **Gedeihstörungen**. Die mangelhafte Aufspaltung und Resorption der Nahrung bewirkt neben einem **Meteorismus** (durch die Darmflora) auch einen verstärkten **Wassereinstrom ins Darmlumen**, woraus aufgetriebene Darmschlingen mit **vorgewölbtem Bauch** („Trommelbauch") und **Durchfälle** resultieren können (➢ Abb. 4.50). Die Stühle sind aber häufig auch nur voluminös, fettglänzend und übelriechend. Schließlich kann der sich ausbildende **Eiweißmangel** sogar zu peripheren **Ödemen** führen.

Die Atrophie der Zotten nebst ihrer Glykokalyx bedingt darüber hinaus einen **Laktasemangel**, sodass zusätzlich eine ausgeprägte **Milchunverträglichkeit** besteht. Bei einem Teil der Betroffenen kann dies sogar das einzige Symptom darstellen, obwohl man in der Biopsie eine Zottenatrophie nachweisen kann.

Wie oben bereits erwähnt, finden sich eben seit der zunehmend umfassenderen Definition des Krankheitsbildes zahlreiche Patienten, die lediglich einen kleinen Teil des voll ausgeprägten Spektrums zeigen. Nicht so selten ist sogar bei **beschwerdefreien** Patienten, die lediglich über ihre Antikörper diagnostiziert wurden, eine geringer ausgeprägte **Zottenatrophie** nachzuweisen. Etliche Patienten, die mit Beginn im 1. Lebensjahr ausgeprägte Symptome entwickelten, verlieren die Zöliakie noch im Kindesalter, manchmal allerdings mit erneuten Rezidiven im Erwachsenenalter, sodass es möglich scheint, dass der als *zweiter Altersgipfel* beschriebene Zeitraum um das 40. Lebensjahr herum nichts anderes darstellt als das symptomatische Rezidiv einer frühen Zöliakie, die zu diesem Zeitpunkt nicht diagnostiziert worden war oder vielleicht sogar inapparent verlief.

Diagnostik

Die Diagnose von Zöliakie bzw. glutensensitiver Enteropathie wird aus den **Symptomen** und v.a. aus den spezifischen **IgA-Antikörpern** wahrscheinlich gemacht. In Zweifelsfällen kann das HLA-Muster bestimmt werden. Gesichert wird die Diagnose durch eine **Biopsie der Dünndarmschleimhaut**, bei der die typische Zottenatrophie erkennbar wird. Die Antikörper können auch der **Ver-**

laufskontrolle dienen, weil sie bei einer erfolgreichen Therapie stetig abfallen.

Therapie

Die Therapie erfolgt durch eine **streng glutenfreie Diät**, die z.B. mit Kartoffeln, Mais, Reis, Hirse, Buchweizen und Sojabohnen möglich ist. Darunter sieht man im Verlauf weniger Wochen eine deutliche Besserung und schließlich Ausheilung der Krankheit, sofern die Diagnose richtig war. Die Dünndarmschleimhaut regeneriert im Verlauf weniger Monate vollständig. Eine versehentliche oder zu diagnostischen Zwecken beabsichtigte Gliadin-Aufnahme löst innerhalb weniger Stunden erneute Durchfälle aus. Entsprechend üblicher Autoimmunkrankheiten oder allergischer Reaktionen könnte man die Zottenatrophie (rein theoretisch!) sogar ohne strenge Diät durch die Gabe von ausreichend hoch dosierten **Glukokortikoiden** zur Rückbildung bringen.

Zu beachten ist, dass zahlreiche industrielle Fertigprodukte mit glutenhaltigen Bindemitteln hergestellt werden. Andere werden lediglich durch Spuren von Gliadin verunreinigt, weil es im Rahmen industrieller Herstellungsprozesse als normal angesehen wird, verschiedenste Produkte mit unterschiedlichsten Inhaltsstoffen ohne jegliche Zwischenreinigung auf denselben Fertigungsstraßen herzustellen. Auf den Packungen steht in diesen Fällen immerhin: „Kann Spuren von Gluten (von Nüssen ...) enthalten." Damit weiß der Betroffene dann, dass er das, was ihn gerade anmacht, eigentlich problemlos essen könnte, es aber trotzdem nicht darf.

MERKE

- Nahrungsmittel, die **Gliadin** enthalten: Weizen, Roggen, Dinkel, Grünkern, Hafer, Gerste und Wildreis, Fertigprodukte mit glutenhaltigen Bindemitteln
- **Empfohlene Nahrungsmittel:** Kartoffeln, Mais, Reis, Hirse, Buchweizen, Amarant, Quinoa und Sojaprodukte
- **Bei Ernährungsfragen:** Deutsche Zöliakiegesellschaft e. V., 70565 Stuttgart, Kupferstr. 36, Tel. 0711/45 99 81-0, www.dzg-online.de

Tropische Sprue

Die tropische Sprue tritt ihrem Namen entsprechend in zahlreichen Ländern der Tropen auf. Die Ursachen sind in der Regel unbekannt. Man geht davon aus, dass evtl. toxinbildende Enterobakterien eine Rolle spielen könnten. Jedenfalls scheint sie überwiegend infektiös verursacht zu sein.

Die Symptome bestehen aufgrund der massiven **Malabsorption** – analog zur einheimischen Sprue – in Fettstühlen, Durchfällen, Anämie und Kachexie. Häufig steht ein massiver Folsäure- und Vitamin-B_{12}-Mangel mit makrozytärer Anämie im Vordergrund.

Zusammenfassung

Zöliakie (einheimische Sprue, glutensensitive Enteropathie)

Unverträglichkeit von Gliadin (Teil des Gluten)

Ursachen

- Reaktion des Immunsystems auf Gliadin und bindegewebige Strukturen des Muskels (Endomysium bzw. dessen Transglutaminase) auf dem Boden einer genetischen Disposition (HLA-DQ2 und DQ8)

Symptome

- **Malassimilation** mit aufgetriebenem Bauch, Diarrhö und Steatorrhö
- Übelkeit, evtl. mit Erbrechen
- **Malnutrition** hinsichtlich sämtlicher Nahrungsbestandteile: Eisenmangelanämie oder makrozytäre Anämie (Mangel an Folsäure oder Vitamin B_{12}), Vitaminmangelzustände, Eiweißmangel mit Ödemen und Gewichtsabnahme, Haarausfall, Entwicklungsstörungen bei Kindern
- **Laktoseintoleranz** aufgrund des Laktasemangels
- häufig trotz nachweisbarer Antikörper und Zottenatrophie nur Teilaspekte wie eine Anämie, Osteomalazie oder Zahnschmelzdefekte bei Kindern bzw. ganz allgemein sehr milde oder sogar vollständig fehlende Symptome

Diagnostik

- Biopsie der Dünndarmschleimhaut, spezifische IgA-Antikörper

Therapie

- streng glutenfreie Ernährung, z.B. mit Kartoffeln, Mais, Reis, Hirse und Soja

4.6.2 Morbus Crohn

Der Morbus Crohn heißt auch **Enteritis regionalis**, weil er in einzelnen Regionen des Dünndarms vorkommt, oder **Ileitis terminalis**, weil er besonders häufig, isoliert oder in Kombination mit weiteren Darmabschnitten, im **terminalen Ileum** lokalisiert ist. Das terminale Ileum ist also am häufigsten betroffen, doch kann der Morbus Crohn **jeden Anteil** des Verdauungstrakts befallen, nach üblicher Lehrmeinung **von der Mundhöhle bis zum Anus**. In 30 % aller Fälle betrifft die Erkrankung ausschließlich das terminale Ileum (Ileitis terminalis); in knapp der Hälfte der Fälle sind Ileum und Kolon (Enterokolitis) betroffen, und bei ca. 20 % ausschließlich und isoliert das Kolon, wobei das Rektum häufig ausgespart bleibt. Das kann zur Abgrenzung gegenüber einer Colitis ulcerosa Bedeutung erlangen.

Speiseröhre und/oder Magen sind (tatsächlich oder angeblich) in etwa 3 % der Fälle mitbefallen.

Die Erkrankung kann in jedem Lebensalter entstehen, beginnt aber besonders häufig bei jungen Erwachsenen etwa zwischen **20 und 35 Jahren**. In Deutschland finden sich ca. 3 Neuerkrankungen/100.000 Einwohner/Jahr. Der Bestand liegt bei einem Erkrankten unter 2.000 Einwohnern – mit eher zunehmender Tendenz.

Krankheitsentstehung

Die Ursache der Erkrankung ist **unbekannt**. Man denkt an einen viralen bzw. v.a. bakteriellen **Erreger**, ohne dass man ihn bisher hätte identifizieren können. Die **Psyche** wurde (wie immer) angeschuldigt, doch stellt sie lediglich einen **Verstärkungsfaktor** dar, der im Einzelfall einen Krankheitsschub auslösen kann. Bevorzugte HLA-Konstellationen gibt es nicht; allerdings beobachtet man familiäre Häufungen, z.B. eine hohe Konkordanz bei eineiigen Zwillingen. Inzwischen hat man verschiedene Gendefekte bei Betroffenen identifiziert, u.a. eine Mutation auf Chromosom 16, die zu einer Schwächung des unspezifischen Immunsystems, insbesondere zu einem **Barrieredefekt der Mukosa** gegenüber Bakterien führt.

Bei bestimmten Volksgruppen (Ashkenasi, eine jüdische Ethnie) ist der Morbus Crohn deutlich häufiger, bei Schwarzafrikanern kommt er fast gar nicht vor, was die Bedeutung **genetischer Faktoren** unterstreicht.

4

Besonderheiten der Erkrankung

Der Morbus Crohn stellt eine **chronische, entzündliche**, zumeist **schubweise verlaufende Darmerkrankung** dar, die etliche besondere, in ihrer Summe sogar einmalige Merkmale aufweist (➤ Abb. 4.51):

1. Befallene und unversehrte Darmabschnitte wechseln sich ab. Typisch ist also der **segmentale** bzw. **diskontinuierliche Befall**.
2. Betroffen von der Entzündung sind **sämtliche Wandschichten**, also Mukosa, Submukosa und Muskularis, aber auch Mesenterium bzw. Mesocolon einschließlich der darin befindlichen **Lymphknoten**, die entzündlich vergrößert sind.
3. Typisch sind entzündliche Reaktionen mit oberflächlichen **Ulzerationen** (Aphten), Infiltration der Darmwand (durch Leukozyten und in mindestens 50 % der Fälle auch die Bildung von **Granulomen** (häufig mit mehrkernigen Riesenzellen), wie sie u.a. bei Typhus und Lues oder bei der Tuberkulose entstehen – also bei bakteriellen Erkrankungen, bei denen die Erreger trotz erfolgreicher Phagozytose durch Makrophagen nicht verdaut werden können und dann inmitten epitheloidzelliger Granulome mit einem Ring aus Lymphozyten gefangen gehalten werden. Auch die Sarkoidose mit noch nicht identifiziertem Erreger zeigt diese Granulome in nahezu allen Organen des Körpers.
4. Nach längerem Bestand kommt es zu Verdickungen von Darmwand und Mesenterium, zu **Vernarbungen** und **Verwachsungen** und zu **fadenförmigen Stenosen** des Darmlumens. Entzündlich untereinander und mit Mesenterialanteilen verklebte Darmschlingen verursachen teilweise **umfangreiche Gewebeaggregate**, die als tastbare Tumoren v.a. im rechten Unterbauch erkennbar werden.
5. Besonders typisch sind **Fistelbildungen**, z.B. von einem Darmanteil zu einem anderen oder in weitere, dem betroffenen Darmabschnitt anliegende Organe wie Harnblase oder Vagina oder auch perianal an die Oberfläche der Haut. Wahrscheinlich entstehen sie aus tiefer reichenden, die ganze Darmwand ergreifenden Ulzerationen, eventuell aber auch aus Abszessen der Darmwand. Diese Fisteln sind manchmal der **erste Hinweis** auf die Erkrankung, noch bevor weitere Symptome deutlich geworden sind.
6. Regelmäßig bestehen **breiige Durchfälle**, die in einem kleinen Teil der Fälle blutige Beimischungen enthalten. Auch eine **Steatorrhö** als Folge der Verluste an Gallensäuren ist möglich. Bei umfangreichen Verlusten in der Folge einer massiven Ileitis terminalis kommt es zusätzlich zur chologenen Diarrhö mit **wässrigen Durchfällen**. Der Mangel an Gallensäuren begünstigt die Bildung von **Gallensteinen**.
7. Häufig entstehen im Rahmen eines chronischen Morbus Crohn Begleiterkrankungen wie eine **Arthritis**, eine **Iritis** oder ein **Erythema nodosum**, die einen Bezug zur Allergie vom Typ III oder auch zu einem Autoimmungeschehen vermuten lassen. Auch ein sporadisches Streuen der verursachenden Bakterien wäre ursächlich möglich.

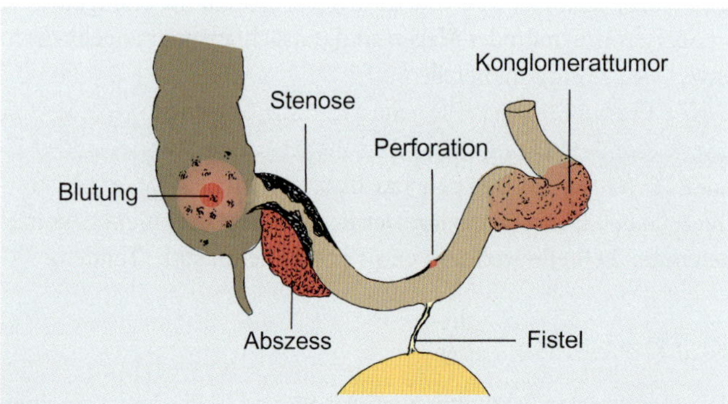

Abb. 4.51 Symptome bzw. Komplikationen bei Morbus Crohn [L190]

Symptomatik

Die häufigsten Symptome des Morbus Crohn bestehen in **Bauchschmerzen** mit **Meteorismus, mäßigem Fieber** und **Durchfällen**, zumeist ohne Blutbeimengung. Die Beschwerden können während der einzelnen Schübe ein erhebliches Ausmaß erreichen. Dabei steigt üblicherweise auch das Fieber. Da in der Regel das terminale Ileum beteiligt ist, besteht der wesentliche Schmerz im **rechten unteren Quadranten** des Abdomens, sodass die Erstmanifestation mit einer Appendizitis verwechselt werden kann. Nicht so selten ist allerdings eine perianale oder vaginale **Fistel** das erste deutliche Symptom.

Komplikationen

Mögliche Komplikationen neben der häufigen Fistelung im Verlauf der Erkrankung sind ein **Ileus** (Darmverschluss) im Gefolge der Verwachsungen, Stenosierungen und Entzündungen, eine **Malabsorption** mit Gewichtsverlust, sofern proximale Dünndarmabschnitte betroffen sind, eine **megaloblastäre Anämie** aufgrund mangelhafter Resorption von Vitamin B_{12}, **Gallensteine** und **Steatorrhö** infolge der erhöhten Verlustrate an Gallensäuren (verminderte Rückresorption im terminalen Ileum) sowie **Dehydratation** und **Hypokaliämie** als Folge der Durchfälle. Kinder bleiben im Wachstum zurück. Bei Dickdarmbeteiligung ist nach langjährigem Bestand (deutlich seltener als bei der Colitis ulcerosa) die Bildung eines **Kolonkarzinoms** möglich.

Es gilt zu beachten, dass der **Ileus** aufgrund der Lumeneinengung **mechanisch** in Erscheinung treten kann, jedoch aufgrund der umfangreichen Entzündungen, die das Peritoneum miteinbeziehen

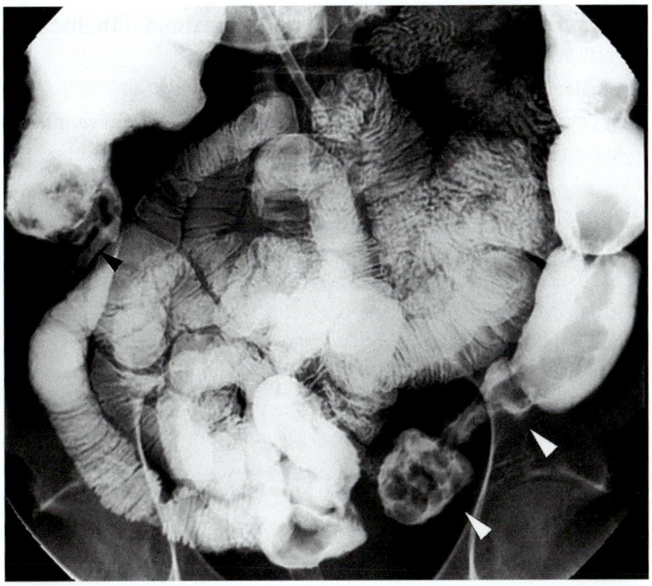

Abb. 4.52 Stenosierungen (weiße Pfeile) und Pflastersteinrelief im Röntgenkontrast bei Morbus Crohn [M500]

können, auch **paralytisch**. Ebenso ist zu bedenken, dass eine **Fistelung** nichts anderes darstellt als ein „Loch" in der Darmwand – z.B. als Folge einer eitrigen Einschmelzung oder einer umschriebenen Wandnekrose –, das einer Struktur aufliegt, in welche sich Entzündung und Gewebezerfall fortsetzen, sodass in der Summe eine Art Kanal zwischen den betroffenen Geweben entsteht. Andererseits kann die Darmwand auch an einer Stelle perforieren, der kein weiteres Gewebe aufliegt, sodass Darminhalt in die freie Bauchhöhle gelangt. In diesen Fällen kommt es zur generalisierten Peritonitis und damit zum **akuten Abdomen** (➤ Kap. 4.7.1).

Diagnostik

Zur Diagnostik benutzt man neben Ultraschall und MRT die **Röntgenkontrastdarstellung** des Darms, bei der umschriebene **Stenosierungen** des Darmlumens sowie häufig das typische **„Pflastersteinrelief"** (➤ Abb. 4.52), das vom Wechsel zwischen entzündlichen Ödemen und Atrophien der benachbarten Areale verursacht wird, hervortreten. In **Biopsien** werden in der Regel die typischen Veränderungen einschließlich der Granulombildungen erkennbar. Allerdings gibt es v.a. bei einem reinen Dickdarmbefall auch einzelne Patienten, bei denen der Pathologe anhand der Biopsie nicht eindeutig zwischen Morbus Crohn und Colitis ulcerosa unterscheiden kann.

Labordiagnostisch bestehen die üblichen **Entzündungszeichen** (Leukozytose und beschleunigte BSG). Spezifische Laborparameter gibt es nicht, doch ist die im **Schub** regelmäßig anzutreffende Erhöhung des **CRP** (im Gegensatz zur Colitis ulcerosa) ein guter Hinweis auf die vermutete **bakterielle Ursache**.

Therapie

Die Therapie besteht aus antiphlogistisch wirkenden Medikamenten wie **Glukokortikoiden** oder Verwandten des Aspirin® **(Sulfasalazin)**. Auch **immunsuppressive Medikamente** (z.B. Imurek® bzw. v.a. **Methotrexat**) sowie inzwischen einzelne Vertreter der sog. **Biologika** (z.B. TNF-Antikörper) müssen häufig verwendet werden, weil die regelhaft eingesetzten Glukokortikoide einerseits nicht immer ausreichend wirken und anderseits bei chronischem Einsatz mit erheblichen Nebenwirkungen verbunden sind. Fast immer ist nach längerer Krankheitsdauer die **Resektion von Darmabschnitten** erforderlich. Dies geschieht rein symptomatisch aufgrund von Komplikationen bis hin zum Ileus, hat jedoch **keinerlei Heilwirkungen**, weil die Entzündung dann eben an anderer Stelle weitergeht.

HINWEIS DES AUTORS

Interessant ist, dass sich das wirksame Sulfasalazin gegenüber dem heute nicht mehr empfohlenen, weil wenig wirksamen Mesalazin (→ Colitis ulcerosa) hauptsächlich durch eine **antibiotische Komponente** (Sulfonamid) unterscheidet. Interessant ist auch, dass dieser deutliche Hinweis auf die **bakterielle Ätiologie**, unzweideutig ergänzt und verstärkt sowohl durch die **CRP-Erhöhung** zumindest im Schub als auch den genetischen **Barrieredefekt** der Mukosa für bakterielle Erreger, niemanden dazu zu ermutigen scheint, die Forschung (endlich) in genau dieser Richtung zu intensivieren.

Bei Beginn im Kindesalter verläuft die Erkrankung meist aktiver und nicht so selten auch mit sehr viel geringerer Ansprechrate der gängigen Therapieoptionen. Interessant ist von daher eine italienische Studie von 2013, die mit der immunmodulierenden Substanz **Thalidomid** (das ehemalige Contergan®) durchgeführt wurde. Das Präparat wies eine sehr überzeugende Ansprechrate auf, bei im Vergleich mit den Standardtherapien sehr geringen Nebenwirkungen. Wie üblich bedarf es hierzu zunächst weiterer Studien, die diese Ergebnisse bestätigen.

Inzwischen gibt es Berichte aus verschiedenen Ländern (u.a. USA und Australien), wonach mit **intensiven antibiotischen Therapien** (Dreierkombinationen) **Heilungen** gelungen sind, wie dies ohnehin immer schon zu erwarten war. Dazu muss man wissen, dass **Yersinien** als wahrscheinlichste Ursache **ungewöhnlich resistent** gegenüber einer großen Zahl üblicher Antibiotika sind, sodass man ihnen mit einer gewissen Sicherheit nur mit derartigen Kombinationen beikommen kann.

HINWEIS DES AUTORS

Auffallend ist die **perfekte Übereinstimmung sämtlicher Symptome** mit einer akuten **Enteritis** oder Enterokolitis durch das Bakterium **Yersinia enterocolitica**. Auch dabei finden sich die **Entzündung aller Wandschichten** mit Ulzerationen, die Bildung von **Granulomen**, der **segmentale Befall**, die Schwellung der **Mesenteriallymphknoten**, die Bevorzugung des **terminalen Ileum**, die **Durchfälle** und die gleichen sporadischen **Folgekrankheiten** Arthritis, Iritis und Erythema nodosum. Der einzige Unterschied besteht darin, dass die Yersinien-Erkrankung nach 1–2 Wochen ausheilt. Besonders hervorgehoben sei an dieser Stelle, dass die Yersinien-Infektion des Darms die einzige Infektion überhaupt darstellt, die **sämtliche Besonderheiten** des Morbus Crohn auf perfekte Weise widerspiegelt, ohne irgendetwas hiervon wegzulassen oder auch nur das kleinste Detail hinzuzufügen. Allein schon der diskontinuierliche Befall ist als Alleinstellungsmerkmal anzusehen.

Man könnte sich vorstellen, dass Ursachen, die auf Besonderheiten des Immunsystems beruhen, einmal eine akute und selbstlimitierende Erkrankung auslösen, und in anderen Fällen eine chronisch persistierende, mit der das Immunsystem des Betroffenen nicht fertig wird. Dies wurde inzwischen auch in verschiedenen Tierversuchen (an genmanipulierten Mäusen) bestätigt, wobei der zwischenzeitlich erfolgte Nachweis einer gestörten Barrierefunktion der Darmmukosa den Zusammenhang zwanglos erklärt und ohnehin als **kausal** für den Morbus Crohn angesehen wird (s. oben) – allerdings immer noch ohne Bezug zu einem definierten Erreger. Es scheint für Forscher, die gerne nach Genmutationen und feinsten Abweichungen im Muster lokaler Peptide suchen (z.B. Mangel an Defensinen in der Mukosa des Crohn-Patienten), ungeheuer schwierig zu sein, eins und eins zusammenzuzählen. Noch nicht einmal die aktuellen Heilungserfolge durch simple Antibiotikakombinationen veranlassen irgendjemanden zur „Anwendung des kleinen Einmaleins". Und es ist für einen Nicht-Pathologen auf beinahe groteske Weise unverständlich, warum man nicht z.B. mit der PCR-Diagnostik aus den Granulomen von Morbus Crohn oder Sarkoidose die mit vollkommener Sicherheit vorhandenen Bakterien nachweisen kann. Natürlich gelingt ein derartiger Nachweis ausschließlich im Rahmen einer gezielten Suche; man muss also entweder zunächst das Genom sämtlicher menschenpathogener Bakterien entschlüsselt und kartiert haben oder alternative Ideen zum möglichen Erreger entwickeln. Daraus dürfte möglicherweise das eigentliche Problem bestehen.
In Übereinstimmung mit der vermuteten Ursache sprachen bei einer Crohn-Patientin in der Doppelblindtestung (Tensor) stets Yersinien an. Die Reaktion auf die verordneten Yersinien-Potenzen verlief jeweils sehr heftig mit Bauchschmerzen und Fieberschüben, wie dies aus homöopathischer Sicht nicht anders zu erwarten war.

4

Zusammenfassung

Morbus Crohn

Entzündliche, chronische, schubweise verlaufende Darmerkrankung

Ursachen

- chronische Infektion mit einem unbekannten Erreger (sehr wahrscheinlich Yersinia enterocolitica) bei möglichem Barrieredefekt der Darmwand (genetische Disposition)

Symptome

- Bauchschmerzen, Meteorismus, Durchfälle (manchmal blutig)
- mäßiges Fieber
- Steatorrhö
- Fistelungen u.a. in anliegende Darmschlingen, Blase, Vagina oder perianal, seltener im Sinne einer Perforation auch in die freie Bauchhöhle
- Erythema nodosum, Arthritis, Augenbeteiligung

Komplikationen

- mechanischer oder paralytischer Ileus
- Gallensteine (Verlust der Gallensäuren)
- makrozytäre Anämie (fehlende Vitamin B_{12}-Resorption) oder normochrome Anämie bei zusätzlichem Eisenverlust
- allgemeine Malabsorption bei Befall des proximalen Dünndarms (selten)
- Elektrolytstörungen
- bei Dickdarmbeteiligung leicht erhöhtes Risiko für ein Kolonkarzinom

Diagnostik

- Ultraschall, CT, MRT
- Koloskopie mit Biopsieentnahme und Röntgenkontrastdarstellung
- labordiagnostisch Leukozytose, BSG, CRP

Differenzialdiagnose

- v.a. Colitis ulcerosa (➤ Kap. 4.6.3)

Therapie

- Sulfasalazin und Glukokortikoide, Immunsuppressiva (Methotrexat), „Biologika" (z.B. TNF-Antikörper), Resektion von Darmanteilen
- Thalidomid bei Kindern
- antibiotische Dreierkombinationen als wahrscheinlich wirksamste (heilende) Therapieoption

4.6.3 Colitis ulcerosa

Die Colitis ulcerosa stellt eine **chronische, entzündliche**, zumeist **schubweise** verlaufende Darmerkrankung dar, die sich im Gegensatz zum Morbus Crohn auf den **Dickdarm** beschränkt und nur ausnahmsweise wenige Zentimeter auf das terminale Ileum übergreift. Typischerweise beginnt die Erkrankung im **Rektum** und kann sich auch über längere Zeit darauf beschränken, bevor sie **nach proximal fortschreitet** und schließlich, in 30 % der Fälle, den gesamten Dickdarm erfasst. Bei annähernd 50 % der Betroffenen erstreckt sich die Colitis ulcerosa aber ausschließlich und dauerhaft auf Rektum und Sigma.

Entsprechend der Ileitis terminalis sieht man die Colitis ulcerosa in allen Altersklassen, aber mit einem Altersgipfel bei **jungen Erwachsenen**. Ein Viertel der Patienten ist allerdings jünger als 16 Jahre. Gerade bei Beginn im **Kindesalter** ist der Verlauf zumeist sehr viel **dramatischer**. In 75 % der Fälle ist beispielsweise der gesamte Dickdarm betroffen.

Die Zahl an Neuerkrankungen liegt mit 4 Fällen/100.000 Einwohner, insgesamt also gut 2.500 Neuerkrankungen/Jahr in Deutschland etwas oberhalb des Morbus Crohn. Der Bestand der chronischen Erkrankung wird auf 1/1.000 Einwohner geschätzt.

Krankheitsentstehung

Entsprechend dem Morbus Crohn ist die Ursache **unbekannt**. Auch hier werden **familiäre Häufungen** beobachtet. Man denkt, ebenfalls vergleichbar mit dem Morbus Crohn, an eine **infektiöse Ursache** auf dem Boden einer genetisch-immunologischen **Disposition**.

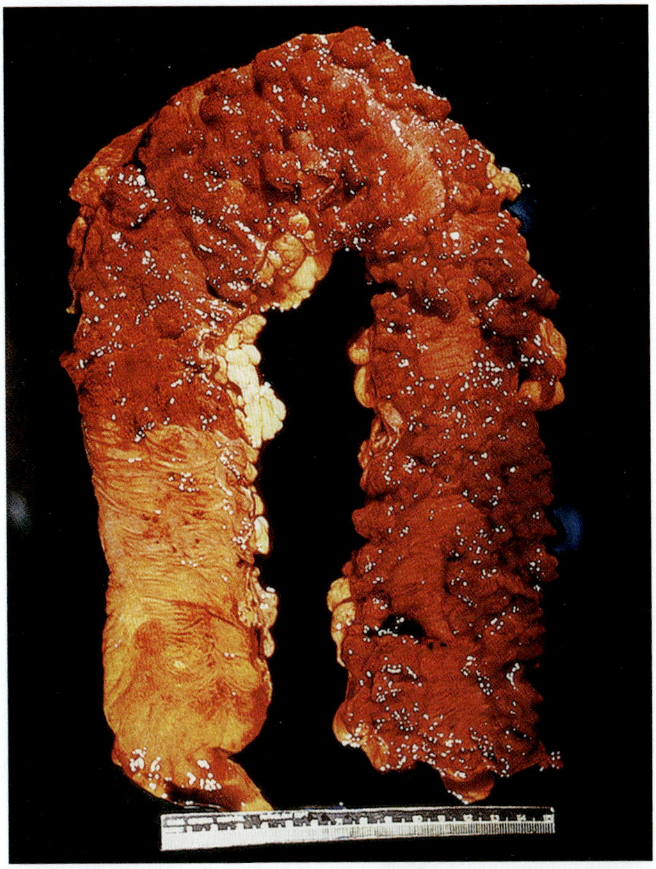

Abb. 4.53 Colitis ulcerosa mit Ulcera und Pseudopolypen [G159]

HINWEIS DES AUTORS

Eine **Amöbeninfektion** des Dickdarms kann **alle Symptome** und Veränderungen einer Colitis ulcerosa nachahmen (sog. **Amöbenruhr**; ➤ Fach Mikrobiologie). Amöben werden nur in frisch abgesetzten Stühlen (am besten in den Räumen des untersuchenden Labors) erkannt. Postalisch verschickte Stuhlproben sind stets negativ. Der Autor erinnert sich an einen Fall in seiner Praxis, bei dem eine bereits stationär behandelte, chronische Colitis ulcerosa umgehend ausheilte, nachdem in der Testung Amöben erkannt und behandelt worden waren. Die Idee zur Untersuchung auf Amöben entstand weniger wegen der engen Symptomverwandtschaft der beiden Erkrankungen, sondern weil sich die Partnerin des Patienten bereits mit einem Amöbenleberabszess in Behandlung befand. Natürlich stellen Einzelfälle keine Beweise dar, doch ist die Übereinstimmung von Symptomen und Verlauf ähnlich perfekt wie bei den Yersinien des Morbus Crohn.

Symptomatik

Im Vordergrund der Symptome stehen **krampfartige Bauchschmerzen** (oft **nur** während der **Defäkation**) und **blutig-schleimige Durchfälle** (bis zu 20-mal/Tag). Entsprechend der regionalen Enteritis kommen sehr milde, aber auch sehr schwere Verläufe mit Fieber und Gewichtsverlust vor.

Die Entzündung erfasst bei der Colitis ulcerosa im Wesentlichen nur die **Mukosa** und nicht die ganze Darmwand. Die Schleimhaut ist **ödematös** verdickt, sehr **verletzlich** und leicht blutend, leukozytär infiltriert und oft mit **Ulzerationen** übersät, die bei jahrelangem Bestand zu **Atrophien** führen, aus denen noch erhaltene Schleimhautareale wie Polypen herausragen **(Pseudopolypen)** (➤ Abb. 4.53). In der Tiefe der Dickdarmkrypten finden sich Abszesse **(Kryptenabszesse)**. Die zunehmende Fibrosierung führt zu einer **Verkürzung** des Dickdarms und **Aufhebung der Haustrierung**, die im Röntgenbild gut zu erkennen ist.

Aufgrund der Blutverluste entsteht häufig eine Anämie mit ihren Symptomen – im Gegensatz zum Morbus Crohn als **mikrozytäre Eisenmangelanämie**.

Komplikationen

In 5 % der Fälle findet sich bei der Colitis ulcerosa ein hochakuter und fulminanter Verlauf, das **toxische Megakolon** (➤ Abb. 4.54), der mit schwersten Durchfällen, hohem Fieber, evtl. Perforation der Darmwand, Peritonitis, Schock und einer **Letalität von 30 %** einhergeht. Weit überwiegend aber bestehen chronisch rezidivierende Verläufe, die sich mit längeren symptomarmen Zeiten oder sogar Beschwerdefreiheit abwechseln. 4

Vor allem bei Patienten, bei denen das gesamte Kolon befallen ist, besteht ab einem Verlauf von etwa 10 Jahren ein deutlich erhöhtes Risiko für die Entstehung eines **Karzinoms**.

Fistelbildungen wie beim Morbus Crohn gibt es bei der Colitis ulcerosa nicht. Ebenso wenig sieht man einen segmentalen Befall, eine Beteiligung des Mesocolon einschließlich der Lymphknoten oder Granulome in der Darmwand. Die Begleiterkrankungen des Morbus Crohn – **Arthritis, Iridozyklitis** und **Erythema nodosum** – treten aber ebenfalls recht häufig auf.

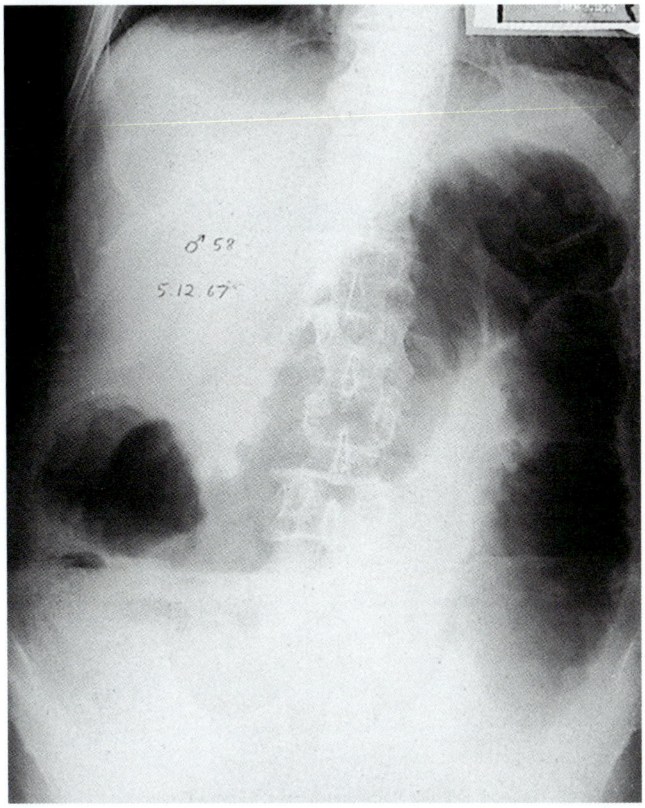

Abb. 4.54 Toxisches Megakolon [G159]

Therapie

Die Therapie entspricht mit **Mesalazin** und **Glukokortikoiden** in etwa derjenigen des Morbus Crohn. Eine **Entfernung des gesamten Kolons** wird bei jedem 5. Patienten erforderlich. Die Krankheit ist damit „geheilt“ – im Gegensatz zum Morbus Crohn, bei dem die Entzündung jederzeit in weiteren Darmabschnitten erneut beginnen kann. Erstaunlich sind hierbei die chirurgischen Entwicklungen, indem der Dünndarm nicht nur an den Anus angeschlossen werden kann, sondern zusätzlich zuvor noch eine Art „Ampulla recti“ geschaffen wird, die den Patienten als Reservoir dient, sodass häufig eine gewisse Kontinenz entsteht. Eher selten wird ein Anus praeter benötigt.

4

HINWEIS DES AUTORS

Hingewiesen sei auf die Therapie mit einem Präparat aus **Coli-Bakterien** (Mutaflor®), die Studien zufolge sowohl beim Morbus Crohn als auch bei der Colitis eine genauso gute Besserung der Symptome (bei fehlenden Nebenwirkungen) erzielt wie die Standardtherapie mit Salicylsäure-Abkömmlingen (Sulfasalazin, Mesalazin) oder Glukokortikoiden. Man könnte sich von daher vorstellen, dass dem im Darmlumen parasitierenden Erreger (Amöben) durch eine Darmsanierung die Lebensgrundlage entzogen wird, wie dies ganz pauschal und allgemeingültig für pathogene Bewohner des Dickdarms gelten kann. Ein besonders schönes Beispiel liefern die Salmonellen von Dauerausscheidern, die allein durch eine Ansäuerung des Stuhls mittels Laktulose in der sich normalisierenden Darmflora zugrunde gehen.

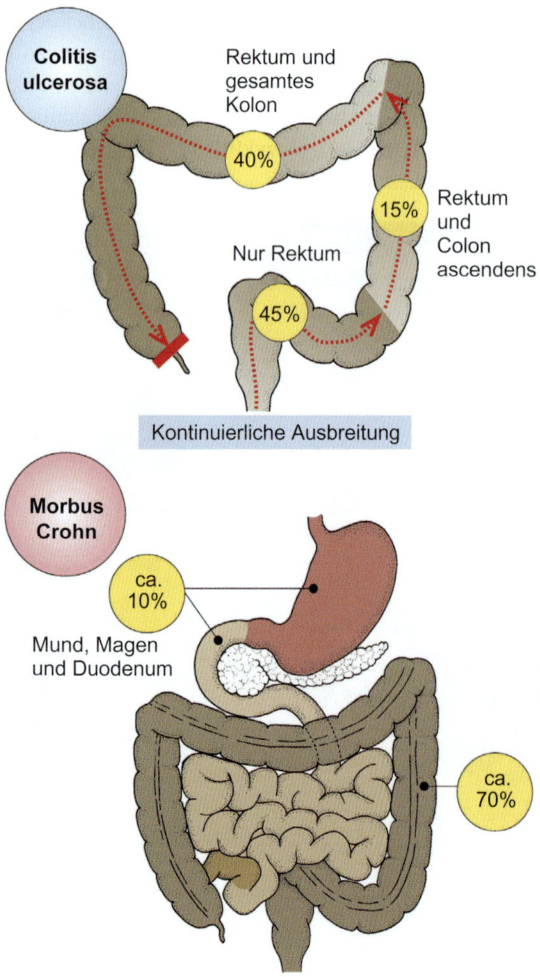

Abb. 4.55 Unterschiedliches Befallsmuster von Morbus Crohn und Colitis ulcerosa [L190]

Tab. 4.2 Differenzialdiagnostik von Colitis ulcerosa und Morbus Crohn

	Morbus Crohn	Colitis ulcerosa
Durchfall	+++	+++
Blut/Schleim	(+)	+++
Dauerschmerz	+ bis ++	(+)
Defäkationsschmerz	-	+++
Fieber	+	+
Ileussymptomatik	+	–
Tastbarer Tumor	+ bis ++	–
Malabsorption	(+) bis +	–
Gallensteine	+	–
Anämie	++ (makrozytär)	++ (mikrozytär)
Ausschließlicher Kolonbefall	+	+++
Beteiligung des Ileum	+++	(+)
Segmentaler Befall	+++	–
Transmuraler Befall	+++	– bis (+)
Wandverdickung	+++	–
Verwachsungen	+++	(+)
Lymphknotenbeteiligung	+++	–
Ulcera	+++	+++
Granulome	++	–
Fisteln	++	–
Kryptenabszesse	–	++
Pseudopolypen	–	++
Karzinomrisiko	(+)	+ bis ++
„Heilung" nach Kolektomie	–	+++

Zusammenfassung

Colitis ulcerosa

Entzündliche, chronische, schubweise verlaufende Erkrankung des Dickdarms

Ursachen

- unbekannter infektiöser Erreger (wahrscheinlich Entamoeba histolytica), fragliche genetische Disposition (familiäre Häufungen)

Symptome

- Bauchschmerzen, v.a. bei der Defäkation
- schleimig-blutige Durchfälle (Leitsymptom)
- Eisenmangelanämie
- Fieber
- evtl. Gewichtsverlust
- Wachstumsstörungen im Kindesalter

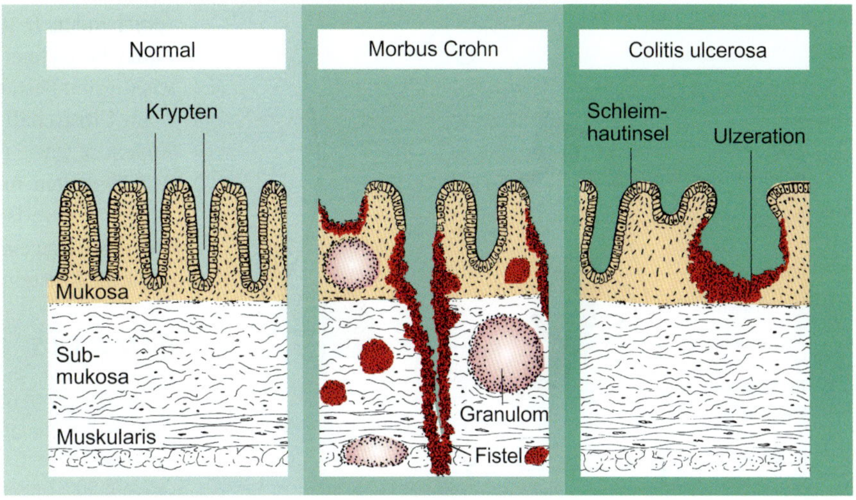

Abb. 4.56 Morbus Crohn und Colitis ulcerosa im histologischen Vergleich [L157]

Komplikationen

- toxisches Megakolon mit akutem Abdomen
- erhöhtes Karzinomrisiko nach längerem Verlauf

Diagnostik

- Koloskopie mit Biopsieentnahme

Differenzialdiagnose

- Morbus Crohn und Colitis ulcerosa (➤ Tab. 4.2, ➤ Abb. 4.55, ➤ Abb. 4.56)

Therapie

- Mesalazin, Glukokortikoide, Mutaflor®, Kolektomie in 20 % der Fälle
- eventuell Versuch mit Metronidazol, nachfolgend ergänzt durch Paromomycin – also der Standardtherapie bei einer Amöbiasis

4.6.4 Appendizitis

Die „Blinddarmentzündung" des allgemeinen Sprachgebrauchs ist eine **Entzündung des Wurmfortsatzes** (Appendix vermiformis) und nicht des Blinddarms (Coecum). Die **Hauptursache** der **Appendektomie** (operative Entfernung des Wurmfortsatzes) ist, zumindest beim Erwachsenen, nicht die Appendizitis, sondern die **Fehldiagnose** (Verwechslung mit Adnexitis, Blockaden im Verlauf des Nierenmeridians oder der LWS, Reizdarmsyndrom, Gastroenteritis, Ileitis terminalis, mesenteriale Lymphknotenschwellungen v.a. im Kindesalter).

Die „echte" Appendizitis hat einen Altersgipfel etwa zwischen **10 und 25 Jahren**. Im Kleinkindesalter sowie im hohen Alter ist sie vergleichsweise selten, macht dann aber ebenso wie in der Schwangerschaft diagnostische Probleme.

Krankheitsentstehung

Ursache der Appendizitis ist eine **bakterielle** (häufig Yersinien oder Coli-Bakterien), bei Kleinkindern auch einmal (selten) **virale Infektion** des Wurmfortsatzes, häufig in Verbindung mit einem sog. **Kotstein**, der zum Stau im Appendixlumen führt. Selbst **Würmer** (z.B. Askariden, Oxyuren oder einzelne Proglottiden von Bandwürmern) können einen Stau hervorrufen, der zur Entzündung der Appendix führt. Kotsteine bilden sich häufig als sich verfestigende Ansammlungen von Stuhlanteilen im Bereich von (unverdaulichen) Pflanzenfasern. Die Entzündung kann so ausgeprägt sein, dass Ulzera entstehen.

Symptomatik

Die akute Entzündung der **intraperitoneal** liegenden Appendix beginnt mit einem **viszeralen Schmerz**, der nicht genau lokalisiert werden kann, zumeist **im Bereich des Nabels** (periumbilical) oder sogar des **Epigastriums** empfunden wird. Ursache ist ein Spasmus des Wurmfortsatzes aufgrund seiner Überdehnung und entzündlichen Wandreizung unter Einbeziehung des viszeralen Peritoneums. Häufig bestehen gleichzeitig **Blähungen** sowie **Stuhldrang** (kein Durchfall!), evtl. auch eine **leichte Übelkeit**. Eine begleitende Diarrhö sollte Anlass geben, die Diagnose einer Appendizitis in Frage zu stellen. Noch mehr gilt dies für etwaigen Hunger beim Patienten, weil gerade die **Appetitlosigkeit** ein besonders **typisches Merkmal** der Appendizitis darstellt. Der Schmerz ist zumeist eher **milde** und hält für etwa 4–6 Stunden an. Von älteren Menschen wird er oft gar nicht wahrgenommen.

In der zweiten Phase verlagert sich der Schmerz in den **rechten unteren Quadranten** des Bauches, weil er nun durch die Entzündungsausbreitung aufs **parietale Peritoneum** somatisch wird, also **genau lokalisiert** werden kann. Nun nimmt er auch kräftig an Intensität zu und wird durch abdominelle Erschütterungen (Husten, Bewegungen) weiter verstärkt. Spätestens zu diesem Zeitpunkt besteht nahezu ausnahmslos eine ausgeprägte **Inappetenz**. Bei ⅔ der Patienten kommt es zu **Übelkeit mit Erbrechen**. Die Temperatur ist nur mäßig auf Werte um **37,5–38,5 °C** erhöht. Auffallend ist dabei aber eine **Differenz** zwischen den **rektal** und **axillär** gemessenen Werten, die von der üblichen Differenz von ca. 0,5 auf nun etwa 1,0 °C angestiegen ist. Teilweise wird das rechte Bein zur abdominellen Entlastung angebeugt.

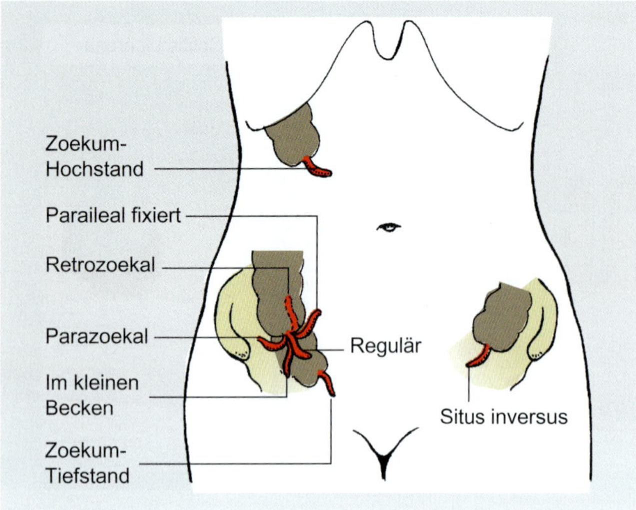

Abb. 4.57 Lagevarianten des Wurmfortsatzes [L190]

Der Beginn mit schlecht lokalisierbaren Schmerzen in Mittel- und Oberbauch mit nachfolgender Übelkeit samt Schmerzverlagerung in den Bereich des Wurmfortsatzes ist mit den beschriebenen Begleitsymptomen derart typisch, dass er fast schon alleine die Diagnose erlaubt. Bei **Schwangeren** allerdings bestehen Schmerz (und Druckschmerz) zumeist deutlich oberhalb des McBurney, in der Spätschwangerschaft evtl. sogar im rechten Oberbauch. Bei einem **Situs inversus** ist die linke Bauchseite betroffen. Auch sonst können immer einmal Abweichungen von der typischen Lokalisation gesehen werden (➤ Abb. 4.57). Bei **älteren Menschen** oder z.B. **Diabetikern** mit Polyneuropathie bestehen häufig weder Spontan- noch Druckschmerzen, sodass dann eventuell erst an den auftretenden Komplikationen die Appendizitis erkannt wird.

Besonders bei **jungen Frauen** wird die Appendizitis auffallend häufig mit einer rechtsseitigen **Adnexitis** (bakterielle Entzündung von Eileiter und/oder Ovar) verwechselt. Insgesamt sieht man sowohl den typischen Beginn als auch die Schmerzverlagerung in den rechten Unterbauch nur bei etwa ⅔ der Betroffenen, sodass häufig nach weiteren Symptomen gesucht werden muss. Hierfür gibt es eine ganze Reihe mehr oder weniger aussagekräftiger Zeichen.

Diagnostik

Im Serum sieht man nach einem Verlauf von zumindest 8–10 Stunden eine **Leukozytose** (etwa 9–12.000 Zellen) sowie eine **mäßige** Beschleunigung der **BSG**. Letzteres ist heutzutage allerdings rein theoretischer Natur, weil sie nicht mehr im ärztlichen Labor gemessen, sondern von den Zentrallaboratorien, an die das Patientenblut geschickt wird, auf eine höchst unzuverlässige Weise „errechnet" wird. Sie besitzt deshalb inzwischen (jedenfalls nach der Prüfung) keinerlei Aussagekraft. In der Arztpraxis steht offensichtlich keine Zeit mehr dafür zur Verfügung, einen Kurzzeitwecker in Betrieb zu nehmen, um das Ergebnis nach 1 Stunde abzulesen und zu dokumentieren.

In der Regel besteht ein **Druckschmerz** mit **lokaler Abwehrspannung** über dem Wurmfortsatz bzw. in dessen Nähe. Die entsprechenden Druckpunkte werden als McBurney- und als Lanz-Punkt bezeichnet (➤ Abb. 4.58). Der McBurney-Punkt stellt den wichtigsten Bestandteil der Appendizitiszeichen dar.

Im **Ultraschall** lassen sich in der Regel die Wandverdickung der Appendix sowie (bei Frauen) differenzialdiagnostisch bedeutsame Auffälligkeiten im Adnexbereich erkennen – Letzteres allerdings mit guter Zuverlässigkeit nur bei voller Blase. In Zweifelsfällen verhilft das **CT** zu einer weitgehend sicheren Diagnose, weil sich damit sogar die Kotsteine darstellen lassen.

HINWEIS DES AUTORS

Für die Leukozyten existiert ein **Referenzbereich** von 4.600–10.000 Zellen/µl. Knapp 10.000 Zellen gelten demnach als normal. Das ist bequem, weil es den Therapeuten entlastet, konterkariert allerdings die medizinische Wirklichkeit. Aus Sicht des Autors findet man bei Werten oberhalb etwa 8.000 Leukozyten so gut wie immer eine pathologische Ursache, sofern man danach sucht und ausreichende Kompetenz mitbringt. Die häufig bei rund 9.000 Zellen angesiedelten Werte der Appendizitis passen also sehr wohl zur noch lokal begrenzten Entzündung samt subfebriler Temperaturen. Sie sind deshalb gerade nicht „normal". Wer demnach nach der Prüfung immer noch an diesen (und weitere) Referenzbereich(e) glauben mag, wird bei Appendizitis und Adnexitis und unzähligen weiteren Erkrankungen zu Fehldiagnosen neigen. Dies gilt im Zusammenhang verstärkt für Therapeuten, die bei der Palpation noch keine ausreichende Sensibilität entwickelt haben. In der Konsequenz geht wertvolle Zeit verloren und der Übergang in eine perityphlitische Ausbreitung des Prozesses ist vorgezeichnet.

In der Prüfung gehören dann die z.B. 9.500 Leukozyten/µl des Patienten folgerichtig zu den **„unauffälligen Entzündungswerten"** und der Prüfling hat zu wissen, dass man selbst dann, wenn sozusagen alles im grünen Bereich ist, eine Appendizitis **nicht ausschließen darf**.

Zu den **Appendizitiszeichen** zählen:

- **McBurney-Punkt:** Punkt auf der Linie zwischen oberem, vorderem Darmbeinstachel (Spina iliaca anterior superior) und Nabel. Manchmal wird die Mitte dieser Linie als McBurney-Punkt bezeichnet, mehrheitlich jedoch der Übergang vom lateralen zum mittleren Drittel.

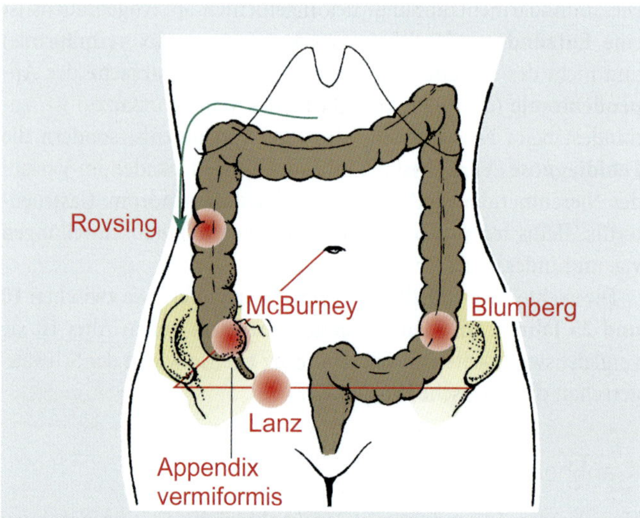

Abb. 4.58 Appendizitiszeichen [L190]

- **Lanz-Punkt:** rechter Drittelpunkt der Linie zwischen den beiden (oberen vorderen) Darmbeinstacheln (sollte nach der Prüfung nicht mehr zu den Zeichen zählen – jedenfalls nicht bei weiblichen Patienten)
- **Blumberg-Zeichen:** bei tiefem Eindrücken des **linken** Unterbauchs und schnellem Loslassen tritt **rechts** ein Schmerz auf **(kontralateraler Loslassschmerz)**, hervorgerufen durch die übertragenen peritonealen Erschütterungen.
- **Rovsing-Zeichen:** Das retrograde, also vom Kolon in Richtung Coecum erfolgende „Ausstreichen" des Darms verursacht Schmerzen im Bereich des Wurmfortsatzes. Dieses Ausstreichen wird manchmal an Querkolon oder sogar Colon descendens begonnen, was sinnlos ist, weil es nur darum gehen kann, Darminhalt gegen den Wurmfortsatz zu bewegen und dadurch Schmerzen zu erzeugen. Der Stuhl wird allerdings im proximalen Dickdarm gespeichert und nicht in nachfolgenden Abschnitten. Man beginnt demnach, sofern man dieses Zeichen überhaupt nutzen möchte, unterhalb der rechten Flexur.
- **Douglas-Zeichen:** Die **rektale Untersuchung** ist aufgrund der peritonealen Reizung schmerzhaft (v.a. auf der rechten Bauchseite). Gleichzeitig könnte ein in fortgeschrittenen Stadien (nach Perforation, Abszess oder Phlegmone) entstandener **Douglas-Abszess** getastet werden. Der Douglas-Raum stellt den tiefsten Anteil der peritonealen Bauchhöhle dar, in dem sich der Schwerkraft folgend entzündliche Anteile ansammeln und Abszesse bilden können. Dieser spaltförmige Raum befindet sich zwischen Rektum und Gebärmutter bzw., beim Mann, zwischen Rektum und Harnblase.
- Der **Loslassschmerz** kann nicht nur kontralateral (= Blumberg-Zeichen), sondern auch auf der betroffenen rechten Seite (ipsilateral) ausgelöst werden, was zwar keinerlei Aussagekraft besitzt, weil bereits das Hineindrücken weh tut, aber für die Prüfung gelernt werden sollte.
- **Psoas-Zeichen:** Die aktive Hebung des gestreckten rechten Beins durch den Patienten gegen den Widerstand des Untersuchers (Druck gegen den Oberschenkel) bereitet Schmerzen. Ursache ist ein (entzündlicher) Reizzustand im Bereich des M. psoas, der allerdings nur in fortgeschrittenen Krankheitsstadien auftritt, sodass das Psoas-Zeichen für die Frühdiagnostik keine Bedeutung besitzt.

Sowohl der Lanz-Punkt als auch die beiden konkurrierenden Angaben zum McBurney weisen auf das übliche Dilemma der Medizin, indem starre Vorgaben auch dem unsensiblen Untersucher eine Diagnose gestatten sollen. Sehr viel zuverlässiger wäre es zu versuchen, das Coecum zu palpieren, weil exakt an dessen Unterrand die Schmerzursache zu finden ist. Dazu gehören neben einer gewissen Erfahrung auch sensible Finger, die man sich aber durchaus antrainieren kann. Natürlich kann ein besonders langer Wurmfortsatz auch einmal bis ins kleine Becken reichen oder in anderen Fällen hinter das Coecum hochverlagert sein, doch befindet sich der Unterrand des Coecums auch bei Abweichungen der Appendix-Lage unverändert im Zentrum des Geschehens.

Es gibt etwa 15 weitere, jeweils mit dem Namen des Beschreibers benannte Zeichen, die aber für den Praxisalltag allesamt **mehr als entbehrlich** sind.

ACHTUNG

Das Unterlassen der rektalen Untersuchung (Douglas-Zeichen) bei einem Appendizitisverdacht wird immer noch häufig als Kunstfehler verstanden, obwohl sie am Beginn der Beschwerden und bei typischem Verlauf noch keinerlei zusätzliche Aussagekraft besitzt. Diese Vorgabe (möglicher Kunstfehler) gilt grundsätzlich auch für den Heilpraktiker.

Abgrenzung der Adnexitis

Wichtig sind zunächst das **Alter** der Patientin und die **Anamnese** – z.B. hinsichtlich einer neu eingegangenen Partnerschaft bzw. eines verstärkten Fluor vaginalis. Anhand der abdominellen Symptomatik sind Appendizitis und rechtsseitige Adnexitis nicht auseinanderzuhalten. Dies gilt für das mäßige Fieber über die begleitende Übelkeit oder den unspezifischen periumbilikalen Beginn (**beide** Organe liegen **intraperitoneal**) mit nachfolgender Verlagerung in den rechten Unterbauch bis hin zur auffallenden **Temperaturdifferenz** rektal und axillär: Beide Organe überwärmen mit ihrer lokalen Entzündung die direkte Umgebung des kleinen Beckens stärker als das Gesamtsystem, sodass die rektale Temperatur in Relation zur axillären ansteigen muss. Schließlich erzeugen beide Organe sowohl einen qualitativ vergleichbaren lokalen Druckschmerz als auch den entsprechenden kontralateralen Loslassschmerz (Blumberg), erzwungen durch die peritonealen Erschütterungen bzw. Wellen.

Das wesentliche **Unterscheidungsmerkmal** besteht, sofern man nicht gynäkologisch untersuchen kann oder möchte bzw. nicht in der Lage ist, das Coecum herauszutasten, im **Druckschmerzmaximum** (sog. Punctum maximum = p. m.) einmal im Bereich des McBurney-Punktes und einmal im Bereich des Lanz-Punktes, der sich gerade beim tiefer befindlichen Darmbeinstachel der Frau deutlich näher bei der rechten Adnexe als über dem Wurmfortsatz befindet und aus diesem Grund ein eher unglückliches „Appendizitiszeichen" darstellt. In beiden Fällen werden beide Lokalisationen druckschmerzhaft sein, aber eben mit gut unterscheidbarem p.m. Idealerweise sollte anstatt des Lanz-Punktes der ganz knapp darunter befindliche direkte Bereich der Adnexe gewählt werden, wodurch Irrtümer noch sicherer ausgeschlossen werden können.

ACHTUNG

Die **Adnexitis** fällt wegen der sexuellen Übertragbarkeit für den Heilpraktiker nach § 24 IfSG unter das **Behandlungsverbot**. Für die Untersuchung gibt es jedoch kein fiktives Verbot der differenzialdiagnostischen Abklärung.

HINWEIS PRÜFUNG

Bis zur Prüfung kann ein **akuter Harnwegsinfekt** die Beschwerden einer Appendizitis vortäuschen. Diese Ansicht ist zwar einigermaßen absurd, weil das Gesamtbild deutlich abweicht, sollte aber beachtet werden, sofern man sein Kreuzchen an der erwarteten Stelle machen möchte. Dieselbe Meinung wird hinsichtlich einer **Ureterkolik** vertreten, doch kann dabei wenigstens die Schmerzlokalisation übereinstimmen.

Komplikationen

Die wesentlichen Komplikationen der Appendizitis sind die **Perforation** mit Entwicklung einer generalisierten **Peritonitis** sowie die Infiltration der Nachbarschaft (**Perityphlitis** – von Typhlon = Blinddarm), die zur **Phlegmone** oder zum **perityphlitischen Abszess** führen kann. Ursächlich stehen bei diesen Komplikationen eine Mangeldurchblutung des Organs, hervorgerufen z.B. durch Kotsteine mit erhöhtem intraluminalem Druck, sowie eine verlängerte Zeitspanne zwischen dem Beginn der Entzündung und der notwendigen Therapie im Vordergrund. Dies kann man nicht so selten auf diagnostische Unsicherheiten zurückführen, die eine verspätete Operation zur Folge haben. Perforation oder Abszess werden umso wahrscheinlicher, je höher Körpertemperatur und Leukozytose steigen, je mehr Spontan- und Druckschmerzen zunehmen und je umfangreicher sich die Abwehrspannung ausbildet als Hinweis auf die zunehmende Peritonitis.

Therapie

Die Therapie der akuten Appendizitis besteht in der **frühzeitigen Appendektomie**, um der Gefahr durch Perforation oder Abszessbildung zuvorzukommen. **Analgetika** sollten ganz nach Bedarf und frühzeitig zur Anwendung kommen, während sie in früheren Jahren wegen einer befürchteten Erschwerung der Diagnostik abdomineller Erkrankungen geradezu verpönt waren. In Deutschland gilt die Appendektomie mit etwa 130.000 Fällen/Jahr als **häufigste abdominelle Notfalloperation**. Ihre Inzidenz ist allerdings seit Jahren rückläufig, was sehr wahrscheinlich der Sensibilisierung der Ärzteschaft, verbunden mit einer rückläufigen Zahl an Fehldiagnosen geschuldet ist. Die Letalität der üblicherweise **laparoskopisch** (minimal-invasiv) durchgeführten Operation ist verschwindend gering. Ist es bereits zu Phlegmone oder Abszess gekommen, wird zunächst antibiotisch behandelt und erst im beschwerdefreien Intervall (nach einigen Wochen) operiert.

Allerdings entstehen nicht so selten, v.a. bei Kindern, lediglich **sehr milde Symptome**, die mehr auf einen appendizitischen **Reizzustand** hinweisen und von Leukozytenzahlen eher unterhalb 8.000/µl begleitet werden. In solchen Fällen kann durchaus **unter Beobachtung abgewartet** werden, weil sie oftmals von alleine abklingen.

Nach vermehrten Diskussionen der letzten Jahre und einer umfangreichen finnischen Studie, deren Ergebnis seit 2016 vorliegt, geht man davon aus, dass eine **antibiotische Therapie** in den Fällen einer **milden Appendizitis** eine erwägenswerte **Alternative** zur Operation darstellt. Die Komplikationsrate ist nicht höher als nach OP, lediglich die Rezidivrate von knapp 25 % der Fälle innerhalb eines Jahres spricht im Zweifel für die Appendektomie.

HINWEIS DES AUTORS

Die Appendektomie hinterlässt manchmal im biologischen Sinne Störungen, die in der Testung mittels geeigneter Nosoden diagnostiziert und ausgeleitet werden können. Dagegen ist der Verlust der Immunfunktionen dieses Organs etwa nach dem 10. Lebensjahr nicht mehr von Belang, weil der Wurmfortsatz seine wesentliche immunologische Funktion im frühen Kindesalter wahrnimmt.

Zusammenfassung

Appendizitis

Entzündung des Wurmfortsatzes, meist durch Bakterien (z.B. Escherichia coli)

Ursachen

- Stau im Appendixlumen durch Nahrungsbestandteile (Kotstein) oder Würmer, sekundäre bakterielle Zersetzung

Symptome

- unspezifischer Beginn mit milden periumbilikalen Schmerzen und Übelkeit
- nach 4–6 Stunden Verlagerung in den rechten Unterbauch, Schmerzzunahme, Übelkeit mit Erbrechen, Inappetenz
- mäßiges Fieber mit auffallender Differenz axillär und rektal
- bei alten Menschen oder z.B. diabetischer Polyneuropathie evtl. keine Symptome
- in der Spätschwangerschaft Hauptschmerz evtl. im rechten Oberbauch
- wichtigste Differenzialdiagnose bei jungen Frauen: Adnexitis
- bei Kleinkindern: grippaler Infekt mit oder ohne Durchfälle wegen der häufigen Bauchschmerzen, ausgelöst durch abdominelle Lymphknotenschwellungen

Diagnostik

- mäßige Leukozytose und BSG-Beschleunigung
- Ultraschall, bei Bedarf CT
- Appendizitiszeichen:
  - Druckschmerz v.a. über McBurney, der Lanz-Punkt ist für weibliche Patienten ungeeignet
  - kontralateraler Loslassschmerz (Blumberg)
  - Rovsing-Zeichen
  - Douglas-Zeichen
  - Psoas-Zeichen (im fortgeschrittenen Stadium)
- Eine begleitende Diarrhö macht eine Appendizitis eher unwahrscheinlich, Appetit des Patienten schließt sie aus.
- Abgrenzung gegen eine rechtsseitige Adnexitis:
  - Anamnese (Fluor vaginalis, neuer Partner, evtl. Zyklusstörungen)
  - Hauptdruckschmerz knapp unterhalb des Lanz-Punktes

Therapie

- Appendektomie (meist laparoskopisch)
- bei Perforation bzw. perityphlitischem Abszess zunächst Antibiotika, OP nach schmerzfreiem Intervall
- antibiotische Therapie in leichten Fällen als Alternative zur OP
- Analgetika nach Bedarf
- bei sehr milden Symptomen im Kindesalter: unter Beobachtung zunächst abwarten

4.6.5 Divertikulitis

Die Divertikulitis des Dickdarms, manchmal als Pseudoappendizitis oder „linksseitige Appendizitis" bezeichnet, entsteht aus der **Divertikulose**. Letztere ist häufig; etwa jeder 3. Mensch jenseits des 60. Lebensjahres ist davon betroffen.

Krankheitsentstehung der Divertikulose

Wie bei jedem **Divertikel** bzw. jeder Ektasie, die nicht angeboren ist, sind als Ursache sowohl eine **Wandschwäche**, z.B. durch eine Entzündung oder Nekrotisierung, als auch ein **erhöhter Druck** im betroffenen Abschnitt erforderlich.

Die **Divertikulose** des Dickdarms, also das Auftreten mehrerer bis zahlreicher Divertikel, ist besonders häufig im Bereich von **Colon descendens** und v.a. **Sigma**. Als wesentliche Ursachen werden **Obstipation** und **ballaststoffarme Ernährung** angesehen. Anstatt im Rahmen einer entzündlichen Wandschwächung entstehen die Divertikel des Öfteren im Bereich von in die Darmwand eintretenden Blutgefäßen, weil dabei dann sozusagen physiologische Lücken entstehen. Zumeist handelt es sich um sog. falsche Divertikel, bei denen sich nur Mukosa und Submukosa durch die Lücken der Muskularis hindurch nach außen gestülpt haben (➤ Abb. 4.59). Die Divertiku**lose** verläuft in aller Regel **asymptomatisch**, verursacht also keine erkennbaren Beschwerden. Erst die möglichen Komplikationen wie Entzündungen (Divertikulitis) oder eine Perforation führen zu Symptomen.

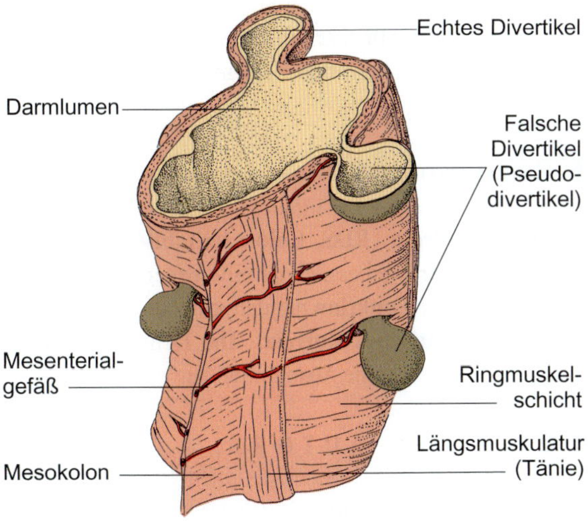

Abb. 4.59 Schema eines Dickdarmabschnitts mit einem echten und 3 falschen Divertikeln [L190]

Symptomatik

Divertikulitis bedeutet **Entzündung der Divertikelwandung**, häufig in Kombination mit einer Entzündung des umgebenden Gewebes (sog. Peridivertikulitis). Ursache ist in der Regel eine Retention von Nahrungsresten im Divertikellumen mit Reizung der Darmwand infolge **bakterieller Zersetzung**. Die entzündliche Reizung verursacht **lokale Schmerzen, Übelkeit** mit Erbrechen und, je nach Umfang, **allgemeine Entzündungszeichen** mit Temperaturerhöhung (➤ Abb. 4.60). Die **Stuhlgewohnheiten** können sich verändern, wodurch v.a. Reizdarm-Syndrom oder Kolonkarzinom abgegrenzt werden müssen. Nekrotisierungen der Darmwand führen zu **blutigen Stühlen**, teilweise sogar zur Perforation mit möglicher **Peritonitis** und der Gefahr des akuten Abdomens mit **Ileus**. Mildere peritoneale Reizzustände können eine **Subileussymptomatik** verursachen. Liegt eine Dünndarmschlinge über dem betroffenen Abschnitt, kann es zur **Fistelbildung** kommen. Die Entzündung des Sigma in einem Bereich, in dem es der Blasenwandung anliegt, kann zu deren Reizung und damit zu **Entleerungsstörungen der Harnblase** führen.

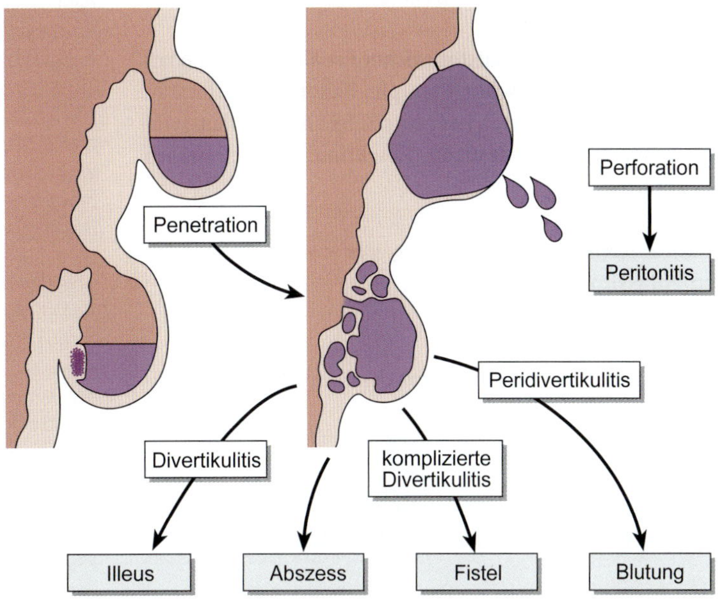

Abb. 4.60 Symptome und Komplikationen der Divertikulitis [L106]

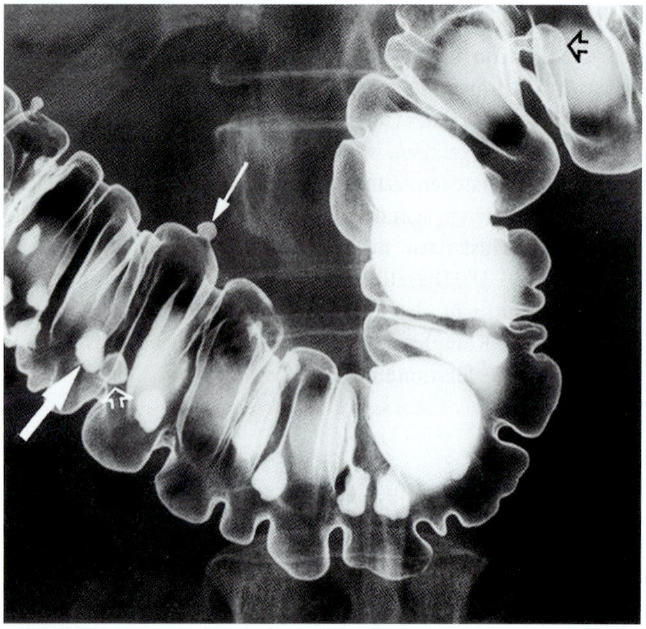

Abb. 4.61 Divertikulose von Colon descendens und Sigma im Kontrasteinlauf [G159]

Diagnostik

Der Hinweis ergibt sich aus den Beschwerden sowie dem **Druckschmerz** im linken Unterbauch im Bereich des Sigma, wobei dasselbe in der Regel verdickt und verhärtet zu tasten ist. Zum Glück unterscheiden sich Patienten mit Reizdarm einerseits und Divertikulitis andererseits vom bevorzugten Alter her doch ganz beträchtlich.

Die Diagnose wird durch die **Koloskopie** oder durch **Röntgenkontrasteinlauf** (➤ Abb. 4.61) gesichert. Die entzündlichen Vorgänge sind, neben dem mäßigen Fieber, an einer Leukozytose und BSG-Beschleunigung zu erkennen.

Therapie

Die Therapie besteht aus **ballaststoffreicher Ernährung**, bei Bedarf in Bettruhe unter **antibiotischer Therapie**. Blutungen, Perforationen mit Peritonitis, Fistelungen oder eine Subileus- oder Ileussymptomatik zwingen zur **operativen Resektion** der betroffenen Darmabschnitte.

Zusammenfassung

Divertikulitis

Entzündliche Dickdarmerkrankung auf dem Boden einer Divertikulose

Ursachen
- Divertikelbildungen, v.a. im Colon descendens und Sigma, Retention von Nahrungsresten mit bakterieller Zersetzung

Symptome
- Spontan- und Druckschmerzen
- Änderung der Stuhlgewohnheiten
- Übelkeit mit Erbrechen
- Subileus- oder Ileussymptomatik
- Blutungen
- Fistelungen
- Fieber
- Blasenentleerungsstörungen

Diagnostik
- Druckschmerz über verhärteten, evtl. miteinander verbackenen Darmschlingen
- Fieber, Leukozytose, BSG-Beschleunigung
- Röntgenkontrast, Koloskopie

Therapie
- Bettruhe und Antibiotika, Ernährungsumstellung
- bei Bedarf Resektion betroffener Darmanteile

4.6.6 Reizdarmsyndrom

Das Reizdarmsyndrom **(RDS, Colon irritabile)** stellt eine **Ausschlussdiagnose** dar, weil es sich definitionsgemäß **ausschließlich** um eine **Störung der Funktion** handelt, ganz und gar **ohne** irgendein fassbares **somatisches Korrelat**. Die Definition gilt absolut, lässt also (theoretisch) keine Ausnahmen zu.

HINWEIS DES AUTORS

Angesichts der Diskrepanz zwischen der enormen Häufigkeit des RDS (15 % der Bevölkerung) und der gleichzeitig vollständigen Negierung organischer Ursachen wurden nun immerhin Denkmodelle entwickelt, die diese Gegensätze vereinen sollen. Es ging darum, Alternativen zur bisher gültigen These psychosomatischer Zusammenhänge zu finden. Auf diese Weise entstand die heute anerkannte Meinung, dass der Darm des Reizdarmpatienten deswegen reizt, weil er auf übliche Alltagsreize, die vom Gesunden überhaupt nicht bemerkt werden, besonders sensibel reagiere. In der Folge versuchte man, Besonderheiten im Cocktail der humoralen, immunologisch tätigen Substanzen (z.B. Zytokine) der Darmwand zu isolieren, die dafür zuständig sein könnten. Zusätzlich schien man bei zerebralen Neurotransmittern fündig werden zu können. Man legte sich also eine scheinbar plausible These zurecht und versuchte in der Folge, das zu beweisen, was den Urhebern der These plausibel schien.
Demgegenüber erschien nun 2015 das Ergebnis einer Studie der TU München, nach welcher der Darm von Patienten mit RDS **gerade nicht** sensibler auf übliche Reize reagiert. Die Reaktionen der Darmwand bzw. ihrer Nerven waren identisch im Vergleich mit den Gesunden. Auf besonders heftige Entzündungsreize, hervorgerufen durch z.B. Histamin oder TNF-α, reagierte die Darmwand der Betroffenen sogar signifikant schwächer als der Darm gesunder Probanden. Es scheint demnach Mechanismen zu geben, die den Darm des RDS-Patienten sogar vor der tatsächlich vorhandenen Reizüberflutung so gut wie möglich abzuschirmen suchen. Die Medizin würde demnach gut daran tun, sich von Psyche und Darmwand der Patienten ab- und dem Darminhalt zuzuwenden. Positiv an der aktuellen Forschung ist jedoch, dass man sich zunehmend von der bisherigen These einer rein psychosomatischen Verursachung zu lösen sucht, was gegenüber zahlreichen weiteren, angeblich psychosomatischen Krankheitsbil-

dern einen gewaltigen Fortschritt bedeutet. Leider ist dieser sehr zu begrüßende Ansatz, vorsichtig formuliert, noch nicht bei allen Therapeuten angekommen.
Erkrankungen wie Reizmagen (manchmal mit dem Reizdarm vergesellschaftet), Globus hystericus (Blockade bei C1/C2), Herzneurose (Blockade von Th3 oder Th6), Formen der Migräne (besonders häufig die obere HWS, seltener eine Adnexitis mit Beeinträchtigung des Blasenmeridians), Durchschlafstörungen (überwiegend geopathisch bedingt), Dyspareunie und Enuresis nocturna (v.a. Chlamydien) und viele weitere sind immer noch in der großen psychosomatischen Schublade der Medizin angesiedelt, weil die somatischen Beschwerden des Patienten für den Untersucher und dessen Möglichkeiten nicht sichtbar oder erklärbar werden.
In der Regel läuft es darauf hinaus, dass solche Beschwerden dem Patienten entweder nicht geglaubt oder, was nicht besser ist, in den Bereich persönlicher, psychisch-traumatisch verursachter Projektionen verschoben werden. Sehr „hilfreich" ist hierbei die Tatsache, dass derartige Erkrankungen durch **psychische Alterationen verstärkt** in Erscheinung treten, während sie in harmonischen Lebensphasen wie z.B. im Urlaub in den Hintergrund treten. Dies gilt auch für das Reizdarmsyndrom. Übersehen wird bei dieser scheinbar folgerichtigen Zuweisung aber, dass gerade die Psyche für nahezu alle Erkrankungen den entscheidenden Verstärkungsfaktor darstellt, der beispielsweise Krankheitsschübe auszulösen vermag bzw. für Placeboeffekte in jeglicher Richtung empfänglich ist. Die Psyche vermag aber keine Krankheit zu erschaffen, die somatisch nicht angelegt wäre. Verstärkung ist nicht dasselbe wie Verursachung.
Psychosomatische Erkrankungen sind in der Medizin unverändert beliebt. Sie sind bequem, weil sie den Therapeuten von eigenem Suchen und neuen Ideen entbinden. Zahlreiche Krankheiten, die in früheren Jahren in der psychosomatischen Schublade gut aufgehoben schienen, kann man heute **somatisch definieren** und **ursächlich** behandeln. Man hat also zahlreichen Patienten Unrecht angetan, hat sie aus eigener Inkompetenz heraus mit Ersatzdiagnosen abgespeist, hat ihnen Zusammenhänge „erklärt", von denen man nicht die geringste Ahnung hatte. Für die Anhänger psychosomatischer Projektionen scheint das ungeachtet ihrer zahllosen Irrungen immer noch legitim zu sein, denn die psychosomatische Schublade ist noch da und sie bleibt gut gefüllt. Für den Autor ist diese Vorgehensweise unsäglich ignorant, anmaßend und bar jeglicher Selbstreflexion. Ehrlicher wäre sicherlich das Eingeständnis dem Patienten gegenüber, dass die Medizin schlicht und einfach noch nicht in der Lage ist, seine Beschwerden ursächlich einzuordnen.

Das **weibliche Geschlecht** ist weit **häufiger** vom Syndrom des Colon irritabile betroffen als das männliche (w : m = 2 : 1), wobei bei Letzterem allerdings auch eine gewisse Indolenz zum Tragen kommt, sodass die statistischen Zahlen oder die eigene Erfahrung nicht unbedingt repräsentativ sein müssen. Bevorzugt betroffen ist das **mittlere Lebensalter**, auch wenn grundsätzlich alle Altersgruppen, häufig bereits **junge Erwachsene** ein RDS aufweisen können. Man findet die Erkrankung inzwischen bei etwa **15 %** der Bevölkerung in der westlichen Welt – mit zunehmender Tendenz.

Symptomatik

MERKE

- Das **normale Stuhlgewicht** eines Erwachsenen liegt bei maximal 200–250 g/Tag.
- Die **normale Entleerungshäufigkeit** schwankt zwischen 3 ×/Tag und 3 ×/Woche.
- Die **Diarrhö** ist durch mehr als 3 dünnflüssige Stühle/Tag mit mehr als 250 g Gesamtgewicht charakterisiert.
- Von der **Obstipation** spricht man bei weniger als 3 Entleerungen/ Woche, zumeist verbunden mit starkem Pressen bei der Defäkation.

Die Symptome des Reizdarms werden als **funktionell** bezeichnet, also als Störung der Funktion **ohne pathologisches Korrelat**. Nach den **Rom-III-Kriterien** bzw. den aktuellen **Leitlinien** der zuständigen ärztlichen Gesellschaften leidet der Patient an **chronischen** (mindestens 3 Monate bestehenden) **abdominellen**, zumeist **krampfartigen Schmerzen** und **Meteorismus** mit aufgetriebenem Abdomen, verbunden mit **Stuhlgangsveränderungen** in Bezug auf Frequenz und/ oder Konsistenz. Letztere können in einer Diarrhö **oder** Obstipation, aber auch einem **Wechsel zwischen Obstipation und Diarrhö** bestehen. Nach der **Defäkation** kommt es in der Regel zur **Beschwerdelinderung**. Teilweise entsteht ein **Gefühl inkompletter Entleerung**.

Schleimbeimengungen im Stuhl **gehören** zum Krankheitsbild, **nicht** jedoch sichtbares oder okkultes (verborgenes, nur laborchemisch nachweisbares) **Blut**! Ebenso würde man **nächtliche Durchfälle** eher einer **somatischen** Erkrankung zuordnen und nicht dem RDS. Die **Lebensqualität** ist häufig sehr **stark eingeschränkt**, was man auch daran erkennt, dass es zu zahlreichen Krankschreibungen kommt. Dagegen gilt die **Lebenserwartung** als vollkommen **normal**.

Die wichtigsten **Symptome des RDS**, sofern sie seit mindestens 3 Monaten bestehen, sind demnach

- Bauchschmerzen, oft krampfartig
- Meteorismus und Flatulenz bei teilweise aufgetriebenem Bauch
- Obstipation und/oder Diarrhö
- Beschwerdelinderung nach der Stuhlentleerung
- Gefühl inkompletter Entleerung
- Schleimbeimengungen
- verminderte Lebensqualität

Zu beachten ist, dass diese Symptome keineswegs vollständig vorhanden sein müssen. Lediglich Symptome wie Meteorismus und Bauchschmerzen oder auch die subjektiv empfundene Einschränkung der Lebensqualität sind obligat.

Als **Alarmsymptome**, welche die Diagnose eines RDS **ausschließen**, gelten:

- **Gewichtsabnahme** in den zurückliegenden Monaten
- **gestörtes Wachstum** bei Kindern und Jugendlichen
- **Blutbeimengungen** im Stuhl
- wiederholtes **Erbrechen**
- chronische **schwere Diarrhö**
- nächtliche Diarrhöen bzw. ganz allgemein **nächtliche Beschwerden**
- anhaltende **Schmerzen im rechten Ober- oder Unterbauch**
- **Fieber**
- **familiäre Hinweise** auf **entzündliche** Darmerkrankungen

Erst wenn mögliche Differenzialdiagnosen ausgeschlossen werden können und das anamnestische Beschwerdebild nach seinem Muster und Ausmaß mit einem RDS vereinbar ist, darf nach den Leitlinien die Diagnose eines Reizdarmsyndroms gestellt werden. Empfohlen wird zuvor neben einer groben (palpatorischen) Untersuchung, möglichst unter Einschluss eines abdominellen Ultraschalls, lediglich noch ein „Minimallabor" mit Blutbild, BSG, CRP und Urinstatus. Nur bei direkten Hinweisen sind weitergehende Laborwerte im Hinblick auf Organfunktionen wie z.B. Schilddrüse, Leber, Niere oder Pankreas angedacht. Zumindest in der zweiten Lebenshälfte sollte jedoch eine Koloskopie angestrebt werden.

Zentral in den aktuellen Leitlinien (2016) werden immer noch all die psychischen Einflussfaktoren auf die Symptome des RDS gelistet, welche die dafür besonders empfänglichen Therapeuten ohnehin und immer schon favorisiert haben – vom Zusammenhang mit schweren psychischen Erkrankungen wie z.B. Depressionen über den „permanenten Lebensstress" bis hin zu den somatoformen psychischen Störungen. Eigentlich ist also „alles wie immer", garniert mit ein paar somatischen Zugaben. An dieser Stelle sei die Frage erlaubt, wie viele erwachsene Personen man wohl in den westlichen Leistungsgesellschaften finden kann, die **nicht** unter einem „permanenten Lebensstress" leiden?

Auffallend, aber durchaus passend ist die **Diskrepanz** zwischen der großen Anzahl (mehr als 50) möglicher **Differenzialdiagnosen**, in den Leitlinien gelistet, und den geforderten oder erwarteten **Untersuchungen**, die zu deren Ausschluss tatsächlich erforderlich wären. Vieles ist vage und bleibt dem Therapeuten und dessen Einschätzung vorbehalten. Eine Koloskopie beispielsweise gehört nicht zwingend dazu. Selbst Laborparameter wie **Calprotectin** und **Lactoferrin** aus einer Stuhlprobe, die bei negativem Ergebnis pauschal und mit ausreichender Sicherheit entzündliche Darmveränderungen ausschließen könnten, werden lediglich als möglich bzw. abhängig vom eigenen Dafürhalten ausgewiesen.

EXKURS

Mit Lactoferrin und Calprotectin stehen seit wenigen Jahren zwei Parameter zur Verfügung, deren Bestimmung aus einer **Stuhlprobe** eine recht sichere **Unterscheidung** zwischen **entzündlichen** und **nichtentzündlichen Darmstörungen** erlaubt:

Calprotectin ist ein wichtiger Bestandteil des Zytoplasmas **neutrophiler Granulozyten** und macht dort den überwiegenden Teil (60 %) aller gelösten Proteine aus. Es bindet intrazelluläres Calcium und Zink und wirkt in dieser Kombination offensichtlich lysierend auf **phagozytierte Bakterien**. Da der Neutrophile nach der Phagozytose selbst zugrunde geht, werden seine Inhaltsstoffe freigesetzt und erscheinen im Stuhl. Calprotectin findet sich demnach in der Stuhlprobe hinsichtlich seiner Konzentration weitgehend **analog** zur **Zahl** an Neutrophilen, die bei entzündlichen Vorgängen der Darmwand am Entzündungsherd erschienen sind und beschreibt damit nicht nur die Tatsache als solche, sondern auch das Ausmaß der vorliegenden Entzündung. Ohne Entzündungsherd wird es lediglich in seinem niedrigen Normbereich nachweisbar.

Lactoferrin ist bei Tier und Mensch Bestandteil sämtlicher Körperflüssigkeiten, u.a. auch der **Milch** (Lacteus = Milch). Der zweite Wortteil leitet sich von Ferrum = Eisen ab und wurde gewählt, weil Lacto**ferrin** große Mengen an Eisen binden kann. Seine Affinität zu diesem Ion ist sogar deutlich höher als diejenige von Transferrin, dem eigentlichen Eisen-Transporter. Das Protein besitzt ausgeprägte **antibiotische Eigenschaften**, indem es den Bakterien das Eisen entzieht und sie damit abtötet. Da es auch noch die Eigenschaften einer DNAse und RNAse besitzt, spaltet es gleich noch deren Erbsubstanz und erlangt damit zusätzlich sogar **antivirale Eigenschaften**. Dieses „Multitalent" unter den antibakteriell wirksamen menschlichen Proteinen besitzt außerdem die Eigenschaften einer **Protease**, sodass z.B. der Gehalt an Lactoferrin in der Muttermilch dazu ausreicht, den im Säuglingsalter höchst gefährlichen Keim Hämophilus influ enzae durch Spaltung einzelner Proteine zu neutralisieren.

Neben seiner Anwesenheit in den Körperflüssigkeiten ist Lactoferrin Bestandteil der lysierenden Enzyme in den **Granula von Neutrophilen und Makrophagen**. Es wird damit wie Calprotectin bei Entzündungen der Darmwand aus dem Stuhl nachweisbar und dies gilt für beide Moleküle sogar bei malignen **Tumoren**, weil das unspezifische Immunsystem dabei tätig wird. Die Aktivität, die im Stuhl nachweisbar wird, lässt einen recht engen Bezug zur jeweiligen Krankheitsaktivität erkennen, sodass man mit den beiden Parametern sogar den Erfolg einer Therapie z.B. bei einem Morbus Crohn oder einer Colitis ulcerosa abschätzen kann. Da es beim **RDS** definitionsgemäß **keinerlei entzündliche Aktivitäten** gibt, befinden sich Calprotectin und Lactoferrin im unteren Normbereich und liefern damit erst den Nachweis, dass es sich bei den Symptomen des Patienten tatsächlich um ein RDS handeln könnte.

Bei den Vorgaben der Leitlinien verwundert etwas, dass die **bakterielle Fehlbesiedlung** des Dickdarms bei den **Differenzialdiagnosen** auftaucht – ganz so, als ob ein RDS ohne Dysbiose überhaupt möglich sein könnte. Damit wird dann zur „Differenzialdiagnose" immerhin eine mikrobiologische Untersuchung des Stuhls „vor allem bei Diarrhö" empfohlen. Der Hauptgrund für die vorherrschende Missachtung der Darmflora dürfte darin zu sehen sein, dass das menschliche Mikrobiom zwar durchaus Interesse weckt, u.a. hinsichtlich seiner Beteiligung an der Adipositas und weiteren möglichen Zusammenhängen bis hin zum Dickdarmkarzinom, dass man jedoch über die individuell wünschenswerte Zusammensetzung immer noch keine genauen Vorstellungen entwickelt hat. Immerhin geht man doch teilweise pauschal und ohne konkreten Bezug von einer gewissen Störung des Mikrobioms bei den RDS-Patienten aus und empfiehlt in den aktuellen Leitlinien deshalb **Probiotika** als Bestandteil der Ernährung. Besonders empfohlen werden z.B. **Laktobazillen** und **Bifidobakterien** sowie das Präparat **Mutaflor**® mit seinem Escherichia-coli-Stamm Nissle. Immerhin wird an anderer Stelle wenigstens erwähnt, dass man bei Bedarf Duodenalsekret absaugen kann, um Lamblien gezielt nachzuweisen.

Leitlinien verfolgen ganz abgesehen von der beabsichtigten Darstellung des aktuellen Stands der Medizin v.a. das Ziel einer (unverbindlichen) Vorgabe für niedergelassene Ärzte.

Nun sind allerdings derartige, neu verfasste bzw. 2016 überarbeitete Leitlinien nicht unbedingt mit dem zur Deckung zu bringen, was dann in den Arztpraxen auch tatsächlich umgesetzt wird. Noch dazu besteht die konkrete **Vorgabe**, die man beim Überfliegen der Darstellungen herauslesen kann, zuvorderst in **Anamnese** und **kurzer Untersuchung** nebst **Minimallabor**, bei weiblichen Patienten evtl. noch in einer ebenso kurzen gynäkologischen „Abklärung" bzw. was man halt so darunter versteht. Sofern sich bei diesem Vorgehen für den jeweiligen Arzt keine direkten organischen Hinweise gezeigt haben, kann im Anschluss direkt auf eine probatorische (versuchsweise) Therapie übergegangen werden. Bestärkt wird der Arzt in diesem Vorgehen ausdrücklich dadurch, dass er anamnestisch bereits all das eruiert haben sollte, was die Medizin und damit auch die Leitlinien immer noch dem Krankheitsbild des RDS zuordnen: neben den vielfältigen psychischen Bezügen also vorrangig abdominelle Symptome in einem Umfang, dass sich der Patient deswegen **sorgt** (!!) bzw. seine Lebensqualität darunter leidet oder auch die Beurteilung der **Persönlichkeitsstruktur** des Patienten (aus der Sicht des Arztes!).

Die vorausgegangenen, oft zahlreichen Arztbesuche und möglichen Krankenhausaufenthalte werden überwiegend nicht dem tatsächlichen Leiden und der Not des Patienten zugeordnet, sie **bestärken** vielmehr in Verkennung von Ursache und Wirkung das Bild einer gewissen **hypochondrischen Persönlichkeitsstruktur** mit zwanghaften bzw. depressiven Auswüchsen und somatischen Projektionen. Perfekt in dieses Bild passt das, was noch im Pschyrembel von 2007 zum Besten gegeben wurde:

Es handelt sich beim RDS um eine „*Somatisierungsstörung, die in der hartnäckigen Weigerung des Patienten gipfelt, die Versicherung mehrerer Ärzte anzunehmen, dass für die Symptome keine körperliche Erklärung zu finden ist*“.

HINWEIS DES AUTORS

Und so gilt bei manchen Therapeuten immer noch, dass die Beschwerden gar nicht abdominell verursacht sein können. Es wird die Diagnose einer psychosomatischen und depressiven Erkrankung gestellt und die „kleine Psychotherapie" empfohlen. Hierunter fallen die ärztliche Zuwendung sowie die „Erklärung" des Krankheitsbildes – soll heißen, die Mitteilung an den Patienten, dass er ungeachtet seiner belastenden und manchmal auch lebensentstellenden Beschwerden körperlich vollkommen gesund sei. Später folgen eventuell noch Explorationen von Partnerschaft, sozialem Umfeld und Kindheit, um anhand dessen, was man ausnahmslos bei **jedem Menschen** an Widrigkeiten findet, die eigene Meinung abzusichern. Denn ein jeder hat irgendein Päckchen durchs Leben zu tragen.

Nach 8 weiteren Reizdarmjahren und weiteren Darmspiegelungen findet der Patient möglicherweise einen Therapeuten, der ihn ganz ohne Explorationen innerhalb 8 Wochen und auf Dauer von all seinen Beschwerden befreit. Nun fragt er sich, ob man vielleicht Kindheit, soziales Umfeld und Partnerschaft umschreiben müsse.

Schulmedizinische Therapie (➤ Abb. 4.62)

Zur Therapie werden, abgesehen von den Probiotika, sogar schulmedizinisch **Phytotherapeutika** favorisiert, u.a. Iberogast® oder Pfefferminzöl und Kümmelöl bzw. Fenchel zur **Relaxation** der Darmmuskulatur. Buscopan® als Standardpräparat ohne ausgeprägte Nebenwirkungen kann diese Therapien ganz nach Bedarf ergänzen und verstärken. **Lebensstil-Änderungen** zielen v.a. auf sportliche Aktivitäten, Abbau von Stress und ausreichenden Schlaf. Dimeticon oder Simeticon (z.B. Lefax®, Sab simplex® für Kinder) soll den **Meteorismus** abmildern. Abhängig vom vorherrschenden Typ (Obstipation, Diarrhö) wird Laktulose oder Flohsamen bzw. Loperamid empfohlen. Bei Versagen dieser Therapien stehen dann neben der **Psychotherapie** kräftigere Medikamente einschließlich der Psychopharmaka zur Verfügung, doch erfährt die Mehrzahl der Patienten darunter keine und erst recht **keine anhaltende Besserung**.

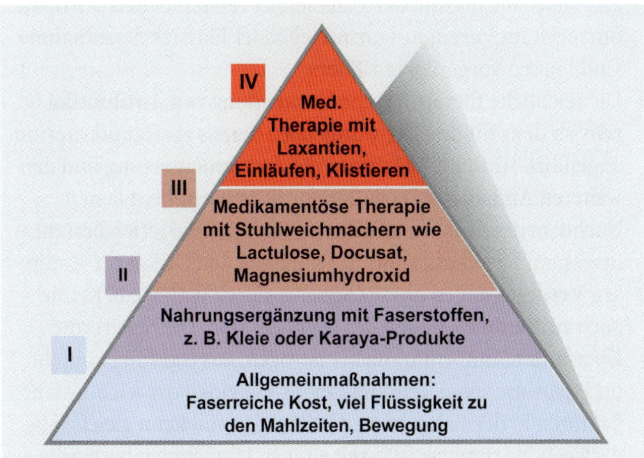

Abb. 4.62 Therapie der Obstipation, z.B. beim Reizdarmsyndrom [L157]

Mit der **Stuhltransplantation** ist nun ein ganz **neuer Therapieansatz** in der Medizin angekommen – noch nicht offiziell mit Bezug zum RDS, aber wenigstens im Hinblick auf eine Normalisierung der Darmflora unter Eliminierung von Clostridien (Clostridium difficile). Dabei wird entweder von oral über eine Duodenalsonde oder von rektal der Stuhl eines gesunden bzw. für gesund gehaltenen Spenders (bisher ohne Spenderausweis) in den Darm des Patienten verbracht. Nach der bisherigen Studienlage ist das Ergebnis hinsichtlich der Patientensymptome positiv, Clostridien sind in 90 % der Fälle nicht mehr nachweisbar. Allerdings wird nach aktuellen Erkenntnissen (Uni Kiel, 2016) die Zusammensetzung der Darmflora zu einem Anteil von etwa 10 % sehr deutlich von den individuellen Genen mitbestimmt, sodass man offensichtlich nicht einfach *irgendein* Mikrobiom verpflanzen kann. Tatsächlich hat man gefunden, dass sich nach einigen Monaten wieder eine Darmflora herausgebildet hatte, die derjenigen vor der Stuhlübertragung ähnelte oder entsprach. Man geht nun davon aus, dass es sich künftig um einen **personalisierten**, auf den Empfänger abgestimmten **Bakteriencocktail** handeln sollte, um die Methode der Stuhltransplantation erfolgreich zu machen. In diesem Sinne könnte dann tatsächlich eine Art Spenderausweis notwendig werden.

Alternativer Zugang zum Krankheitsbild

MERKE

Die wesentliche **Ursache** des RDS, der Obstipation und Diarrhö ist nach der Heilpraktikerprüfung die **Dysbiose** (bakterielle Fehlbesiedelung) von Dickdarm und häufig auch terminalem Dünndarm mit der stets nachweisbaren **Candidose**. Dazu passt u.a., dass die Symptome auffallend oft im Anschluss an eine bzw. wiederholte antibiotische Therapien beginnen.

Die typischen Beschwerden bestehen bei der **Frau** mehrheitlich in einer **chronischen Obstipation** mit teilweise massiven **Blähungen**, ziehenden oder drückenden, manchmal auch **krampfartigen Beschwerden** im Bereich von Ileum und Kolon, und hier besonders häufig im Bereich von **Coecum** und/oder **Sigma**, sowie im Bereich der **Adnexe** (Eileiter, Eierstock). Die häufige Beteiligung des Beckens ist sogar schulmedizinisch gut dokumentiert, ohne dass dies bisher zu gedanklichen Höhenflügen verleitet hätte. Immer bestehen bei der geschlechtsreifen Frau, nicht so ganz selten schon bei Mädchen im zeitlichen Rahmen der Pubertät, begleitend ein andauernder oder chronisch rezidivierender **Fluor vaginalis** und, aus gleicher Ursache, die sog. **Reizblase**.

Die abdominellen Beschwerden beim **Mann** entsprechen den schulmedizinischen Vorgaben, werden jedoch öfters von chronischer **Diarrhö** als von Obstipation begleitet. Ursächlich hierfür ist z.B. das abweichende Trinkverhalten der Geschlechter, ganz zuvorderst jedoch die **hormonelle Situation** der Frau mit der Hemmung glatter Muskulatur durch das **Progesteron** der 2. Zyklushälfte (und der Pille). Beim Mann sieht man dann eventuell auch einmal den **Wechsel** zwischen **Diarrhö und Obstipation**, während dieses angeblich so typische Symptom bei der Frau eher selten zu beobachten ist. Die Reizblase ist beim Mann aus anatomischen Gründen extrem selten. Dafür besteht sporadisch eine chronische, nicht mehr ausheilende **Prostatitis**, die jedoch keinen Beitrag zum RDS leistet, wenn man einmal von den daraus resultierenden antibiotischen Therapien absieht.

Zwei weitere Symptome sind nicht unbedingt häufig, dann aber sehr typisch für eine ausgeprägte Candida-Besiedelung: Das **Perianalekzem**, das häufig mit Juckreiz einhergeht und nicht mit einer Psoriasis verwechselt werden sollte. Zum anderen ein auffallender und nicht so selten extremer und nicht bezähmbarer **Heißhunger nach Süßem**. Da hierfür keine Ursache z.B. in Form einer Hypoglykämie zu finden ist und dieser Heißhunger im Verlauf einer Darmsanierung **vollständig verschwindet**, scheinen die Darmpilze selbst auf irgendeine mysteriöse Art und Weise ihre Leibspeise beim Hausherrn anzumelden und durchzusetzen. Bei **atopischen Patienten** wird das jeweilige Krankheitsbild (atopisches Ekzem, Asthma bronchiale usw.) enorm verstärkt. Anders ausgedrückt: Bereits eine lege artis durchgeführte Darmsanierung vermag allergische Bilder vom Typ 1 ganz entscheidend abzuschwächen, noch ohne dass man irgendeinen gezielten Beitrag geleistet hätte. Dieser seit **etlichen Jahrzehnten** jenseits der vorherrschenden Medizin bekannte Zusammenhang wird neuerdings auch schulmedizinisch angedacht: 2016 wurde von der TU München das Ergebnis einer Studie vorgestellt, wonach die Dysbiose in der Darmwand zu einem Missverhältnis zwischen T-Helferzellen (TH2-Zellen) und regulatorischen T-Zellen führt, in deren Folge vermehrt IgE gebildet wird. Wurde die Darmflora bei den Betroffenen normalisiert, erholten sich die regulatorischen Zellen wieder und die allergischen Reaktionen bildeten sich zurück. Natürlich versuchten die Forscher, dies an bestimmten Botenstoffen der Darmwand (NOD2) festzumachen, wie dies dem Zug der Zeit entspricht. Candida als wichtigster Vertreter der Dysbiose und die Botenstoffe dieses Pilzes waren nicht Gegenstand der Untersuchung, doch geht es nun immerhin (endlich) in die richtige Richtung.

Differenzialdiagnose von Obstipation und Diarrhö

Seltenere Ursachen für eine **chronische Obstipation** oder **Diarrhö** mit oder ohne Schmerzsymptomatik, also für ein Symptomenbild, das ein RDS vortäuschen könnte, sind nicht erkannte **Bleibelastungen** (inzwischen fast verschwunden), eine **Nahrungsmittelallergie** oder **-unverträglichkeit, Medikamente** mit Auswirkungen auf die Darmmotorik (s. unten), schmerzhafte Stuhlentleerungen mit resultierendem Stuhlverhalt infolge einer **Fissur** im Bereich des Analkanals oder infolge von Hämorrhoiden, **Wurmerkrankungen**, eine **Lamblieninfektion** des proximalen Dünndarms oder auch eine allnächtliche geopathische Belastung im Bereich des Abdomens. Nicht so selten führt auch eine Lebensweise, die **keine geregelten Defäkationen** zulässt, über den Rückstau zu einer Minderung der Darmperistaltik, woraus eine Obstipation hervorgehen kann. Obstipation bedeutet allerdings nicht RDS.

Weitere **Ursachen** der **Obstipation:**

- **Medikamente** mit negativen Auswirkungen auf die Darmmotorik sind u.a. Calciumantagonisten und Nitrate, Codein oder andere Morphinabkömmlinge, aluminiumhaltige Antazida, Antidepressiva und Schlafmittel wie Diazepam bzw. seine Abkömmlinge.
- Eine **Hypothyreose** geht stets mit einer Obstipation einher, die Hyperthyreose mit einer Diarrhö.
- Dasselbe gilt häufig auch für die **Schwangerschaft**, was mit der hormonellen Umstellung, v.a. den vergleichsweise extremen Progesteron-Serumspiegeln erklärt wird. Hier ist aber auch sowohl an den mechanisch eingeschränkten Raum für die Darmschlingen zu denken als auch an die regelmäßig zu beobachtende Zunahme der vaginalen und intestinalen Candidose.
- Die **Ernährungsgewohnheiten** haben sich innerhalb der vergangenen Jahrzehnte, zumindest in den industrialisierten westlichen Ländern, radikal verändert. Ballaststoffe der natürlichen Nahrung wurden durch Nahrungsmittelextrakte und Auszugsmehle ersetzt. Der Zuckerverzehr stieg gleichzeitig an, wobei v.a. an die zahllosen Fertiggerichte und Konserven zu denken ist, die über eine verstärkte Zuckerung haltbar gemacht werden.
- Eine Mitursache für Reizdarm und Obstipation und Teilerklärung für die unterschiedlich häufige Beteiligung der Geschlechter ist wohl auch darin zu sehen, dass speziell Frauen auffallend häufig viel **zu wenig trinken**. Wer dem Körper 500 ml Flüssigkeit anstatt der notwendigen 1,5–2 l zuführt, braucht sich über einen eingedickten Stuhl nicht zu wundern. Darin dürfte gleichzeitig auch *eine* Erklärung (s. oben) für die **unterschiedliche Auswirkung des Colon irritabile** (Obstipation *oder* Diarrhö) bei den Geschlechtern zu sehen sein. Männer haben mit dem Trinken in der Regel keine Probleme.
- Der **Abusus von Laxanzien** führt über die häufig entstehende **Hypokaliämie** zu einer vermehrten Trägheit des Darms, woraus ein Circulus vitiosus entsteht, der kaum noch durchbrochen werden kann, sofern man das Kalium nicht gezielt substituiert. Verstärkt wird dies häufig durch eine Schädigung des Plexus myentericus, die vorzugsweise bei chronischer Zufuhr von **Abführtees**, die z.B. Sennesblätter enthalten, aufgrund der enthaltenen Anthrachinone entsteht. Besonders häufig betroffen vom Laxanzienabusus und der sich hieraus verstärkenden Obstipation, meist im Verein mit unzureichender Flüssigkeitsaufnahme, sind Frauen vorgerückten Alters.
- Die reichliche therapeutische Verwendung von **Antibiotika** bereits ab dem Kindesalter wurde oben bereits als Hauptkriterium angeführt. Antibiotika können die Zusammensetzung und den weiteren Aufbau der Darmflora nicht unbeeinflusst lassen. Nachdem der Stuhl zu annähernd 50 % aus Bakterien besteht – insgesamt bevölkern rund 100 Billionen den Dickdarm –, müssen Verdrängungen physiologischer durch pathogene Keime auch zu **Veränderungen des Stuhls** führen. Die regelrechte Überflutung mit Antibiotika – iatrogen, aus Nahrungsmitteln und teilweise sogar Trinkwasser – stellt einen der wichtigsten Faktoren in der Entstehung des RDS dar und kann gleichzeitig darlegen, warum das RDS seit einigen Jahrzehnten beständig zunimmt, **während es in früheren Zeiten unbekannt war**.

Selbst Zusammenhänge, die jedem denkenden, kompetenten Therapeuten als selbstverständlich erscheinen, müssen in der modernen Medizin ausnahmslos durch Studien belegt werden, bevor sie Anerkennung finden. Wenn die Straße nass ist und irgendeiner meint, dies könne mit dem vorausgehenden Regen zu tun haben, bedarf es dazu erst einer Studie, die den Zusammenhang belegt. Nun gibt es glücklicherweise eine aktuelle (2016) finnische Studie, welche die Auswirkungen antibiotischer Therapien auf die Zusammensetzung der Darmflora bei Kindern zum Ziel hatte. Und siehe da: Die Darmflora veränderte sich, physiologische Keime nahmen ab, pathogene Bakterien nahmen zu, das Risiko für ein Asthma bronchiale war gesteigert. Von eigentlichem Interesse an dieser Studie war die lange Zeitspanne von mindestens 1 Jahr, die es brauchte, bis sich die Darmflora wieder einigermaßen normalisiert hatte. Da im Kindesalter selten ein ganzes Jahr bis zur nächsten antibiotischen Therapie vergeht, bedeutet dies, dass eine Eubiose nicht mehr oder nicht vollständig hergestellt werden kann.

- Pathogene Bakterien wirken teilweise direkt auf die Darmwand, wobei v.a. an **aerob** wachsende Arten zu denken ist, die bei der Dysbiose die **anaeroben Bakterien** teilweise **verdrängt** haben. Inzwischen wurde allerdings nachgewiesen, dass die Verdrängung der physiologischen Anaerobier nur das **Darmlumen** betrifft, während im Bereich der **Darmwand** die dort sonst vorherrschende coliforme Flora durch **obligate Anaerobier** ersetzt worden ist. Dies mag mit dazu beitragen, dass die Darmwand der RDS-Patienten eventuell teilweise empfindlicher auf dehnende Reize reagiert, wodurch eine **Hyperästhesie** (gesteigerte Schmerzhaftigkeit) entstehen mag. Sehr viel folgerichtiger scheint jedoch, auch unter Berücksichtigung der aktuellen Studienlage, dass bei einer **extrem gesteigerten Darmgasbildung** im Rahmen der **Dysbiose**, weit über die physiologischen 1–2 l/Tag hinaus, ganz unabhängig von möglichen Empfindlichkeiten Meteorismus, Flatulenz sowie ausgeprägte Schmerzen entstehen müssen.

Nahrungsmittelunverträglichkeiten

An Nahrungsmittelunverträglichkeiten, die nicht ganz so selten sind und vor der Diagnose eines RDS ausgeschlossen werden sollten, seien stellvertretend für seltenere Zusammenhänge die **Laktoseintoleranz** und die **Fruchtzuckerunverträglichkeit** genannt. In beiden Fällen handelt es sich lediglich um eine **Malabsorption**, nicht eigentlich um eine Unverträglichkeit im Sinne einer allergischen oder toxischen Komponente. Sie führen zu **Durchfällen**, sind also bei Patienten mit **Obstipation** von vornherein **ausgeschlossen**.

Laktoseintoleranz

Ein **Mangel an Laktase** in der Glykokalyx des Dünndarms, wie er ab der späten Kindheit bzw. dem jungen Erwachsenenalter in zunehmender Ausprägung entstehen kann, führt zu einer **fehlenden Spaltung von Milchzucker** (Laktose – Disaccharid aus Glukose und Galaktose) im Dünndarm, sodass eine Resorption unmöglich wird. Das Disaccharid gelangt dementsprechend unter reichlicher Wasserbindung in den Dickdarm und führt entsprechend der zugeführten Menge zu **Durchfall**. Die Verstoffwechselung durch die Dickdarmflora (überwiegend anaerober Abbau) erzeugt **Milchsäure** sowie **Darmgase**, die Meteorismus und (krampfartige) **Bauchschmerzen** verursachen können. Die Laktoseintoleranz ist durch Auslassversuche bzw. versuchsweise Zufuhr von Milch und Milchprodukten problemlos zu erkennen. Bei Bedarf kann auch der **Atemtest** Anwendung finden, der unten bei der Fruktoseunverträglichkeit beschrieben wird.

Fruktoseintoleranz

Die Fruchtzuckerunverträglichkeit (Fruktoseintoleranz) ist manchmal angeboren, entsteht jedoch sehr viel häufiger im Lauf der Jahre. Man rechnet mit einem Anteil von (angeblich) bis zu 30 % in der Bevölkerung (Schätzung sog. Experten). Ursache ist ein **Mangel** an dem für Fruktose (Fruchtzucker) zuständigen **Carrier** namens GLUT-5. Dieser Carrier transportiert Fruktose alleine, beschleunigt jedoch im **Cotransport mit Glukose**. Noch bedeutsamer ist wohl, dass Glukose den Einbau von GLUT-5 in die Saumzellen stimuliert, sodass in der Folge neben Glukose auch Fruktose besser resorbiert werden kann. Dabei scheint es so, dass die Stimulation des zuständigen Gens, Bildung der mRNA und Einbau des Carriers **abhängig** vom Fruktosegehalt der Nahrung, ganz besonders aber von **begleitender Glukose** sind. Das bedeutet, dass v.a. Nahrungsmittel, die neben Fruktose **wenig oder keine Glukose** enthalten, zu **Symptomen** führen, weil der Fruchtzucker dabei eben nicht ausreichend resorbiert wird. Unter den üblichen Früchten existiert ein deutliches Überwiegen von Fruktose nahezu ausschließlich bei **Äpfeln** und **Birnen** (und deren Fruchtsäften), während der größte Anteil der weiteren Obstsorten ein Fruktose-Glukose-Verhältnis aufweist, das zumindest bei einem Teil der Betroffenen keine Probleme verursacht. **Sorbit** scheint den Glut-5-Carrier zu hemmen, ist also von den Betroffenen zu **meiden**.

Die Symptome der Fruktoseintoleranz entsprechen ansonsten der Laktoseintoleranz, was nicht verwundern kann, weil es sich in beiden Fällen lediglich um eine **Malabsorption von Zuckerstrukturen** handelt, die von der Dickdarmflora auf dieselbe Weise verstoffwechselt werden. Es handelt sich letztendlich nur um **Ballaststoffe**, die ausschließlich dann zu Symptomen führen, wenn sie im Übermaß zugeführt wurden. Hinsichtlich der Fruktose ist dies in Abhängigkeit von der noch vorhandenen Restkapazität des Fruktosetransporters ab einer Zufuhr von etwa 15–25 g/Tag, die zusätzlich zu den Ballaststoffen weiterer Nahrungsanteile in den Dickdarm gelangen, zu erwarten. Es kommt bei jedem Übermaß an zugeführten Ballaststoffen zu (krampfartigen) **Bauchschmerzen, Blähungen** und **Durchfällen**. Bauchschmerzen und Bähungen sind Resultat der reichlichen Gasbildung (H_2, Methan, CO_2, evtl. H_2S), weiter gesteigert durch die zusätzliche Darmfüllung infolge der Wasserbindung mit entsprechendem Druck auf die Darmwand.

Nachgewiesen werden kann die Fehlverwertung durch einen **Atemtest**, bei dem der (überwiegend) im Dickdarm aus dem anaeroben Abbau der Fruktose neben weiteren Gasen entstehende Wasserstoff (H_2), der resorbiert und über die Lunge ausgeschieden wird, in der Atemluft gemessen wird. Dafür wird beim nüchternen Patienten nach oraler Gabe von 25–50 g Fruktose über mehrere Stunden der **Wasserstoffgehalt der Ausatemluft** bestimmt. Ist er erhöht und sind weitere Ursachen ausgeschlossen, bestätigt dies die Diagnose. Alternativ kann der Patient auch einfach vorübergehend auf Äpfel und Birnen bzw. weitere Obstsorten einschließlich ihrer Zubereitungen verzichten.

MERKE

Eine entstandene Fruktoseunverträglichkeit lässt sich meist durch eine ganz allmählich zunehmende Zufuhr von Fruchtzucker und Traubenzucker (Glukose) wieder abmildern, weil dadurch auch der Transporter vermehrt in die Saumzellen eingebaut wird. Entsprechendes gilt sehr wahrscheinlich auch für die Laktoseintoleranz durch zunehmende Stimulation der Laktaseaktivität.

PATHOLOGIE

Nicht verwechseln darf man die übliche, sog. **intestinale Fruktoseintoleranz**, die lediglich eine mehr oder weniger ausgeprägte Malabsorption beschreibt, mit der extrem seltenen (1: 100.000) **hereditären Fruktoseintoleranz**, die nicht die Resorption aus dem Darm, sondern die **Verwertung** der Fruktose in der **Leber** beschreibt. Ursache ist die Mutation eines Leberenzyms (Aldolase B), das für die Spaltung der Fruktose (als Fruktose-1-phosphat) zuständig ist. Die daraus resultierende Anreicherung in der Leberzelle führt v.a. zur Störung des Glykogenstoffwechsels mit möglichen **hypoglykämischen Phasen**. Da die angeborene Mutation nicht heilbar ist, müssen die Betroffenen bei ihrer Ernährung auf **Fruktose** möglichst **vollständig verzichten**.

Ursachen der Dysbiose

Störung des Milieus

Die **intestinale Candidose** entsteht nicht eigengesetzlich; vielmehr hat sie eine Ursache. Da aber die Candidose heute annähernd 90 % der Menschen in den westlichen Ländern betrifft und die Ursache schulmedizinisch nicht erkennbar ist, wird sie seit einigen Jahren als normal und nicht behandlungsbedürftig angesehen.

Die **wesentliche Ursache** einer Besiedelung durch Candida albicans und verwandte Arten ist die **Störung des Milieus**. Dies kann die **Oberhaut** betreffen, bei der v.a. die durch vermehrte Feuchtigkeit mazerierte (aufgequollene, aufgeweichte) Haut submammär, im Bereich der Zehen oder allgemein in intertriginösen Falten (Leiste, Axilla, perianal, perigenital) betroffen ist. **Schleimhäute** sind ohnehin feucht und bedürfen lediglich noch eines schädigenden, die natürliche Struktur und Resistenz verändernden Faktors, um ein für Candida angenehmes Milieu zu schaffen. Da die überwiegende Nahrung des Pilzes aus Monosacchariden wie **Glukose** oder **Fruktose** besteht, wird die Candidose überall dort und umso besser erkennbar zu Tage treten, wo beide Bedingungen (Milieuschädigung **und** reichliches Zuckerangebot) vorliegen.

Der wichtigste Faktor ist die Störung des Milieus, da Monosaccharide, v.a. Glukose, im menschlichen Körper ohnehin überall vorhanden sind. Wer sich allerdings sehr zuckerarm ernährt, hat über ein entsprechend geringes Pilzwachstum üblicherweise auch nur geringe oder sogar subjektiv fehlende Symptome. Dies kann beim Colon irritabile regelhaft, seltener auch beim Fluor vaginalis beobachtet werden, wenn in Zeiten zuckerarmer Ernährung die Symptomatik entschärft oder scheinbar verschwunden ist, um in Phasen, in denen viel Süßigkeiten oder (süßes) Obst gegessen werden, verstärkt zu erscheinen.

MERKE

Zusatzrationen an **Monosacchariden begünstigen** die Vermehrung von Candida albicans und führen zur deutlicheren Wahrnehmbarkeit der Symptomatik, doch verändern sie nicht deren Ursache.
Dies bedeutet, dass man weder die Pilze durch eine strenge Diät ganz entfernen noch eine Candidose allein durch vermehrten Zuckerkonsum überhaupt auslösen kann. Die **dauerhafte Ausheilung** der Candidose und des Reizdarms bedarf einer **Sanierung des gestörten Milieus** und nicht nur der Beseitigung der Pilze, die genau genommen lediglich die „Spitze des Eisbergs" darstellen.

HINWEIS DES AUTORS

In diesem Zusammenhang sollen neben den bereits angeführten Ursachen (Antibiotika usw.) auch Dinge erwähnt werden, die teilweise nur schwer zu fassen bzw. ursächlich zu erkennen sind und teilweise auch einer gewissen Bereitschaft bedürfen, um sie überhaupt wenigstens gedanklich zuzulassen. Hierher gehört z.B. jede **Geopathie**, die nicht nur am betroffenen Körperteil eine Störung verursacht, sondern darüber hinaus den ganzen Menschen in seiner immunologischen Reaktionsfähigkeit lähmen kann. Da die Geopathie nach den Erfahrungen des Autors die wesentliche Ursache der **Fibromyalgie** darstellt, findet man hier den Berührungspunkt für das weit überzufällig häufig anzutreffende **gemeinsame Auftreten beider Erkrankungen**. Des Weiteren sind hierzu Belastungen durch **Pestizide, Insektizide** oder **Schwermetalle** wie Quecksilber oder Blei zu rechnen, fraglich auch die häufigen **Mangelzustände** hinsichtlich **Vitaminen** oder **Spurenelementen**. Selbst **gestörte Meridiane** aufgrund von Gelenkblockaden oder Narben oder eines Focus im Bereich der Zähne vermögen die Harmonie eines Menschen in einem Ausmaß zu stören, dass Candida nun seine Bedingungen für Infektion und Vermehrung vorfindet, auch wenn das sicherlich eher selten so deutlich anzutreffen ist.
Die Mehrzahl solcher Störungen sind nur über **Testungen** herauszufinden und zu behandeln. Abdominelle Spasmen z.B. aufgrund einer Blockierung des Sternoklavikulargelenkes und entsprechender Reizung des Nierenmeridians bedürfen dagegen einer chirotherapeutischen Diagnostik.

Chronische Adnexitis

Die im Alltag weitaus **am häufigsten erkennbare Ursache** einer Candidose der **Frau** ist die **chronische Adnexitis,** also die chronische Entzündung der Eileiter (➤ Fach Gynäkologie). Deren Ursache liegt in der Regel in einer chronischen Besiedelung durch **Bakterien** wie v.a. Chlamydia trachomatis, deutlich seltener durch Enterokokken, Gardnerella vaginalis, Mykoplasmen, Streptokokken, Aerobacter aerogenes, Bacteroides-Arten oder weitere Keime.

Der mit Abstand häufigste Keim ist also **Chlamydia trachomatis**. Diese Bakterien sind mit 0,2 µm derart klein, dass sie im üblichen Lichtmikroskop nicht erkennbar sind, leben ausschließlich **intrazellulär**, weil sie selbst kein ATP synthetisieren können, und wachsen deshalb auch nicht in den üblichen Kulturen. Wenn eine Patientin also berichtet, dass Urinbefund oder vaginaler Abstrich in Ordnung gewesen seien, hat dies nicht die geringste Bedeutung und Relevanz.

In der Regel verursachen Chlamydien bei **chronischem Bestand** außerordentlich typische Veränderungen an der **Portio** (Muttermund), die eigentlich problemlos erkannt und zugeordnet werden könnten, wenn sie dort, wo die Diagnostik stattfindet, bekannt wären. Gerade dies ist aber häufig nicht der Fall, obwohl vom deutschen „Chlamydienpapst", Prof. Petersen, seit mehreren Jahrzehnten Aufklärungsarbeit betrieben wird. Die Veränderungen werden mit der Veränderung einer Portioektopie verwechselt und z.B. mit Albothyl® touchiert („verätzt"). Chlamydien werden also im medizinischen Alltag eher **selten erkannt**. Immerhin sind sie im vergangenen Jahrzehnt wenigstens in der Medizin angekommen, auch wenn nach wie vor mit überwiegend ungeeigneten Methoden nach ihnen gesucht wird. Beispielsweise benutzt man zwar seit etlichen Jahren die prinzipiell sehr sensible PCR-Diagnostik, verwendet dann allerdings für die Suche den **Urin der Patientin**, was vollkommen sinnlos ist, wenn die Patienten nicht gerade eine halbwegs akute Phase einer Urethritis bzw. Reizblase durchläuft.

Eine weitere Ursache ist die Einteilung des **vaginalen Fluors** in sog. Reinheitsgrade, wobei man mehr oder weniger auffallende Abweichungen vom Normalen, da sie ungemein häufig sind, nun dem Normalen zuordnet, wie dies bei der Candidose und ungezählten weiteren Erkrankungen auch geschieht. Dies bedeutet, dass ein Fluor vaginalis, der nicht gerade extreme bakterielle Fehlbesiedelungen beinhaltet, als üblich und nicht behandlungsbedürftig angesehen wird. Dies drückt eventuell nicht nur die Ignoranz der Therapeuten gegenüber den Beschwerden ihrer Patientinnen aus, sondern auch die Hilflosigkeit gegenüber dem, was man schulmedizinisch ohnehin nicht erfolgreich behandeln, sprich heilen kann. So kann eine chronische Entzündung durch Chlamydien, sofern sie tatsächlich diagnostiziert wird, durch keine schulmedizinisch übliche Therapie jemals wieder ausgeheilt werden. Man gibt in diesen Fällen zumindest teilweise trotzdem **Antibiotika über längere Zeit** (Monate), um die Entzündung und deren unausweichliche **Folgen** wie **Dysmenorrhö** (schmerzhafte Periode infolge aufgetretener Verwachsungen), **Dyspareunie** (Schmerzen beim Verkehr) und **Sterilität** (als Folge zugewachsener Eileiter) hintanzuhalten.

HINWEIS DES AUTORS

Sterilität und Dysmenorrhö

Seit Jahrzehnten sind annähernd **15 % der Frauen steril**, also ungewollt kinderlos, ohne dass dies für die übliche Medizin einen ausreichenden Grund darstellen würde, nach Alternativen bei ihrer Diagnostik und Therapie zu suchen. Die überaus häufige **Dysmenorrhö** wird, da man die Ursachen wie überwiegend durch chronische Entzündung entstandene **Verwachsungen im parauterinen Bereich** nicht diagnostiziert, als normal angesehen und höchstens wiederum dem psychischen Bereich zugeordnet. Anstatt die eigenen diagnostischen Fähigkeiten in Zweifel zu ziehen, kramen manche Therapeuten lieber in gestörten Partnerbeziehungen herum. Aber welche Partnerschaft ist nicht zumindest zeitweise gestört? Wo würde man also mit dieser Diagnose nicht scheinbar Recht behalten? Eine **Dysmenorrhö** ist **niemals normal** und **niemals psychisch bedingt**. Dies kann nicht genug betont werden. Es ist dem Autor in 10 Jahren Praxisalltag nicht ein einziges Mal gelungen, die übliche, geradezu alltägliche und damit behandelbare Ursache nicht zu erkennen und abzustellen. Die im Zuge einer Sterilitätstherapie automatisch mitbehandelte Dysmenorrhö verschwindet sogar regelhaft nach kurzen Behandlungszeiten von 2–4 Monaten von alleine, lange bevor die angestrebte Schwangerschaft eingetreten ist.

MERKE

Die **Dysmenorrhö** ist ein weiteres **Symptom des Reizdarms**, das besonders häufig bzw. beinahe regelhaft anamnestisch zu erfahren ist. Die wesentliche Ursache des gleichzeitigen Auftretens von RDS und zumindest diskret vorhandenen Symptomen einer chronischen Adnexitis besteht wohl in den anatomischen Gegebenheiten mit benachbarten Mündungen von Scheide, Urethra und Darm. Ein Übergreifen ist selbst bei guter Hygiene ganz offensichtlich kaum zu vermeiden, was eventuell auf Bakterien, in jedem Fall aber auf Candida albicans zutrifft.

Das **Colon irritabile der Frau** wird also zumindest im jüngeren Erwachsenenalter weit überwiegend von einem **chronischen Fluor vaginalis** begleitet. Die Krankheitsbilder sind als **Einheit** zu verstehen. Man darf dabei aber nicht dem Trugschluss erliegen, dass eine Patientin, die die Frage nach einem Fluor verneint, auch tatsächlich nicht davon betroffen ist, weil hier im subjektiven Verständnis riesige Unterschiede bestehen. Was für die eine normal ist, wird von der nächsten als störend oder sogar unzumutbar empfunden. Es ist auch nicht zu übersehen, dass eine Frau, der von gynäkologischer Seite wiederholt bestätigt worden ist, dass alles in allerbester Ordnung sei, kaum noch Gründe findet, dies nicht in ihre eigenen Vorstellungen zu übernehmen.

Candidose

Im Einklang mit obigen Ausführungen ist auch zu sehen, dass eine tatsächlich einmal festgestellte und behandelte **vaginale Candidose** in der Folge besser wird oder scheinbar ausheilt, um gesetzmäßig zu **rezidivieren**. Die Ursache liegt nicht nur in der fast immer fehlenden Partnertherapie und der fehlenden Mitbehandlung des Darms, sondern eben auch in der **übersehenen Ursache** für die Pilzbesiedelung. Wo aber eine Adnexitis als Ursache nicht beseitigt ist, wird Candida in aller Selbstverständlichkeit wieder erscheinen.

Derselbe Grund ist für die **Rezidivneigung** der **intestinalen Candidose** anzuführen. Therapeuten, die den Reizdarm ursächlich erkennen und z.B. mit Nystatin und Diät behandeln, manchmal sogar unter Einschluss des Partners, werden Beschwerdefreiheit über längere Zeiträume erreichen. Das Rezidiv ist aber vorprogrammiert, wenn der Genitalbereich nicht zuvor saniert worden ist.

Die Ansteckung an Candida albicans wie auch der bakteriellen Adnexitis-Ursachen erfolgt entweder bereits in den **Geburtswegen der Mutter**, an späteren **Partnern** oder (bei Frauen) im **Schwimmbad**. Gemeinsam benutzte Handtücher, Waschlappen oder Zahnbürsten kommen hinsichtlich Candida ebenfalls in Frage. Eine Ansteckung am jeweiligen Partner ist praktisch nicht zu vermeiden, ebenso wenig natürlich auch bezüglich der mütterlichen Geburtswege.

Wenn eine Sanierung einschließlich des Partners einmal erfolgreich durchgeführt wurde, ist eine **Prophylaxe im Schwimmbad** durchaus möglich. Sie geschieht mit **Tampons**, die man zuvor in **Bio-Joghurt** hat quellen lassen und nach dem Schwimmbadbesuch wieder entfernt. Solche Tampons kann man auch als Therapieersatz verwenden, um das Scheidenmilieu zu harmonisieren, wobei man eben nur nicht erwarten darf, dass der Erfolg von Dauer sein wird. Im Bio-Joghurt sind die physiologischen Döderlein-Bakterien der gesunden Vagina enthalten (Lactobacillen, Acidophilus), die nun bei reichlichem Vorhandensein die pathologischen Keime verdrängen. Außerdem wird dadurch der pathologisch veränderte pH-Wert normalisiert. Möglicherweise besitzt der Bio-Joghurt darüber hinaus noch eigene Heilwirkungen. Bifidum- und Acidophilus-Bakterien gehören auch zur physiologischen Darmflora (Dickdarm und terminales Ileum), sodass im Zuge einer Darmsanierung auch reichlich Bio-Joghurt bzw. die auf dem Markt befindlichen Probiotika gegessen werden sollten.

Diagnostik von Candidose und Adnexitis

Der Nachweis der **intestinalen Candida-Besiedelung** erfolgt primär aus **Stuhlproben**, die aber nicht so selten vom Labor als negativ befundet werden. Häufigste Ursache dafür ist eine unzureichende Entnahmetechnik durch den Patienten. Die Probe sollte bevorzugt aus verändert erscheinenden Stuhlanteilen erfolgen, wobei kleinste Mengen genügen. Man kann im Alltag aber auch beobachten, dass die Erfolgsrate zwischen einzelnen Laboratorien durchaus unterschiedlich hoch ist. Nicht so selten müssen mehrere Stuhlproben eingeschickt werden, bis der Nachweis gelingt. Eine Untersuchung des Stuhls auf pathogene Keime bzw. auf die korrekte Relation der bakteriellen Flora untereinander wird von Speziallaboratorien angeboten, ist aber abgesehen von Clostridium difficile meist entbehrlich, weil die Darmflora unter diesen Bedingungen ohnehin nicht physiologisch sein kann.

Man kann sich aber zusätzlich oder als Ersatz für den Nachweis aus dem Stuhl auch die Tatsache zunutze machen, dass der Bauch der Candidose regelmäßig einen erhöhten Luftgehalt zeigt (**Meteorismus** als wesentliches Symptom des Reizdarms), mithin also bei der Perkussion den typischen **tympanitischen Klopfschall** präsentiert. Eine Verwechslung mit anderen Meteorismusursachen ist dabei theoretisch leicht möglich (vorangegangener Genuss von Zwiebeln oder Hülsenfrüchten, organische Ursachen usw.), geschieht aber tatsächlich im Praxisalltag außerordentlich selten. Mit einiger Erfahrung ist die Dysbiose des Darms aus dem typischen Klopfschall einfach und sicher abzuleiten, sofern nicht anamnestisch Hinweise gegeben sind, denen man zunächst ohnehin nachzugehen hat.

Besonders wichtig für den Heilpraktiker ist, trotz dessen wohl eher geringen Erfahrung hinsichtlich gynäkologischer Untersuchungen, das **Erkennen der Adnexitis** als **häufigster** und dann **unabdingbar zu behandelnder Ursache** des Krankheitsbildes, sofern man das RDS dauerhaft ausheilen möchte. Dies ist mit einiger Sicherheit sogar ohne gynäkologische Untersuchung möglich, wenn daran gedacht wird, dass die weibliche Adnexe nicht in einem separaten und abgeschotteten Raum des Bauches beherbergt ist, sondern direkten Kontakt zu Nachbarstrukturen aufweist und regelmäßig auch die einige Zentimeter entfernten Strukturen von Caecum bzw. Sigma in das Geschehen einbezieht. Eine akute und ganz besonders **chronische** Entzündung der **linken Adnexe** führt mit großer Gesetzmäßigkeit zu einer Reizung des **Sigma**, diejenige der **rechten Seite** zu einer entsprechenden des **Coecum**. Reizung bedeutet **Auftreibung** und **Verhärtung**, die bei der **Palpation** nicht nur für die Patientin **schmerzhaft** ist, sondern mit einiger Übung auch sicher herausgetastet werden kann und nahezu ausnahmslos an dem Grad ihrer jeweiligen Ausprägung die Ausprägung der Adnexitis erkennen lässt. Man kann also, noch bevor man direkt auf den Bereich der Adnexe drückt, voraussagen, ob und in welchem Ausmaß dieser Druck Schmerzen bereiten wird, um damit die nachfolgende Therapie zu begründen.

ACHTUNG

Bei Patienten mit relativ neu aufgetretenem Reizdarmsyndrom, das bis dahin noch nicht durch Koloskopie oder weitere Untersuchungen abgeklärt wurde, müssen zunächst organische Veränderungen ausgeschlossen werden, bevor man mit der im Folgenden beschriebenen Therapie beginnt. Dies ergibt sich allerdings ohnehin aus der Diagnose eines RDS, die grundsätzlich und ausnahmslos eine **Ausschlussdiagnose** darstellt.

Therapie

Therapie der Ursache

Die Therapie erfolgt zentral durch homöopathisch aufbereitete **Nosodenpräparate** von Herstellern (früher z.B. Staufen-Pharma oder Holomed), die die meisten der in Frage kommenden Bakterien in homöopathischen KUF-Reihen (alte Bezeichnung) zur Verfügung stellen. Ohne eine sichere bioenergetische Testmethode (z.B. Tensor, Kinesiologie) ist dies allerdings nicht möglich. Im Verlauf der ursächlichen Therapie wird man zunächst auf der Basis der Testungen Umweltgifte oder Störungen im Körper, z.B. durch Miasmen verursacht, ausleiten bzw. behandeln. **Enzympräparate** wie z.B. Wobenzym® oder Karazym® gehören spätestens dann begleitend zur spezifischen Therapie, wenn Verwachsungen im Bereich der Adnexe gelöst werden sollen, weil eine Dysmenorrhö auf andere Weise nicht zuverlässig beseitigt werden kann. **Zinkmangel** ist häufig. Eine Substitution mit Zink (10 mg/Tag) besitzt alleine schon wegen der essenziellen Bedeutung dieses Spurenelements für das Immunsystem Bedeutung, bevor abschließend die Darmsanierung durchgeführt wird.

Sehr viel genauer besprochen werden Diagnostik und Therapie von Adnexitis, Dysmenorrhö und Sterilität im ➤ Fach Gynäkologie. Die bioenergetische Doppelblind-Testung wird im ➤ Fach Pharmakologie vorgestellt.

ACHTUNG

Aufgrund gesetzlicher Vorgaben sind die für Testung und Therapie erforderlichen Nosodenpräparate inzwischen kaum noch im Handel erhältlich und dies gilt auch für diejenigen Firmen, die in früheren Jahrzehnten ein reichliches Spektrum im Angebot hatten. Man benötigt heute ein wenig „Detektivarbeit", um doch noch fündig zu werden. Hilfreich ist manchmal auch die Suche im benachbarten Ausland, bis hin zu Apotheken z.B. in London, in denen homöopathische Nosoden noch lege artis potenziert werden.

Therapie der Dysbiose (Darmsanierung)

Die Therapie des Reizdarmsyndroms bzw. der Dysbiose des Darms geht vergleichsweise schnell in einem Zeitraum von maximal **8 Wochen** vonstatten. Therapien über ein halbes oder ganzes Jahr, die von Patienten immer einmal wieder berichtet werden, sind unsinnig und zeigen höchstens, dass man den Ursachen der Candidose keine Beachtung geschenkt hat. Allerdings werden auch auffallend häufig „Darmsanierungen" durchgeführt, die besser als **„sogenannte Darmsanierungen"** bezeichnet werden sollten.

Am längsten dauert die Ursachenbehandlung, also v.a. die Therapie der Adnexitis, wobei manchmal die Geduld der Patientinnen auf eine harte Probe gestellt wird, weil der Auslöser des Praxisbesuchs nicht die schwelende, teilweise noch nicht einmal deutlich wahrgenommene Adnexitis, sondern der Reizdarm gewesen ist, der nun zunächst über Monate praktisch nicht behandelt werden kann – es sei denn, die Patientin nimmt die Rezidive in Kauf.

Basis jeglicher Darmsanierung ist die Behandlung mittels **Nystatin** (z.B. Nystaderm®, Moronal®, Candio-Hermal® und andere) und die Einhaltung einer (zunächst) streng **zuckerarmen Diät**. Der **Partner** hat, ob mit oder ohne eigene Symptome, stets beteiligt zu sein. Ein häufig zu beobachtender Fehler besteht darin, dass man von Anfang an Nystatin in Tablettenform verabreicht. Tabletten aber lösen sich frühestens im Magen auf. Dies bedeutet, dass vom Magen an der gesamte Magen-Darm-Kanal pilzfrei wird, um nach Beendigung der Therapie aus den Schleimhäuten des Mundes und der Speiseröhre erneut besiedelt zu werden. Man gibt also zumindest zu Beginn der Behandlung eine **Nystatin-Suspension**, die der Patient **nach den Mahlzeiten** für einige Minuten im Mund verteilt, bevor er sie hinunterschluckt. Diese Suspension sollte sehr hoch dosiert (z.B. 5–6 ml pro Anwendung) und dafür nur 2–3 ×/Tag gegeben werden, um mit der verabfolgten Einzeldosis zuverlässig die gesamte Mundhöhle sowie möglichst jeden Bereich der nachfolgenden Speiseröhre zu erreichen. Die üblichen Fläschchen mit ihren 48 ml Inhalt sind deshalb bereits nach 3–4 Tagen leer. Dieselbe Empfehlung gilt auch für die sich üblicherweise (beim Erwachsenen) anschließende Therapie mit Nystatin Tabletten (Packung mit 100 Tabletten), bei denen 3–4 × 3 Tabletten/Tag den Einzeldosen à 2 Tabletten vorzuziehen sind. Nystatin wird aus dem Darm nicht resorbiert, ist nicht verschreibungspflichtig und weitestgehend atoxisch.

Die **Zahnbürste** als Pilzreservoir wird nicht, wie häufig empfohlen, zu Beginn der Therapie **gewechselt**, sondern erst **nach einigen Tagen**, wenn der Mund mit einiger Sicherheit bereits pilzfrei ist.

Die **Diät** sollte **keine Auszugsmehle, kein süßes Obst oder Fruchtsäfte** und **keine Süßigkeiten** enthalten und **ballaststoffreich** sein, wodurch die Pilznester in den Krypten des Dickdarms besser ausgeräumt werden. Sehr gut eignet sich hierfür auch **Sauerkraut. Kartoffeln, Vollkornprodukte, Reis** und **Gemüse** sind erlaubt und empfohlen. Gegen **Milch** oder **Milchprodukte** spricht bei guter Verträglichkeit gar nichts. **Bio-Joghurt** sollte immer dazugehören. Wer diesen nicht mag oder nicht verträgt, kann auf therapeutische Präparate wie u.a. Paidoflor® ausweichen, in denen Lactobacillen enthalten sind. Ganz pauschal ist alles erlaubt, was **keine Monosaccharide** oder komplexe Kohlenhydrate aus Auszugsmehlen enthält, bei deren Zufuhr Monosaccharide in besonders großem Umfang anfallen und Ballaststoffe weitgehend fehlen. Eine solche „Diät" mit Bio-Joghurt, reichlichem Anteil von Ballaststoffen und ausreichender Flüssigkeitszufuhr sollte den Patienten natürlich auch nach Abschluss der Therapie als nunmehr normale Ernährungsform weiterempfohlen werden. Als **Süßstoff** eignet sich **Aspartam** (z.B. Canderel® oder Assugrin® premium), das neben Asparaginsäure die essenzielle Aminosäure Phenylalanin zum Süßen benutzt. Honig, Ahornsirup o.Ä. sind selbstverständlich nicht erlaubt, denn es geht nicht um „natürlich kontra künstlich", wie es Mystikern plausibel scheint – es geht allein um den Verzicht auf Monosaccharide bzw. Zuckerstrukturen, aus denen bereits im oberen Dünndarm Monosaccharide entstehen.

MERKE

Eine **Diät** ohne gleichzeitige Therapie mittels **Nystatin** oder eventuell **Amphotericin B** (Amphomoronal®) ist für eine Darmsanierung nicht geeignet. Candida ist auf Zucker angewiesen. Wenn er ihn nicht bekommt, besteht zumindest bei Immunschwächen die Gefahr, dass die Pilzsporen vermehrt zu Myzelien auskeimen und in die Darmwand einwachsen, in der die Glukose zu finden ist. Theoretisch kann, zumindest bei immunsupprimierten Patienten, daraus auch ein Befall der Leber oder weiterer Organe resultieren.

Man kann aber der Anheftung an die Darmwand entgegenwirken und die Darmsanierung **beschleunigen**, indem die Patienten täglich ein Glas **Essigwasser** (1 Esslöffel Obstessig auf ein Glas Wasser, mit Aspartam gesüßt oder ungesüßt) trinken. Der Zusammenhang ist unklar, denn die Essigsäure wird im alkalischen Milieu des Dünndarms einerseits zu Acetat und andererseits ohnehin resorbiert, sodass sie nicht den entscheidenden Faktor darstellen kann. Möglicherweise sind weitere Bestandteile im **Obst**essig von größerer Bedeutung. Abgesehen davon ist wie bei jeder naturheilkundlichen Therapie auf **reichliche Flüssigkeitsaufnahme** zu achten (Mineralwasser, Brennnesseltee usw.).

Wichtig ist neben der Beseitigung der Pilze der gleichzeitige **Aufbau einer physiologischen Darmflora**. Dies geschieht zum einen über den **Bio-Joghurt** bzw. Nahrungsmittel, die Lactobacillen und Bifidobakterien enthalten, sowie die **physiologische Ernährung**, die nicht eigentlich als Diät, sondern mehr als „Rückkehr zur Natur" angesehen werden sollte, und zum anderen durch Präparate wie **Mutaflor**® (bei Kindern Mutaflor® mite bzw. Suspension), die durch die enthaltenen physiologischen Coli-Bakterien (Stamm Nissle) zu einer Verdrängung pathogener Dickdarmbakterien beitragen. Ideal sind 2–3 Kapseln pro Tag über einen Zeitraum von ca. 4 Wochen. Begleitend oder nachfolgend sollten weitere **Probiotika** mit zusätzlichen physiologischen Keimen wie z.B. Enterokokken (Enterobact®, Symbioflor® u.a.) eingenommen werden, um die Umstimmung des Mikrobioms voranzutreiben.

Von größter Bedeutung ist auch die begleitende Gabe von **Präbiotika** wie **Inulin**, einem Polysaccharid aus Fruktose, oder **Laktulose** (Lactuflor®, Bifiteral® u.a.), einem Disaccharid, das aufgrund seines Vorkommens in der Muttermilch sozusagen nochmals *natürlicher* ist als die übrigen Vertreter der Präbiotika. Wie bereits an anderer Stelle besprochen, gibt es in der Glykokalyx des Dünndarms hierfür keine Disaccharidase, sodass der Zucker nicht gespalten und nicht resorbiert werden kann. Er bindet deshalb Wasser im Darmlumen und kann auch als Abführmittel benutzt werden. Sehr viel wichtiger ist im Zusammenhang, dass er von der bakteriellen Dickdarmflora gespalten und verstoffwechselt wird, wobei u.a. **Milchsäure** entsteht. Die dadurch erfolgende **Ansäuerung des Stuhls** begünstigt das Wachstum der physiologischen unter gleichzeitiger Schädigung der pathogenen Darmflora. Laktulose gilt als Laxans und so steht es auch im Beipackzettel. Es besteht also gerade bei RDS-Patienten, die unter einer Diarrhö leiden, besonderer Erklärungsbedarf. So vermag bereits eine Substitution über wenige Tage häufig selbst bei diesen Patienten eine Verschiebung des Mikrobioms auf eine Weise zu bewirken, dass sich der Stuhl normalisiert. Man darf hierbei nur (zunächst) nicht allzu hoch dosieren, sollte z.B. mit 1 Esslöffel/Tag beginnen, während bei obstipierten Patienten die passende Dosierung sozusagen austitriert werden kann und meist in einer Größenordnung von 2–3 Esslöffeln/Tag liegt. Vorübergehend, also in einer kurzen Übergangsphase, kann der Meteorismus darunter auch einmal zunehmen.

Bei Einhaltung der angeführten Maßnahmen über 4 bis maximal 8 Wochen wird man außerordentlich selten Therapieversager finden. Kommt es nach Wochen, Monaten oder Jahren zum Rezidiv, ist entweder eine neue Ursache aufgetreten (Schwimmbad, neuer Partner) oder die ursprünglich bestehende wurde nicht gefunden bzw. nicht vollständig ausgeheilt.

Zusammenfassung

Reizdarmsyndrom

Funktionelle Darmstörung ohne pathologisches Korrelat

Symptome

- abdominelle Schmerzen und Meteorismus, Erleichterung nach der Defäkation
- Obstipation oder Diarrhö oder wechselndes Stuhlverhalten
- Gefühl inkompletter Entleerung
- Schleimbeimengungen im Stuhl

Diagnostik

- Ausschluss fassbarer Ursachen durch Palpation, Sonographie, Koloskopie und eventuell Stuhluntersuchung

Therapie

- Spasmolytika
- Prä- und Probiotika
- aus schulmedizinischer Sicht Antidepressiva und Gesprächstherapie
- funktionelle Behandlung von Obstipation oder Diarrhö

4.6.7 Hämorrhoiden

Krankheitsentstehung

Hämorrhoiden entstehen aus den **Gefäßen des Schwellkörpers**, also im Analkanal durch entsprechende Aufdehnungen und Verlängerungen. Der Schwellkörper ist arteriell und venös reichlich durchblutet. Es bestehen zahlreiche **arteriovenöse Anastomosen**.

Das venöse Blut des Rektums läuft im proximalen Anteil über die **V. mesenterica inferior** zur Pfortader und im unteren Anteil über die **V. iliaca interna** zur unteren Hohlvene (➤ Abb. 4.63). Die beiden venösen Geflechte **anastomosieren** miteinander. Dadurch entsteht ähnlich wie im Bereich des Ösophagus und der Bauchdecke eine **portokavale Anastomose** – also Gefäße, welche die V. portae mit der V. cava verbinden.

Ein **Stau** im Bereich der **Pfortader** (Leberzirrhose, Pfortaderthrombose) erweitert auch das anale Gefäßgeflecht und führt dort zu **Hämorrhoiden**. Dasselbe geschieht bei einem **Stau** im Bereich der **unteren Hohlvene** (Rechtsherzinsuffizienz).

Häufiger entstehen Hämorrhoiden allerdings nicht durch derart ausgeprägte Erkrankungen, sondern z.B. im Rahmen der **Schwan-**

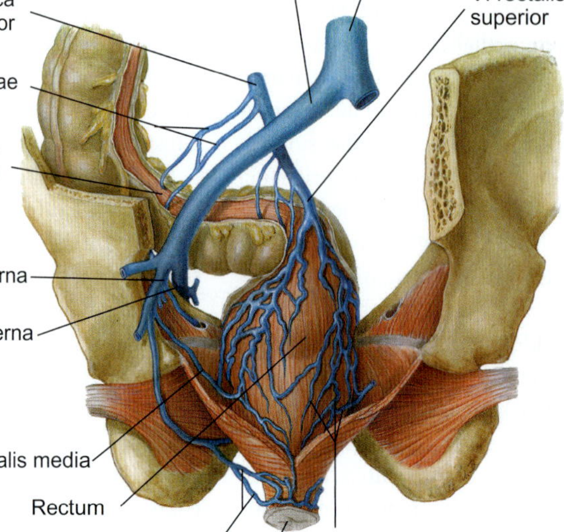

Abb. 4.63 Venen des Rektums (Ansicht von dorsal) [S007-22]

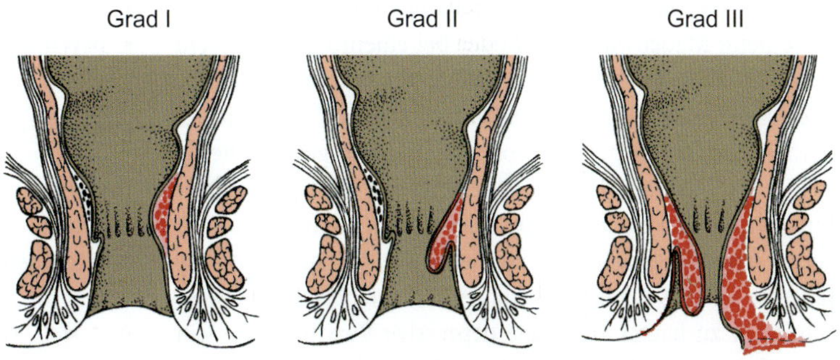

Abb. 4.64 Einteilung der Hämorrhoiden [L190]

gerschaft, bei Fehlernährung oder einem Reizdarmsyndrom mit chronischer **Obstipation** oder **Diarrhö**, begünstigt entsprechend der Ausbildung von Varizen der Beine durch eine ererbte **Bindegewebsschwäche** oder prädisponierende (z.B. sitzende) Berufe mit einem **Mangel an Bewegung**.

Man kann die Erkrankung in 4 Grade einteilen (➤ Abb. 4.64):

- **Grad I:** Die arteriovenösen Erweiterungen sind äußerlich **nicht sichtbar** und häufig mit dem Finger auch **nicht tastbar**, sondern lediglich anlässlich einer Rektoskopie zu erkennen.
- **Grad II:** Die Hämorrhoiden **prolabieren** beim **Valsalva-Manöver** nach außen und werden dann sichtbar (➤ Abb. 4.65). Beim Nachlassen des intraabdominellen Überdrucks ziehen sie sich sofort wieder in den Analkanal zurück.
- **Grad III:** Hier sind die Hämorrhoidalknoten nach außen **prolabiert** und nur noch mit dem **Finger zu reponieren**.
- **Grad IV:** Es bestehen große Hämorrhoidalknoten, die **nicht mehr zurückgeschoben** werden können.

Symptomatik

Wesentliche Symptome der Hämorrhoiden ab Grad II sind perianaler **Juckreiz, Blutungen** (hellrotes, dem Stuhl aufgelagertes Blut), **Stuhldrang, Entzündungen** (Proktitis) und ab dem Grad II–III auch **Schmerzen**. Die Blutungen können, z.B. bei einer Leberzirrhose, erheblich sein und zur Anämie führen. Eventuell kommt es zur **Stuhlinkontinenz** oder zur **Thrombosierung**.

Differenzialdiagnose Marisken

Hämorrhoiden sind „innere" Hämorrhoiden. Die sog. **äußeren Hämorrhoiden** entstehen dagegen in den Venen der perianalen Oberhaut durch Abflussbehinderungen und Thrombosierung. Aus einer abgeheilten perianalen Thrombose heraus entstehen ab und zu **Hautlappen**, die auf den ersten Blick an Hämorrhoiden erinnern. Sie werden als Marisken bezeichnet (➤ Abb. 4.66). Marisken besitzen keinen eigenen Krankheitswert, können jedoch ein Perianalekzem unterhalten, weil der Analbereich nicht mehr perfekt sauber gehalten werden kann. In diesen Fällen sollten sie (elektro-)chirurgisch entfernt werden.

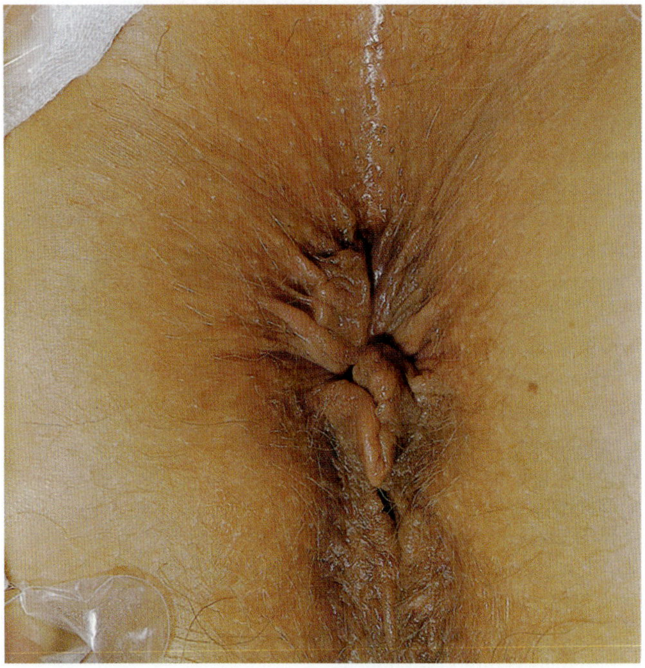

Abb. 4.66 Marisken [M174]

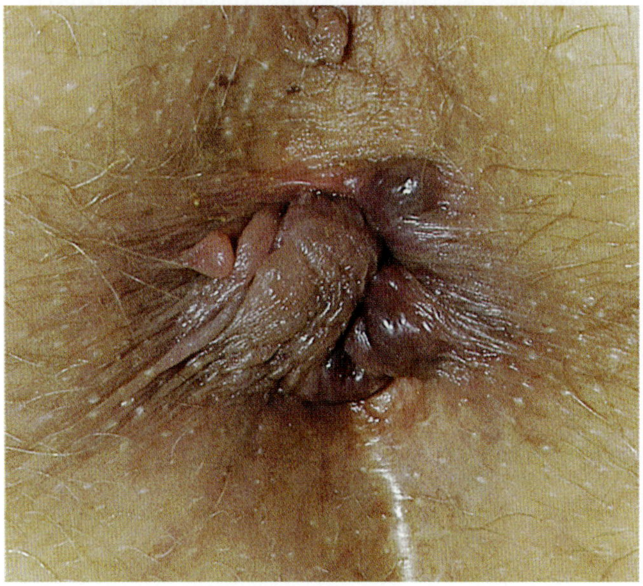

Abb. 4.65 Hämorrhoiden Grad II [M174]

Differenzialdiagnose Pruritus ani

Das **Afterjucken** (Pruritus ani) ist ein Symptom, das zahlreiche Erkrankungen des distalen Rektums und der Perianalregion, aber auch systemische Krankheiten wie einen Diabetes mellitus begleiten kann. In manchen Fällen ist es geradezu pathognomonisch wie beispielsweise beim Madenwurmbefall oder bei einem Perianalekzem durch Candida albicans. In anderen Fällen tritt es lediglich sporadisch und ergänzend zur eigentlichen Symptomatik auf. Dies gilt z.B. für die Analfissur, die nicht juckt, sondern in der Regel sehr heftig schmerzt, jedoch wie alle Hautveränderungen spätestens in ihrer Abheilungsphase auch einen Pruritus hervorrufen kann. Schließlich wird der perianale Juckreiz auch gerne in die psychosomatische Schublade gepackt. Es scheint für etliche Therapeuten eine gewisse Folgerichtigkeit zu haben, dass eine depressive Verstimmung, ein Partnerschaftskonflikt oder eine traumatische Kindheit dazu führen, dass sich der Erwachsene am Hintern kratzt. Für den Autor steht dies eher für die diagnostische Hilflosigkeit dieser Therapeuten.

Pruritus ist überwiegend an die Oberhaut gebunden, da es zumindest an den Schleimhäuten des Körperinneren keine Rezeptoren für diese Sinnesqualität gibt. Im Bereich des Anus entsteht er demnach ab dem Übergang der analen Schleimhaut an der Linea dentata auf das zunächst noch unverhornte Plattenepithel des letzten Zentimeters des Analkanals (**analer** Juckreiz). Ab der Linea anocutanea kommt es dann mit dem Übergang auf die normale Oberhaut zum eigentlichen **perianalen** Juckreiz. In der Summe können die folgenden Pathologika häufig oder im Einzelfall einen Pruritus ani auslösen:

- Hämorrhoiden
- lokale Tumoren – z.B. Rektumkarzinom
- Analfissur
- (peri)anale Fistel
- Marisken
- infektiöses Perianalekzem:
  - Candida albicans (einschließlich Windeldermatitis)
  - Madenwürmer (Oxyuriasis; überwiegend bei Kindern)
  - bakterielle und virale Infektionen
- perianale Hauterkrankungen:
  - Psoriasis
  - Mazeration der Haut bei übermäßigem Schwitzen (Hyperhidrosis)
  - Lichen sclerosus
- toxische Ekzeme
- allergische Ekzeme:
  - bedrucktes Toilettenpapier
  - Feuchttücher
  - parfümierte Slipeinlagen
  - Bestandteile von Waschmitteln, Weichspülern, Farbstoffen der Wäsche, Konservierungsmitteln
  - atopisches Ekzem, Urtikaria
  - lokale Medikamente
- mangelnde Hygiene, Stuhlinkontinenz
- perianale Trockenheit bei übertriebener Hygiene
- systemische Erkrankungen:
  - Diabetes mellitus
  - Leukosen
  - Niereninsuffizienz
  - Hyperthyreose (→ Hyperhidrosis)
  - Eisenmangel (→ unzureichende Hautregeneration)
- Ernährung – z.B. scharfe Gewürze, Zitrusfrüchte
- idiopathisch
- psychische Erkrankungen (offizielle Version)

Diagnostik

Die Diagnostik besteht aus Inspektion und **digitaler Austastung** des Rektums. Bei unklaren Fragestellungen sowie (prä-)operativ ist die **Rektoskopie** erforderlich.

ACHTUNG

Man darf sich bei einem Patienten mit „Blut im Stuhl" nicht mit der Diagnose Hämorrhoiden zufrieden geben, sobald man dieselben bei einer ersten Untersuchung entdeckt hat. Das Dickdarmkarzinom ist einer der häufigsten malignen Tumoren überhaupt – und zahlreiche Patienten leiden eben gerade in der zweiten Lebenshälfte **sowohl** am Dickdarmkarzinom **als auch** an Hämorrhoiden. Beim leisesten Verdacht ist demnach an eine Koloskopie zu denken.

Therapie

Die Therapie besteht beim Grad I und II, neben **Salbenbehandlungen**, in einer **Verödung** der Gefäße und ab dem Grad III in einer **chirurgischen Behandlung**. Auf eine Einregulierung des Stuhlgangs sollte geachtet werden (ballaststoffreiche Kost, ausreichende Flüssigkeitszufuhr, Bewegung usw.).

Zusammenfassung

Hämorrhoiden

Aufweitungen und Verlängerungen der v.a. venösen Gefäße des Schwellkörpers, Einteilung in 4 Grade

Ursachen

- Rückstau in die Gefäße durch sitzende Berufe, Obstipation (verstärkte Valsalva-Manöver), angeborene Bindegewebsschwäche, Schwangerschaft, Leberzirrhose, Rechtsherzinsuffizienz

Symptome

- Blutung, Juckreiz, Schmerzen, Thrombosierung

Differenzialdiagnose

- äußere Hämorrhoiden (Marisken) durch Thrombosierung perianaler Venen

4.6.8 Analfissur

Obwohl angeblich mehr als die Hälfte der Deutschen in der zweiten Lebenshälfte von Hämorrhoiden betroffen ist, leidet die Mehrzahl der Patienten mit „Hämorrhoidalbeschwerden" nicht an Hämorrhoiden, sondern an einer Analfissur oder an einem (juckenden) Perianalekzem. Die Analfissur stellt einen **Riss der Schleimhaut des Anus** dar, der sich bei genauer Betrachtung erkennen, in jedem Fall aber bei einer sorgfältigen rektalen Untersuchung ertasten lässt

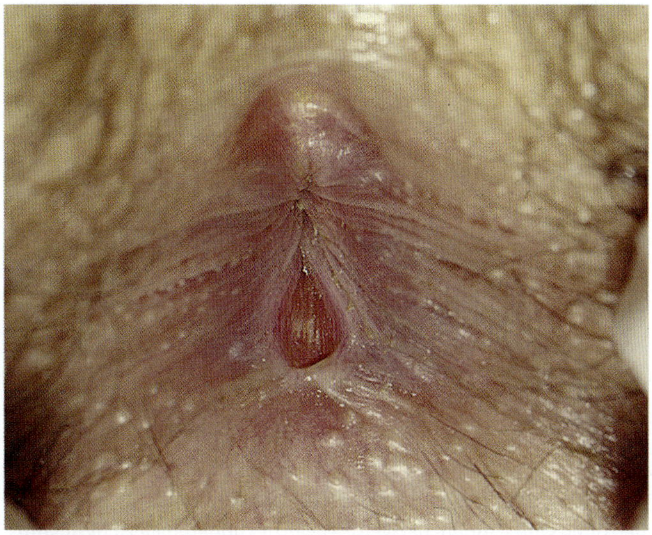

Abb. 4.67 Analfissur [M174]

(➤ Abb. 4.67). Bei der akuten Fissur fällt der Finger gewissermaßen in den Riss, bei der chronischen Form imponiert in erster Linie der Randwall, dessen Ausprägung einen engen Bezug zur bereits verstrichenen Zeitspanne erkennen lässt.

Ursachen sind chronische **Obstipation** oder chronische **Durchfälle**. Begünstigend wirkt die Dysbiose des Darms. Die Folgen bestehen in **kleinen Blutungen** (auf dem Stuhl oder am Papier) und teilweise ganz erhebliche **Schmerzen bei der Defäkation**, die den Ausgangspunkt für eine zunehmende Obstipation bilden können.

Therapeutisch werden zumindest bei chronischen Fissuren **Analdehner**, die man mit abheilenden Salben bestreicht, verwendet. Die Dehnung ermöglicht den Kontakt der Salbe mit der Tiefe der Fissur und kann zusätzlich für eine Normalisierung des Sphinktertonus genutzt werden. Bei chronischen, schlecht heilenden Fissuren kann eine Darmsanierung erforderlich werden.

Zusammenfassung

Analfissur

Radiärer Riss in der Analschleimhaut

Ursachen

- Obstipation, Diarrhö

Symptome

- Schmerzen bei der Defäkation, Blut auf dem Stuhl oder am Papier, in der Abheilungsphase evtl. Pruritus ani

Therapie

- Salbenbehandlung in Verbindung mit dehnenden Maßnahmen, damit die Salbe Kontakt zur Wundfläche des Einrisses erhält

4.6.9 Kolonkarzinom

Das Karzinom des Dickdarms steht in der Hitliste der Karzinome bei beiden Geschlechtern jeweils an **2. Stelle**. Bei Männern folgt es, etwa gleichauf mit dem Karzinom der Lunge, auf das Karzinom der Prostata (66.000/Jahr), bei Frauen auf das Mammakarzinom (70.000/Jahr). Insgesamt ist es zwar seit Jahren leicht rückläufig, liegt in Deutschland aber mit > 62.000 Neuerkrankungen/Jahr (Stand 2012) immer noch auf dem 3. Platz. Mehr als 5 % der Menschen in den westlichen Ländern erkranken daran. Das bevorzugte Lebensalter liegt zwischen **50 und 70 Jahren**.

Die wesentlichen **Lokalisationen** waren bisher mit einem Anteil von gut 60 % das **Rektum** und mit 20 % das **Sigma**. Weniger als 20 % entfielen auf den übrigen Teil des Dickdarms. Da auch heute noch besonders häufig das Rektum betroffen ist, das genau genommen nicht mehr zum Dickdarm gehört, heißt das Kolonkarzinom auch **kolorektales Karzinom**. Die über mehrere Jahrzehnte bestehende Relation zwischen den verschiedenen Darmanteilen scheint neuerdings nicht mehr gültig zu sein, indem sich offenbar ein zunehmender Anteil der Karzinome auf den proximalen Dickdarm verlagert hat. Man geht derzeit davon aus, dass die Rektumkarzinome seltener werden und das rechtsseitige Karzinom in etwa die gleiche Häufigkeit aufweist wie die linksseitigen Kolonkarzinome. Es scheinen nun also bis zu 25 % auf Coecum und Colon ascendens zu entfallen und „nur noch" rund 50 % auf das Rektum bzw. den Übergang vom Sigmoid auf den letzten Darmabschnitt (➤ Abb. 4.68). Abgesehen von den statistischen Angaben besitzt das allerdings für niedergelassene Therapeuten keine Bedeutung, denn sämtliche Untersuchungen einschließlich der Vorsorgemaßnahmen beziehen grundsätzlich den gesamten Dickdarm mit ein.

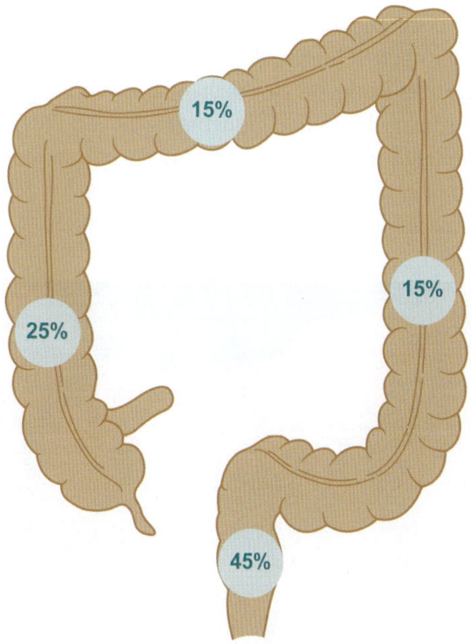

Abb. 4.68 Prozentuale Verteilung des Kolonkarzinoms [L231]

Krankheitsentstehung

Als wesentlicher **Risikofaktor** gilt eine **fleischreiche**, besonders aber **fettreiche** und **ballaststoffarme** Kost sowie, damit verbunden, die **Adipositas**. Besonders das rote Fleisch von Schwein, Rind, Kalb oder Lamm fördern seine Entstehung, während **weißes Fleisch** (Geflügel) keinen Einfluss zeigt und **Fisch** sogar **schützend** wirkt. Ballaststoffarme Kost führt in Verbindung mit der häufig resultierenden Obstipation zu einer längeren Kontaktzeit eventuell schädigender Nahrungsbestandteile mit der Darmschleimhaut. Dies gilt auch für die von der Dickdarmflora aus Nahrungsresten produzierten **Nitrosamine**. Dieser mögliche Zusammenhang dürfte überwiegend auf die Entstehung von Karzinomen in Sigma und Rektum (Ampulle) sowie den Anfangsteil des Dickdarms zutreffen.

Seltenere Risikofaktoren sind eine genetische Belastung, also **familiäre Häufungen**, die aber zumindest teilweise auch auf familiären Ernährungsgewohnheiten beruhen könnten. Man geht davon aus, dass eine genetische Disposition für 5–10 % der Karzinome verantwortlich ist. Dazu zählt auch die insgesamt seltene **familiäre Polyposis** des Kolons (➤ Abb. 4.69), bei der aufgrund eines autosomal-dominanten Erbgangs (sog. APC-Gen auf Chromosom 5) **Tausende von Adenomen** vorliegen können. Sie mündet gesetzmäßig in ein Karzinom, sofern der Dickdarm nicht komplett entfernt wird. In diesen Fällen ist ein Auftreten bereits im **jungen** Erwachsenenalter möglich. Häufiger unter den erblich bedingten Fällen sind Karzinome ohne Polypenbildung, wobei hier unterschiedliche Gene beteiligt sind. Grundsätzlich jedoch handelt es sich beim kolorektalen Karzinom weit überwiegend (> 90 %) um **Adenokarzinome**, die aus gutartigen Wucherungen der Dickdarmdrüsen (= **Adenome**) hervorgehen. Umschriebene Wucherungen von Schleimhäuten bezeichnet man als **Polypen**. Die adenomatösen Dickdarmpolypen können (zunächst) im Niveau der Schleimhaut verbleiben, doch ragen sie meist mehr oder weniger deutlich **gestielt** ins Darmlumen hinein. Polypen mit schmalem Stiel besitzen kein allzu großes Risiko für eine maligne Umwandlung. Das **größte Risiko** für eine nachfolgende **Entartung** geht von Polypen aus, die der Schleimhaut **breitbasig** aufsitzen und einen Durchmesser von **2 cm** erreicht oder überschritten haben (➤ Abb. 4.70). Man geht davon aus, dass in der zweiten Lebenshälfte bis zu 30 % aller Menschen Dickdarmpolypen entwickeln, wobei Männer etwas häufiger betroffen sind – möglicherweise wegen des höheren Fleischkonsums.

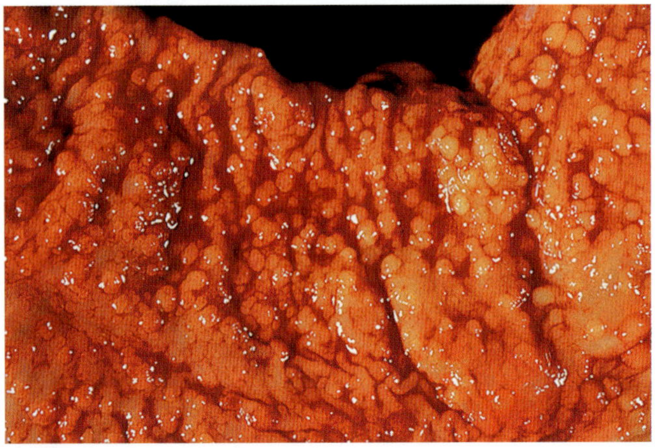

Abb. 4.69 Familiäre Polyposis des Kolons [G159]

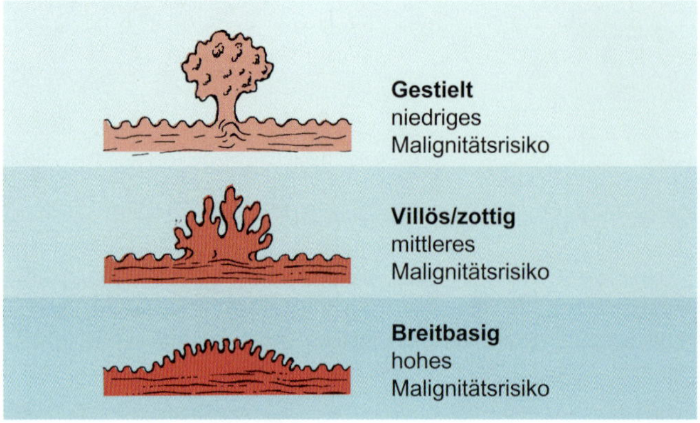

Abb. 4.70 Formen von Dickdarmpolypen [L190]

Entzündliche Darmerkrankungen wie die **Colitis ulcerosa** sind mit einem deutlich erhöhten Risiko verbunden, in geringerem Umfang auch der **Morbus Crohn** des Kolons. Das Risiko beginnt nach einer Krankheitsdauer von etwa 10 Jahren, und steigt dann Jahr für Jahr weiter an. Neuerdings (2016) hat man das **Bakterium Alistipes**, einen obligaten Anaerobier, der wohl nicht so ganz selten im Darm von Mensch und Tier anzutreffen ist, im Verdacht, **ursächlich** an der Entstehung des Karzinoms beteiligt zu sein. Der Verdacht entstand bei entsprechenden Versuchen an Mäusen, doch hat man auch bei sich anschließenden Untersuchungen an menschlichen Karzinompatienten diesen Keim in auffallender Häufigkeit nachgewiesen. Die tatsächliche Relevanz dieser noch frühen Erkenntnisse muss abgewartet werden.

Inzwischen sind neben reichlichem Fischverzehr mit den enthaltenen Omega-3-Fettsäuren und ballaststoffreicher, fettarmer Ernährung zahlreiche weitere Faktoren bekannt geworden, die das **Karzinomrisiko senken**, also offensichtlich vor der Erkrankung schützen: Dies gilt z.B. für Aspirin® bzw. **ASS** sowie ein reichliches Angebot an **Calcium** in der Nahrung. Calcium könnte eventuell durch sein großes Spektrum an schwerlöslichen Verbindungen, die dieses Ion mit Nahrungsfaktoren eingeht, schädigende Moleküle unwirksam machen. Bei der Acetylsalizylsäure dürfte die antientzündliche Wirkung in Bezug auf mögliche Krebsvorstufen eine Rolle spielen. Neben der sehr ausgeprägten Schutzwirkung ausreichender **Vitamin-D-** und eventuell auch Folsäure-**Spiegel** rückt der **Kaffeekonsum** derzeit vermehrt in den Blickpunkt medizinischer Forschung. Nach einer aktuellen (2016) retrospektiven Studie an > 5.000 Darmkrebspatienten, die mit einem ähnlich großen gesunden Kollektiv verglichen wurden, **sinkt** das relative Risiko für ein Kolonkarzinom bei einer regelmäßigen Zufuhr von lediglich 1–2 Tassen Kaffee/Tag um rund **25 %**, während es ab 3 Tassen bereits mehr als **50 %** waren. Interessant bei dieser Studie ist, dass dabei nicht zwischen koffeinhaltigen und koffeinfreien Sorten unterschieden wurde, das Ergebnis also nicht auf das Koffein bezogen werden kann. Das positive Ergebnis, das in ähnlicher Form bereits in älteren Studien bei weiteren Karzinomen (z.B. der Leber) oder Erkrankungen (z.B. Diabetes Typ 2) erhalten wurde, könnte also auch durch ganz andere Inhaltsstoffe des Kaffees verursacht sein. Zu denken ist u.a. an Antioxidantien, Diterpene und weitere aus dem riesigen Spektrum (> 1.000) der Verbindungen in der Kaffeebohne.

HINWEIS DES AUTORS

Andererseits kommt selbstverständlich auch das Koffein weiterhin ursächlich in Betracht, denn der weit überwiegende Anteil an konsumiertem Kaffee ist schließlich koffeinhaltig. Bei modernen Studien hat man leider häufig den Eindruck, dass sie beinahe ein wenig schlampig, jedenfalls mit oberflächlich definiertem Studiendesign durchgeführt werden. Denn der fehlende Bezug entwertet den ganzen Aufwand, der bei solch statistischen Erhebungen getrieben werden muss, und damit auch das Ergebnis.

Symptomatik

Entsprechend der Mehrzahl der Karzinome zeigen auch die kolorektalen Karzinome **wenige** oder **keine Frühsymptome**. Bei **rechtsseitigen** Karzinomen kann durch den häufigen, unbemerkten Blutverlust eine **Eisenmangelanämie** das erste Symptom darstellen. **Linksseitige,** v.a. Rektumkarzinome führen häufiger zu **sichtbaren Blutungen**, die bei Patienten über 40 Jahren immer Anlass für eine Diagnostik sein sollten, bevor man sich mit der Diagnose Hämorrhoiden oder Analfissur zufrieden gibt. Diese Erkrankungen liegen eben häufig gleichzeitig vor.

Die Änderung bisheriger Stuhlgewohnheiten, v.a. ein Wechsel zwischen Obstipation und Diarrhö, der als **paradoxe Obstipation** bezeichnet wird, gilt als besonders typisch. Andererseits sieht man diesen Wechsel auch beim Reizdarmsyndrom, manchmal sogar bei der Divertikulitis. Der paradoxen Obstipation wird der Begriff der **paradoxen Diarrhö** gegenübergestellt. Darunter wird die gleichzeitige Entleerung eines Gemisches aus festem und dünnflüssigem Stuhl verstanden, wobei im Allgemeinen **kein Zusammenhang** mit einem Karzinom zu finden ist. **Schleimauflagerungen**, besonders aber **abgehende Winde (Flatulenz)** mit **Stuhl- oder Schleimbeimischungen** sind ein besonders deutliches Alarmsymptom. Schleimbeimengungen im Stuhl gehören auch zum RDS, stellen isoliert betrachtet also noch kein auffallendes Alarmzeichen dar.

Eine **Stenosierung** des Darms mit einer für den Patienten sichtbaren Verminderung des Durchmessers der Stuhlsäule (sog. **Bleistiftstühle**) tritt v.a. bei linksseitigen Karzinomen auf. Dieses Symptom kann natürlich nicht mehr als Frühsymptom bezeichnet werden. Die zunehmende Stenosierung des Darmlumens führt manchmal als erstem erkennbaren Hinweis zu einem **mechanischen Ileus**. Schmerzen bestehen in früheren Stadien üblicherweise nicht.

Ansonsten sieht man die üblichen Allgemeinsymptome eines jeden Karzinoms: **Inappetenz, Gewichtsabnahme** und **Leistungsminderung** (Leistungsknick), teilweise auch **subfebrile Temperaturen**. Bei entsprechendem Wachstum entsteht ein **tastbarer Tumor**. Manchmal wird man durch **paraneoplastische Syndrome** wie z.B. eine Thrombophlebitis migrans (saltans) zu intensiveren Untersuchungen veranlasst.

Diagnostik

Zur Frühdiagnostik gehören die **digitale Austastung des Rektums**, die aufgrund der Häufigkeitsverteilung eine beachtliche Anzahl (bis zu 30 %) der Karzinome erkennen lässt, sowie die Untersuchung auf **okkultes** („verstecktes", also nicht sichtbares) **Blut im Stuhl**. Nachgewiesen wird mit den Teststreifen das **Hämoglobin** der Erythrozyten, sodass eine vorausgehende Nahrungsaufnahme von (halb)rohem Fleisch genauso zur Fehlinterpretation führen kann wie ein simples Zahnfleischbluten. Empfohlen wird diese Vorsorgeuntersuchung 1-mal/Jahr ab dem 50. Lebensjahr. Da etwa 50 % der Karzinome aber nicht bluten, und wenn, dann oft eben gerade nicht zum Untersuchungszeitpunkt, gibt ein **negatives** Ergebnis **keinerlei Sicherheit**. Bei dem geringsten Verdacht ist der Patient deshalb zur **Koloskopie** (Darmspiegelung) zu überweisen.

Ergänzt werden die Vorsorgeuntersuchungen seit einigen Jahren durch eine **Koloskopie**, die ab dem **55. Lebensjahr** im Abstand von 10 Jahren von den Kassen angeboten wird. Die Abstände sind für eine sichere Früherkennung deutlich zu groß gewählt, weshalb sich zumindest für Patienten, bei denen bereits Polypen bzw. frühe Karzinome entfernt werden mussten, die neuen, sehr viel effektiveren Stuhluntersuchungen (s. unten) zur Überbrückung dieser Zeiträume anbieten. Allerdings steht es dem Arzt frei, die Indikation für häufigere Koloskopien zu stellen und gegenüber den Kassen zu begründen.

MERKE

Rektale Untersuchung und **Stuhlbriefchen** (Hämoccult®, Hämofec®, Immocare® u.a.) sind Bestandteil der üblichen jährlichen **Vorsorgeuntersuchung** (ab dem 50. Lebensjahr), ergänzt durch Koloskopien im 10-Jahres-Rhythmus (ab dem 55. Lebensjahr).

Die blutungsbedingte Anämie ist manchmal der erste Hinweis auf ein Karzinom des Verdauungstrakts. Grundsätzlich ist also bei **Eisenmangelanämien** mit erniedrigtem Hämoglobin, MCH und MCV an diese Möglichkeit zu denken und eine entsprechende Diagnostik zu veranlassen – zumindest bei Menschen in der 2. Lebenshälfte.

Seit wenigen Jahren gibt es nun die Möglichkeit, einen **Tumormarker** (Tumor M2-PK) aus dem **Stuhl** zu bestimmen. Der **Schebo® M2-PK** Stuhltest weist ein **Enzym** (PK = Pyruvatkinase) nach, das für das Dickdarmkarzinom sowie seine polypösen Vorstufen **sehr spezifisch** ist, weil die Isoenzym-Variante **M2** der Pyruvatkinase üblicherweise nur in fetalem (oder malignem) Gewebe gefunden wird. Nach einer Studie von 2015 liegen sowohl Sensitivität als auch Spezifität bei deutlich über 90 %. Sollte sich das auf längere Sicht bestätigen lassen, würde er genau genommen sogar einen Teil der prophylaktischen Koloskopien überflüssig machen, zumindest jedoch deren lange Untersuchungsintervalle wirksam überbrücken. Dementsprechend bestünde die letzte verbleibende Indikation für den Stuhltest auf okkultes Blut in der ersten Abklärung einer hypochromen Anämie. Der Schebo® Tumor M2-PK Test ist in den Apotheken für ca. 30 € erhältlich, wird jedoch auch von den Ärzten als Igel-Leistung eingesetzt, weil er von den Kassen nicht erstattet wird. Inzwischen ist er zusätzlich als Schebo® 2 in 1 Quick in Kombination mit dem Nachweis von okkultem Blut erhältlich, wodurch die Sicherheit der Methode nochmals in minimalem (!) Umfang gesteigert wird – auch deswegen, weil der Blutnachweis immunologisch erfolgt und durch Faktoren wie z.B. eine übermäßige Vitamin-C-Zufuhr nicht gestört wird.

Ebenfalls seit wenigen Jahren befindet sich (in den USA) mit **Cologuard**® ein weiterer Test auf dem Markt, der mit vergleichbarer Spezifität und Sensitivität von jeweils rund 90 % ein Karzinom erkennt, und mit immerhin noch knapp 50 %-iger Sicherheit seine Vorstufen. Seit 2016 ist der Test nun auch in Deutschland erhältlich, kostet allerdings (noch) mehr als 100 €. Erfasst wird die **Tumor-DNA**, die aus abschilfernden Zellen freigesetzt wird und im Stuhl erscheint. Die Anwendung (zuhause) scheint einfach zu sein, zur Auswertung der DNA muss der Test an ein Speziallabor geschickt werden. Geeignet sind Cologuard® und Schebo® M2-PK für jüngere symptomfreie Patienten, bei denen noch keine Koloskopie vorgesehen ist sowie ganz besonders natürlich für Personen über 55, welche die Koloskopie ablehnen. Die diagnostische Sicherheit jedenfalls gleicht wenigstens annähernd der Darmspiegelung und ist den üblichen Stuhlbriefchen, die lediglich die sporadisch erscheinenden okkulten Blutungen nachweisen und selbst dabei noch lückenhaft sind, um Längen überlegen.

MERKE

Angesichts der modernen Möglichkeiten einer Vorsorge, die diesen Namen auch verdient, sollte die Pseudovorsorge einer Suche nach okkultem Blut verlassen werden. Vorläufig bleibt es noch Sache des Therapeuten, den Zusammenhang zu erklären und Empfehlungen auszusprechen.

Bei einem Ansprechen von Schebo® M2-PK bzw. Cologuard® muss der Dickdarm über eine Koloskopie vollständig abgeklärt werden, um zunächst die genaue Lage des Tumors zu definieren und um über die Entnahme von Biopsien seine Dignität herauszufinden. Gutartige Polypen können dabei meist vollständig entfernt werden.

Es gibt Patienten, die eine Koloskopie selbst bei positivem Stuhltest ablehnen. Manchmal ist sie auch z.B. bei ausgedehnten Verwachsungen oder einer tumorbedingten Stenosierung des Darmlumens nicht möglich. Es existiert dann mit der virtuellen Koloskopie eine risikofreie und diagnostisch nahezu gleichwertige Möglichkeit, wobei lediglich die Biopsieentnahme entfällt. **Virtuelle Koloskopie** bedeutet eine **nichtinvasive** Untersuchung des Dickdarms mittels MRT oder (zumeist) CT über die Bauchdecken. Dabei wird zunächst der Darm des Patienten durch Insufflation von CO_2 entfaltet, nach vorheriger Gabe von Buscopan® zur Tonusminderung der Muskularis. Anschließend fertigt man sowohl in Rückenlage als auch in Bauchlage des Patienten nacheinander zwei Aufnahmen, die vom integrierten Computer zu einem recht detaillierten Bild zusammengesetzt werden. Die Strahlenbelastung dieser Untersuchung ist mit den modernen CT-Geräten außerordentlich gering geworden.

Das aus dem **Serum** bestimmbare **CEA** (carcinoembryonales Antigen) ist ein guter **Tumormarker** und eignet sich ganz besonders für die **Nachsorge** nach einer Operation, um ein Rezidiv oder eine Metastasierung frühzeitig zu erkennen. Es steigt regelmäßig lange vor einer anderweitig erkennbaren Metastasierung an und korreliert dabei gut mit der Tumorgröße. Andererseits ist es für allgemeine **Vorsorgeuntersuchungen nicht geeignet**, weil es auch bei weiteren Malignomen ansteigen kann, oft genug auch ohne erkennbaren Anlass, und weil es andererseits bei noch nicht metastasierten Tumoren fälschlicherweise im Normbereich liegen kann und damit eine **falsche Sicherheit** vermittelt. Als weiterer **Tumormarker**, der neben CEA für die Nachsorge herangezogen werden kann, gilt **CA 19-9**.

Therapie

Die Therapie des Dickdarmkarzinoms besteht in der umfassenden **Resektion des Tumors**. Dies gelingt in frühen Stadien oder bei Polypen unklarer Dignität, die im Rahmen einer Koloskopie entdeckt werden, problemlos durch Abtragen mit der Schlinge. Sofern dies in der Nachuntersuchung des Materials im Gesunden erfolgte, ist die Therapie damit bereits beendet. Neu (seit 2015) und vorerst noch auf wenige Kliniken beschränkt ist eine Methode, die den Patienten sogar bei größeren, breitbasig wachsenden Tumoren bis zu einem Durchmesser von etwa 3 cm eine offene Operation ersparen kann. Benutzt wird bei dieser sog. **Vollwandresektion** ein komplex aufgebautes Koloskop mit integrierter Zange, die den Tumor in das

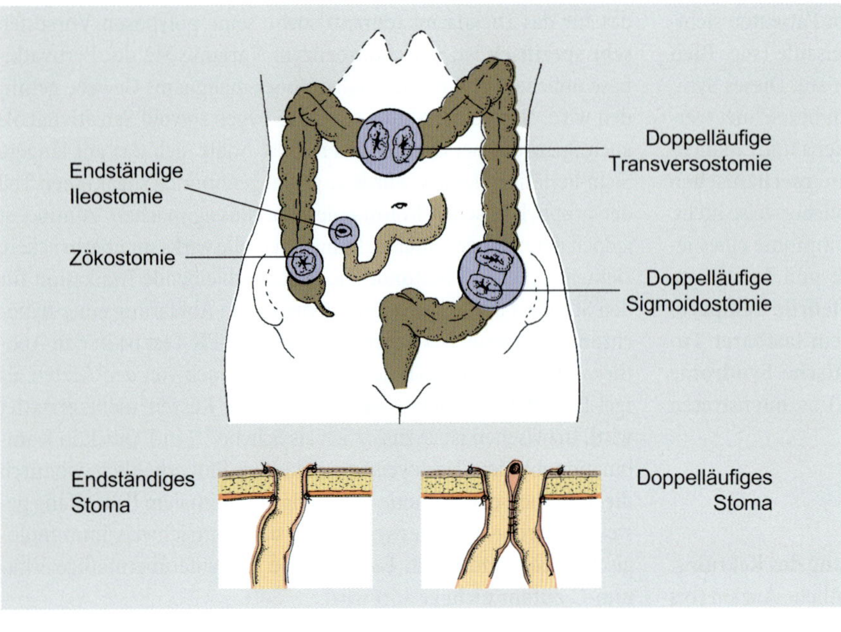

Abb. 4.71 Implantationslokalisationen in Abhängigkeit von der Lage des Tumors [L190]

Gerät hineinzieht und den gesunden Darmanteil darunter mit einer Klammer verschließt. Im letzten Schritt wird der befallene Darmabschnitt direkt neben der Klammer abgetrennt und im Inneren des Koloskops liegend aus dem Darm entfernt. Die entstehenden Blutungen sind sehr gering und der Patient benötigt weder die übliche Operation noch eine Vollnarkose. Auch hier gilt, dass die Therapie damit bei unauffälligen Schnitträndern und fehlender Metastasierung bereits beendet ist. Aus einer großen Operation mit all ihren Risiken und möglichen Folgen für den Patienten (s. unten) wird eine letztendlich normale Koloskopie, die lediglich etwas länger dauert als üblich (90 min). Wurde der Tumor allerdings nicht vollständig im Gesunden entfernt, muss nachreseziert werden.

Die offene Operation eines fortgeschrittenen Darmkarzinoms bedeutet automatisch die **vollständige Entfernung** eines mehr oder weniger großen **Darmabschnitts**. Die verbleibenden Enden werden nach Möglichkeit mobilisiert und **zusammengenäht**, sodass wieder eine ununterbrochene Strecke für den Nahrungsbrei gegeben ist. Manchmal ist dies jedoch überhaupt nicht (bei tief sitzenden Rektumkarzinomen) oder vorübergehend nicht möglich, sodass der Stuhl dann über einen künstlichen Darmausgang nach außen abgeleitet werden muss. Ein **künstlicher Darmausgang** heißt **Anus praeter**. Er wird in die Bauchdecke eingenäht und enthält je nach den Umständen beide oder nur die von oral kommende Darmschlinge (➤ Abb. 4.71).

Die Überlebenschancen hängen weniger von der Tumorgröße, sondern mehr von der Anzahl der bereits befallenen **Lymphknoten** und von einer eventuell bereits erfolgten **hämatogenen Metastasierung** ab. Sofern das Karzinom nicht gerade im Bereich des distalen Rektums auftritt, erfolgt die Metastasierung über das Blut von V. mesenterica und V. portae in die **Leber**. Die weitere Metastasierung betrifft, sofern sie bei einer ausgeprägten Ausschwemmung von Tumorzellen stattfindet, überwiegend die **Lunge**. Tiefsitzende Rektumkarzinome metastasieren primär in die Lunge.

Vor allem rektale Karzinome werden zusätzlich **bestrahlt**. Die **Chemotherapie** wird in Abhängigkeit vom jeweiligen Stadium eingesetzt. Die modernen Therapieschemata zeigen v.a. seit der zusätzlichen Integration der **Immuntherapeutika** eine gute Wirksamkeit zumindest hinsichtlich einer erwähnenswerten Lebensverlängerung. Zunehmend geht man inzwischen sogar dazu über, die Karzinome bereits präoperativ zu bestrahlen sowie chemotherapeutisch zu behandeln, um sie für die OP entscheidend zu verkleinern.

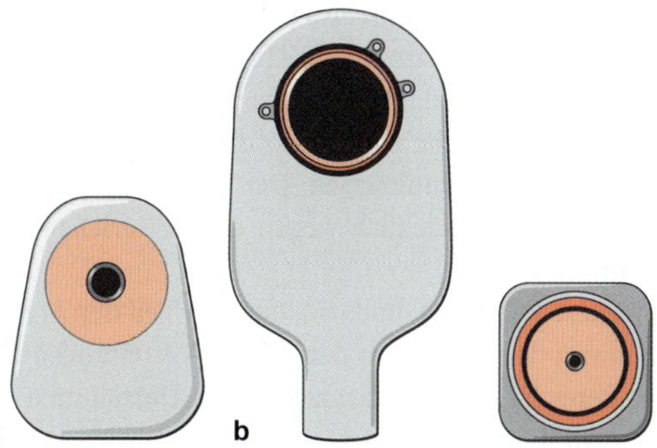

Abb. 4.72 Stomasystem: **a** Integrierte Hautschutzplatte beim einteiligen System; **b** Zweiteiliges System, bei dem die Hautschutzplatte längere Zeit verbleiben kann [L106]

Die Versorgung des Anus praeter bzw. **Stomas** (Stoma = Mund, Öffnung) erfolgt mit ein- oder zweiteiligen Beuteln, die exakt an die geschaffene Öffnung angepasst werden müssen. Die Hautschutzplatte wird beim einteiligen Stomasystem (➤ Abb. 4.72a) jeweils beim Wechsel des Beutels von der Haut abgezogen und ersetzt, während sie beim zweiteiligen (➤ Abb. 4.72b) verbleibt.

Prognose

Bei knapp der **Hälfte** der Patienten kommt es innerhalb der ersten beiden Jahre nach Operation zu **Rezidiven** und **Metastasen**. Eine Heilung ist in diesen Fällen kaum noch erreichbar. Andererseits ist ein Patient, der 5 Jahre symptomfrei überlebt hat, nahezu als geheilt zu betrachten, weil das Kolonkarzinom im Gegensatz zu vielen anderen Karzinomen nur sehr selten zu späten Rezidiven neigt.

Insgesamt ist die Heilungsrate beim Dickdarmkarzinom doch deutlich besser (> 50 %) als z.B. bei den Karzinomen des Magens, des Pankreas oder der Gallenblase. Dies dürfte sich mittelfristig mit den neuen Möglichkeiten der Vorsorge und Operation nochmals sehr deutlich steigern lassen.

Zusammenfassung

Kolonkarzinom

Eines der häufigsten Karzinome der westlichen Welt

Risikofaktoren

- fettreiche Nahrung
- fleischreiche Nahrung (rotes Fleisch)
- ballaststoffarme Kost
- Adipositas
- genetische Faktoren
- Polypen als übliche Ausgangsbasis, v.a. breitbasig wachsende ab einem Durchmesser von 2 cm
- familiäre Polyposis
- Colitis ulcerosa, weniger deutlich Morbus Crohn
- möglicherweise bestimmte Darmbakterien (Alistipes)
- **Schutzfaktoren:**
  - calciumreiche Kost
  - Fisch – weißes Fleisch (Geflügel) verhält sich neutral
  - ASS
  - hohe Vitamin-D-Serumspiegel (möglichst > 30 ng/ml)
  - Kaffee

Symptome

- als relativ frühe Symptome eventuell Anämie, wechselndes Stuhlverhalten
- sichtbare Blutungen, Flatulenz mit Schleim- oder Stuhlabgang
- Bleistiftstühle
- Schmerzen (Spätstadium)
- Ileus
- allgemeine Symptome maligner Tumoren (Leistungsknick, Gewichtsabnahme, Fieber)

Diagnostik

- digitale Untersuchung des Rektums, als Teil der üblichen Vorsorge in Verbindung mit der Untersuchung (Stuhlbriefchen) auf okkultes Blut (ab dem 50. Lebensjahr)
- moderne Stuhltests mit ungleich größerer diagnostischer Sicherheit (Schebo® M2-PK, Cologuard®)
- Koloskopie – diagnostisch bei Verdacht, prophylaktisch im 10-Jahres-Rhythmus ab dem 55. Lebensjahr, im Zeitraum der Untersuchung die immer noch sicherste Methode
- virtuelle Koloskopie mittels CT, wenn eine Koloskopie nicht infrage kommt
- zur Metastasensuche Ultraschall, Röntgen, CT
- postoperative Verlaufskontrolle: Tumormarker CEA, CA 19-9

Therapie

- Operation, eventuell mit vorübergehend oder dauerhaft angelegtem Anus praeter
- Bestrahlung und Chemotherapie – teilweise bereits präoperativ

Prognose

- langfristige Überlebensrate > 50 % und damit besser als bei sämtlichen weiteren abdominellen Malignomen (Ausnahmen: Uterus, Niere), künftig über die modernen Immuntherapeutika sehr wahrscheinlich weiter steigerbar

4.7 Erkrankungen der Bauchhöhle

4.7.1 Akutes Abdomen

Das akute Abdomen ist definiert als eine **akut** einsetzende, eventuell lebensbedrohende, von den **Symptomen** her im **Bauchraum** lokalisierte Erkrankung, die mit **Schmerzen, Übelkeit, Änderungen der Darmperistaltik, Abwehrspannung** und **Verschlechterung des Allgemeinbefindens** einhergeht. Eventuell bestehen Hinweise auf eine intraabdominelle Blutung, einen Gefäßverschluss oder Fieber. Aus der Diagnose des akuten Abdomens geht nicht nur die potenzielle Gefährlichkeit des Krankheitsbildes hervor, sondern auch die klare Aussage, dass der Untersucher hinsichtlich Lokalisation und Ursache im Dunkeln tappt. Es handelt sich also um eine Verlegenheitsdiagnose, die aber auch vom Erfahrenen nicht so selten gestellt werden muss.

Krankheitsentstehung

Alle abdominellen Organe sind in Bauchfell eingewickelt oder werden von ihm überzogen, sodass **lokalisierte Prozesse** eines beliebigen Organs **auf das Bauchfell übergreifen** können. Das Peritoneum nun reagiert auf jede entzündliche oder mechanische Schädigung als „eigenständiges Organ": Aus den lokalen Schmerzen und weiteren Symptomen des verursachenden Organs werden nun die immer gleichen Schmerzen und Symptome des „Organs" Peritoneum. Die eigentliche Dramatik des Krankheitsbildes entwickelt sich in der Folge v.a. dadurch, dass der **Darm** auf die Entzündung des aufliegenden Peritoneums reagiert, indem er seine **Tätigkeit einstellt**. Es kommt zum **paralytischen Ileus**.

Die Symptome des akuten Abdomens sind die Symptome von **Peritonitis** und **Darmlähmung**, die ab einem gewissen Zeitpunkt die Symptome der verursachenden Organschädigung überlagern. Vor allem der entstehende **Ileus** bedingt die unmittelbare **Lebensbedrohung** der Betroffenen. Ein solcher Ileus kann auch im Darm selbst entstehen, wenn das Lumen undurchlässig wird (mechanischer Ileus) oder wenn lokale Entzündungen der Darmwand auf das Peritoneum übergreifen und über die zunächst lokale Peritonitis zum akuten Abdomen mit vollständiger Darmlähmung führen.

MERKE

Es gibt letztendlich nur zwei pauschalierte Ursachen für das Bild eines akuten Abdomens:

1. Jede zunächst umschriebene Peritonitis
2. Jede entzündliche Darmerkrankung oder Lumeneinengung

Jede **Entzündung** und jeder **tumoröse Befall** eines Organs können zur Peritonitis führen. Dasselbe gilt für chemische Schädigungen – z.B. durch **Galle** bei einer Perforation der Gallenblase oder durch **Magensäure** bei der Perforation eines Magenulkus. Auch Erkrankungen, die außerhalb des Bauchraums lokalisiert sind wie **Herzinfarkt, Pleuritis, Urämie** oder eine **metabolische Azidose** (v.a. beim Diabetiker), können durch die Reizung des Peritoneums zum Bild des akuten Abdomens führen. Die mit weitem Abstand **häufigste Ursache** einer Peritonitis ist allerdings die **bakterielle Entzündung**.

Peritonitis

Krankheitsentstehung

Die Peritonitis entsteht zunächst **lokal** im Bereich der Organentzündung bzw. -schädigung. Da das Peritoneum nicht nur Kontakt zu allen lokalisierten Organstrukturen hat, sondern auch kontinuierlich den gesamten Darm überzieht, also eine Einheit darstellt, greift der zunächst umschriebene Prozess zunehmend auf die **Serosa (Peritoneum viscerale)** des Darms über. Eine Eigenheit des Peritoneums im Bereich des Darms besteht darin, auf eine Schädigung oder Entzündung mit einer **Ruhigstellung** der betroffenen **Muskularis** zu antworten. Es kommt also zum **Tonusverlust** der betroffenen Darmwand. Die **gesamte Darmfunktion** einschließlich Peristaltik und Resorptionsfähigkeit des Darminhaltes geht verloren. Es entsteht der **paralytische Ileus**, also die **Lähmung** des gesamten Darms mit all seinen Funktionen. Der betroffene **Darmabschnitt ist überbläht** – hauptsächlich wegen der bakteriellen Zersetzung der Nahrungsanteile.

Eine weitere Folge besteht darin, dass ein Teil der 7 l Flüssigkeit, die täglich von den Drüsen im Bereich des Verdauungstrakts sowie aus dem Bereich der Dünndarmzotten ins Darmlumen sezerniert werden, **nicht mehr rückresorbiert** werden. Zusätzlich wird weitere **Flüssigkeit sezerniert**, die dem Kreislauf verloren geht und in den gelähmten und geweiteten Darmschlingen herumschwappt.

Symptomatik

Die **Hypovolämie** führt zur **Exsikkose** der Gewebe. Der **Blutdruck** ist **niedrig** bis hin zum hypovolämischen **Schock**. Die Gegenregulation des Sympathikus führt zu **Tachykardie**, blasser, kalter und feuchter Haut („**kaltschweißig**"). Das typischerweise ängstliche, eingefallene Gesicht mit tief liegenden, umränderten (halonierten) Augen führte zur Beschreibung als **Facies abdominalis**.

Die Folge der Mangeldurchblutung der Niere ist eine **Oligurie**; im Schockverlauf kommt es zur Niereninsuffizienz mit **Anurie**.

Immer bestehen **Übelkeit** und abdominelle **Schmerzen**, die zunächst lokal infolge der Grunderkrankung und der lokalen peritonealen Reizung in Erscheinung treten, um dann zunehmend den gesamten Bauchraum zu erfassen. Entsprechendes gilt für den auszulösenden Druckschmerz, der zuletzt das gesamte Abdomen betrifft. Spätestens in diesem Zustand ist ambulant keine Diagnostik mehr möglich (→ akutes Abdomen). Das Übergreifen auf das **parietale** Peritoneum führt zur umschriebenen, später generalisierten **Abwehrspannung** der Bauchdecken: Der **Bauch** ist **aufgetrieben** und „**bretthart**".

Fieber entsteht infolge der Grunderkrankung, in jedem Fall aber auch bei einer bakteriellen Peritonitis. Im Blut findet man eine **Leukozytose** größeren Ausmaßes; häufig sind es mehr als 20.000 Zellen/µl. Intraoperativ sieht man ein von eitrig-fibrinösen Belägen überzogenes Bauchfell (➤ Abb. 4.73).

Peristaltik und Darmgeräusche sind noch eingeschränkt vorhanden und auskultatorisch zu vernehmen, solange der Prozess umschrieben ist. In der Folge gehen sie mit Zunahme der Darmlähmung verloren: Es herrscht **Totenstille**. Die Übelkeit wird häufig von **Erbrechen** begleitet, dem in fortgeschrittenen Stadien sogar Stuhl beigemischt sein kann (**Miserere** = Koterbrechen). Hinsichtlich des Erbrechens kann man davon ausgehen, dass es umso frühzeitiger einsetzt, je höher die Ileusursache lokalisiert ist. So zeigt sich bei einem mechanischen Ileus im proximalen Dünndarm ein sehr frühes, geradezu explosionsartiges Erbrechen.

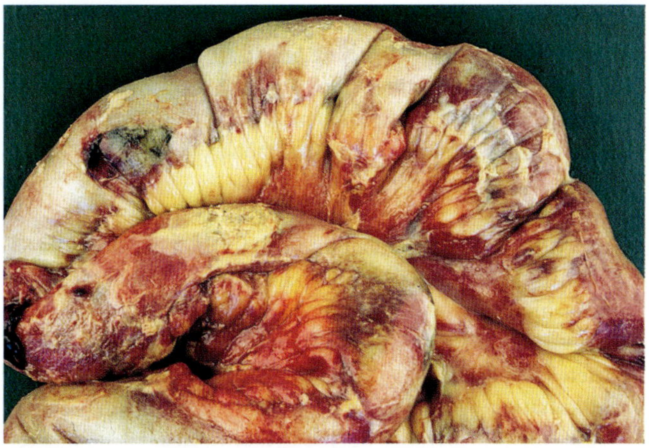

Abb. 4.73 Fibrinös-eitrige Peritonitis [R235]

Ileus

Subileus

Als Subileus wird das **Übergangsstadium** beschrieben, bei dem die Darmlähmung noch nicht vollständig, aber bereits ansatzweise erkennbar ist. Die **Darmgeräusche** sind auskultatorisch bereits deutlich **vermindert**, der Darm ist aufgetrieben (Meteorismus), es bestehen **Stuhl- und Windverhalt**. Es sei daran erinnert, dass eine Subileussymptomatik v.a. bei der akuten Pankreatitis fast regelmäßig zu beobachten ist. Dies gilt jedoch beispielsweise auch für die Appendizitis, sobald sich die Entzündung auf das lokale Peritoneum ausgebreitet hat.

Paralytischer Ileus

Die wesentlichen bakteriellen Ursachen von Peritonitis und damit auch paralytischem Ileus sind (➤ Abb. 4.74):

- **Appendizitis**
- entzündliche Darmwanderkrankungen wie u.a. **Morbus Crohn** und **Colitis ulcerosa**
- **Cholezystitis, Pankreatitis** und **Divertikulitis**
- **Entzündungen** im Bereich der **Niere** oder der **weiblichen Adnexe**
- mechanisch gequetschte und **mangeldurchblutete Darmanteile** – z.B. im Rahmen eines **Bruches** der Bauchwand oder infolge eines **Embolus**
- **Magenperforation:** Hier kommt es über die chemische Schädigung durch die Magensäure hinaus zu einer bakteriellen Kontamination der Bauchhöhle. Denn im Magensaft findet man in etwa die bakterielle Flora der Mundhöhle, wenn auch in stark verminderter Konzentration.

Bei all diesen Erkrankungen ist die Peritonitis zunächst umschrieben und damit potenziell reversibel. Umso wichtiger ist es nun, diese Stadien zu erkennen und für eine rasche, adäquate Therapie zu sorgen, bevor der unmittelbar lebensbedrohende Endzustand des kompletten paralytischen Ileus eingetreten ist. Die **Letalität** des Ileus beträgt etwa **10–25 %**. An einem Ileus, der postoperativ aufgetreten ist, stirbt sogar annähernd jeder Zweite.

Ganz pauschal können **Bakterien direkt** aufs Peritoneum gelangen wie z.B. bei einer **Verletzung von außen** oder der **Perforation** eines Organs, oder sie gelangen im Zuge einer **Durchwanderung** der Wand von Darm oder weiteren Organen wie Appendix, Gallenblase oder Eileiter auf die Oberfläche des viszeralen Peritoneums (sog. Durchwanderungsperitonitis). Eine Durchwanderung findet auch im Rahmen einer **inkarzerierten** (eingeklemmten) **Hernie** statt, bei der der lokale Zusammenbruch der Darmwandfunktionen mit Nekrotisierung zur Ausbreitung und Vermehrung der Bakterien führt.

Mechanischer Ileus

Der mechanische Ileus wird durch **mechanische Hindernisse** im Lumen des Darmes ausgelöst. Ursachen eines mechanischen Ileus sind (➤ Abb. 4.74):

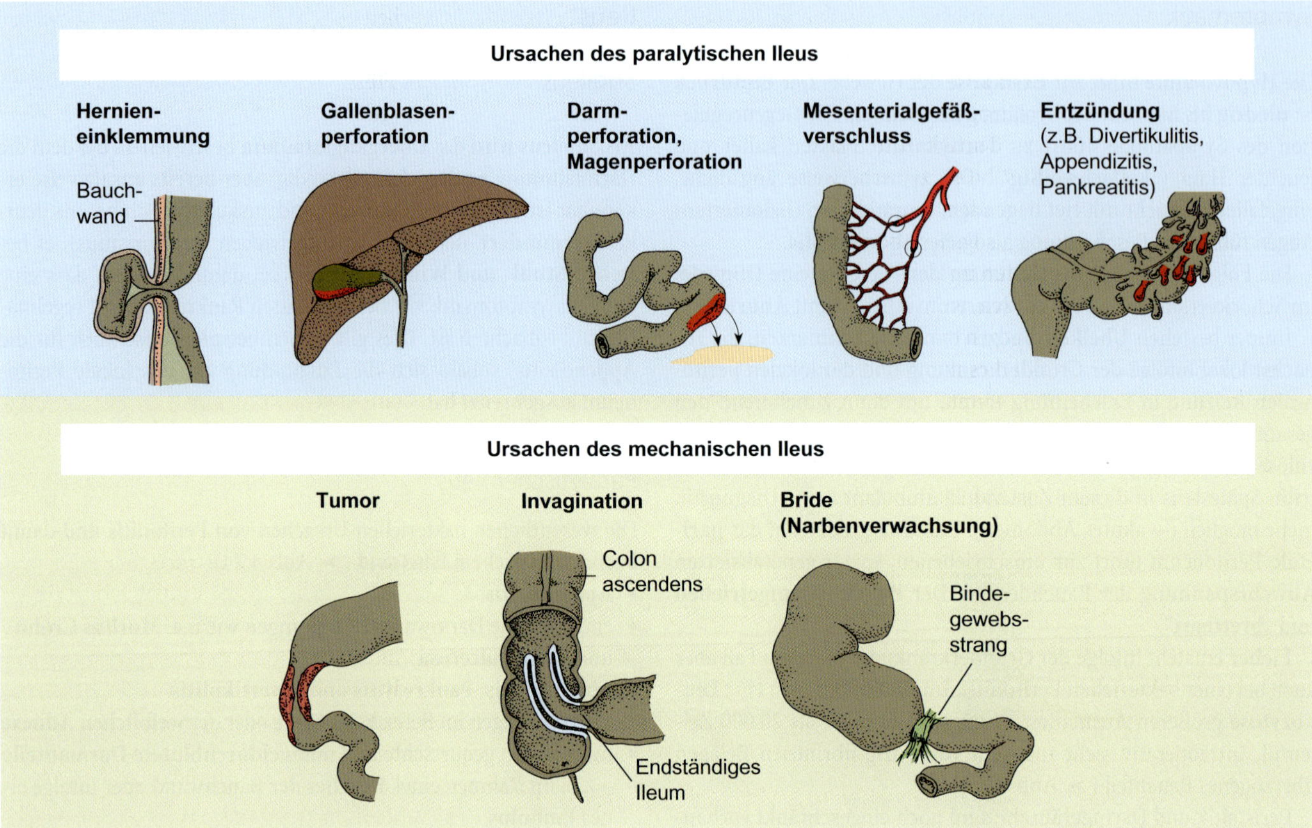

Abb. 4.74 Wesentliche Ursachen des Ileus [L190]

- **Verwachsungen (Briden)** mit Abknickung von Darmanteilen, postoperativ oder in der Folge einer Entzündung eines abdominellen Organs entstanden **(Briden-Ileus)**
- entzündliche **Darmwandverdickungen** mit Lumeneinengung (z.B. bei Morbus Crohn)
- verschluckte **Fremdkörper, Gallensteine, Würmer** (z.B. Askariden-Ileus), eingedickte **Stuhlanteile** – möglich u.a. durch Weizenkleie bei unzureichenden Trinkmengen
- Polypen oder andere **Tumoren** der Darmwand
- Bei Neugeborenen mit der Anlage der zystischen Fibrose führt das eingedickte Mekonium zum **Mekoniumileus.** Vor allem bei Säuglingen und Kleinkindern bestehen weitere Möglichkeiten in **Volvulus** (Darmverschlingung infolge Lageanomalien des Dünndarms) und **Invagination**, bei der sich die Wandung eines proximalen Darmanteils (zumeist des terminalen Ileum) in den darauf folgenden Abschnitt (Kolon) stülpt. Die Invagination betrifft Säuglinge und Kleinkinder etwa im Alter zwischen **3 und 30 Monaten** und hier überwiegend **Jungen** (m : w = 3 : 1). Sehr selten entsteht sie auch einmal bei älteren Kindern oder Erwachsenen, z.B. im Rahmen einer Divertikulose oder eines Tumors. Der Beginn ist **hochakut** mit **heftigen, krampfartigen Schmerzen** und **Erbrechen**. Bei der abdominellen Palpation tastet man (zumeist rechts) einen **walzenförmigen Tumor**; bei der rektalen Untersuchung (mit dem Kleinfinger) finden sich Blut und evtl. Schleim am Fingerling. Die Diagnostik im Krankenhaus mittels **Röntgenkontrasteinlauf** stellte in früheren Jahren meistens bereits die Therapie dar: Das mit Druck in den Darm gefüllte Kontrastmittel schob den eingestülpten Darmanteil in seine Ausgangslage zurück. Inzwischen wird die Diagnose überwiegend **sonographisch** gestellt und die Therapie von rektal durch den Druck einer Luftinsufflation, mit Kochsalzlösung oder Kontrastmittel vorgenommen. Scheitert dieser Therapieversuch, muss der betroffene Darmanteil in der Regel reseziert werden.

Diagnostik des akuten Abdomens

Neben Anamnese und Inspektion führen v.a. Palpation, Auskultation und Perkussion zur Diagnose eines akuten Abdomens, bevor dann in der Klinik mit ihren apparativen Möglichkeiten nach der Ursache gesucht wird. Dies gelingt nicht immer; oft genug kann erst über die operative Eröffnung der Bauchhöhle (Laparotomie) die genauere Zuordnung erfolgen.

Ambulante Untersuchung:

- **Palpation:** Die Bauchdecken sind **schmerzhaft** und **abwehrgespannt**, in späten Stadien **„bretthart"**, sodass keinerlei Strukturen mehr herausgetastet werden können.
- **Perkussion:** Der vermehrte Luftgehalt erzeugt einen **tympanitischen Klopfschall**.
- **Auskultation:**
  - Ein typisches Merkmal des **paralytischen Ileus** ist die anfangs verminderte und später vollständig fehlende Darmperistaltik, erkennbar auch am Stuhl- und Windverhalt. Es herrscht **To-**

tenstille im Abdomen. Hinsichtlich der Auskultation benötigt man dabei etwas Geduld, denn auch die normalen „kollernden" bzw. „gurrenden" Darmgeräusche des Gesunden erscheinen zumeist nur spärlich in längeren Intervallen, sodass man manchmal durch Druck mit dem Stethoskop in die Bauchdecken etwas nachhelfen muss, bis sie zu vernehmen sind.

– Der **mechanische Ileus** zeigt dagegen eine kräftig **vermehrte Darmperistaltik** mit lauten, sog. **hochgestellten, metallisch klingenden Darmgeräuschen** im Stethoskop. Gleichzeitig bestehen **kolikartige Schmerzen**, weil der Parasympathikus versucht, den Darminhalt gegen das Hindernis bzw. an ihm vorbeizutreiben. Erst wenn dies misslingt und der intraluminale Druck zu groß wird, gewinnt der Sympathikus die Oberhand und stellt den Darm ruhig, sodass im **Endergebnis** ebenfalls eine **vollständige Lähmung** des Darms resultiert. Stuhl- und Windabgang sind zu Beginn evtl. noch möglich.

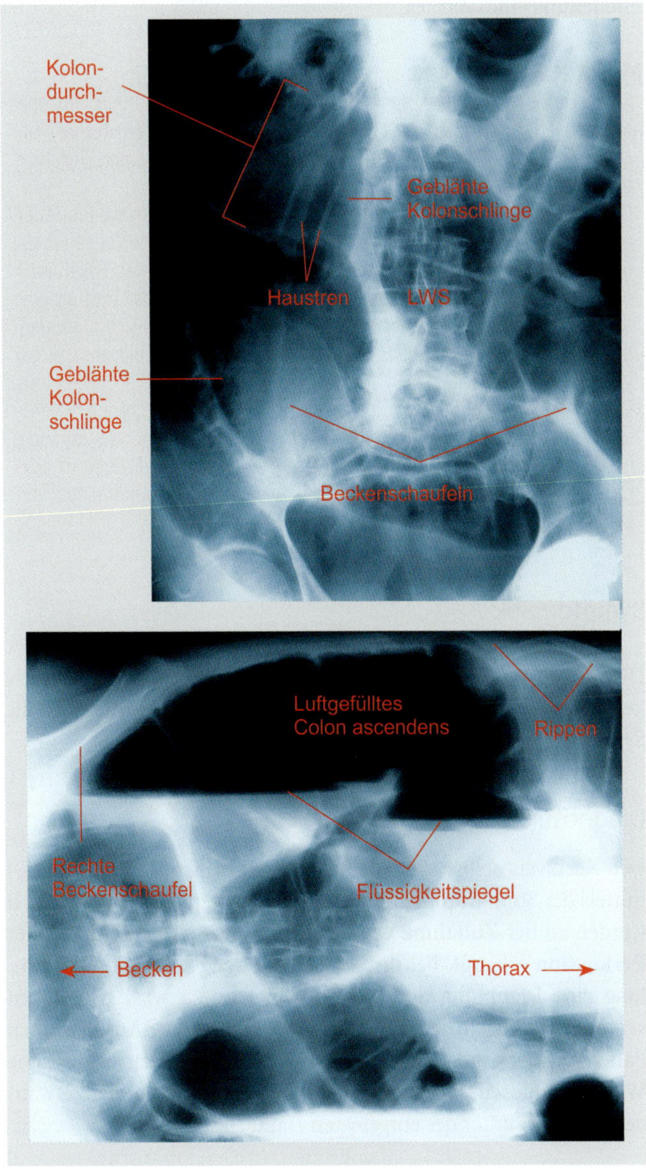

Abb. 4.75 Abdomenübersicht bei mechanischem Ileus [T170]

Übelkeit und Erbrechen (evtl. als Miserere) gehören zu beiden Ileus-Formen.

Im **Röntgenbild** werden **Flüssigkeitsspiegel** sowie der **vermehrte Luftgehalt** erkennbar (➤ Abb. 4.75).

Therapie des akuten Abdomens

ACHTUNG

Jedes akute Abdomen stellt einen **dringlichen Notfall** dar, der einer umgehenden intensivmedizinischen Behandlung bedarf.

Die Therapie eines **mechanischen Ileus** besteht in der möglichst umgehenden **Operation** und Beseitigung des Hindernisses.

Auch beim entzündlich bedingten **paralytischen Ileus** bleibt häufig nur die **Operation**, wobei manchmal ganze Darmabschnitte entfernt werden müssen. Teilweise genügt auch eine **antibiotische Therapie mit Nahrungskarenz** (parenterale Ernährung) unter Einsatz parasympathisch wirkender, motorikanregender Mittel wie Neostigmin.

Auf den Einsatz von Analgetika musste in früheren Jahren zumindest ambulant verzichtet werden, um die nachfolgende klinische Diagnostik nicht zu erschweren. Das ist heute nicht mehr notwendig. Selbstverständlich ist, dass der Patient keinesfalls Nahrung zu sich nehmen darf, weil er andernfalls nicht oder nur mit größerem Risiko operiert werden könnte. Andererseits ist eine Nahrungsaufnahme ohnehin das Letzte, an das ein Patient mit akutem Abdomen denken würde.

Zusammenfassung

Akutes Abdomen

Lebensbedrohende Erkrankung, deren Symptome primär oder sekundär den Bauchraum betreffen und ambulant nicht mehr einzugrenzen bzw. zuzuordnen sind

Ursachen

- jede entzündliche oder chemische oder mechanische Schädigung abdomineller Strukturen, die das Bauchfell mit einbezieht; in Frage kommen sämtliche abdominellen Organe

Folgen

- mechanischer oder paralytischer Ileus

Symptome

- Hypovolämie mit Blutdruckabfall, Exsikkose, Oligurie, Zeichen der Sympathikusaktivierung
- abdominelle Schmerzen, beim mechanischen Ileus zunächst kolikartig
- Übelkeit und Erbrechen, evtl. als Miserere
- Fieber

Diagnostik

- schmerzhaft palpable, abwehrgespannte bzw. „brettharte“, überblähte Bauchdecken, tympanitischer Klopfschall, eventuell Aszites
- spärliche, schließlich fehlende Darmperistaltik in der Auskultation (paralytischer Ileus), Stuhl- und Windverhalt
- hochgestellte, metallisch klingende Darmgeräusche, Pressstrahlgeräusche (mechanischer Ileus)
- im Röntgenbild vermehrter Luftgehalt und Flüssigkeitsspiegel der Darmschlingen
- Labordiagnostik abhängig von der Ursache, in der Regel Leukozytose, CRP-Erhöhung bei bakterieller Ursache oder Pankreatitis
- apparative Ursachensuche: Ultraschall, CT, Gastro- oder Koloskopie, Laparotomie

Therapie

Abhängig von der Ursache:

- Operation bei mechanischem Ileus
- Operation bzw. zunächst Antibiotika , Nahrungskarenz und motorikanregende Medikamente beim paralytischen Ileus
- Operation verursachender Organe: Appendix, Adnexe, Magen, Gallenblase, Tumor, Darm bei Divertikulitis, Enteritis (Kolitis), Volvulus, Invagination, mechanischem Hindernis bzw. Verwachsungen (Bridenileus)

Invagination

- betrifft v.a. (männliche) Säuglinge und Kleinkinder
- hochakuter Beginn mit abdominellen Krämpfen und Erbrechen
- walzenförmig palpabler Tumor, Ultraschalldiagnostik
- zur Therapie Druckerzeugung von rektal (Luft, Kochsalz, Kontrastmittel), notfalls Operation

4.7.2 Aszites

Aszites („Bauchwassersucht“) bedeutet eine Ansammlung von **Flüssigkeit in der freien Bauchhöhle**.

Krankheitsentstehung

MERKE

Ein Aszites entsteht entweder als **Transsudat** oder als **Exsudat**.

Beim **Transsudat** wird die Aszitesflüssigkeit aufgrund erhöhten hydrostatischen Drucks oder infolge eines unzureichenden onkotischen Drucks der Eiweiße aus dem Bereich der Kapillaren abgepresst. Wichtigste Ursachen sind:

- **Pfortaderhochdruck** bei Leberzirrhose, Pfortaderthrombose, Rechtsherzinsuffizienz
- **Eiweißmangel** durch Nahrungsdefizite (Kwashiorkor), Malassimilation (Zöliakie, Pankreasinsuffizienz, Zollinger-Ellison-Syndrom), Leberzirrhose mit mangelhafter Albuminproduktion, nephrotisches Syndrom mit Eiweißverlust über die Niere
- **chylöser Aszites** durch Behinderung des Lymphabflusses z.B. in der Folge einer Verletzung oder Kompression (mediastinaler Tumor, Aortenaneurysma) des Ductus thoracicus

Exsudat bedeutet, dass seröse, serös-eitrige oder blutige Flüssigkeit aus dem Bereich von Entzündungen oder Tumoren in die Bauchhöhle abtropft. Dies findet man vor allem bei

- Peritonitis
- Verletzungen, Tuberkulose und Tumoren als hämorrhagischer Aszites
- Pankreatitis
- Perforation von Gallenblase oder Magen
- malignen Tumoren

Bei der fortgeschrittenen **Leberzirrhose** kommt es zum verminderten Aldosteronabbau, also zu erhöhten Aldosteronspiegeln. Da gleichzeitig wenig Albumin produziert wird und die portale Hypertension zu einem Rückstau in den kapillären Bereich führt, gibt es bei diesem Krankheitsbild gleich 3 verschiedene Ursachen für die Entstehung eines Aszites.

MERKE

Es gilt zu beachten, dass abdominelle Ursachen wie z.B. Peritonitis oder Tumor – abgesehen von der Leber – ausschließlich einen Aszites verursachen. Dasselbe gilt für die portale Hypertension infolge einer Pfortaderthrombose.

Dagegen staut eine Rechtsherzinsuffizienz über die Leber in die Pfortader, gleichzeitig und nochmals ausgeprägter jedoch über die Hohlvenen in die gesamte Peripherie, sodass parallel zum Aszites, in milderen Fällen auch ohne Aszites periphere Ödeme entstehen. Die Leberzirrhose erzeugt über den Rückstau in die Pfortader einen Aszites, aufgrund des sich ausbildenden Albuminmangels jedoch auch Eiweißmangelödeme mit zusätzlicher Verstärkung des Aszites.

Schließlich folgen auf eine periphere Ursache wie z.B. die chronisch venöse Insuffizienz ausschließlich Ödeme, kein Aszites. Es muss also vorrangig bedacht werden, ob die Pfortader in das Geschehen einbezogen ist oder nicht, und ob eventuell Ursachen wie ein ausgeprägter Eiweißmangel vorliegen, die sämtliche Räume betreffen.

Symptomatik

Die Flüssigkeitsansammlung im Bauchraum verursacht subjektiv keine nennenswerten Symptome oder Beschwerden, die über die Symptome der Grunderkrankung hinausgingen.

Diagnostik

Der Nachweis selbst sehr kleiner Aszitesmengen (z.B. 50 ml) ist mittels der **Sonographie** möglich. Größere Mengen (ab etwa 1–2 l) werden an der **Zunahme des Bauchumfangs** und v.a. mittels der **Perkussion** erkannt, bei der im Bereich der Flüssigkeitsansammlung eine Dämpfung des Klopfschalls erhalten wird. Flüssigkeit sammelt sich nach den Gesetzen der Schwerkraft. Am liegenden Patienten ist es möglich, durch **Beklopfen** der einen Flanke eine **Welle** auszulösen, die in der Flüssigkeit zur anderen Flanke wandert und dort unter der aufgelegten Hand zu spüren ist.

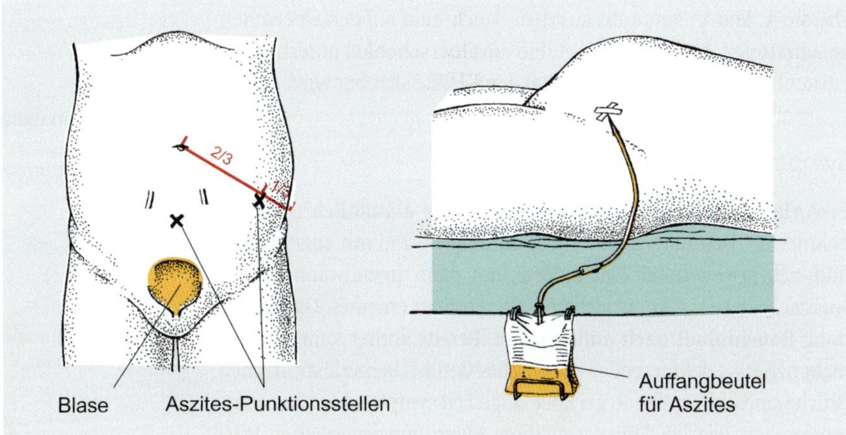

Abb. 4.76 Aszitespunktion [L190]

Will man bei unklarer Diagnose die Zusammensetzung der Flüssigkeit erkennen, muss durch die Bauchdecke hindurch Flüssigkeit **abpunktiert** und untersucht werden.

Therapie

Die Therapie des Aszites erfolgt durch die Therapie der **Grundkrankheit**, soweit dies möglich ist. Mit einer Kochsalzrestriktion und Diuretika werden Besserungen erzielt. Größere Flüssigkeitsmengen werden zur Entlastung **abpunktiert** (➤ Abb. 4.76), doch laufen sie so lange nach, bis die Ursache wirksam therapiert werden kann. Bei der Leberzirrhose wurde die operative Möglichkeit einer Ableitung von Aszitesflüssigkeit in die obere Hohlvene angesprochen (➤ Kap. 4.4.3).

Zusammenfassung

Aszites

Ansammlung von Flüssigkeit in der freien Bauchhöhle – serös, eitrig, blutig oder chylös

Ursachen

Transsudat:
- Pfortaderhochdruck (Leberzirrhose, Pfortaderthrombose, Rechtsherzinsuffizienz)
- Eiweißmangel (Nahrung, Malabsorption, Leberzirrhose, nephrotisches Syndrom)
- chylöser Aszites (Verletzung oder Kompression des Ductus thoracicus)

Exsudat:
- Peritonitis, Pankreatitis, maligne Tumoren
- Perforation abdomineller Organe (Magen, Duodenum, Gallenblase, Darm)
- hämorrhagischer Aszites (Verletzungen, Tuberkulose, Tumoren)

Diagnostik
- Aspekt mit ausladenden Bauchdecken
- Perkussion mit Dämpfung über der Flüssigkeit, Erzeugung einer Flüssigkeitswelle
- Sonographie, Untersuchung des Punktats

Therapie
- Behandlung der Ursache, Diuretika, Ableitung der Flüssigkeit nach außen oder in die obere Hohlvene

4.7.3 Bauchwandhernien

Brüche (= Hernien) sind Ausstülpungen des parietalen Bauchfells durch angeborene oder erworbene Lücken der Bauchwand (oder des Zwerchfells). Die **Lücke** wird **Bruchpforte** genannt. Als **Bruchsack** bezeichnet man die bindegewebige **Hülle** mit einer inneren Auskleidung aus Peritoneum, die sich durch die Bruchpforte nach außen stülpt und den **Bruchinhalt** umschließt, der aus **Darmschlingen** und/oder Anteilen des **großen Netzes** bestehen kann. Sehr selten besteht der Bruchinhalt auch einmal aus anderen Bauchorganen.

Krankheitsentstehung

Für die Entstehung einer Hernie sind **zwei Voraussetzungen** erforderlich: zum einen eine angeborene oder erworbene **Schwachstelle** der Bauchwand – entweder im Bereich der Bauchwandmuskulatur oder in deren Faszienplatten (Aponeurosen) – und zum zweiten eine **intraabdominelle Druckerhöhung,** wie sie bei chronischem Husten, bei chronischer Obstipation oder in der Schwangerschaft gegeben ist. Adipositas oder das ständige Heben schwerer Lasten wirken begünstigend.

Angeborene Hernien finden sich relativ häufig beim Säugling im Bereich des Bauchnabels **(Nabelhernie)**, wenn die physiologische Öffnung der Bauchwand für die Nabelschnur zu groß ist bzw. sich nicht zügig verschließt, begünstigt auch durch vermehrtes Schreien oder Husten des Säuglings. Nabelbrüche können aber auch im späteren Leben erworben werden.

Häufig entstehen Brüche im Bereich von Narben **(Narbenhernien)**, solange dort nach Trauma oder Operation noch keine ausreichende Festigkeit entstanden ist, oder zwischen Nabel und Epigastrium **(epigastrische Hernie)**, wo Lücken in der Aponeurose der Bauchmuskeln auftreten.

Überwiegend bei **Frauen** kommt es zu **Schenkelhernien**, bei denen sich Bauchinhalt durch die Lücke **(Lacuna vasorum)**, durch welche die A. und V. femoralis aus dem Bauchraum auf den Oberschenkel übertreten, hindurchzwängt und am **Oberschenkel** unterhalb des Leistenbandes und zumeist **medial der Gefäße** sichtbar wird.

Symptomatik

Erworbene Hernien entstehen üblicherweise **allmählich** unter zunehmender Dehnung eines Anteils der Bauchwand mit entstehender und sich erweiternder Bruchpforte, um dann irgendwann ins Bewusstsein zu treten, wenn sich im Rahmen einer erneuten Druckerhöhung **Bauchinhalt nach außen** stülpt. Bereits vorher kann sich ein nicht näher zu definierendes „komisches Gefühl" bemerkbar machen. Brüche sind also in aller Regel über lange Zeit symptomlos oder symptomarm und werden dann v.a. an ihren Ausstülpungen erkannt. Wird beim Valsalva-Manöver allerdings Bruchinhalt durch eine relativ zu enge Bruchpforte geschoben, können hierbei Schmerzen entstehen.

Komplikationen

Die wesentliche Komplikation einer jeden Hernie besteht in der **Inkarzeration**. Dabei kommt es zu Einklemmungen von Darmanteilen im Bereich der Bruchpforte, woraus nicht nur **heftige Schmerzen**, sondern auch **Durchblutungsstörungen** resultieren, die je nach Ausmaß zur **Nekrose** des betroffenen Darmanteils führen. Die Folgen sind **Peritonitis** und **Ileus** und der **Tod des Patienten**, sofern nicht **umgehend** operiert werden kann.

ACHTUNG

Hernien, die sich **nicht reponieren** (in die Bauchhöhle zurückschieben) lassen, stellen eine Indikation zur **Notfalleinweisung** dar.

Leistenbruch

Die (nach der axialen Hiatushernie) mit weitem Abstand **häufigste Form** eines Bruchs ist der Leistenbruch **(Inguinalhernie)**. Er betrifft weit überwiegend **Männer**, nur in weniger als 10 % der Fälle auch Frauen. Jahr für Jahr werden in Deutschland rund 170.000 Leistenbrüche operiert. Dies sind fast 10 % aller Operationen. Damit stellt diese **Operation** gleichzeitig die **häufigste** überhaupt dar.

Indirekter (lateraler) Leistenbruch

Man kann einen direkten von dem weit häufigeren indirekten Leistenbruch unterscheiden. Beim indirekten (➤ Abb. 4.77) entwickelt sich der Bruch aus dem **inneren Leistenring durch den Leistenkanal** hindurch zum **äußeren Leistenring**, wo er die oberflächlichen Schichten der Bauchdecke vorstülpt oder weiter bis in den Hodensack (Skrotum) wandert und dort als **Skrotalhernie** erkennbar wird.

Direkter (medialer) Leistenbruch

Der direkte Leistenbruch (➤ Abb. 4.78) entsteht **unabhängig vom Leistenkanal** durch eine Schwachstelle der im Bereich des **medialen, äußeren Leistenrings** liegenden Bauchwand.

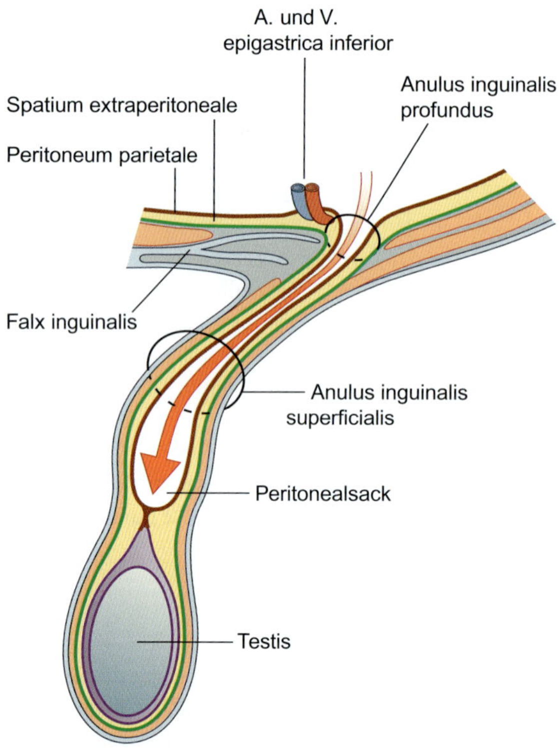

Abb. 4.77 Indirekter Leistenbruch [E402]

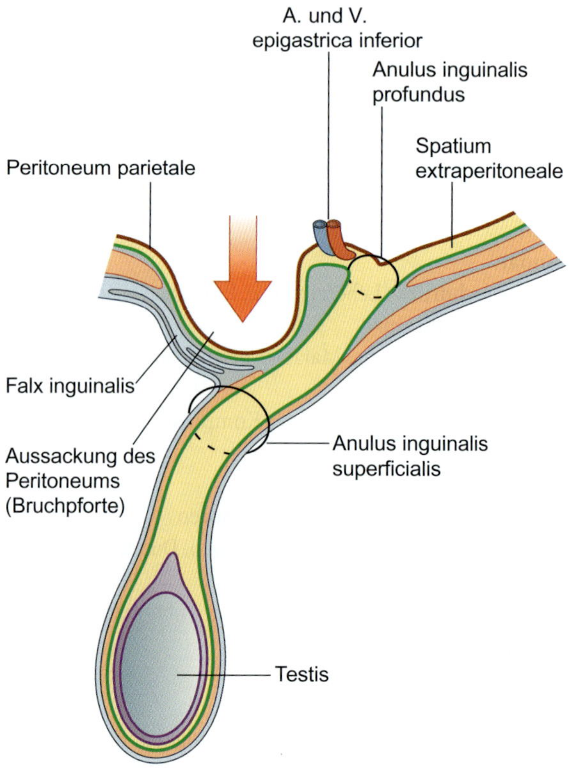

Abb. 4.78 Direkter Leistenbruch [E402]

Leistenkanal

Beim Leistenkanal handelt es sich um einen etwa 5 cm langen, von den Muskeln des Bauches (v.a. Unterrand des M. obliquus internus, aus dem auch der M. cremaster hervorgeht) und ihren Sehnenplatten (Aponeurosen) gebildeten Kanal (➤ Abb. 4.79). Dieser beginnt **lateral** in der **tiefen Schicht der Bauchwand** und zieht im Bereich des **Leistenbandes** (Lig. inguinale, gebildet von der Faszie des M. obliquus externus), das einen Teil der Kanalwandung bildet, nach schräg unten und medial. Die **mediale Öffnung** des Leistenkanals, der **äußere Leistenring**, liegt **oberflächlich ohne muskuläre Verstärkung**, nur von dünner Bauchwand überdeckt, im Bereich der medialen Leiste. Liegt der M. obliquus internus mit seinem muskulären Unterrand weiter kranial, kann er nicht zur Verstärkung des Leistenkanals beitragen. Man spricht in diesen Fällen von der sog. **weichen Leiste**, aus der sich bei intraabdominellen Druckerhöhungen leichter ein Leistenbruch entwickelt.

Die **Entstehung des Leistenkanals** kann man sich beim **Mann** so vorstellen, dass in der Fetalzeit der Hoden aus der Bauchhöhle heraus lateral in die Bauchwand eintritt, um dieselbe nach medial und gleichzeitig schräg in Richtung der Oberhaut zu durchwandern und kurz vor der Geburt in den Hodensack einzutreten (➤ Abb. 4.80). Der Hoden führt den **Samenstrang** mit sich, der im **Leistenkanal** verbleibt.

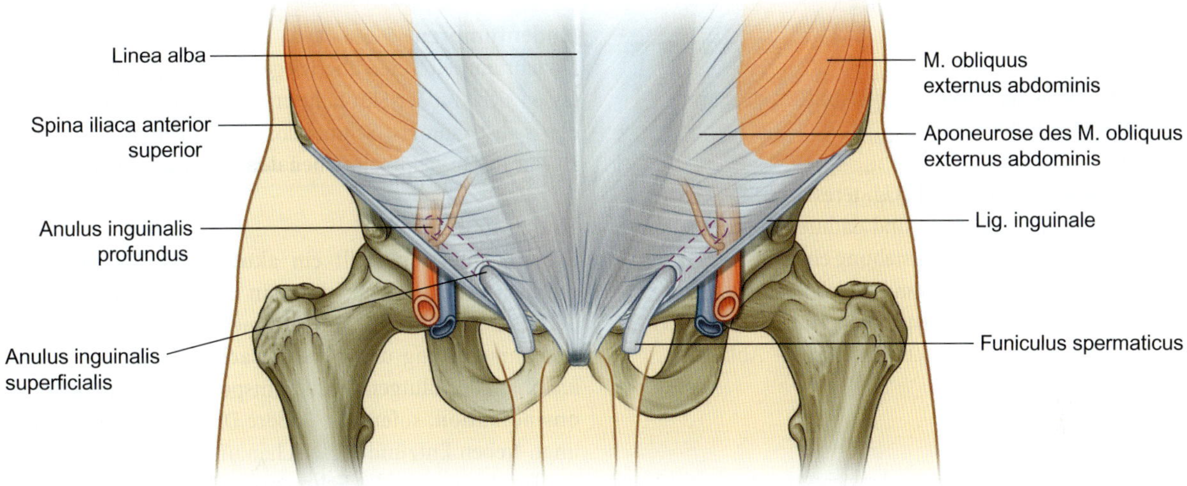

Abb. 4.79 Strukturen im Bereich des Leistenkanals beim Mann [E402]

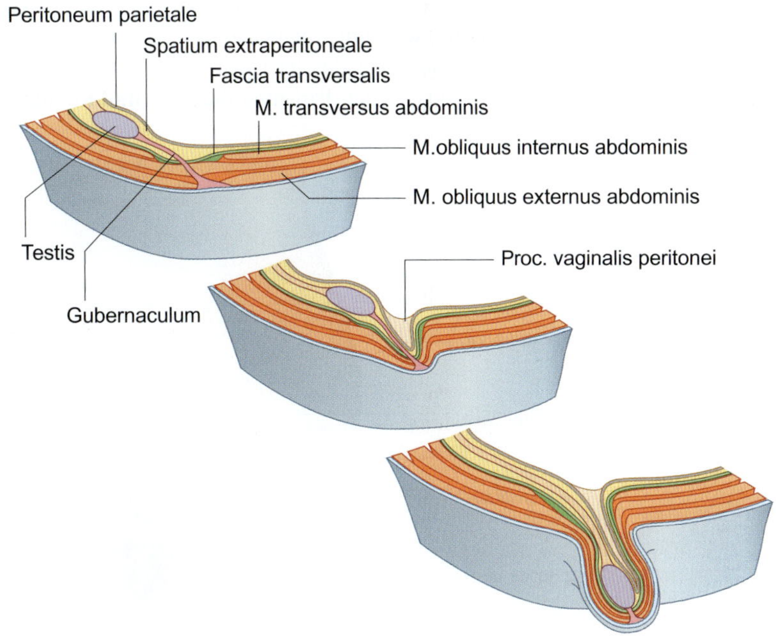

Abb. 4.80 Wanderung des Hodens durch die Bauchwand [E402]

MERKE

Die Begriffe *innen* und *außen* beziehen sich **nicht** auf *medial* und *lateral*, sondern ausschließlich auf den Durchmesser der Bauchwand. Der innere Leistenring beschreibt die der Bauchhöhle zugewandte Öffnung des Kanals, der äußere Leistenring liegt oberflächlich (außen) direkt unter der Haut. Da der Hoden lateral in die Bauchwand eintritt, muss sich der innere Leistenring lateral befinden.

Ist die Öffnung des **inneren Leistenrings** nach dem Deszensus des Hodens **zu groß**, können sich **indirekte**, in diesem Fall **angeborene Leistenhernien** bilden. Wesentlich häufiger allerdings entwickelt sich die indirekte Leistenhernie in späteren Jahren durch übermäßigen intraabdominellen Druck gegen einen sich dadurch stetig erweiternden inneren Leistenring. Eine **direkte** Leistenhernie ist demgegenüber **niemals angeboren**, sondern wird grundsätzlich in späteren Jahren **erworben**.

MERKE

- indirekte Leistenhernie: angeboren oder (mehrheitlich) erworben
- direkte Leistenhernie: immer erworben

Bei der **Frau** liegt das **Mutterband** (Lig. teres uteri) im Leistenkanal. Die verbleibenden **Öffnungen** sind dadurch deutlich **kleiner**, sodass auch die Möglichkeit zur Entstehung eines Bruches deutlich kleiner ist. Die Mutterbänder sind im Bereich des Abgangs der Eileiter am Uterus befestigt und ziehen von dort durch den Leistenkanal bis in den Bereich der großen Schamlippen (➤ Abb. 4.81).

Diagnostik

Die Diagnose einer Hernie erfolgt aus der sicht- und tastbaren **Vorwölbung** – zumindest beim **Valsalva-Manöver**, bei dem der Patient z.B. durch Husten einen Überdruck im Bauchraum erzeugt. Ist kein Bruchsack, also keine Vorwölbung erkennbar, erfolgt die Diagnose aus der Bruchpforte, also der **tastbaren Lücke** der Bauchwand.

Die Leistenhernie kann beim **Mann**, falls zum Untersuchungszeitpunkt keine sichtbare Vorwölbung besteht, dadurch nachgewiesen werden, dass man den Finger am stehenden Patienten durch und unter Mitnahme des Hodensacks in den Leistenkanal einführt, um die vergrößerte Bauchwandlücke zu ertasten bzw. um beim Husten des Patienten den sich gegen den Finger pressenden Bauchinhalt zu spüren. Diese Untersuchung ist, sofern sie mit einiger Vorsicht ausgeführt wird, **nicht schmerzhaft** (➤ Kap. 3.2.9).

Bei der **Frau** kann der Bruchsack mitsamt seinem Inhalt im Bereich der großen Schamlippen sichtbar werden.

Differenzialdiagnose

Differenzialdiagnostisch sind beim **Mann**, sofern der Bruch aus dem Bereich des äußeren Leistenrings ins Skrotum (Hodensack) weitergewandert ist **(Skrotalhernie)**, v.a. **Hodentumoren**, die **Hodentorsion** sowie die **Varikozele** (➤ Fach Urologie, ➤ Fach Stoffwechsel) zu berücksichtigen.

Hodentumoren

Hodentumoren treten überwiegend bei **jüngeren Männern** auf. Sie lassen sich von der Skrotalhernie dadurch abgrenzen, dass der Hoden selbst (zumeist schmerzlos) vergrößert ist, während bei der Hernie der Bruchinhalt **neben dem Hoden** zu tasten ist.

Hodentorsion

Die Hodentorsion stellt ein **akutes**, zumeist **außerordentlich schmerzhaftes** Ereignis dar, von dem in der Regel **Jugendliche** betroffen sind. Infolge einer oft mehrfachen Drehung von Hoden und Samenstrang um die **Längsachse** kommt es zu einem Abklemmen der Blutgefäße und entsprechend **dringlicher Operationsindikation**, sofern die äußere Drehung (Detorsion) nicht gelingt. Neben Entzündungszeichen und Skrotalödem erkennt man die Torsion v.a. an der **Schmerzverstärkung** beim **Anheben von Skrotum und Hoden**, während der Schmerz einer Nebenhodenentzündung (Epididymitis) dabei nachlässt **(Prehn-Zeichen)**. Auch der **Cremasterreflex** kann bei der Hodentorsion nicht mehr ausgelöst werden.

Hodentorsionen erscheinen meist im Zeitraum der **Pubertät**, können aber auch einmal bei Erwachsenen oder bei **Säuglingen und Kleinkindern** gesehen werden. Ebenso gilt, dass sie mehrheit-

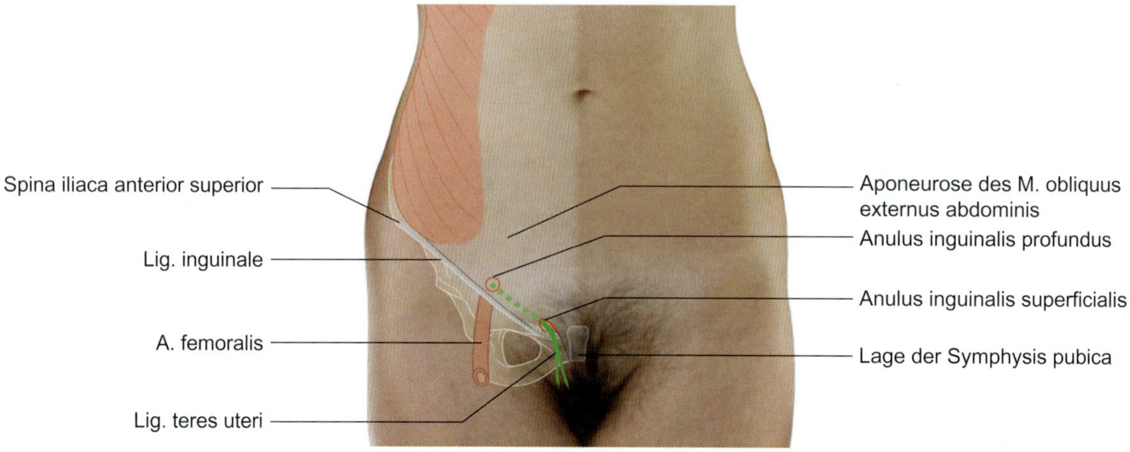

Abb. 4.81 Leistenkanal bei der Frau [E402]

lich einseitig auftreten, aber durchaus auch einmal **beidseits** entstehen können.

Therapie

Die Therapie einer abdominellen Hernie besteht im **operativen Verschluss** der Bauchwandlücke, heute immer häufiger als **endoskopische Operation.**

Bei Inguinalhernien wird z.B. nach den Methoden von Bassini oder Shouldice durch Zusammenraffen des Gewebes die Bruchpforte durch Naht verschlossen. Ist die Bruchpforte dafür zu groß, wird sie mit einem Polypropylen-Netz abgedeckt. Diese Netze scheinen langfristig ohne Abstoßungsreaktionen vertragen zu werden.

Falls die Operation aus irgendwelchen Gründen nicht möglich bzw. vom Patienten nicht erwünscht ist, kann ein **Bruchband** getragen werden, welches das Heraustreten von Bauchinhalt verhindert. Dies kann allerdings immer nur einen (ungünstigen) **Kompromiss** darstellen, da das eigentliche Problem damit nur kaschiert wird und die **Bruchpforte** sich zumeist **weiter vergrößert**.

Zusammenfassung

Hernien

Schwachstellen der Bauchwand, durch die Bauchinhalt (meist Darmanteile), umgeben von Bauchfell und Bauchwand, nach außen gestülpt werden.

Ursachen

- angeboren
- abdomineller Überdruck (Husten, Obstipation, Heben schwerer Lasten, Schwangerschaft)
- Zustand nach abdomineller Operation (Narbenhernie)

Indirekter Leistenbruch:

- erworben oder angeboren
- Der Bruchinhalt stülpt sich von **lateral** her durch den **inneren** Leistenring in den Leistenkanal und kann beim Mann evtl. bis in das Skrotum weiterwandern (Hodenbruch = Skrotalhernie).

Direkter Leistenbruch:

- immer erworben
- Der Bauchinhalt stülpt sich unabhängig vom Leistenkanal durch eine **mediale** Schwachstelle der Bauchwand.

Symptome

- Sichtbarwerden des Bruches, Schmerzen bis hin zur Inkarzeration bei enger Bruchpforte (→ Notfall)

Diagnostik

- Valsalva-Manöver (Vorwölbung?), Palpation der Bruchpforte bzw. des Leistenkanals beim Mann

Therapie

- operativer Verschluss, Bruchband (vorübergehend)

Register